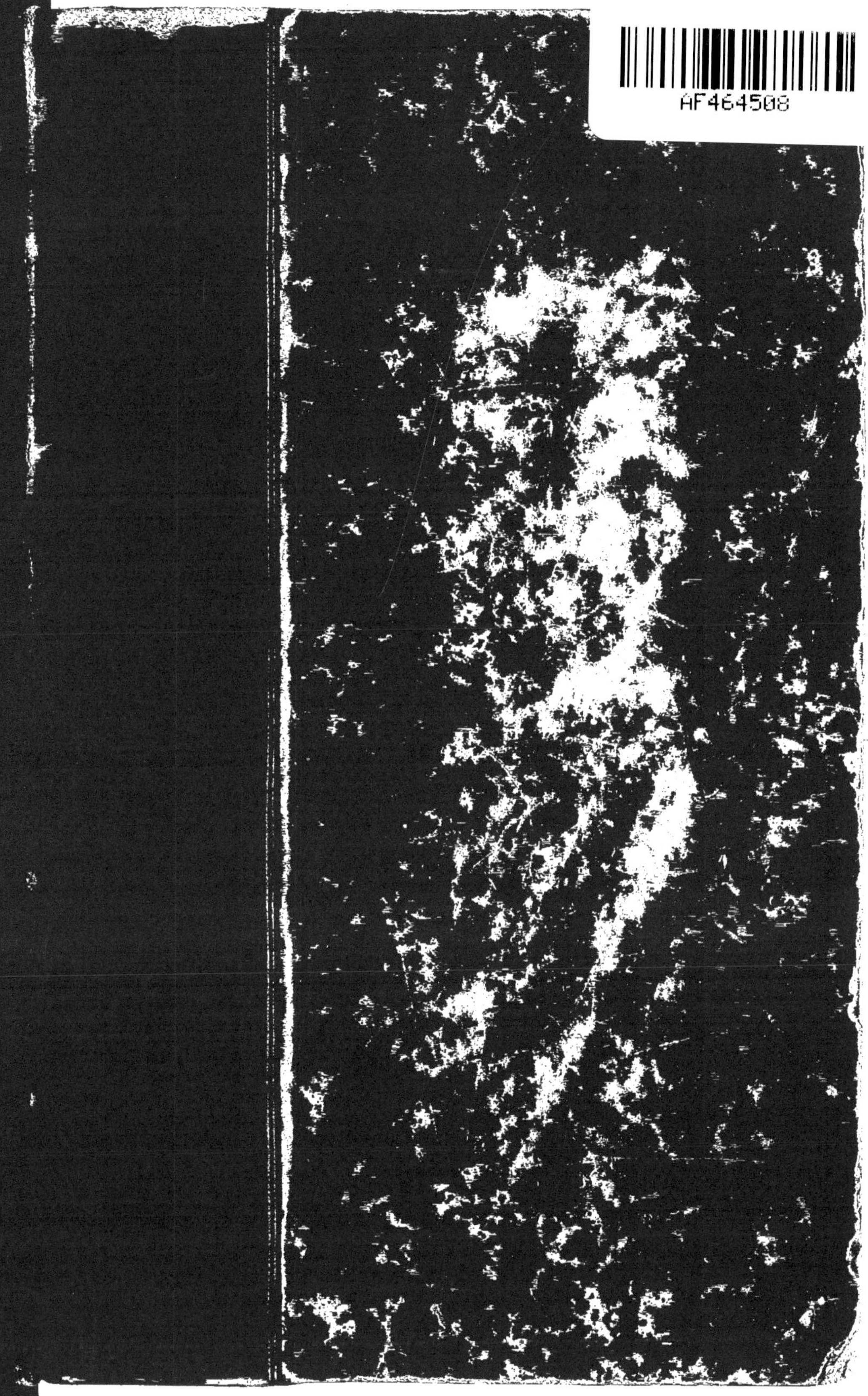

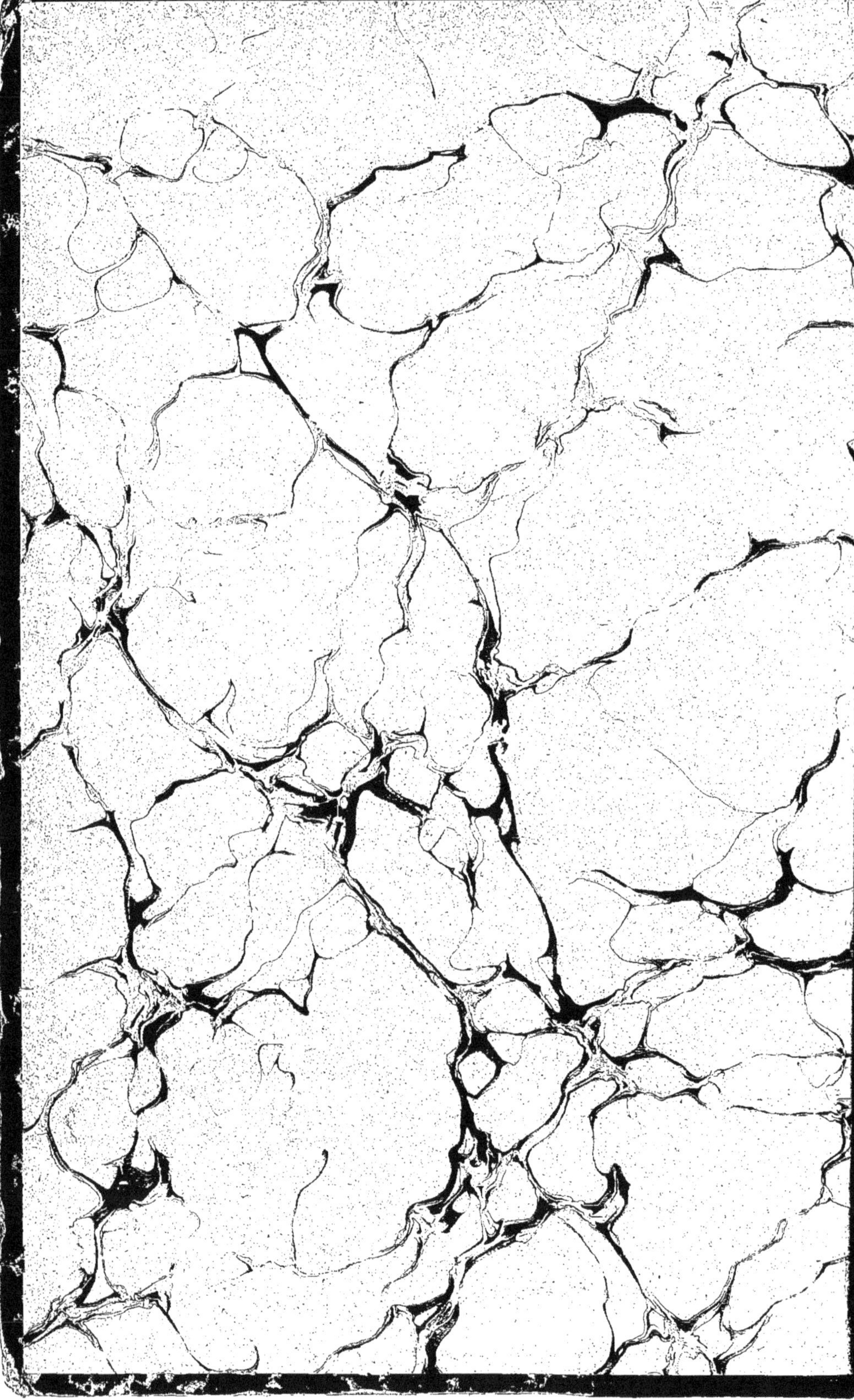

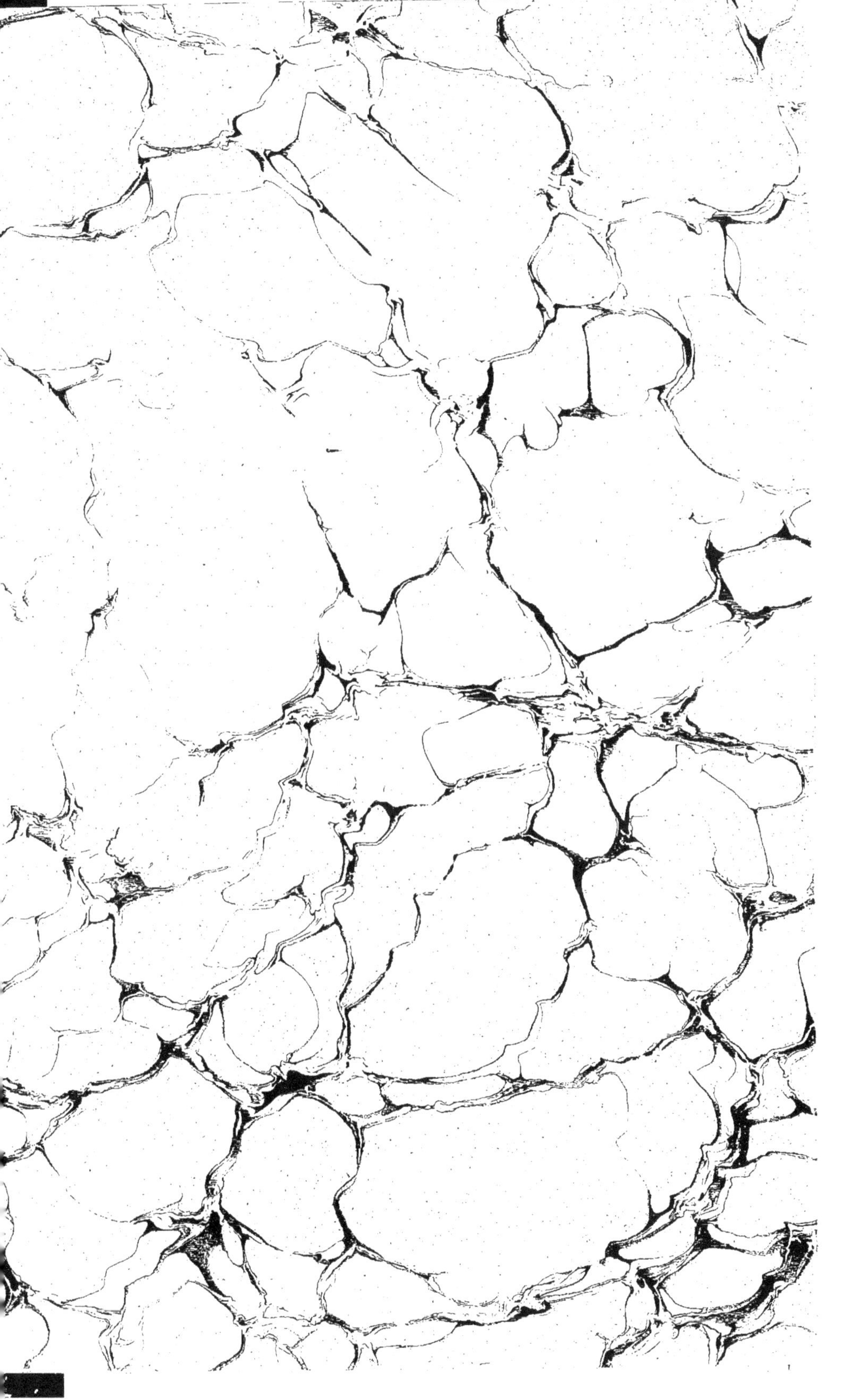

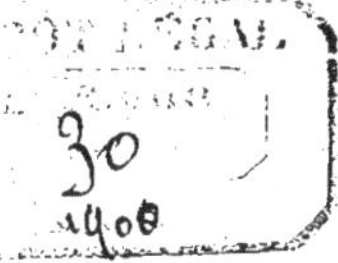

TRAITÉ

DE

MICROBIOLOGIE

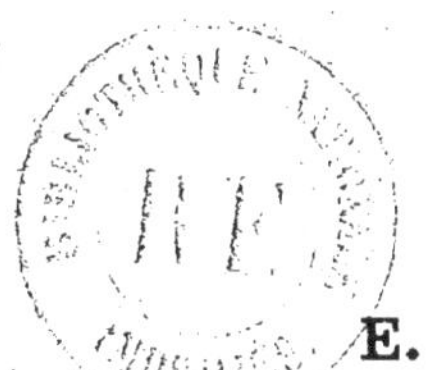

PAR

E. DUCLAUX

Membre de l'Institut,
Directeur de l'Institut Pasteur,
Professeur à la Sorbonne et à l'Institut agronomique.

TOME III

FERMENTATION ALCOOLIQUE

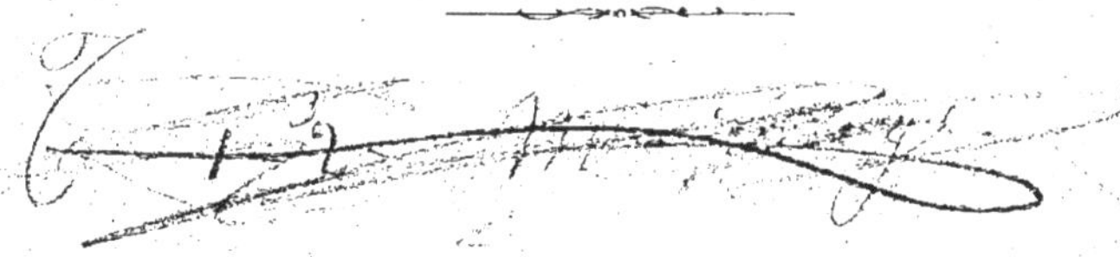

PARIS

MASSON ET Cie, ÉDITEURS
LIBRAIRES DE L'ACADÉMIE DE MÉDECINE
120, Boulevard St-Germain

1900

TRAITÉ

DE

MICROBIOLOGIE

TRAITÉ

DE

MICROBIOLOGIE

PAR

E. DUCLAUX

Membre de l'Institut,
Directeur de l'Institut Pasteur,
Professeur à la Sorbonne et à l'Institut agronomique.

TOME III

FERMENTATION ALCOOLIQUE

PARIS

MASSON ET Cie, ÉDITEURS

LIBRAIRES DE L'ACADÉMIE DE MÉDECINE

120, Boulevard St-Germain

1900

PRÉFACE

De tous les ferments, c'est évidemment la levure de bière qui a la plus grande importance industrielle ; c'est aussi, à raison de ce fait, celui qui a été le plus longuement étudié. On croyait le bien connaître à la suite des travaux de Pasteur. La découverte de H. Buchner a montré qu'on ignorait le trait le plus important de son histoire, la faculté qu'il a de sécréter une diastase qui, en dehors de lui, peut transformer le sucre en alcool et en acide carbonique. De ce fait toute cette histoire a été renouvelée, et a pris une homogénéité, une netteté qui lui manquait : c'est ce que j'essaie de montrer dans ce livre.

Du moment en effet que la cellule est dévêtue de ce rôle de ferment, qui passe au compte d'une de ses sécrétions temporaires, elle redevient une cellule ordinaire, vivant de la même vie que les autres cellules végétales au travers des conditions variées d'existence qu'on lui impose, et ainsi tombe la barrière établie entre les cellules ferments et le reste du monde végétal et animal. La levure ne diffère des autres végétaux qu'en ce qu'elle est capable de sécréter, dans certaines circonstances, une zymase qui lui permet de dédoubler le sucre. C'est une machine qui fonctionne, et qui peut, à un moment donné, changer ou précipiter son mouvement lorsqu'on lui fournit un autre combustible, mais qui, marchant avant que ce combustible nouveau ne lui arrive, continue à marcher après qu'il est épuisé, et superpose, quand elle est en pleine activité, sa respiration de machine tranquille à sa respiration de machine surexcitée par le combustible qu'on lui a fourni de l'extérieur.

Pasteur avait rattaché le caractère ferment de la levure à sa vie anaérobie par des expériences topiques, inattaquables, mais dont l'interprétation avait paru douteuse, et soulevé de longues discussions. La découverte de Buchner a rendu cette interprétation plus facile et plus nette, en interposant entre la fermentation et la vie sans air un rouage intermédiaire qui les sépare, tout en les laissant connexes. La zymase apparaît pendant la vie sans air, et c'est elle qui décompose le sucre. Grâce à l'interposition de cette pièce, le mécanisme prend le jeu et l'élasticité qui lui manquaient dans l'interprétation de Pasteur.

On peut dire que nous avons troqué un problème pour un autre. On demandait : pourquoi la fermentation accompagne-t-elle la vie anaérobie ? on se demande maintenant : pourquoi la zymase apparaît-elle pendant la vie sans air ? Mais la science ne fait que changer de problèmes, et elle avance quand elle en remplace un par un autre plus délicat ou plus précis. Celui auquel elle a abouti dans ce cas semble en outre plus facile à résoudre. Du moment que le pouvoir ferment résulte d'une sécrétion de diastase, il doit être aussi contingent que toutes les autres sécrétions de diastases ; il peut donc tantôt exister, tantôt disparaître, sans que nous ayons le droit de nous en étonner : c'est un vêtement que la cellule change à volonté, et cela lui est évidemment plus facile que de se changer elle-même.

Rien ne nous dit d'ailleurs que la zymase n'apparaisse que dans la vie anaérobie. Puisque c'est une diastase, on ne peut pas conclure, de ce qu'on ne la voit pas, qu'il n'y en a pas. On ne reconnaît une diastase qu'à ses produits, et si ceux-ci sont consommés ou détruits au fur et à mesure, ils peuvent passer inaperçus, et, avec eux, la diastase qui les donne. J'essaie de montrer, dans ce livre, qu'il en est ainsi pour la levure, et que si l'alcool, témoin de l'existence de la zymase, n'apparaît pas pendant la vie aérobie, c'est qu'il est mis en œuvre, à l'intérieur de la cellule, avant d'avoir passé à l'extérieur. Ainsi la sécrétion de la zymase, au lieu d'être intermittente et commandée par la vie sans air, serait continue, et l'alcool n'apparaîtrait comme résidu que lorsque manquerait l'oxygène nécessaire à sa mise en œuvre dans les tissus. Ce serait une solution très simple du problème, mais cette solution est encore à peine ébauchée.

Je la propose dans ce livre, et je montre aussi comment, du moment que le caractère ferment dépend d'une sécrétion de diastase, il peut avoir l'extension qu'avaient constatée pour lui les expériences de Pasteur. Beaucoup d'autres notions, jusqu'ici aberrantes et éparses, sont venues de même se remettre à l'alignement des idées nouvelles. Bref, la science a gagné à changer ses perspectives, et c'est ce dont ce livre a l'ambition de témoigner.

Paris, Novembre 1899.

TRAITÉ DE MICROBIOLOGIE

PREMIÈRE PARTIE

ÉTUDE GÉNÉRALE DE LA CELLULE DE LEVURE

CHAPITRE I

TRANSITIONS ENTRE LA VIE AÉROBIE ET LA VIE ANAÉROBIE

Nous avons étudié, dans le premier volume de cet ouvrage, les propriétés générales des microbes, et, dans le second, nous avons commencé la dissection de la cellule microbienne, en passant en revue les plus importantes de ses sécrétions, les diastases. Nous nous sommes convaincus qu'à côté des diastases les plus anciennement connues, et qui président surtout aux fonctions de digestion, il en existe d'autres qui semblent présider de même aux fonctions de respiration, et d'autres auxquelles on a le droit d'attribuer les actions de destruction et peut-être de reconstruction moléculaires, dont toute cellule vivante est constamment le siège. La cellule commence donc à nous apparaître comme un microcosme de mécanismes divers, dont chacun a sa fonction, et qui s'entr'aident ou se contrarient, suivant le temps et les occurrences, pour permettre à la cellule d'accomplir son devenir. C'est ainsi qu'une horloge bien réglée peut, de l'extérieur, apparaître comme un organisme unique, accomplissant, au milieu d'une vie régulière, certains actes spontanés en apparence, comme celui de sonner les heures et les demies, ou encore de déclancher le cylindre d'une boîte à musique. Nous faisons en ce moment-ci, sur la cellule, le travail qu'un enfant ferait sur cette horloge en l'ouvrant, et en cherchant comment ses rouages profonds se commandent pour lui assurer ce qu'elle peut avoir de vie extérieure. C'est ce travail de dissection que nous avons à poursuivre en l'appliquant à l'étude de diverses cellules, et en le fécondant par les comparaisons auxquelles elles se prêtent entre elles.

1. La levure. — Dans cet ordre d'idées, le végétal levure se présente le premier, non seulement à cause de son importance industrielle et des nombreuses recherches auxquelles il a par suite donné lieu, mais aussi parce que nous pouvons étudier sur lui les deux modes d'existence en apparence les plus opposés pour une cellule vivante. La levure peut, nous le savons (voir tome I), vivre au contact de l'air, et y brûler le sucre et diverses matières alimentaires, qu'elle transforme en eau et en acide carbonique; elle peut aussi vivre à l'abri de l'air, et dans ces conditions elle est ferment, ne peut plus vivre qu'aux dépens d'un petit nombre de sucres, qu'elle dédouble en alcool et en acide carbonique. Comment cette seconde vie se rattache-t-elle à la première? Comment se fait-il que la levure ne sécrète pas au contact de l'air la zymase qu'elle sécrète si facilement en son absence? Beaucoup de plantes peuvent faire de l'alcool, sans doute par une sécrétion de zymase, lorsqu'on les prive de l'air dans lequel elles vivent d'ordinaire. Comment se fait la transition entre leur vie aérobie et leur vie anaérobie? Y a-t-il là un phénomène général, appartenant à toute cellule vivante, ou bien au contraire est-il particulier à quelques-unes? Voilà une question de biologie générale que nous avons à étudier à propos de la levure, avant de passer à l'examen de ses propriétés spéciales comme ferment des sucres et comme agent industriel.

2. Aspergillus niger. — Nous prendrons comme point de

départ un végétal nettement aérobie, l'*Aspergillus niger*, déjà étudié dans le premier volume (ch. IX, X et XI). Nous avons vu que, cultivé dans des conditions convenables de température et d'humidité sur ce que nous avons appelé le *liquide Raulin*, il donne en six jours deux récoltes mycéliennes abondantes, dont le poids total représente environ le tiers du sucre consommé. En appliquant à ce végétal les calculs et les nombres qui nous ont servi à évaluer pour la levure la dépense de construction et la dépense d'entretien, on trouve que, dans le cas de la culture aérobie de l'*Aspergillus*, la dépense de construction l'emporte. Elle correspond environ aux 2/3 du sucre disparu. L'autre tiers représente la dépense d'entretien, qui est plus faible que pour la levure. Nous avions trouvé que 1 gramme de levure peut consommer en vingt-quatre heures, pour son entretien en vie aérobie, 6 grammes de sucre, tandis que pour l'*Aspergillus* la dépense correspondante est d'environ 0 gr. 5 seulement.

3. Aspergillus glaucus. — M. Gayon a étudié un autre aspergillus qui, à la température de 25°, et sur du liquide Raulin, pousse à peu près trois fois plus vite que l'*aspergillus niger*, ce qui prouve, à la fois, qu'il s'accommode du même aliment minéral et hydrocarboné, et qu'il n'exige pas les mêmes conditions de température.

M. Gayon a vu en outre que cet *Aspergillus* faisait plus rapidement disparaître l'acidité de la liqueur que l'*Aspergillus niger*. Mais c'est une différence du plus au moins, qui est sans grande importance. Je me suis assuré que dans les deux cas le mécanisme de l'action était le même, et qu'il y avait toujours formation passagère d'acide oxalique qui, dans les conditions dans lesquelles a opéré M. Gayon, était brûlé plus rapidement, parce qu'il était en contact avec un poids plus notable de plante.

4. Penicillium glaucum. — Toutes les fois qu'on met une culture, même florissante, d'*Aspergillus niger*, au contact d'un élément hydrocarboné de difficile digestion, on peut être assuré de voir apparaître, au bout de quelques jours, le *Penicillium glaucum*, qui se développe d'abord aux bords de la cuve, et en envahit bientôt toute la surface. Les spores de cette mucédinée sont présentes partout, et on se l'explique, car le fait que nous venons de constater témoigne qu'elle est beaucoup moins délicate sur le choix de ses aliments hydrocarbonés que l'*Aspergillus niger*, qui lui-même est une des mucédinées les moins difficiles.

Ce même fait témoigne encore de ce que prouve aussi l'expérience directe, que le milieu minéral du liquide Raulin convient très bien au *Penicillium*. J'ai trouvé pourtant que le végétal poussait mieux lorsqu'on y ajoute un sel de chaux en petites quantités.

Ces différences sont à noter pour montrer que chacune de ces espèces a son individualité propre et ses conditions particulières de nutrition, mais elles sont sans importance au point de vue qui nous préoccupe. Ces plantes se ressemblent en ceci que, cultivées au contact de l'air, elles sont de puissants agents de construction végétale d'abord, de combustion cellulaire ensuite. Essayons de leur enlever l'oxygène dont elles semblent avoir grand besoin et de leur faire mener la vie anaérobie.

5. Procédés pour amener la transition. — M. Pasteur, à qui sont dues ces études suggestives, a employé pour cela une méthode qui permet d'opérer avec la sécurité nécessaire. Elle consiste à faire l'ensemencement de quelques spores de la moisissure sur un liquide sucré, contenu dans un ballon à deux cols, comme celui que représente la figure 1. L'un de ces cols est une tubulure droite, fermée à son extrémité par un tube de caoutchouc et un tube de verre plein. L'autre, effilé et recourbé en col de cygne, est fermé à sa partie inférieure par un tampon d'amiante, qui empêche l'entrée des poussières sans gêner la circulation de l'air.

On introduit dans ce ballon du moût de bière qu'on fait

bouillir pour stériliser tout l'intérieur. La vapeur s'échappe d'abord en plus grande abondance par le tube droit ; quand on juge qu'il est suffisamment chaud, on le ferme avec le tube de verre qu'on vient de flamber. La vapeur s'échappe alors par l'autre tubulure. Au bout de quelques instants, on arrête

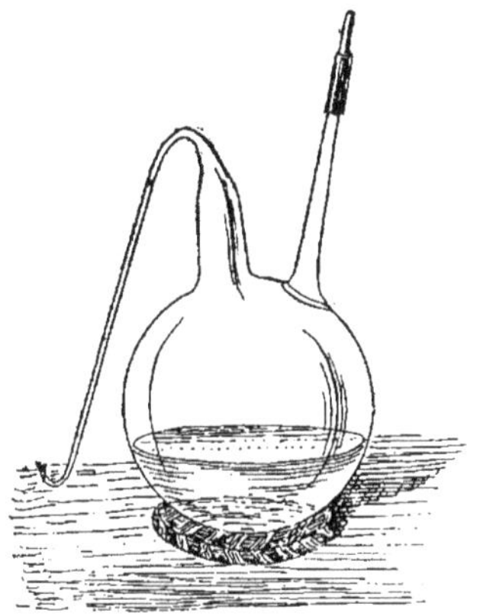

Fig. 1.

l'ébullition et on met le tampon d'amiante. Nos expériences sur la génération spontanée (T. I, p. 82) nous ont appris que du moût ainsi traité se conserve indéfiniment.

Pour faire un ensemencement, on enlève, après l'avoir flambé, le tube de verre plein qui ferme la tubulure droite, et on fait tomber par l'ouverture un petit fil de platine qu'on a promené, après l'avoir flambé au bout d'une pince, sur une touffe fructifiée de la mucédinée sur laquelle on veut opérer. Puis on replace le tube de verre plein après l'avoir flambé à nouveau. On assiste alors à une culture qui au début se fait comme à l'air libre; mais à mesure que l'oxygène devient plus rare dans le ballon, où son renouvellement est lent, le développement se ralentit. Quand la moisissure est superficielle, on peut la priver encore plus d'oxygène en agitant le ballon pour l'immerger. Quand on opère dans ces conditions, on trouve que le mycélium continue à vivre plus ou moins longtemps. Il continue à consommer du sucre. Seulement ce sucre n'est pas intégralement transformé en eau et acide carbonique. Outre une production intérimaire d'acide oxalique, proportionnellement plus abondante ici que dans la vie aérobie, il y a formation d'alcool.

6. Recherches de quantités très petites d'alcool. — Comme nous allons avoir à rechercher dans nos liquides des quantités quelquefois infinitésimales d'alcool, il est utile, avant de commencer notre étude, et pour ne pas la scinder, d'indiquer ici les moyens que l'on peut employer pour cela.

Le moyen le plus expéditif a été indiqué et employé par M. Pasteur. Lorsqu'on distille dans une cornue de verre un liquide très faiblement chargé d'alcool, on constate que les premières gouttes qui se condensent sur le col encore froid de la cornue, au commencement de la distillation, s'y déposent en y formant des stries caractéristiques. Ce sont des larmes qui coulent sur les parois humides de la cornue, et qui semblent ne pas les mouiller. Elles descendent et se réunissent à la partie la plus déclive, comme des gouttes d'huile, laissant derrière elles comme une sorte de traînée allongée qui se résout à son tour en gouttelettes nouvelles. La région toujours très étroite où se produit ce phénomène se déplace peu à peu, à mesure que la cornue s'échauffe, vers le réfrigérant, qui doit être en verre. Là, la zone striée reste stationnaire tant qu'il y a de l'alcool, et dure d'autant plus qu'il y en a davantage.

Quand le phénomène n'apparaît pas à une première distillation, on distille le liquide au tiers, puis celui-ci de nouveau au tiers, et ainsi de suite ; quand il y a de l'alcool, on finit toujours par l'apercevoir. M. Pasteur a réussi à retrouver 1/10.000 de cc. d'alcool noyé dans 100 cc. de liquide. La sensibilité de la méthode est donc presque indéfinie, à la condition qu'on ait assez de liquide. A côté de cet avantage, il y a un défaut.

Cette apparition des gouttes tient à ce que l'alcool a une tension superficielle inférieure à celle de l'eau ; en d'autres termes, à ce que sa constante capillaire est différente. Presque toutes les substances volatiles qui se trouvent dans le même cas donnent aussi naissance, d'une façon plus ou moins apparente, à ce phénomène des gouttelettes, et par suite, on n'est jamais parfaitement sûr d'avoir affaire à de l'alcool ordinaire. Sans doute cette indécision s'affaiblit quand on n'étudie que des liquides sucrés, mais il est bon, cependant, de n'avoir pas du tout à compter avec elle.

On y arrive en utilisant, sous une autre forme, la faible tension superficielle de l'alcool. Les mélanges d'alcool et d'eau ont des tensions superficielles plus faibles que l'eau pure. Si on les fait couler par gouttes, sous un volume donné, à travers un orifice de dimensions constantes, le nombre des gouttes correspondant à chacun de ces mélanges est constant d'abord, puis d'autant plus grand que la proportion d'alcool est plus grande, de sorte qu'on a là un procédé à la fois alcooscopique et alcoométrique.

L'instrument que j'ai proposé pour le mettre en œuvre est

Fig. 2.

un compte-gouttes pipette très simple (fig. 2), du volume de 5 centimètres cubes, terminé à sa partie inférieure par un ajutage cylindrique formé d'un tube capillaire assez long pour que l'écoulement se fasse par gouttes se succédant au taux d'une par seconde environ. La section de l'orifice sur lequel elles se forment est telle que la pipette, remplie d'eau distillée, se vide en donnant **100** gouttes à **15°**. Quand on veut étudier un liquide alcoolique, on en remplit la pipette jusqu'au trait d'affleurement supérieur, on nettoie avec du papier buvard l'orifice d'écoulement, qui doit être maintenu bien propre, et surtout ne jamais être gras ; on dresse la pipette sur un flacon, et on laisse couler en comptant les gouttes. La table ci-jointe donne les titres alcooliques correspondant aux divers nombres de gouttes à diverses températures.

	5°	7°,5	10°	12°5	15°	17°5	20°	22°,5
	—	—	—	—	—	—	—	—
Eau distillée..........	98	98,5	99	99,5	100	100,5	101	102
Alcool à 0,5 p. 100.....	102	102,5	103	103,5	104	104,5	105	106
— 1 —	105	105,5	106	106,5	107	107,5	108	109
— 2 —	111	111,5	112	112,5	113	113,5	114,5	111,5
— 3 —	116	116,5	117	117,5	118	118,5	119,5	120,5
— 4 —	120,5	121	121,5	122	122,5	123,5	124,5	125,5
— 5 —	124	124,5	125	125,5	126,5	127,5	128,5	130
— 6 —	127	127,5	128,5	129,5	130,5	131,5	132,5	134
— 7 —	130	131	132	133	134	135,5	136,5	138
— 8 —	133	134	135,5	136,6	137,5	139	140	141,5
— 9 —	136	137	138,5	139,5	140,5	142	143	144,5
— 10 —	139	140,5	141,5	142,5	144	145	146,5	147,5
— 11 —	142	143,5	144,5	145,5	147	148	149,5	150,5
— 12 —	145	146,5	148	149	150,5	151,5	153	154,5
— 13 —	148,5	150	151	152,5	154	155	156	157,5
— 14 —	152	153,5	154,5	155,5	157	158	159	160,5
— 15 —	155	156,5	157,5	158,5	160	161,5	163	164,5

Je n'ai pas mentionné les titres alcooliques supérieurs à 15° parce que, au delà de ces limites, et même un peu en deçà, l'alcoomètre est un moyen de dosage supérieur au compte-gouttes. C'est alors qu'il a son maximum de sensibilité. En revanche, pour les liquides alcooliques très faibles, l'emploi de l'alcoomètre est incertain, et sujet à de nombreuses causes d'erreurs. C'est alors que le procédé par le compte-gouttes est le plus sensible. Entre l'eau pure et l'eau à **1** p. **100** d'alcool, il y a, comme on le voit, une différence de **7** gouttes, et comme l'appareil est précis à moins d'une demi-goutte, on voit qu'on peut doser au moins **1/1.000** d'alcool dans 5 centimètres cubes de liquide, c'est-à-dire 5 milligrammes d'alcool ou environ 6 millimètres cubes.

Aucune mesure de densité ne conduirait à ce résultat. Toutefois, il faut bien remarquer qu'employé seul, ce procédé ne met pas plus en garde que le précédent contre l'existence possible de produits volatils, capables de donner des stries et d'augmenter le nombre des gouttes de l'eau distillée. La sécurité vient de l'emploi des deux moyens. L'alcool est la substance qui donne les stries les plus visibles et les plus durables, et qui augmente le moins la tension superficielle de l'eau; et les différences sont grandes, de sorte qu'avec un peu d'habitude, on peut toujours voir si l'on a affaire à de l'alcool ordinaire ou à un alcool de degré supérieur.

Pourtant, il y a des cas où il est absolument nécessaire de caractériser en nature l'alcool transformé. Quand on en a une quantité suffisante, on peut le séparer du dernier liquide distillé, par l'action bien connue du carbonate de potasse, et en faire de l'acide acétique d'abord, puis du cacodyle dont l'odeur est si caractéristique. Mais quand il y en a peu, il faut recourir à la production d'iodoforme. La manipulation est très simple et très sûre quand on la pratique de la façon suivante, indiquée par M. Muntz.

M. Muntz commence par distiller le liquide dans le serpentin renversé qu'emploie M. Schloesing pour le dosage de l'ammoniaque, et qui est un appareil à fractionnement d'une grande perfection. En opérant sur 100 grammes de liqueur initiale, on retire les 10 premiers centimètres cubes qui passent à la distillation. On ajoute à ce liquide 2 grammes de carbonate de soude pur cristallisé, et 0 gr. 1 d'iode réduit en poudre fine. Un excès d'alcali rend la réaction moins sensible. On chauffe, en agitant constamment, à une température voisine de 60°, sur la lampe à alcool ou mieux au bain-marie, jusqu'à ce que l'iode ait disparu. Par le refroidissement il se forme un dépôt jaune de paillettes chatoyantes, douées d'une odeur caractéristique. Lorsque ce dépôt est peu abondant ou peu accentué, on peut être fixé sur sa nature en l'étudiant au microscope. L'iodoforme se présente en tables hexagonales très régulières, souvent isolées, quelquefois étoilées (fig. 3), et cet aspect et son odeur suffisent à le caractériser. Dans les essais de M. Muntz, on a pu retrouver ainsi 60 milligrammes d'alcool noyés dans 18 litres de liquide. On obtient encore un précipité appréciable en traitant directe-

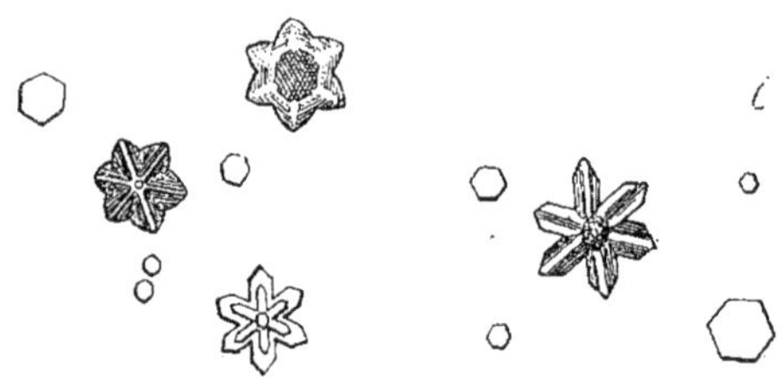

Fig. 3.

ment 10 litres d'eau renfermant 20 milligrammes d'alcool. La sensibilité est un peu inférieure à celle que donne l'emploi du compte-gouttes, mais la réaction est utile à essayer. Il faut dire pourtant que la certitude acquise n'est pas beaucoup plus grande que par tout autre procédé, d'autres substances volatiles que l'alcool pouvant donner la réaction de l'iodoforme. Mais quand les trois procédés que nous venons d'indiquer conclueront dans le même sens, on aura réuni, en faveur de la présence de l'alcool, assez de probabilités pour équivaloir à une certitude.

7. Vie anaérobie du Penicillium glaucum. — Nous sommes outillés maintenant pour constater la production d'alcool pendant la vie de certaines plantes dans certaines conditions de culture. Nous commencerons par celle chez laquelle le phénomène est le moins accusé, le *Penicillium glaucum*.

Quand on fait vivre ce champignon dans des ballons à deux cols, comme ceux que nous avons employés plus haut, et où l'accès de l'oxygène est toujours difficile, on constate que le liquide de culture renferme fréquemment de l'alcool ordinaire. La proportion d'alcool est toujours faible, et ne dépasse guère un millième à un millième et demi du volume total. Loin d'être, comme on pourrait le supposer d'abord, en rapport avec le poids de la plante qui l'a produite, elle est, au contraire, plutôt en rapport inverse, de sorte que l'on constate quelquefois une richesse alcoolique assez grande avec un liquide où la plante a à peine poussé, et qu'avec une végétation abondante, on ne parvient pas à constater la présence de l'alcool, quelque sensible que soit le procédé employé pour cela.

En y regardant d'un peu près, on constate que ces variations dans la quantité d'alcool dépendent de l'abondance relative des quantités d'air ou d'oxygène qui ont été mises à la disposition de la moisissure, qu'elle soit sous forme de mycélium ou sous celle de plante complète. Quand la plante peut mettre en œuvre tout l'oxygène que comportent ses besoins, il n'y a pas, ou il y a très peu d'alcool formé. La plante pousse alors très bien. Quand elle végète péniblement en présence de doses insuffisantes d'oxygène, les proportions d'alcool augmentent.

8. Vie anaérobie de l'Aspergillus glaucus. — Sur du moût de bière dans un ballon à deux cols comme celui de la figure 1, le développement de cette moisissure est très rapide et la fructification abondante. A ce moment, l'air étant encore en suffisante quantité, il n'y a pas d'alcool produit. Agitons alors le liquide de façon à submerger le mycélium en présence d'un air déjà chargé d'acide carbonique. Dès le lendemain, ou le surlendemain au plus tard, nous le trouvons revenu à la surface du liquide, ramené du fond par de grosses bulles de gaz qui se reforment quand on les a fait dégager par l'agitation. Le phénomène continue ainsi et peut durer longtemps ; la vie n'est pas active, mais elle ne s'éteint pas, et, au bout de quelques mois, on trouve dans le liquide des quantités d'alcool très appréciables. Dans une expérience de M. Pasteur, où on avait fait vivre l'*Aspergillus* sur 122 centimètres cubes de moût de bière, on a trouvé, au bout d'un an, 4 cc. 4 d'alcool, produits par un poids de plante qui ne dépassait pas 0 gr. 50 à l'état sec. C'est, en alcool, environ sept fois le poids de la plante.

L'*Aspergillus*, dans ces conditions, pousse peu en effet; il n'a à sa disposition que les petites quantités d'oxygène qui lui arrivent par diffusion au travers de la tubulure effilée et de l'atmosphère du ballon, alourdie par l'acide carbonique. Si l'on fait passer un courant d'air, la végétation redevient très active, le poids de plante est cinq ou six fois plus grand, mais on ne trouve plus d'alcool. Nous retrouvons là ce que nous avons vu tout à l'heure, une élaboration différente de la substance nutritive, accompagnant une puissance moindre de reproduction et une vie plus difficile.

L'*Aspergillus* diffère du *Penicillium* en ce qu'il peut supporter plus longtemps l'appauvrissement en oxygène de l'atmosphère qu'il respire. Nous allons voir qu'il peut s'accommoder même pendant quelque temps de la privation presque absolue de ce gaz.

Nous allons pour cela faire une expérience que nous aurons quelquefois à répéter, et dont il est bon de donner le dispositif. On fait vivre, comme à l'ordinaire, l'*Aspergillus* sur du moût de bière, dans un ballon à deux cols. On a, d'autre part, préparé d'avance un matras d'essayeur, dont on effile et dont on recourbe le col. On le purge de tout germe vivant en y faisant bouillir un peu d'eau, et en le laissant se remplir ensuite d'air calciné ou d'air filtré sur du coton, comme nous l'avons déjà fait plusieurs fois. Puis, au moment de faire l'expérience, on abouche sur le col du matras, après flambage préalable, le caoutchouc que porte la tubulure droite du ballon. Cela fait, on agite le contenu du ballon, de façon à répartir la moisissure superficielle dans tout le liquide, à la noyer, et on fait passer le tout dans le matras (fig. 4). Le liquide qui, dans le ballon, était en grande surface et en petite épaisseur, est ici en grande épaisseur, et ne présente à l'air qu'une étroite surface, bientôt couverte d'une couche d'acide carbonique. Les quantités très faibles d'oxygène qu'il renfermait au moment du transvasement disparaissent bientôt, utilisées par le mycélium immergé. Celui du *Penicillium* suspendrait son action aussitôt tout l'oxygène consommé. Celui de l'*Aspergillus glaucus* garde quelque temps la sienne, il

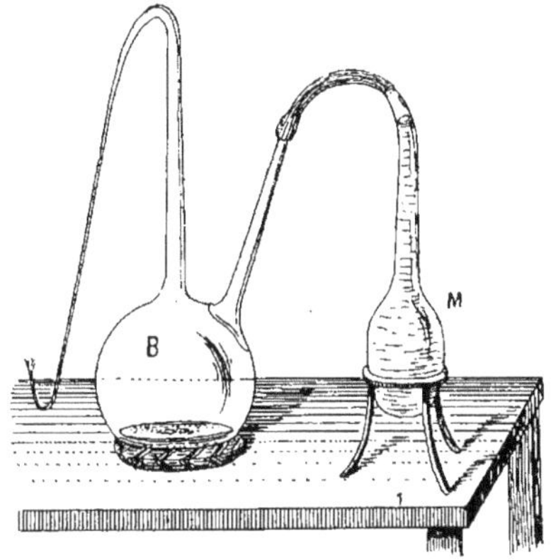

Fig. 4.

s'enchevêtre de bulles de gaz qui le ramènent à la surface, qu'on fait dégager par l'agitation, et qui se reforment ensuite. Cet effet dure plusieurs jours, et, sauf que le dégagement n'est jamais très abondant, et n'est jamais continu, on croirait avoir sous les yeux une fermentation alcoolique. L'expérience montre, en effet, qu'il y a toujours, comme tout à l'heure, un peu d'alcool formé dans ces conditions.

Ceci va nous servir de transition avec les mucédinées que nous étudierons tout à l'heure. En voici une autre. Ces modifications dans la vie physiologique de la plante s'accompagnent de changements morphologiques très remarquables. Le mycélium, qui, dans les circonstances ordinaires, lorsque la vie a lieu au contact de l'air, est régulièrement cylindrique, et d'un diamètre de 1/300 de millimètre environ, se dilate par places en renflements irréguliers, (fig. 5) dont la grosseur peut atteindre 1/50 de millimètre. Les cloisons transversales deviennent plus nombreuses ; enfin, les spores elles-mêmes paraissent se transformer en grosses cellules gonflées, à protubérances irrégulières ou sphériques, remplies de granulations. Il n'y a guère, à présenter ces formes bizarres, que les tubes mycéliens ou les spores des parties centrales des touffes, là où l'oxygène pénètre le moins facilement, absorbé qu'il est par les parties périphériques.

Nous savons que quelques végétations cryptogamiques ont

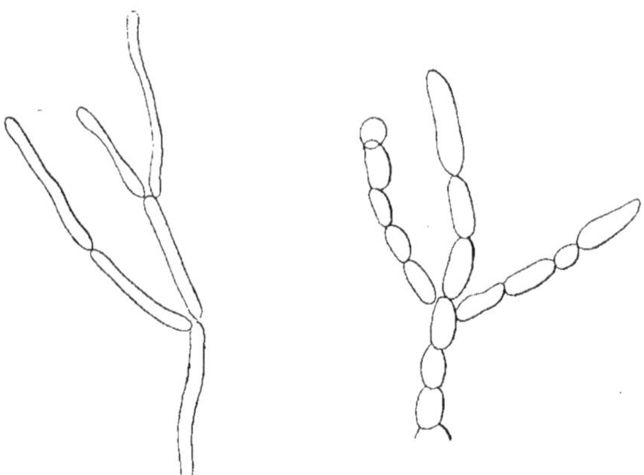

Fig. 5.

la singulière propriété de pouvoir se reproduire par des spores mycéliennes, et sans avoir besoin d'organes aériens de fructification. Ces spores portent d'ordinaire le nom de *conidies*. Elles se forment par un cloisonnement du tube mycélien, qui y permet la formation d'une cellule arrondie, capable de se détacher et de mener désormais une vie indépendante. Avec l'*Aspergillus glaucus*, dans les conditions où nous l'avons fait vivre, il n'y a pas, à proprement parler, de conidies. Les cellules renflées ne montrent jamais d'autre trace de bourgeonnement que les protubérances irrégulières qu'elles portent quelquefois ; mais nous nous rapprochons évidemment de cette forme de reproduction qui, en dotant les cellules immergées de la propriété de proliférer isolément, les place à côté des cellules de levure. Nous allons nous en rapprocher davantage avec le végétal suivant.

9. Mucor racemosus. — Les *Mucors* sont des végétaux microscopiques qui diffèrent du *Penicillium* ou de l'*Aspergillus* en ce que leurs spores, au lieu de former panache au sommet du filament fructifère, y sont renfermées dans une sorte de poche nommée sporange, d'où elles sortent par rupture de la paroi. Dans ce sporange s'enfonce aussi une sorte de prolongement du filament qui le porte, et qui y forme comme une sorte de doigt de gant dont la coiffe serait l'enveloppe du sporange. Ce prolongement porte le nom de *columelle*. Les spores, en se gonflant quand elles rencontrent de l'humidité, font éclater la coiffe qui se rompt souvent au voisinage

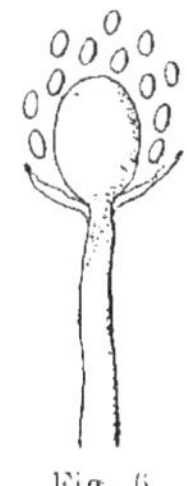

Fig. 6.

de la base de la columelle, et laisse une collerette adhérente, irrégulière et plissée (fig. 6). Le *Mucor racemosus* est caractérisé à son tour par ce fait que ses tubes à sporanges sont rameux. On peut l'obtenir presque à coup sûr en exposant dans un vase ouvert, dans une étuve, un peu de crottin de cheval nourri avec du foin. Il se produit, à la surface de la masse, des végétations diverses, parmi lesquelles domine le *Mucor racemosus*, qu'on peut reconnaître facilement aux touffes blanches et argentées qu'il forme. On peut le cultiver sur des tranches de citron, de poire, de pain humecté d'un liquide acide. Il vit aussi très bien, d'après A. Fitz, dans une solution de sucre de lait, mais ne le fait pas fermenter. Il le fait fermenter, au contraire, si le sucre de lait a été interverti d'avance. Il se comporte de même vis-à-vis de l'inuline, qu'il laisse intacte, tandis qu'il détruit la lévulose qu'on en obtient par interversion. Il se développe bien sur le moût de bière, mais à la condition d'y avoir été ensemencé pur.

Cultivons-le, comme nous avons fait tout à l'heure pour l'*Aspergillus*, avec du moût de bière dans un matras à deux cols. Il y restera plus facilement que l'*Aspergillus* à l'état de mycélium. Dans cette atmosphère, pauvre en oxygène, les organes de fructification n'apparaissent pas. En revanche, le mycélium se montre presque immédiatement spumeux et gonflé de bulles d'acide carbonique. Il est évident, à première vue, que nous avons fait un pas depuis l'*Aspergillus*.

Faisons passer, comme tout à l'heure, le liquide et le mycélium flottant dans un matras d'essayeur. Nous allons assister encore à une fermentation, mais qui ici sera continue. Les petites bulles gazeuses se succèderont régulièrement à intervalles d'abord rapprochés, puis plus longs, puis enfin tout s'arrêtera et pourra rester stationnaire pendant des mois entiers.

La plante n'est pourtant pas morte. Ramenons-la en effet dans son premier ballon, où elle rencontrera de l'air. Dès les premiers jours, nous y verrons recommencer le dégagement de bulles. Le repos n'existait donc que parce que, dans le matras, il y avait privation d'air. Ramenons le liquide dans le matras, la fermentation continue quelques jours, puis s'arrête. On la réveille en faisant repasser le liquide dans le ballon, et ainsi de suite jusqu'à disparition complète du sucre, s'il n'y en avait pas plus de 7 à 8 p. 100 dans la liqueur initiale.

Si l'on compare le poids d'alcool obtenu au poids de plante active, on trouve des nombres encore plus élevés que pour l'*Aspergillus*. Ainsi, dans les expériences dont M. Pasteur donne le détail, le poids de l'alcool a varié entre dix et vingt fois le poids du mycélium du mucor.

Mais ce qu'il y a de plus curieux, c'est que la structure de la plante se modifie complètement dans les nouvelles conditions d'existence qu'on lui a faites. Vivant comme moisissure, sur un corps humide, ou sur un liquide dont l'air en dissolution peut se renouveler facilement, les tubes de mycélium sont grêles, rameux, enchevêtrés, et portent de nombreux tubes fructifères aériens. Quand on le fait vivre dans un matras à deux cols, en présence d'un volume d'air insuffisant

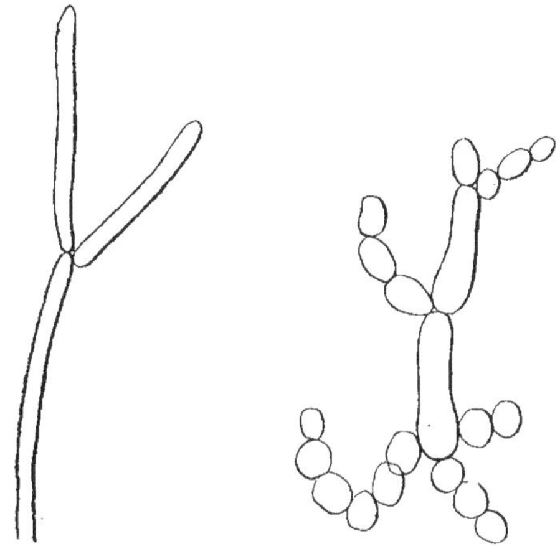

Fig. 7.

et mal renouvelé, le *Mucor* nous montre les effets déjà observés pour l'*Aspergillus*, mais avec un caractère plus marqué, parce qu'ici la résistance à l'asphyxie est plus naturelle, et l'activité de la nutrition dans les conditions nouvelles plus grande que dans les plantes déjà étudiées. Les spores grossissent davantage avant de germer. Les tubes mycéliens qui en sortent ont deux ou trois fois le diamètre du mycélium normal ; ils poussent de distance en distance des ramifications latérales qui se détachent et vont végéter à côté, en se terminant ou s'interrompant par des chaînes de grosses cellules, qui sont de vraies conidies, de vraies spores mycéliennes. La figure 7 rend assez bien cet aspect du phénomène.

Quand on laisse la plante vieillir à l'abri de l'air, et aux dépens du sucre, on voit les tubes devenir moins nombreux, et les formes celluleuses rondes augmenter au contraire. Les bourgeonnements nouveaux produisent surtout des cellules sphériques et ovales, et chacune de ces cellules donne deux trois, quatre, six bourgeons et même davantage. La ressemblance avec des cellules de levure est alors tellement frappante, que le botaniste Bail, en 1857, avait cru à la transformation des mucors en levure. La culture pure en ballons, comme l'a faite M. Pasteur, prouve, comme Reess l'avait du reste déjà vu, que cette transformation n'a pas lieu, et que la fermentation qui se produit est le fait des spores mycéliennes du mucor.

Leur vie peut se perpétuer longtemps ainsi à l'abri de l'air,

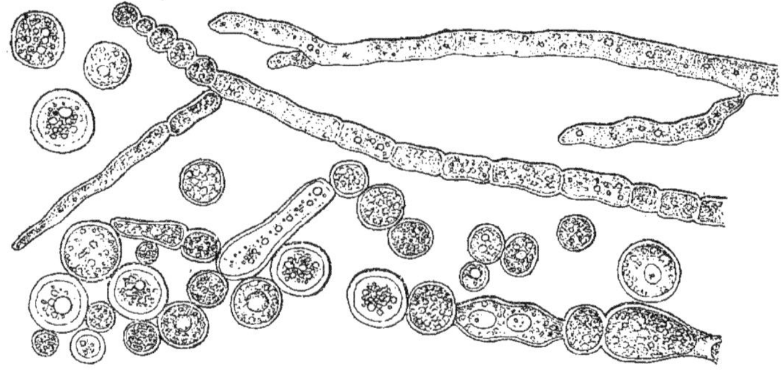

Fig. 8.

mais elles vieillissent d'une manière évidente (fig. 8); leur protoplasma, de fluide qu'il était, devient granuleux. Au lieu de remplir la cellule et de lui donner l'aspect turgescent, il se condense et se rassemble au centre, laissant une plage vide entre la paroi et lui. A cet état, les cellules sont le plus souvent mortes, et incapables de se rajeunir par une nouvelle aération.

Nous retrouvons en résumé, ici, des faits déjà connus au point de vue de la formation de l'alcool, mais c'est pour la première fois que nous voyons naître aux dépens d'un mycélium immergé des formes autonomes, pouvant se reproduire dans le même liquide, et manifester un pouvoir ferment plus grand que les cellules qui leur ont donné naissance.

10. Mucor mucedo. — Du *Mucor racemosus*, on peut rapprocher d'autres mucors qui jouissent, en gros, des mêmes propriétés que lui, et pour lesquels, sans revenir sur ce que nous savons déjà, nous nous bornerons à indiquer ce qu'ils présentent de caractéristique.

Le *Mucor mucedo* se distingue des autres mucors par ce fait que ses filaments fructifères ne sont pas rameux, et ne présentent qu'un sporange terminal. C'est le mucor étudié en 1857 par Bail, qui avait cru, comme nous l'avons vu, à sa transformation en levure. Reess, en 1870, combattit cette erreur, en montrant que la levure de bière et la levure du mucor n'avaient pas les mêmes caractères; que la première ne se colorait pas sous l'action du chloroiodure de zinc, tandis que la levure du mucor se colorait en rouge vineux; enfin qu'il était impossible, quand on prenait des précautions contre les erreurs si faciles en pareille matière, de faire dériver le mycélium du mucor de la levure de bière, et celle-ci de la levure de mucor.

L'étude chimique de la fermentation produite par la levure de mucor a été faite en 1873 par A. Fitz. D'après ce savant, le *Mucor mucedo* ne fait fermenter ni la dextrine, ni l'inuline, ni le sucre de lait. M. Fitz lui attribue la propriété d'intervertir le sucre candi; mais M. Gayon, qui a étudié depuis ce même mucor dans des conditions de pureté plus grandes, l'a trouvé destitué de cette propriété. Le mucor de M. Fitz était donc sans doute mélangé d'une espèce étrangère ou d'une torulacée possédant le ferment inversif. Mais comme elle a passé inaperçue, elle était probablement en petite quantité, et sa présence n'infirme pas les autres résultats du travail de M. Fitz.

Parmi ces résultats, je signalerai ceux-ci, qui constituent des analogies avec la levure de bière. La levure de mucor fait fermenter, cela va sans dire, le moût de raisin, mais la fermentation est plus active quand on ajoute du phosphate de potasse, du sulfate de magnésie, et une matière azotée. Cette dernière, dans les expériences de M. Fitz, était de la pepsine, mais il est probable qu'elle n'agissait que par les peptones qu'elle renferme toujours, et que la diastase qui y était contenue ne jouait aucun rôle dans le phénomène. Circonstance plus singulière et qui est d'accord avec ce que nous retrouverons plus tard pour la levure de bière, les sels ammoniacaux, et dans l'espèce, le tartrate d'ammoniaque, étaient un aliment azoté au moins aussi bon que la pepsine. M. Fitz a constaté, après la fermentation, la présence certaine de l'acide succinique, celle de la glycérine d'une façon douteuse. Il a aussi trouvé dans le liquide fermenté de petites quantités d'aldéhyde.

Il a en outre étudié de près, pour le *Mucor mucedo*, un phénomène assez général, c'est que celles de ces espèces végétales, qui peuvent devenir des ferments, sont d'ordinaire incapables de porter au delà d'une valeur déterminée, presque toujours assez faible, la teneur alcoolique du liquide où elles vivent. M. Fitz attribue cet effet à ce que l'alcool tue la plante, lorsqu'il atteint une certaine proportion. Il est bien possible que les choses aillent quelquefois jusque-là, mais il est plus probable que la cause est différente, et due à la privation d'air, que M. Fitz a méconnue, et que M. Pasteur a mise depuis en évidence. Ce n'est qu'au bout d'un temps plus long que celui des expériences de M. Fitz que la mort survient.

Mais il n'en est pas moins vrai que ces diverses cellules de mucor poussent plus ou moins loin la fermentation d'une même solution sucrée. Pour les classer sous ce rapport, il faudrait faire des expériences dans des conditions rigoureusement comparatives, qui n'ont pas été réalisées. Il faudrait surtout, comme Hansen l'a montré, tenir compte de la durée de l'expérience. Passé un certain niveau, l'augmentation de la quantité d'alcool est lente, mais elle est continue, dure des mois et peut atteindre des chiffres assez élevés. En prenant les nombres connus jusqu'ici, on forme le tableau suivant pour les titres alcooliques limites se rapportant aux divers mucors étudiés. Les derniers chiffres sont ceux qui ont été relevés par Hansen après les durées d'expériences indiquées entre parenthèses.

	D'après				
	Pasteur	Fitz	Brefeld	Gayon	Hansen
Mucor racemosus....	3,4 p. 100	2,5 p. 100	5,4 p. 100	»	7,0
— mucedo......	1,8	0,8	2,6	»	3,0 (1 an)
— circinelloïdes..	»	»	»	5,5 p. 100	»
— spinosus......	»	»	»	2,0	5,4 (6 mois)

On voit que l'ordre pour le *Mucor racemosus* et le *Mucor mucedo* est le même chez les divers expérimentateurs, parce que pour chacun d'eux les expériences étaient faites dans des conditions comparables, mais que les nombres sont différents de l'un à l'autre, parce que les conditions étaient différentes chez chacun d'eux. Il n'y a donc à retenir de ces faits que cette conclusion, c'est que l'action de ces levures s'arrête longtemps avant celle de la levure de bière dans la transformation d'un liquide sucré.

11. Mucor circinelloïdes. — Le mycélium de ce mucor, unicellulaire comme celui de tous les mucors, donne des filaments fructifères qui se couronnent d'un sporange grisâtre, de forme sphérique avant qu'il ne soit mûr. Ensuite pousse sur le même filament une branche nouvelle qui rejette la première sur le côté, et se termine à son tour par un sporange. Une troisième génération de sporanges rejette la seconde sur le côté opposé à la première, et ainsi plusieurs fois, de sorte que, finalement, les filaments fructifères portent à leurs extrémités de petites grappes de quatre, cinq et six sporanges, dont le diamètre va en diminuant de la base au sommet (fig. 9 *a*, *b*, *c*). Chaque sporange est incrusté de petites aiguilles cristallines. La déhiscence se fait par rupture de la membrane, et laisse un sac vide au fond duquel on aperçoit une columelle à peu près sphérique (fig. 9 *d*).

Les spores *e* sont elliptiques et mesurent de 4 à 5 μ de longueur sur 2 à 3 de largeur.

Les spores mycéliennes que donne le végétal, lorsqu'il est

ferment, dans les mêmes conditions que ceux qui précèdent, sont beaucoup plus grosses. Leur diamètre atteint 20 et 25 μ. Elles bourgeonnent très activement, et, comme nous l'avons vu à la fin du tableau ci-dessus, portent la richesse alcoolique à un niveau supérieur à celui de leurs congénères.

Le *Mucor circinelloïdes*, d'après M. Gayon, vit très bien

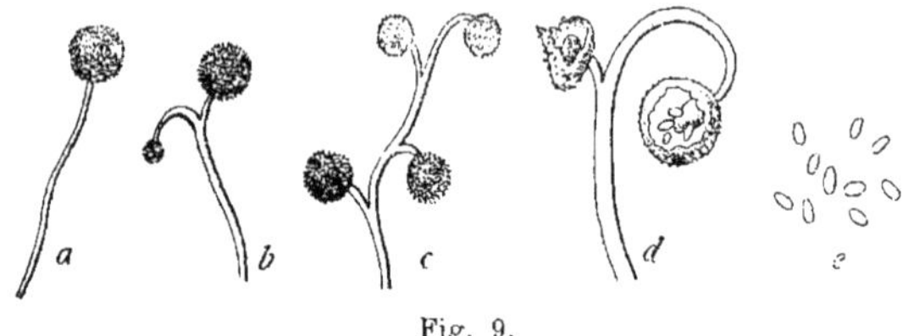

Fig. 9.

dans le moût de bière, celui de raisin, le glucose et le lévulose. Les quantités d'alcool produites après plusieurs mois s'élèvent aux chiffres suivants, bons à comparer avec ceux que fournit la levure de bière dans les mêmes conditions :

	Mucor circ.	Lev. de bière
	—	—
Moût de bière	4,1	4,7
Moût de raisin	4,7	10 ?
Glucose ordinaire	3,9	5
Glucose du sucre interverti	3,4	5
Lévulose	3,7	5

Mais ce mucor, mis en contact avec une solution de sucre candi, ne le fait pas fermenter, parce qu'il ne l'intervertit pas. Contrairement à la levure de bière, il ne sécrète de sucrase, ni à l'état de mycélium, ni à l'état fructifié. Il faut donc, si l'on veut le faire agir sur le sucre cristallisable, commencer par transformer ce sucre, soit par l'action d'un acide, soit au moyen d'un fragment de papier recouvert de sucrase.

Quant aux produits de la fermentation du sucre interverti par le mucor, ils sont de même nature que ceux que fournit la levure de bière, et nous les retrouverons plus tard.

12. Mucor spinosus. — Les filaments fructifères de ce mucor, que M. Van Tieghem a décrit le premier, se renflent souvent près de leur extrémité, puis se rétrécissent à la base de la columelle (fig. 10). Les spores, sphériques, de 4 à 6 μ de diamètre, sont renfermées dans des sporanges d'un gris foncé, incrustés de petites aiguilles cristallines. La columelle, généralement pyriforme, se distingue par des prolongements épineux, en nombre variable.

Ce mucor n'intervertit pas non plus le sucre de canne, et

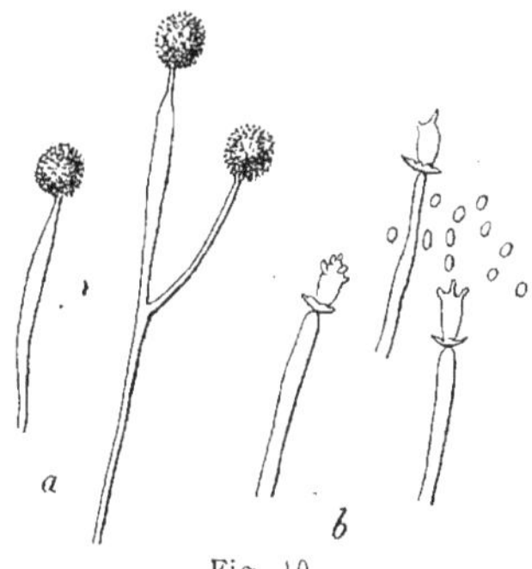

Fig. 10.

n'y détermine la fermentation alcoolique que si on ajoute à la liqueur un peu de sucrase. Ses spores mycéliennes se reproduisent peu et la fermentation s'arrête vite. Nous avons vu plus haut que le titre alcoolique atteint n'est pas élevé. Il est pourtant supérieur à celui que M. Gayon avait donné comme maximum pour ce mucor poussant dans le moût de bière : 2 0/0 environ ; mais ce savant avait poussé moins loin ses expériences que Hansen, et peut-être aussi que son moût était différent. Ce *mucor spinosus* a donné, dans les expériences de Hansen, 3,4 0/0 d'alcool après 8 mois, dans une solution de maltose, et 2 0/0 d'alcool, après 16 jours à 25°, dans une solution de dextrose à 10 0/0 dans l'eau de levure.

13. Mucor erectus. — L'espèce que Hansen a étudiée sous ce nom ne lui a pas paru distincte du *Mucor racemosus*, et est comme lui un ferment assez actif, donnant jusqu'à 8 0/0 d'alcool dans du moût de bière, ce qui semblerait indiquer qu'il y a peut-être eu un commencement d'attaque et de fermentation des dextrines, comme cela a lieu avec un mucor étudié par M. Gayon. Ce *Mucor erectus*, comme le *Mucor mucedo*, ne faisait pas fermenter le saccharose, qu'il n'intervertissait même pas. Il fait fermenter le maltose et le dextrose.

En résumant maintenant l'ensemble des notions fournies par cette étude des moisissures, et en particulier des Mucors, on voit que nous avons toute une série de transitions entre des végétaux à peu près exclusivement aérobies comme l'*Aspergillus niger*, et les Mucors dont les spores mycéliennes bourgeonnent comme les levures et font comme elles de l'alcool, sans doute parce que, à cet état, elles sécrètent aussi de la zymase. Ce ne sont pourtant pas des levures, car, au contact de l'air, ces mêmes spores mycéliennes reproduisent le végétal normal, avec son mycélium allongé, rameux, et ses rameaux fructifères. Mais à l'abri de l'air il y a chez elles, comme chez les levures, superposition d'un mode de multiplication particulier et d'une sécrétion de diastase alcoolique.

Nous venons de voir des moisissures tendre à revêtir les formes globuleuses et les allures générales des levures. Voyons si nous ne pourrions pas trouver, d'un autre côté, des levures authentiques passant, ne fût-ce que temporairement, aux formes rameuses et allongées des filaments mycéliens. Ce sera l'objet du prochain chapitre.

BIBLIOGRAPHIE

PASTEUR. *Études sur la bière*, Paris, Gauthier-Villars, 1876.

DUCLAUX. Recherches sur les vins, *Ann. de ch. et de phys.*, 5e série, t. III, 1874.

MUNTZ. Recherches sur la fermentation alcoolique intracellulaire des végétaux. *Comptes rendus*, t. LXXXVI, p. 49, et *Ann. de ch. et de phys.*, 1878.

ALB. FITZ. *Uber die alkoholische Gährung durch den Schimmelpilz Mucor racemosus. Berichte der deuts. chem. Gesell.*, 1875 et 1876.

GAYON. Sur la fermentation produite sur le mucor circinelloïdes. *Ann. de ch. et de phys.*, 5e série, t. XIV, p. 258.

HANSEN. *Physiologie et morphologie des ferments alcooliques*, Travaux du laboratoire de Carlsberg, t. II, 5e livr., 1888.

CHAPITRE II

LEVURES, MOISISSURES

Nous allons retrouver, dans le monde des levures, des phénomènes de transition analogues à ceux que nous venons de constater, c'est-à-dire qu'il existe des levures authentiques, ferments plus ou moins actifs lorsqu'elles sont immergées, et qui, lorsqu'elles peuvent vivre à la surface des liquides, y forment des voiles de cellules dans lesquelles la propriété ferment a plus ou moins complètement disparu. Elles sont alors surtout le siège de phénomènes de combustion complète, analogues à ceux que nous connaissons chez l'*aspergillus niger* et les autres moisissures vivant au contact de l'air.

C'est encore ici la sécrétion de zymase et parfois le mode de reproduction qui distingueront la vie aérobie de la vie anaérobie. Ici encore nous arriverons à conclure que cette sécrétion de diastase alcoolique, malgré son importance industrielle, n'a pas plus d'importance théorique que les autres sécrétions de diastases. Comme elles, elle est contingente, et ne permet pas plus de séparer les blastomycètes qui en sont capables de ceux qui ne sont jamais ferments alcooliques, que la sécrétion de sucrase ne permet de séparer une levure inversive d'une levure non inversive.

Conformément à cette idée, nous trouvons des blastomycètes formant des voiles superficiels, doués de propriétés comburantes très actives, et qui ne sont jamais ferments alcooliques. Tels sont beaucoup de *Mycodermes*. Nous trouvons aussi des cellules bourgeonnantes à la façon des levures, vivant dans la profondeur des liquides sucrés, et qui parfois ne donnent pas d'alcool. Ce sont celles qu'on appelle du nom, vague encore, de *Torulas* ou *Torulacées*. Enfin, comme il est naturel de s'y attendre, nous trouvons tous les intermédiaires entre la torulacée inactive et la levure la plus active comme producteur d'alcool, c'est-à-dire toute une série de levures qui, ensemencées dans une même liqueur sucrée, s'arrêtent à des niveaux différents, et deviennent inactives comme les mucors étudiés p. 22, lorsque le titre alcoolique de la liqueur a acquis un certain degré.

Ce regard jeté en avant pour éclairer notre marche, revenons à l'étude des levures alcooliques qui peuvent aussi être des agents de combustion. Il en existe plusieurs, dont deux sont mieux connues que les autres ; ce sont la mycolevure que j'ai étudiée, et le *Monilia candida* étudiée surtout par Hansen. Hansen a montré que beaucoup de levures véritables peuvent aussi se développer sous forme de voiles plus ou moins continus. Mais les propriétés de ces voiles n'ont guère été étudiées isolément, indépendamment de celles de la levure immergée sous jacente, et nous retrouverons, à propos de chaque levure, le peu qu'on sait d'elle sous ce rapport.

14. Mycolevure. — Ce nom de mycolevure est destiné à rappeler que l'espèce à laquelle il s'applique présente un caractère intermédiaire entre les levures et les mucédinées. On la voit souvent apparaître spontanément à la surface du liquide que nous avons appris à connaître sous le nom de liquide Raulin, lorsqu'on l'expose en grande surface à l'air sans l'ensemencer, surtout lorsqu'on y diminue de moitié environ la proportion d'acide tartrique. Cette levure se développe sous forme d'un voile régulier, qui se plisse lorsque l'espace lui manque pour s'étendre, et qui peut quelquefois devenir très épais. Il est formé d'une infinité de cellules ovoïdes (fig. 11), plus ou moins granuleuses dans leur intérieur, ayant la grosseur des globules ordinaires de levure comme limite extrême, mais pouvant être quelquefois beaucoup plus petites. Elles rappellent du reste tout à fait la levure par leur aspect, leur mode de bourgeonnement, et les paquets rameux qu'elles forment quelquefois. Cependant, les globules provenant d'un même globule initial restent rarement unis les uns aux autres, et sont le plus souvent par groupes de deux. Quand le globule vieillit, son protoplasma se condense plus rapidement

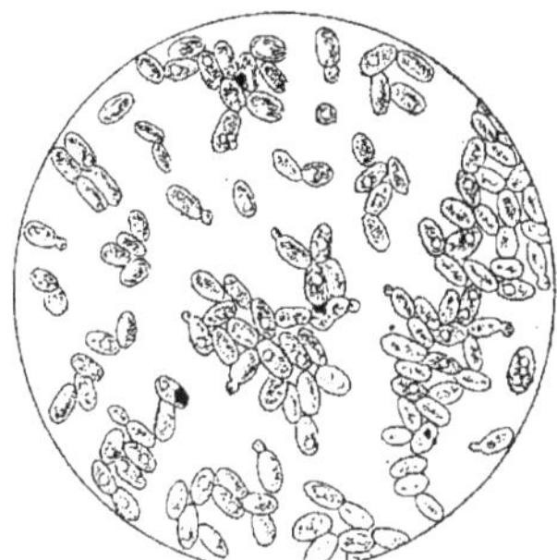

Fig. 11. — Mycolevure. G = 400.

en gros granules que celui de la levure. La figure 11 donne une idée assez exacte de l'aspect des globules jeunes.

Sous la forme de voile, la mycolevure est un agent énergique de combustion, et se comporte comme une mucédinée. Corrélativement, le poids de cellules produit par un poids donné de sucre est considérable, et égale celui que nous avons obtenu avec l'*Aspergillus*. Dans une expérience où j'ai fait circuler constamment un courant d'air à la surface du voile, pour lui fournir l'oxygène nécessaire, j'ai trouvé que le poids de la levure obtenue représentait 35 p. 100 du poids du sucre disparu ; c'est le même chiffre que pour l'*Aspergillus niger*.

L'emploi du courant d'air permettait le dosage de l'acide carbonique produit. Celui qui s'est formé dans l'expérience précédente, pendant les six jours qu'elle a duré, représentait 50 p. 100 du poids du sucre. Après cet intervalle, il n'y avait plus ni sucre, ni glucose. On y a trouvé une trace d'alcool qui, si elle avait été produite suivant l'équation ordinaire de la fermentation alcoolique, aurait représenté environ 1 p. 100 du poids du sucre. Toute la quantité de sucre dont on ne trouvait pas l'équivalent dans les produits énumérés, environ 14 p. 100, avait été employée en partie à faire des substances non dosées, qui sont certainement en très petite quantité. Mais la plus grande partie de la perte était représentée par la différence de composition élémentaire entre la levure et le sucre, différence qui ne permet pas qu'on regarde la levure produite comme représentant poids pour poids les 35 p. 100 de sucre disparu. L'expérience, d'accord avec le calcul, d'accord aussi avec les lois de la physiologie, montre que le poids du sucre entré dans les matériaux de construction de la levure est plus grand que le poids de levure produite.

Nous retrouvons donc, à propos de cette levure de surface, la confirmation générale des notions développées dans le chapitre XI du premier volume de cet ouvrage.

Supposons maintenant que nous ayons produit, comme tout à l'heure, le voile de mycolevure dans une cuvette ou un vase à fond plat, au libre contact de l'air. Lorsqu'il est bien développé sur un liquide Raulin, introduisons le liquide dans un flacon qui en soit rempli. Nous verrons immédiatement commencer dans ce flacon une fermentation véritable, traduite par un dégagement d'acide carbonique et la formation de l'alcool dans la liqueur. La mycolevure semble, comme on voit, se plier sans difficulté à ses nouvelles conditions d'existence. Aussitôt immergée, elle passe, sans transition, de sa fonction de mucédinée à sa fonction de levure, et c'est à raison de cette propriété qu'elle a reçu son nom.

A partir du moment où elle vit comme levure, son bourgeonnement et sa reproduction cessent d'être aussi rapides. Elle conserve à peu près le poids qu'elle avait au moment de l'immersion. Dès lors, le rapport pondéral entre le poids de la levure produite et le poids du sucre disparu de la liqueur devient plus faible que tout à l'heure, et il est d'autant plus petit que la levure est immergée plus tôt. Je l'ai vu descendre jusqu'à $\frac{1}{39}$ du poids du sucre.

Corrélativement, la proportion d'acide carbonique diminue, parce que le sucre n'est pas brûlé directement, au moins à partir du moment de la submersion. Il se transforme en alcool et en acide carbonique, et les proportions de ces deux corps se rapprochent de celles qui caractérisent une fermentation alcoolique véritable. Seulement, comme les végétaux précédemment étudiés, la mycolevure ne peut pas transformer d'aussi notables proportions de sucre que la levure. Je n'ai jamais pu dépasser avec elle 3 p. 100 d'alcool.

Quoi qu'il en soit, voici une cellule jouissant des deux propriétés suivantes :

1° Elle vit à l'état d'agent comburant, à la surface des liquides, en brûle le sucre en utilisant pour la construction de ses tissus tout celui qu'elle ne transforme pas en acide carbonique, et elle se reproduit activement dans ces conditions ;

2° Amenée à l'abri de l'air, elle se plie facilement à ces nouvelles conditions d'existence, qui ne sont pourtant pas ses conditions normales, car, ensemencée sous l'eau, elle ne prend qu'un développement insignifiant, et il faut d'abord, comme nous l'avons fait, la cultiver à l'air pour l'immerger ensuite, quand on veut lui donner sa fonction de ferment ;

3° Cette vie à l'abri de l'air se caractérise par les phénomènes suivants : la mycolevure augmente peu de poids, ce qui prouve que la vie est devenue plus pénible pour elle ; elle continue à vivre et à produire de l'acide carbonique, mais elle donne en même temps de l'alcool en proportion de l'acide carbonique produit.

15. Monilia candida. — Nous allons retrouver tout à l'heure quelques-uns de ces caractères en étudiant les levures. Mais nous avons auparavant à étudier une autre levure superficielle qui manifeste par des changements de forme la ressemblance quelle présente avec les mucédinées, lorsqu'elle se développe à l'état de voile. L'espèce que Hansen a appelé *Monilia candida* forme ces couches blanches qu'on observe parfois sur la bouse de vache ou sur les fruits juteux et sucrés, quand leur surface a été lésée. Ensemencée dans du moût de bière, elle y donne une fermentation alcoolique assez active, et il s'y forme un dépôt de cellules rondes ou elliptiques auxquelles il est impossible de refuser le caractère de levures. En même temps se forme un voile superficiel dont les éléments sont plus granuleux que les cellules du fond, plus

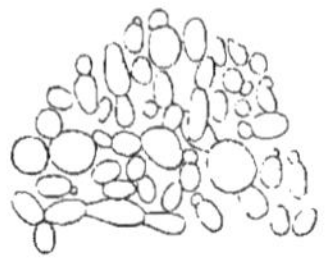

Fig. 12. — *Monilia candida*, d'après Hansen

irréguliers aussi de contour, et qui portent presque tous une vacuole. A mesure que le voile s'étend, la forme change. Les nouvelles cellules s'allongent, deviennent presque cylindriques : le mode de reproduction par bourgeonnement se confond presque avec le mode par scissiparité, lorsque le bourgeon se forme à l'extrémité libre de la cellule cylindrique. En somme, on a sous les yeux une sorte de mycélium rameux, formés d'éléments dont les articulations sont plus lâches que dans un mycélium d'*Aspergillus*, qui en outre, présentent d'ordinaire, au voisinage de ces articulations, des rejets latéraux et même des collerettes de cellules rondes, provenant de ce que de nouveaux bourgeons y suivent celui qui a poussé dans la direction de la cellule mère. Mais la ressemblance générale avec un mycélium de champignon n'en est pas moins évidente, et ce qui la rend encore plus intéressante, c'est que nous la retrouverons bientôt à propos d'un véritable *Saccharomyces*, le *Saccharomyces Pastorianus*.

A l'état de levure de fond, la *Monilia candida* n'est pas un ferment alcoolique très actif. Dans une expérience de Hansen, elle n'a donné que 1,1 0/0 d'alcool dans un milieu et dans un intervalle de temps qui avait permis à une levure authentique, le *S. cerevisiæ*, d'en donner 6 0/0. Mais la *Monilia* ne s'était pas arrêtée là, et au bout de 6 mois avait donné 5 0/0 d'alcool. Au point de vue de sa lenteur comme ferment, elle se rapproche encore du *S. Pastorianus*.

Nous avons déjà vu que cette *Monilia* fait fermenter le saccharose sans l'intervertir, et sans même qu'on puisse trouver de sucrase dans son liquide de culture. On en avait conclu que ce saccharose peut fermenter sans s'intervertir au préalable. Mais Fischer et Lindner ont vu qu'il suffisait de broyer les cellules de *Monilia*, ou de les tuer par la dessiccation ou par un anesthésique, pour en tirer de la sucrase. Le saccharose doit donc s'intervertir à l'intérieur de la cellule. On a trouvé du reste depuis d'autres levures retenant aussi fortement leur sucrase dans le protoplasma.

16. Torulas. — A côté du *Monilia candida*, nous devrions placer un certain nombre d'espèces encore confondues sous le nom générique de *Torulas*, et chez lesquelles nous constaterions des propriétés analogues à celles que nous venons d'exposer. Nous les retrouverons à la fin de ce volume, dans un chapitre spécial. Je me contente de signaler ici que ces *Torulas*, qui vivent d'ordinaire immergées, servent de transition entre la mycolevure et la *Monilia* d'un côté, et les vraies levures de l'autre.

17. Levure en vie aérobie. — Nous arrivons maintenant aux levures véritables, dont il existe un très grand nombre d'espèces, et qui diffèrent surtout de celles que nous venons d'étudier en ce qu'elles sont incapables de se développer en voile superficiel : elles vivent dans la profondeur du liquide sucré. Ce n'est guère que lorsque la fermentation qu'elles y produisent est terminée, que quelques-unes peuvent vivre à la surface, ou former couronne sur les parois du ballon au niveau du liquide.

Mais il y a un moyen de leur donner un maximum d'oxygène, c'est de les faire vivre dans un liquide sucré étalé en grande surface et sur une petite épaisseur. L'oxygène ne leur arrive ainsi que par l'intermédiaire de l'eau, dans laquelle il n'est pas très soluble. La quantité d'oxygène ne dépasse guère 5 cc. par litre de liquide, et la levure a, comme nous le verrons plus tard, un tel besoin de ce gaz, qu'elle a bien vite fait d'épuiser cette provision, dont le renouvellement n'est jamais assez rapide à son gré. Mais elle n'en a pas moins tout ce qu'on peut lui en donner, et nous avons à nous demander comment elle traduit sa présence. Nous avons, pour répondre à cette question, plusieurs expériences de Pasteur, parmi lesquelles je citerai la suivante.

Dans une cuvette plate on étale, sous une épaisseur de 2 à 3 millim., 200 cc. de liquide sucré contenant 1.720 gr. de saccharose, et ensemencé avec une trace impondérable de levure. Le bourgeonnement et la multiplication commencent presque de suite. Arrêtons l'expérience dès qu'on aperçoit sur le fond blanc de la cuvette une couche jaunâtre de levure. Vingt-quatre heures après l'ensemencement, Pasteur a trouvé 24 mgr. de levure correspondant à une consommation de 98 mgr. de sucre. Le rapport est de 1 à 4. C'est presque le rapport de 1 à 3 que nous avions relevé pour l'*Aspergillus niger*. Les 98 mgr. de sucre disparu auraient dû donner, s'ils avaient fermenté suivant l'équation ordinaire de la fermentation alcoolique, environ 45 mgr. d'alcool ; on n'en trouve que des traces. Il n'y a pas dans le liquide de substance nouvelle en quantité suffisante pour représenter l'équivalent de ce sucre disparu. Il est clair qu'il a été brûlé, et transformé en acide carbonique qui s'est dégagé par diffusion. Nous retrouvons donc, avec cette levure, les mêmes phénomènes qu'avec les moisissures vulgaires. C'est surtout la levure végétal qui s'est développée. La levure ferment a été absente, et la partie du sucre qui n'est pas représentée dans le poids du végétal formé a subi une combustion complète.

Si nous avions attendu plus longtemps pour faire notre récolte de levure, la couche reposant sur le fond de la cuvette aurait été recouverte par une couche nouvelle qui, absorbant au passage l'oxygène venu de l'air, aurait gêné la vie aérobie des couches du fond. Dans l'ensemble, il y aurait eu une vie plus anaérobie que tout à l'heure. Comment se traduit-elle ? Dans une autre expérience faite dans les mêmes conditions que la première, mais interrompue après 48 heures, Pasteur a trouvé 127 mgr. de levure produite pour 1,04 gr. de sucre consommé, c'est le rapport de 1 à 8, deux fois plus petit que le précédent. La proportion d'alcool reste encore très faible, bien que proportionnellement un peu plus grande que dans le liquide ci-dessus.

Dans cette cuvette largement exposée à l'air, le dégagement par diffusion de l'acide carbonique ne gênait pas le renouvellement d'oxygène. Opérons dans une grande fiole au fond de laquelle nous mettrons le liquide sucré en couche mince. Pre-

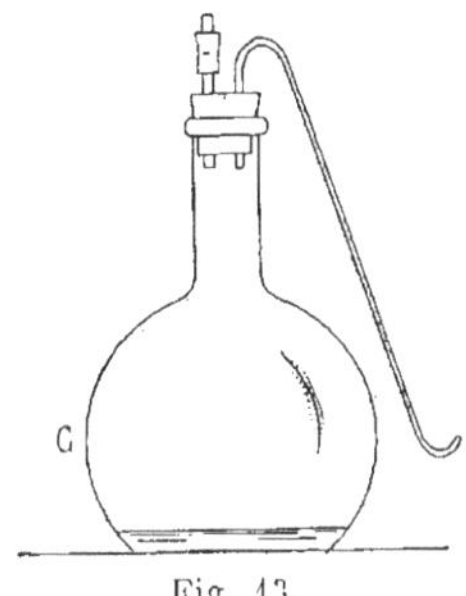

Fig. 13.

nons par exemple la fiole représentée figure 13, disposée à la façon d'un ballon à deux cols, afin de pouvoir priver de germes étrangers le liquide fermentescible, par une ébullition préalable, et de l'ensemencer dans des conditions de pureté absolue. L'air reste en communication avec l'extérieur par le tube effilé, mais comme il est très calme à l'intérieur, et que l'acide carbonique forme bientôt à la surface du liquide une couche tranquille, le liquide, après s'être aéré à l'origine, est bientôt à l'abri de l'oxygène. Dans ces conditions, la disparition du sucre est encore rapide. Dans une expérience de M. Pasteur, avec 10 grammes de sucre, on a obtenu 0 gr. 44 de levure, ce qui nous conduit au rapport 23 entre le poids du sucre et le poids de levure. Ce rapport était 8 tout à l'heure. On voit que nous nous élevons.

La proportion de sucre devenue de l'alcool est plus grande

que dans les expériences précédentes, mais n'atteint pas encore la proportion habituelle des fermentations industrielles. Rapprochons-nous des conditions dans lesquelles se place le producteur d'alcool. Mettons le liquide en épaisseur, dans la même fiole que plus haut, fermée ou non fermée, peu importe, parce que l'acide carbonique qui va se dégager sera une protection suffisante contre l'arrivée de l'air. Cette fois, la fermentation est plus longue, le poids de levure plus faible, car le rapport entre le poids de levure formée et le poids du sucre disparu sera, par exemple, de 1 à 75, trois fois plus petit que précédemment. Par contre, nous retrouverons, à l'état d'alcool, les mêmes proportions de sucre que dans les fermentations industrielles.

18. Levure en vie anaérobie. — Faisons un pas de plus. Le liquide aéré dans lequel nous avons introduit notre levure, dans l'expérience qui précède, a eu à l'origine, au-dessus de lui et dans le liquide, pendant les premiers temps du bourgeonnement de la levure, une petite quantité d'air dans laquelle il a pu puiser. De plus, la levure qu'on y a introduite comme semence venait du contact de l'air. Attachons-nous à éviter ces deux circonstances, dont la seconde, comme nous le verrons plus tard, est loin d'être aussi indifférente qu'on le croirait au premier abord.

Voici pour cela le dispositif adopté par M. Pasteur :

Il a pris un ballon de 3 litres de capacité, à deux tubulures, l'une recourbée, formant tube abducteur pour les gaz, l'autre droite, munie d'un robinet de verre, comme l'indique la figure 14, et il a rempli complètement ce ballon d'eau de levure pure, sucrée à 5 p. 100 de sucre candi, sans qu'il restât la moindre trace d'air au-dessus du robinet non plus que dans le tube abducteur ; mais ce moût artificiel avait été aéré. La tubulure recourbée plongeait dans un vase de porcelaine M plein de mercure, établi sur un solide support ; dans le petit entonnoir cylindrique qui surmonte le robinet, entonnoir dont la capacité est de 10 à 15 centimètres cubes, on mit en fermentation, à 20 ou 25°, 5 ou 6 centimètres cubes de liquide sucré avec une trace de levure qui se multiplia rapidement, provoqua la fermentation, et forma bientôt un petit dépôt de levure au fond de l'entonnoir, au-dessus du

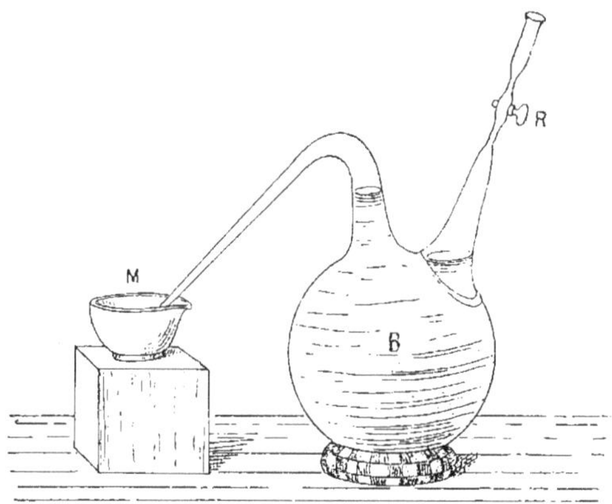

Fig. 14.

robinet. A ce moment, on a ouvert le robinet, et un peu du liquide de l'entonnoir a pénétré dans le ballon, chassant devant lui le petit dépôt de levure, qui vint former semence pour le liquide sucré contenu dans le ballon. On peut introduire de cette manière aussi peu de levure qu'on le désire, une quantité pour ainsi dire impondérable. La levure semée se multiplie rapidement et détermine une fermentation, dont le gaz acide carbonique se dégage sur le mercure. En moins de douze jours, tout le sucre avait disparu, la fermentation était complète. Un dépôt sensible de levure reposait sur les parois du ballon. Recueilli et desséché, il pesait 2 gr. 25. Cette fois le rapport entre le poids de levure produite et le poids de sucre disparu de 1 à 150, deux fois plus petit que tout à l'heure.

Ces résultats nous engagent à continuer, en essayant de pousser encore plus loin la privation d'oxygène. Reprenons pour cela l'expérience qui précède, mais dans les conditions suivantes : après avoir rempli notre ballon d'eau de levure sucrée, faisons bouillir le liquide afin d'en chasser tout l'air qu'il renferme. A cet effet, plaçons le ballon, comme le montre la figure 15, sur un fourneau à gaz, et plongeons son col dans un liquide sucré identique à celui du ballon, placé dans une capsule de porcelaine, et qu'on peut chauffer à l'aide d'un bec de gaz. Faisons bouillir simultanément le liquide du ballon

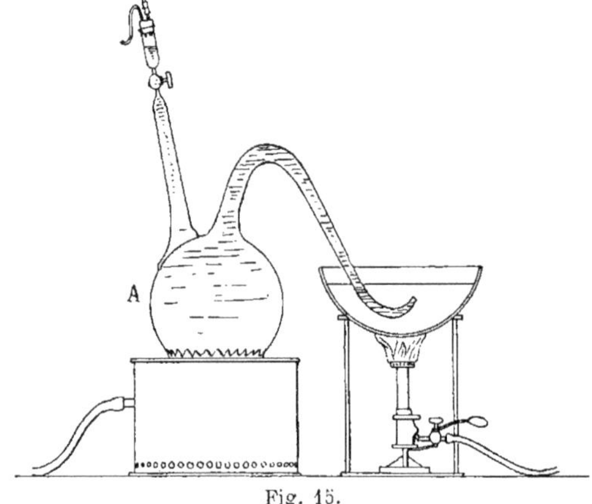

Fig. 15.

et celui de la capsule; puis, quand l'air est chassé, maintenons l'ébullition dans la capsule, pendant que nous refroidirons artificiellement le ballon, de façon à ce qu'il n'y rentre que du liquide privé d'air. De plus, au lieu d'ensemencer le liquide du ballon avec la levure de l'entonnoir, pendant qu'elle était encore jeune et active, et sous l'influence de l'oxygène avec laquelle elle avait été en contact avant d'arriver dans l'entonnoir, attendons que la fermentation soit achevée pour ensemencer le ballon, qui ne recevra qu'une levure usée, visiblement vieillie. Alors la fermentation est interminable. Dans une expérience de M. Pasteur, elle durait encore après trois mois. On l'a arrêtée au bout de ce temps. On a vu qu'il n'avait fermenté que 45 grammes de sucre sur les 150 que renfermait le ballon, et qu'il s'était formé seulement 0 gr. 255 de levure. C'est *une* partie de levure produite pour 176 du sucre transformé.

Il est évident qu'ici la combustion directe du sucre aux dépens de l'oxygène dissous a été nulle. La construction des tissus de la levure n'a consommé de son côté que bien peu de sucre. Tout celui qui a disparu a subi la fermentation alcoolique. Corrélativement à la disparition du gaz oxygène à l'intérieur et à l'extérieur du liquide, nous voyons s'élever le poids de sucre que l'unité de poids de levure peut transformer en alcool et en acide carbonique. Nous voyons en même temps diminuer l'activité de la vie cellulaire et la puissance de reproduction.

19. Levure totalement privée d'oxygène. — Pourrions-nous aller plus loin dans cette voie? Qu'arriverait-il, si nous ensemencions dans un liquide sucré, non pas, comme dans l'expérience précédente, un mélange de cellules ayant été à l'air dans leur jeunesse et de cellules nées et ayant vécu à l'abri de l'air, mais ces dernières seulement, ou bien les filles de ces dernières, la seconde génération anaérobie? On peut y arriver facilement à l'aide du dispositif suivant, employé par M. Denys Cochin.

Une série de boules de 40 à 50 centimètres cubes de capacité sont reliées entre elles, comme l'indique la figure 16, par des tubes légèrement étranglés en leur milieu. Dans la boule A on introduit, par la tubulure latérale qu'elle porte, une dissolution de potasse à 20 p. 100, et on ferme ensuite la tubulure à la lampe. Dans les autres boules, on introduit une infusion sucrée. Dans la première boule 1, on ensemence un peu de levure pure. On fait le vide au moyen d'une pompe à mercure en faisant bouillir le liquide des boules, et lorsque l'air a été complètement enlevé, on ferme à la lampe la tubulure de la boule 1. Puis on met le tout à l'étuve. Le liquide de la boule 1 fermente, mais péniblement. Ce sont à peu près les conditions de notre avant-dernière expérience. L'acide carbonique dégagé est absorbé par la potasse de A, ce qui maintient un vide presque parfait, et assure contre un excès de pression intérieure pouvant amener une rupture. Avant que la fermentation en 1 ne soit achevée, on fait passer en 2 une goutte du liquide de 1, et on sépare la première boule en fondant à la lampe le tube qui la joint à 2. Celle-ci n'a reçu que

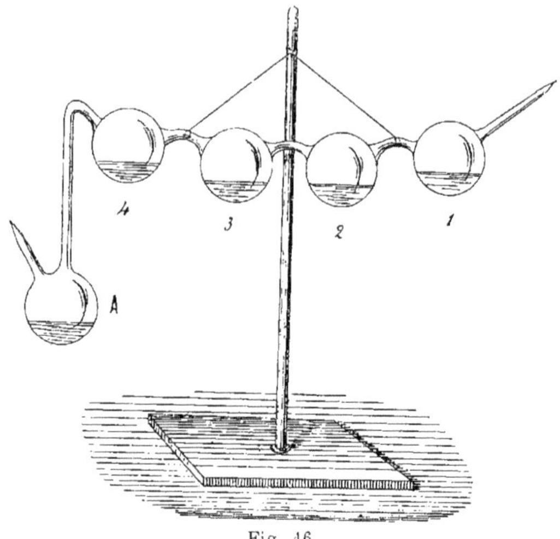

Fig. 16.

des cellules nées et développées à l'abri de l'air dans la première boule, mélangées d'une très faible quantité des cellules du premier ensemencement. Nous retrouvons à peu près là les conditions de la dernière expérience de M. Pasteur. Ici aussi le développement est lent, peu abondant, quoique sensible. Mais voici ce qu'avec cet appareil nous pouvons ajouter aux notions acquises. Ensemençons dans la troisième boule les cellules de la seconde. Cette fois-ci notre semence sera formée en grande majorité de cellules de la seconde génération née à l'abri de l'air, de quelques-unes de la première, tandis que les cellules originaires auront à peu près disparu. L'expérience montre qu'elle est toujours stérile.

Ce n'est pas qu'elle soit morte. On pourra la ranimer, si l'on n'a pas trop espacé les ensemencements, en amenant au contact du liquide un peu d'oxygène : mais elle est engourdie. Nous retrouverons ces faits quand nous étudierons les rapports de l'air avec la levure. Mais il était utile d'en indiquer ici tout ce qui se rapporte à la question que nous étudions.

Nous sommes, comme on voit, en présence d'une chaîne continue et régulière. Nous avons vu la levure vivre d'abord comme les moisissures ordinaires et être un agent de combustion. Nous l'avons vue ensuite, au fur et à mesure que nous lui supprimions l'air, inaugurer un autre mode d'existence, d'abord confondu avec le premier, masqué par lui, mais devenant peu à peu prédominant, et finissant par persister seul, lorsque nous avons eu rendu le premier tout à fait impossible.

Mais les peines que nous avons eues pour arriver à ce dernier résultat nous montrent que nous nous sommes éloignés un peu des conditions de vie normale et physiologique du végétal levure, et les résultats de l'expérience de M. Cochin sont venus nous confirmer dans cette idée. Les difficultés que nous avons dû surmonter pour montrer dans la levure un pur agent de combustion, nous montrent aussi que, là encore, nous étions dans des conditions anormales de nutrition de notre plante. En réalité, la levure n'est, ni un végétal aérobie, ni un végétal anaérobie. Elle a un caractère intermédiaire. Il lui faut très peu d'air, mais il lui en faut. Il y a des espèces végétales qui en demandent davantage. Nous les connaissons. Il y en a qui périraient par excès d'oxygène dans des milieux où la levure en a à peine assez, et qui sont d'aussi purs anaérobies que le *Penicillium* est un pur aérobie. Nous apprendrons bientôt à les connaître.

Pour le moment, ce qu'il importe de remarquer, c'est la relation expérimentale qui lie la privation d'oxygène à l'apparition du caractère ferment. Nous nous sommes imposé, dans ce chapitre, l'obligation de raconter des faits et de ne raconter que des faits. Nous essaierons bientôt de les relier par une théorie, mais les faits en restent et en resteront toujours indépendants. Nous n'avons pas besoin de faire appel à autre chose qu'au souvenir de ceux que nous connaissons, pour voir que le phénomène de la fermentation a déjà cessé d'être pour nous un de ces actes isolés et mystérieux sans explication possible. Il n'est que la conséquence de la vie et de la nutrition de certains êtres, dans des conditions déterminées, différentes, pour la plupart d'entre eux, de celles de leur vie ordinaire, et qui ne nous semblent normales pour la levure que par suite de l'importance exceptionnelle de son rôle comme ferment. A cet état, elle s'impose à l'attention, et il faut des expériences délicates pour mettre en évidence sa vie sous l'influence du gaz oxygène libre. L'inverse a lieu pour les moisissures. Leur vie au grand air est le cas général, et il faut des dispositifs particuliers pour les amener à manifester leur rôle de ferment. Mais nous savons maintenant, grâce aux travaux de M. Pasteur et de ses élèves, qu'une chaîne continue réunit tous ces êtres en apparence si dissemblables, et qu'il n'y a chez eux que des différences du plus au moins. Nous allons retrouver des faits de même nature en dehors du monde des infiniment petits, en étudiant les propriétés des cellules végétales ou animales.

BIBLIOGRAPHIE

PASTEUR. *Etudes sur la bière*, 1876.
D. COCHIN. *Ann. de chim. et de phys.*, 1880.
DUCLAUX, *Microbiologie*, 1883.
HANSEN. Neue Untersuch. uber Monilia. *Ber. d. deutschen bot. Gesellsch.*, 1884.
FISCHER et LINDNER. *Ber. d. deutsch. chem. Gesellsch.*, t. XXVIII, 1895, et *Wochens. f. Brauerei*, 1895.

CHAPITRE III

VIE AÉROBIE ET ANAÉROBIE DES CELLULES

Les faits consignés au chapitre précédent, envisagés dans leur ensemble, prouvent que la propriété d'être ferment n'est pas une propriété de structure, inhérente à la constitution de la cellule, et représentant l'une des manifestations nécessaires de son existence. C'est une propriété de fonction, nullement essentielle, variable avec les circonstances extérieures et le mode de nutrition. La levure diffère des autres végétaux en ce qu'elle peut s'accommoder mieux d'un certain changement dans les conditions où on la fait vivre, et manifester alors des phénomènes nouveaux, d'une grande importance théorique, il est vrai, mais qui ont surtout appelé l'attention des hommes par leur importance pratique et leur valeur industrielle.

Cette manière de voir et d'interpréter les phénomènes avait été émise en 1861, par M. Pasteur, à la suite de ses premières études sur la fermentation alcoolique. Il l'avait appuyée de deux ordres de faits bien curieux.

20. Levure vivant sans sucre. — Le premier était qu'on pouvait faire vivre et développer la levure, à la condition de lui fournir beaucoup d'air, dans un liquide organique non sucré, tel que l'eau de levure. La levure vit alors comme un végétal ordinaire, sans amener aucune fermentation. C'est une expérience qui a souvent été répétée depuis, et sur laquelle nous reviendrons pour en tirer d'importantes conclusions, mais à un autre point de vue que celui qui nous préoccupe pour le moment.

21. Levure vivant en présence du lactose. — Le second

fait apporté par M. Pasteur était qu'on pouvait même offrir à la levure, dans le milieu purement albumineux dont nous avons parlé tout à l'heure, une substance sucrée non fermentescible, comme le sucre de lait, sans voir survenir de fermentation, bien que l'augmentation de poids de la levure fût telle qu'il était évident qu'elle consommait du sucre.

Voici, par exemple, les résultats d'une expérience : on ensemence dans un ballon à deux cols, comme celui de la figure 1, une trace de levure dans 150 centimètres cubes d'eau de levure contenant 2,5 p. 100 de sucre de lait. Trois mois après, on recherche la présence de l'alcool dans le liquide. Il n'y en a pas la plus petite quantité, et pourtant, en recueillant sur un filtre la levure, on en trouve un poids de 50 milligrammes à l'état sec. Cette levure s'était donc développée sans donner lieu à la moindre fermentation. Elle vivait comme une moisissure, absorbant l'oxygène, dégageant de l'acide carbonique, et c'est même sans doute à la privation d'oxygène qu'il faut attribuer son développement si lent dans cette expérience. Dès qu'elle a eu absorbé tout celui du ballon, elle n'a eu à sa disposition que celui qui lui arrivait par diffusion au travers de la tubulure effilée, ou par suite des variations de température. Mais elle n'est pas devenue ferment. Serait-ce que sa vie et son organisation de moisissure la rendraient incapable de manifester ce caractère? Non, car en disposant un second ballon identique au premier, qui se comporte de la même manière, et où, au bout du même temps, on remplace par du moût de bière le liquide renfermant le sucre de lait, on voit en quelques heures apparaître une fermentation régulière et active.

« En résumé, disait M. Pasteur en 1861, la levure de bière se comporte absolument comme une plante ordinaire, et on peut espérer rencontrer des conditions dans lesquelles certaines plantes inférieures vivraient à l'abri de l'air en présence du sucre, en provoquant alors la fermentation de cette substance à la manière de la levure de bière. »

22. Vie aérobie des cellules végétales. — Lorsqu'en 1870 M. Pasteur revint, à la suite d'autres travaux, sur ces questions de fermentation, ces idées n'avaient fait que s'affermir dans son esprit; il était devenu plus audacieux et plus confiant, et ce n'était pas seulement chez les plantes inférieures, c'était chez la plupart des êtres vivants qu'il pensait pouvoir trouver des phénomènes de fermentation consécutifs à des changements dans le mode de nutrition des cellules.

« Un jour, dit-il, p. 259 de ses *Études sur la bière*, exposant ces idées dans mon laboratoire, en présence de M. Dumas, qui était très disposé à les trouver justes, j'ajoutai : Je gagerais que si je plonge une grappe de raisin dans le gaz acide carbonique, il se fera aussitôt de l'alcool et de l'acide carbonique par un travail nouveau dans les cellules de l'intérieur des grains, qui agiront alors à la manière des cellules de levure. Je vais faire cette expérience, et demain à votre arrivée (j'avais alors la bonne fortune que M. Dumas vint travailler dans mon laboratoire), je vous en rendrai compte. Mes prévisions se réalisèrent; puis je recherchai, en présence de cet illustre maître et avec sa participation, des cellules de levure dans les grains; il nous fut impossible d'en trouver.

« Encouragé par ce résultat, j'opérai de nouveau sur des raisins, sur un melon, sur des oranges, sur des prunes, sur des feuilles de rhubarbe qu'on venait de cueillir dans le jardin de l'Ecole normale, et, dans tous les cas, ces substances, plongées dans le gaz acide carbonique, donnèrent lieu à une production d'alcool et d'acide carbonique. Voici le résultat surprenant qu'offrirent des prunes de Monsieur. Le 31 juillet 1872, j'introduis vingt-quatre de ces prunes sous une cloche de verre que je remplis ensuite de gaz acide carbonique. Les prunes avaient été cueillies la veille. A côté de la cloche on en avait placé vingt-quatre autres, non recouvertes. Huit jours après, pendant lesquels il s'était dégagé de la cloche un volume notable de gaz acide carbonique, on retira les prunes et on les compara avec celles qui étaient restées à l'air.

« La différence était saisissante, presque incroyable : tandis que les prunes entourées d'air (on sait depuis longtemps par les expériences de Bérard que, dans cette dernière condition, les fruits absorbent l'oxygène de l'air et dégagent du gaz acide carbonique en volume à peu près égal) étaient devenues très molles, très aqueuses, très sucrées, les prunes sortant de dessous la cloche étaient très fermes, dures, à chair non aqueuse, et avaient perdu beaucoup de sucre. Enfin, soumises, après qu'on les eût écrasées, à la distillation, elles fournirent 6 gr. 5 d'alcool, plus de 1 p. 100 du poids total des prunes. Comment pourrait-on mieux que par ces faits établir l'existence dans les fruits d'un travail chimique considérable, travail qui a emprunté la chaleur nécessaire à sa manifestation, à la décomposition du sucre présent dans les cellules? Aussi, et c'est une circonstance très digne d'attention, dans toutes ces expériences, on constate un dégagement de chaleur dont les fruits et autres organes sont le siège, dès qu'ils sont plongés dans le gaz carbonique. Cette chaleur est telle qu'on s'en aperçoit quelquefois à la main en touchant alternativement deux côtés de la cloche, lorsqu'un de ces deux côtés est en contact avec les objets. On s'en aperçoit encore à la buée de vapeur d'eau condensée en gouttelettes sur celles des parois de la cloche qui reçoivent moins directement l'influence de la chaleur de décomposition du sucre des cellules. »

On voit avec quelle précision l'expérience répondait à cette sorte d'intuition des phénomènes, et quel appui prêtaient à leur tour ces phénomènes aux idées de M. Pasteur sur la fermentation. Peut être y aurait-il seulement une petite réserve à faire au sujet de la chaleur produite et de la façon dont elle a été constatée.

23. Expériences de Bérard. — Toutefois, si c'était la première fois que des faits de cette nature trouvaient une formule explicative et étaient rattachés à une idée générale, ce n'était pas la première fois qu'ils faisaient leur apparition dans la science.

En 1821, dans un travail très remarquable, Bérard avait démontré, au sujet de la maturation des fruits, deux propositions importantes.

Il avait fait voir d'abord que tous les fruits, même ceux qui sont encore verts, exposés au soleil, absorbent le gaz oxygène et dégagent un volume à peu près égal d'acide carbonique. Ce sont là les conditions générales de leur maturation.

Il avait montré ensuite que lorsqu'on les laisse dans l'atmosphère limitée où ils ont remplacé tout l'oxygène par de l'acide carbonique, ils continuent à dégager de ce dernier gaz en quantité notable, sans qu'il survienne aucune avarie, « comme par une sorte de fermentation », en perdant leur sucre. En sortant de ce milieu, le fruit n'est pas pourri, bien que son aspect et son goût se soient modifiés. Il semble en particulier être devenu plus acide, mais cela tient à ce qu'il est moins sucré, car son acidité réelle n'a pas changé.

24. Expériences de Lechartier et Bellamy. — Dans cette analyse exacte des phénomènes, Bérard en avait laissé échapper un des plus importants, qui a été pour la première fois mis en lumière en 1869 par MM. Lechartier et Bellamy, c'est que dans les fruits ainsi traités il se forme de l'alcool, en l'absence complète de cellules de levure de bière.

Après avoir constaté le fait, ces deux expérimentateurs n'en avaient prudemment déduit aucune conséquence théorique ni proposé aucune explication. Tout ce qu'ils avaient pu faire, et c'était déjà assez difficile, c'était de constater l'absence des cellules de levure ; mais bien qu'on crût à cette époque que la levure de bière était le seul être microscopique capable de transformer le sucre en alcool, rien ne prouvait qu'il n'y en eût pas un autre, doué de cette propriété, et ayant échappé, pendant l'observation microscopique, à une attention soigneuse, mais qui n'était pas dirigée sur lui. En fait, on connaît aujourd'hui beaucoup de microbes qui sont producteurs d'alcool sans être des levures.

Toutefois, si leur intervention possible peut servir d'argument contre telle ou telle expérience, elle n'infirme en rien les résultats de leur ensemble, surtout depuis qu'à la suite de l'interprétation qu'en a proposée M. Pasteur, on les a tellement multipliées. La même cause d'erreur ne peut évidemment avoir agi partout. De plus, cette interprétation fournit une explication naturelle des phénomènes, et MM. Lechartier et Bellamy s'y sont ralliés. Ils ont même continué, en la prenant pour guide, l'étude de la question, et ce sont leurs résultats que nous allons résumer ici.

Leur procédé d'expérience est le même que celui de Bérard ; il consiste à enfermer des fruits dans un vase bien clos muni d'un tube de dégagement, et qu'on abandonne à la température ordinaire. Il y a, à l'origine, un repos apparent qui correspond au temps pendant lequel le fruit absorbe l'oxygène de l'air qui l'entoure, et donne à sa place de l'acide carbonique. Puis un dégagement commence, plus ou moins rapide, plus ou moins prolongé. Il finit assez brusquement. Quand il est terminé, le fruit reste inerte, sans changement apparent, et peut rester ainsi pendant de longs mois, sans fournir une seule bulle de gaz. Quand on le remet à l'air, on s'aperçoit qu'il a subi des modifications profondes. Il devient brun dans toute sa masse, comme les fruits blets ou pourris. Son tissu cellulaire est en partie ou même complètement désagrégé. Il est des cas où l'on n'y reconnaît plus que de rares cellules, lesquelles sont même loin d'être intactes. Des poires Duchesse, au bout d'un an, ressemblaient à une masse de sirop revêtue d'un sac. Une pomme reinette, au bout de six mois, avait acquis la consistance d'une pomme cuite.

Ce sont là des phénomènes que nous retrouverons pour la levure. C'est une sorte d'autodigestion. Ils correspondent à une prolongation exagérée de la vie des éléments cellulaires en présence de matériaux impropres à leur nutrition régulière, c'est-à-dire à un terme extrême auquel nous ne sommes pas encore arrivés pour la levure. Mais voici qui rappelle mieux les périodes que nous connaissons dans la vie de ce petit végétal.

25. Dégagements gazeux pendant la maturation des fruits. — Nous savons qu'ensemencé dans un liquide neuf et aéré, il se reproduit activement, et donne un dégagement gazeux qui va en augmentant, passe par un maximum, et décroît au moment où la levure commence à perdre le souvenir de son contact avec l'oxygène. Un fruit qui grossit et qui mûrit donne un spectacle tout pareil. Lorsqu'il est encore jeune, ses cellules absorbent rapidement l'oxygène de l'air, et donnent ensuite un dégagement actif d'acide carbonique. Mais ce dégagement ne dure pas longtemps, et le rapport du volume total de gaz au poids du fruit est à ce moment plus faible qu'il ne sera plus tard.

A mesure que le fruit grossit, ce volume de gaz augmente et passe par un maximum, comme l'indiquent les chiffres suivants, qui se rapportent à des pommes de Locard :

Date de la mise en flacon	Poids du fruit	Vol. de gaz recueilli	Vol. de gaz pour 1 gr. de fruit.
—	—	—	—
	gr.	cc.	cc.
23 juin............	12,8	85	6,7
25 juin............	16,1	140	8,7
—	24,2	290	10,2
16 juillet..........	32,6	391	12,0
5 août............	47,9	648	13,5
12 novembre.......	124	868	7,0

Ces fruits mûrissent vers le milieu d'octobre. On voit que le maximum de l'activité vitale des cellules précède de beaucoup la maturité. Quand celle-ci s'est produite, on observe une grande différence entre les fruits qui peuvent se conserver et ceux qui veulent être mangés de suite. Ces derniers conservent, après maturité, l'activité vitale de leur jeunesse et la dépensent dans un temps très court. Chez les autres, comme chez les pommes de Locard, qui appartiennent à la catégorie des fruits de conserve, la puissance d'absorption d'oxygène et de production d'acide carbonique devient plus faible chez les cellules et, de plus, elles mettent un temps très long à la dépenser. Tandis qu'une pomme de Locard très jeune manifeste une activité suffisante pour épuiser en 20 jours sa puissance de production d'acide carbonique, lorsqu'elle la possède à son maximum, le fruit cueilli en temps convenable met 160 jours pour produire un volume de gaz, plus grand, il est vrai, en valeur absolue, mais moitié moindre, si on le rapporte au poids des cellules actives.

A partir du moment de la maturité, le déclin arrive. Si l'on cueille le même jour un certain nombre de pommes de Locard, qu'on conserve ensemble, pour les mettre en expérience à des époques diverses et de plus en plus éloignées, on constate non seulement que le volume total d'acide carbonique qu'elles peuvent dégager diminue d'autant plus que la pomme était plus vieille au moment de la mise en flacons, mais encore que l'activité spécifique des cellules, mesurée, comme plus haut, par le volume de gaz dégagé par 1 gramme de fruit, va aussi en décroissant, ou plutôt continue à aller en décroissant, car nous avons vu plus haut qu'il atteignait son maximum avant la maturité. Voici, pour donner une idée de ce fait, un tableau qui, uni à celui qui précède, complète l'histoire d'une pomme de Locard, depuis son origine jusqu'à sa maturité la plus avancée.

Des pommes Locard, cueillies le 20 octobre, ont été pesées le 24 et mises en expérience aux époques indiquées au tableau suivant. Les volumes de gaz recueillis ont été rapportés au poids des fruits à la date du 24 octobre.

Date de la mise en flacon	Poids du fruit	Vol. de gaz recueilli	Vol. de gaz pour 1 gr. de fruit
	gr.	cc.	cc.
12 novembre.......	124	868	7,0
17 février.........	123,5	612	4,6
27 avril..........	101	350	3,46
18 juin	102	172	1,68

Ce dernier fruit a été placé dans une atmosphère d'acide carbonique dès le début de l'expérience. Au mois de novembre, les pommes étaient dures et avaient une teinte verte. Au mois de juin suivant, elles étaient jaunes et commençaient à se rider.

On voit, en résumé, que les cellules des pommes ont, comme celles de la levure, une jeunesse et une vieillesse séparées par une époque de maximum d'activité, que les unes comme les autres, tout en vivant d'ordinaire avec l'oxygène de l'air, peuvent, à un moment donné, s'accommoder d'en être privées et commencer une nouvelle existence, caractérisée par une production d'acide carbonique aux dépens des matériaux nutritifs accumulés autour d'elles, et par la formation de l'alcool.

26. Phénomènes de fermentation produits par la vie végétale. — Un grand nombre de fruits et même de feuilles, étudiés par MM. Lechartier et Bellamy, ont montré les mêmes propriétés. Il est remarquable que les feuilles, dont la durée est nécessairement très limitée, se comportent, au point de vue de l'activité et de la durée de leur vie cellulaire, comme les fruits qui ne sont pas de conserve, c'est-à-dire qu'elles dégagent beaucoup d'acide carbonique, mais que la production de gaz est de courte durée. Voici un tableau qui résume l'ensemble des résultats de MM. Lechartier et Bellamy.

	Poids des fruits	Volume de gaz pour 1 gramme
	gr.	cc.
Poire Duchesse, très jeune	39,5	7,4
Poire Belle-Angevine	246	9,8
Poire Martin-sec	169	8,4
Poire Doyenné d'hiver	191	9,65
Poire Belle-Bruxelles, très jeune	46,1	9,05
Figues, avant maturité	»	10,6
Reinette de Caux	»	7,2
Cerises vertes (noyau mou)	»	9,1
Cerises mûres	»	3,9
Limons	»	2,76
Groseilles à grappes, suivant leur développement	»	de 0,5 à 2,6
Feuilles de cerisier	»	8,3
Feuilles de groseiller	»	8,3
Feuilles de betteraves	»	10,6
Châtaignes	»	22

Cette vie anaérobie semble donc être un fait général. Mais y a-t-il toujours de l'alcool produit en même temps que de l'acide carbonique, et en quelles proportions ? Voici, pour répondre à cette question, un tableau donnant, pour quelques fruits, le temps écoulé depuis la mise en flacons jusqu'au moment où le dégagement s'est arrêté, le temps écoulé entre la fin du dégagement et l'ouverture du flacon, le volume de gaz dégagé et la quantité d'alcool produite.

	Durée de vie active	Durée de l'arrêt	Volume de gaz dégagé	Alcool produit
	j.	j.	cc.	gr.
Poire Belle-Angevine	150	110	2.897	11,4
—	195	31	2.552	5,6
—	170	51	2.424	4,5
Poire Doyenné d'hiver	240	36	1.840	3,5
Poire Duchesse	70	71	1.400	2,7
Poire Martin-sec	190	34	1.488	1,8

Je passe sous silence un grand nombre d'expériences dans lesquelles on s'est contenté de constater la présence de l'alcool, sans en faire le dosage. En voilà du reste assez pour montrer que le fait est tout à fait général, et que la plupart des cellules végétales peuvent manifester des phénomènes de fermentation lorsqu'on les fait vivre à l'abri de l'air.

Pourtant cette loi générale présente des particularités ou des exceptions qu'il est utile de signaler.

27. Cas de la betterave. — La première est relative aux phénomènes qui se passent dans les betteraves. On sait que lorsqu'elles sont saines, elles renferment, jusqu'au moment de la floraison, du sucre cristallisable qui, sous sa forme actuelle, est inattaquable par les cellules de levure. Il a besoin d'être d'abord transformé par l'action d'une diastase que sécrètent ces cellules. D'après des expériences de M. Cochin, il semblerait qu'il en soit de même pour les cellules qui composent le tissu de la racine. Celles-ci ne renferment pas d'une façon constante la sucrase. Tant qu'elle n'y a pas apparu, la betterave est incapable d'attaquer son sucre, et de donner de l'alcool lorsqu'on la fait vivre dans l'acide carbonique. Elle échappe donc à la loi générale, mais nous voyons pourquoi. Son sucre n'est pas pour elle un aliment. Les choses changent aussitôt qu'apparaît la diastase active. Les choses peuvent même changer plus tôt et la betterave donner de l'alcool avant l'apparition régulière de cette diastase dans ses cellules. Mais alors on trouve, dans son intérieur, des végétations et des êtres microscopiques divers, d'ordinaire incapables par eux-mêmes de donner de l'alcool, mais vivant aux dépens du sucre, produisant pour cela la diastase qui le transforme en sucre interverti, et le mettant dès lors à même de subir l'action des cellules de la racine. Toutefois, lorsqu'elle prend cette tournure, l'expérience reste sujette à contestation, car il n'est pas sûr que tout ou partie de l'alcool produit ne provienne directement de ces bâtonnets microscopiques qu'on trouve, chose singulière, presque en tous les points du tissu.

28. Cas des végétaux contenant de la mannite. — Une autre particularité curieuse a été mise en évidence par M. Muntz chez les champignons. Braconnot y a trouvé, on le sait, dans certaines espèces, une matière sucrée qu'il a nommée sucre de champignons, et dont des recherches ultérieures ont montré l'identité avec la mannite. Dans d'autres espèces, M. Muntz a découvert une autre matière sucrée qu'il a montré être identique avec le tréhalose du tréhala et le mycose découvert par Mitscherlich dans l'ergot du seigle.

L'*agaricus cornucopia, maculatus, scyphoïdes, albus, campestris, le cantharellus cibarius* ne contiennent que de la mannite.

L'*agaricus eringii, sulfureus, muscarius, columbetta, le lactarius viridis* ne contiennent que du tréhalose.

L'*agaricus fusipes, lateritius, cæsareus, le lycoperdon pusillum* renferment de la mannite et du tréhalose, et tel est aussi le cas de la plupart des champignons. Il en est même qui, jeunes, ne contiennent que du tréhalose, et vieux, un mélange des deux.

M. Muntz a aussi trouvé de la mannite dans le *penicillium*, du tréhalose dans le *mucor mucedo*, ce qui nous ramène, comme on voit, aux êtres microscopiques, et constitue un trait d'union de plus entre les diverses espèces vivantes auxquelles nous avons déjà trouvé tant de propriétés communes. M. Bourquelot a confirmé depuis ces analogies.

Or, ces champignons, d'un autre côté, lorsqu'ils sont au contact de l'air, absorbent de l'oxygène et en font de l'acide carbonique. On peut donc s'attendre à les voir donner de l'alcool lorsqu'on les fera vivre dans l'acide carbonique. C'est ce qu'ils font en effet. M. Muntz a retiré **3** cc. 5 d'alcool de **200** grammes d'*agaricus campestris*, placés pendant quarante-huit heures dans l'acide carbonique. Mais voici la particularité curieuse, c'est que lorsque la matière sucrée dont dispose l'agaric est de la mannite, il y a en même temps dégagement d'hydrogène avec l'acide carbonique. Or, la mannite fermente difficilement, il est vrai, avec la levure de bière, mais en fermentant elle donne aussi de l'hydrogène. L'identité du mode de décomposition de la molécule sucrée fournit une autre preuve de l'identité de vie cellulaire dans les deux espèces d'êtres.

29. Production d'alcool par des végétaux vivants. — Pourtant, à toutes les expériences que nous venons de rapporter, on pourrait, en se montrant, il est vrai, d'une sévérité exagérée, faire le reproche d'avoir toutes porté sur des parties détachées de la plante, fruits, racines, feuilles. Il est certain que tous ces organes ne sont pas dans les conditions normales de la vie. On peut alors se demander si les propriétés que nous leur avons trouvées n'ont pas quelque chose de pathologique, ce qui leur enlèverait évidemment un peu de leur intérêt. M. Muntz avait, il est vrai, constaté que les champignons qui avaient donné de l'alcool, lorsqu'on les avait fait vivre dans l'acide carbonique, pouvaient, ramenés à l'air, reprendre leur respiration ordinaire à l'aide de l'oxygène. Mais le champignon n'est qu'un organe de fructification séparé de son mycélium nutritif.

Il y avait donc quelque intérêt à montrer que les mêmes phénomènes pouvaient être observés dans la cellule vivante. M. Muntz a opéré pour cela sur le végétal entier, en pleine végétation, non arraché du sol dans lequel il s'était développé, et encore apte, l'expérience terminée, à reprendre ses fonctions ordinaires au contact de l'oxygène atmosphérique.

Il a fait vivre pour cela des plantes dans l'azote, gaz inerte par excellence, n'ayant pas sur la végétation l'influence nuisible que Saussure et Boussingault ont reconnue à l'acide carbonique.

Le végétal soumis à l'expérience était placé, tout empoté sur un support, sous une grande cloche renversée sur un cristallisoir d'un diamètre plus grand, dans lequel on versait une dissolution de pyrogallate de potasse. L'oxygène intérieur absorbé était remplacé, par suite du jeu des pressions, par de l'air nouveau qui était désoxygéné à son tour, de sorte qu'au bout de vingt-quatre heures la cloche ne renfermait plus que de l'azote et une trace d'oxyde de carbone, provenant de l'action de l'oxygène sur le pyrogallate. Ce dernier gaz étant à peu près inerte sur les plantes, et n'existant qu'en proportions minimes, $\frac{3}{1.000}$ envron du volume de l'azote, il n'y avait pas à faire attention à sa présence. Quand le repos était établi à l'intérieur de la cloche, on versait du mercure dans le cristallisoir pour isoler le tout de l'air extérieur.

Voici quelques-uns des résultats obtenus par cette méthode :

Deux plants de betterave vigoureux ont séjourné vingt-quatre heures dans l'azote à l'obscurité. L'un, ramené à l'air, a continué à vivre et à se développer. Dans les feuilles de l'autre, pesant 35 grammes, on a trouvé de 0 gr. 05 à 0 gr. 10 d'alcool.

Deux autres plants, plus vieux, ont séjourné quarante huit heures dans l'azote. L'un, remis dans l'air, a poussé comme à l'ordinaire. Les feuilles de l'autre, pesant 53 grammes, ont donné de 0 gr. 10 à 0 gr. 15 d'alcool.

Deux autres plants ont été traités de la même façon et ont donné les mêmes résultats. Dans celui qui a été soumis à la distillation, on a trouvé de l'alcool dans la racine comme dans les feuilles : $\frac{1,5}{1.000}$ dans la racine, $\frac{2}{1.000}$ environ dans les feuilles.

Treize plants de maïs, de 25 à 30 centimètres de hauteur, ont séjourné trente-six heures dans l'azote. Trois d'entre eux, non arrachés, ont continué à vivre. Les dix autres, pesant 39 grammes, ont donné de 0 gr. 05 à 0 gr. 10 d'alcool.

De même encore pour les plants de géranium, de choux, de *Lamium album*, de *Portulacca* non fleuris. Des branches coupées de végétaux arborescents ont donné les mêmes résultats, soit à la lumière, soit à l'obscurité. D'après MM. van Tieghem et Bonnier, les oignons des plantes bulbifères se comportent de même. On peut donc considérer comme démontré qu'en pleine vie physiologique, la cellule vivante peut, en l'absence de l'oxygène, fonctionner comme les cellules de levure et des êtres inférieurs, en produisant une véritable fermentation alcoolique.

M. Devaux a montré récemment qu'on trouvait aussi de l'alcool dans des tiges et des branches de plantes ligneuses diverses, vivant dans des conditions normales, et, restant fidèle à la pensée qui avait dicté les essais précédents, il avait constaté que dans ces tissus profonds, la proportion d'oxygène était relativement plus faible que dans l'air. La production d'alcool était donc encore ici concomitante d'une asphyxie naturelle du tissu, asphyxie qu'augmentait l'élévation de la température, mais qui restait encore manifeste à la température ordinaire.

M. Berthelot avait pourtant publié auparavant des recherches dans lesquelles des feuilles jeunes de blé et de coudrier, prises dans les conditions normales de leur végétation au contact de l'air, pouvaient contenir de petites quantités d'alcool, voisines de quelques dix-millièmes. On ne peut pourtant pas songer à l'asphyxie dans ce cas, à moins qu'on n'appelle asphyxie la résultante normale et physiologique du fonctionnement de l'activité respiratoire et chlorophyllienne dans la cellule. L'interprétation la plus naturelle de ces phénomènes était que l'alcool, loin d'être un produit de souffrance cellulaire, était un produit normal, qui persistait lorsqu'il y avait asphyxie, qui était brûlé lorsque la vie était aérobie, et dont il pouvait rester constamment quelques traces présentes, puisque théoriquement, il n'est brûlé qu'après s'être formé.

30. Expériences de M. Mazé. — C'est cette interprétation que vient d'établir M. Mazé en montrant que beaucoup de graines, en consommant leurs réserves au moment de la germination, en font physiologiquement de l'alcool, qui s'accumule dans les graines, lorsqu'on prolonge la vie des tissus sans leur donner l'oxygène dont ils ont besoin.

L'expérience est la suivante. On met, dans de l'eau distillée et stérile, des graines de pois stérilisées, de façon qu'elles n'apportent pas de germes dans la macération, et immergées, de façon à ce qu'elles ne germent pas, et n'emploient pas leurs réserves à la formation de la plantule. Dans ces conditions, ces réserves disparaissent par solubilisation et transformation, d'autant plus complètement que l'expérience dure plus longtemps, et, à leur place, on trouve des quantités sensibles d'alcool. Voici les pertes de poids subies par trois lots de pois, et les quantités d'alcool trouvées après des macérations plus ou moins longues. Ces quantités sont exprimées en centièmes du poids de la graine, supposée sèche :

	Perte de poids	Durée de l'expérience	Quantité d'alcool formée
	—	— jours	—
1	10,6	6	2,34
2	17,3	12	4,63
3	27,3	27	6,56

Le pois peut donc fournir, en alcool, 6,5 0/0 de son poids à l'état sec, et on a même pu en tirer plus de 10 0/0 en diminuant la quantité de liquide dans laquelle il baigne.

En débarrassant ces pois de leurs embryons, et en plaçant les cotylédons sur un lit de sable imbibé d'eau, on y supprime aussi la formation de la plantule, et on y trouve de l'alcool. De même encore si, après avoir laissé pousser la tigelle, on arrête son développement en la recouvrant d'eau. Ici, même, la production d'alcool augmente. Vingt pois, pendant sept jours à 22°-23°, ont donné 130 mgr. d'alcool.

Si on recouvre incomplètement la tigelle, de façon à laisser hors de l'eau le bourgeon terminal, celui-ci continue son évolution normale, sans paraître souffrir du changement subi par la portion de la tigelle qui le supporte. Ceci montre que nous sommes là en présence d'un phénomène physiologique, et que l'alcool est un produit normal et nécessaire de la digestion des matières hydrocarbonées de la graine. Quand l'oxygène est présent, cet alcool est brûlé et passe inaperçu. Il faut, pour le mettre en évidence, soumettre la plante à une asphyxie qui la laisse vivre, ou plutôt qui laisse fonctionner la zymase qu'elle contient; mais ce n'est pas l'état d'asphyxie qui produit l'alcool, c'est l'état d'asphyxie qui le rend visible. Nous aurons l'occasion de revenir sur ce point, et nous pouvons nous contenter pour le moment de cette première ébauche.

31. Phénomènes analogues chez les cellules animales. — Les tissus végétaux sont-ils seuls à pouvoir présenter ces phénomènes ? Il serait étonnant qu'il en fût ainsi. M. A. Béchamp a trouvé que l'urine et le lait contenaient de l'alcool. Il est vrai que l'expérience n'a pas grande valeur, celui de l'urine pouvant provenir de l'alimentation, et celui du lait de la présence presque constante, à l'intérieur de ce liquide, d'un petit microbe producteur d'alcool que nous retrouverons plus tard. Mais M. J. Béchamp a trouvé de l'alcool dans un foie de mouton pesant 1.840 grammes et traité immédiatement après la mort, dans des cerveaux de moutons et de bœufs, traités encore chauds. A ces résultats, il ajoute la constatation de l'alcool dans le cerveau et les muscles d'une femme alcoolique morte de pneumonie, qui avait bu de l'alcool douze heures avant sa mort. Mais ce dernier fait est évidemment dénué de toute force probante. Les autres sont plus convaincants. Ils ne sont malheureusement pas assez multipliés; mais ils sont assez d'accord avec la conclusion générale de ce chapitre pour que nous ayons cru devoir les rapporter.

32. Ubiquité de l'alcool. — Les constatations qui précèdent ont un corollaire obligé, c'est l'extrême diffusion, sinon l'ubiquité de l'alcool à la surface de la terre. Qu'il provienne de l'action de certaines espèces de microbes, ou d'un certain fonctionnement physiologique de cellules d'animaux ou de végétaux, il ne peut pas ne pas être extrêmement répandu. Produit dans le sol ou dans les eaux, dans les régions où l'oxygène commence à devenir rare, il doit, en vertu de sa volatilité, s'échapper dans l'atmosphère d'où les pluies, surtout les pluies froides, doivent le ramener au sol, et il doit accomplir ainsi un cycle de pérégrinations jusqu'au moment où il est utilisé à son tour par d'autres espèces vivantes.

Les expériences de M. A. Muntz sont en parfait accord avec ces déductions théoriques. En appliquant à la recherche de l'alcool dans l'air, le sol et les eaux, les procédés de distillation fractionnée que nous avons indiqués plus haut, il en a trouvé assez dans le terreau et les terres riches en matières organiques pour pouvoir l'extraire en nature et vérifier ses propriétés essentielles.

Les terres pauvres en contiennent assez pour qu'il soit possible de produire la réaction de l'iodoforme avec 100 ou 200 grammes de terre. L'eau de Seine et l'eau de pluie en contiennent environ un millionnième de leur volume, c'est-à-dire environ 1 gramme par mètre cube. L'eau de mer est à peu près au même niveau. La neige et les pluies froides paraissent en contenir des quantités un peu supérieures.

Elles ne peuvent l'avoir puisé que dans l'air, où il doit dès lors être possible de le retrouver. La recherche en est plus difficile et n'a pas été faite. Mais Saussure et Boussingault ont depuis longtemps signalé dans l'air un principe hydrocarboné, qui pourrait bien être constitué, au moins en partie, par l'alcool, dont la présence, constatée dans le sol et les eaux, a par cela même cessé d'être hypothétique dans l'air.

Nous avons terminé, avec ce qui précède, l'exposé de ce qu'il y a de fondamental dans l'action de la levure. Nous avons maintenant à entrer dans le détail des phénomènes, et à tâcher de les relier par une formule générale.

BIBLIOGRAPHIE

PASTEUR. Mémoire sur la fermentation alcoolique. *Ann. de ch. et de phys.*, 1859.

— Influence de l'oxygène sur le développement de la levure et sur la fermentation alcoolique. *Bull. de la Soc. chim.* Séances des 12 avril et 28 juin 1861.

BÉRARD. Sur la maturation des fruits. *Ann. de ch. et de phys.*, 1821.

LECHARTIER et BELLAMY. *Comptes rendus*, t. LXIX, p. 366 et 466, 1869; t. LXXV, p. 1203, 1872, et t. LXXIX, p. 949 et 1066, 1874.

PASTEUR. Faits nouveaux pour servir à la connaissance de la théorie des fermentations proprement dites. *Comptes rendus*, t. LXXV, p. 754.

FREMY. *Comptes rendus*, même volume, p. 979.

PASTEUR. Note sur la production de l'alcool par les fruits, même volume, p. 1054.

MUNTZ. Sur les fonctions des champignons, *Comptes rendus*, t. LXXVI, p. 649, t. LXXIX, p. 1182, t. LXXX, p. 178, et *Ann. de ch. et de phys.*, 1875.

— Sur la fermentation alcoolique intracellulaire des végétaux. *Comptes rendus*, t. LXXXVI, p. 49, et *Ann. de ch. et de phys.*, 1878.

A. BÉCHAMP. Sur la fermentation alcoolique et acétique spontanée du foie, et sur l'alcool physiologique de l'urine humaine. *Comptes rendus*, t. LXXV, p. 1830.

— Sur l'alcool et l'acide acétique normaux du lait comme produits de la fonction des microzymas. *Comptes rendus*, t. LXXVI, p. 836.

J. Béchamp. Sur la présence de l'alcool dans les tissus animaux pendant la vie et après la mort, dans les cas de putréfaction, au point de vue physiologique et toxicologique. *Comptes rendus*, t. LXXXIX, p. 573.

A. Muntz. Sur la présence de l'alcool dans le sol, dans les eaux, dans l'atmosphère. *Comptes rendus*, t. XCII, p. 499.

Devaux. *Comptes rendus*, juin 1899.

Berthelot. Travaux de la station de Meudon, t. III, 1899.

Mazé. *Comptes rendus*, juin 1899.

CHAPITRE IV

VIE AÉROBIE ET ANAÉROBIE D'UNE MÊME CELLULE DE LEVURE

Dans les chapitres précédents, nous avons exposé uniquement des faits. Il s'agit maintenant d'en tirer les conclusions et les inductions qu'ils comportent. Nous sommes obligés pour cela de revenir à des notions dont nous avons vu (t. I, ch. XI) les lignes générales, mais dont il est nécessaire de creuser les détails, parce qu'ils se précisent à propos de la levure plus que pour les autres espèces microbiennes.

Nous avons vu que la consommation de matière alimentaire qui se fait pendant une culture correspond à une double dépense : la dépense de construction des nouvelles cellules ; la dépense d'entretien des cellules déjà formées. Nous avons établi les formules qui permettent l'évaluation approximative de ces deux sources de dépense. Le phénomène peut en outre être l'objet d'une représentation graphique facile à saisir.

33. Quantité finale et quantité moyenne de levure. — Imaginons que dans un liquide sucré, ensemencé avec une trace impondérable de levure, nous prélevions chaque jour, après avoir agité fortement le liquide pour le rendre homogène, une prise d'essai qui nous permette de peser la quantité de levure produite et la quantité de sucre disparu. En portant sur deux axes coordonnés les temps en abscisses, et les quantités de levure en ordonnées, on a une courbe qu'on peut appeler courbe de multiplication de la levure, et qui, partant de zéro au début, s'élève à la fin de l'expérience à une hauteur TM représentant la quantité L de levure finale (fig. 17).

Cela posé, il est facile de voir que la dépense d'entretien de la levure pendant la durée de l'expérience est représentée proportionnellement par l'aire comprise entre la courbe et la ligne OT. En effet soit, à un moment quelconque OQ, PQ la quantité de levure, la quantité de sucre consommée par ce poids de levure, pendant un court intervalle de temps représenté par QQ', sera évidemment proportionnel au poids de levure et au

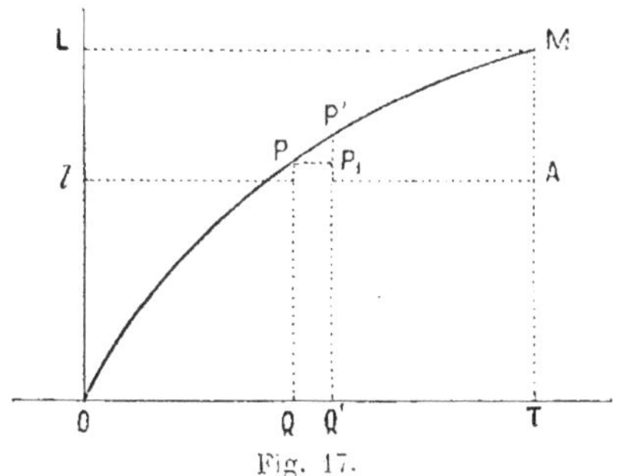

Fig. 17.

temps envisagés, c'est-à-dire sera proportionnelle à l'aire du rectangle PP.QQ'. Au bout de ce temps, il se sera produit le poids P_1P' de levure donnant, avec celle qui existait déjà, un poids total P'Q' sur lequel on pourra raisonner comme sur le premier. Au premier rectangle viendra s'en ajouter un autre, et la totalité des rectangles couvrira évidemment l'aire laissée libre entre la courbe et la ligne OT.

Nous avons d'un autre côté le droit de penser, jusqu'à preuve du contraire, que, dans un liquide sucré en fermentation, les conditions de nutrition du protoplasma des cellules ne varient guère, et que par suite la quantité de sucre nécessaire pour entretenir, pendant l'unité de temps, l'unité de poids des mêmes cellules vivantes, reste la même. La dépense de sucre s'obtiendra donc en multipliant l'aire de la courbe par le poids de sucre nécessaire à faire vivre l'unité de poids de levure pendant l'unité de temps, par exemple pendant 24 heures, dans les conditions physiques et chimiques de l'expérience.

Cette aire de la courbe nous conduit, d'un autre côté, à la notion de *quantité moyenne* de levure. Imaginons un rectangle ayant OT pour base, et une hauteur O*l* telle que sa surface soit égale à l'aire de la courbe. Il est clair qu'une quantité de levure représentée par la hauteur du rectangle, et fonctionnant sans varier de poids depuis le commencement de l'expérience, aurait dépensé, pour son entretien, la même quantité de sucre que les quantités de levure successivement entrées en action pendant la durée de la fermentation. C'est la quantité Ol de levure correspondant à cette hauteur du rectangle que nous appellerons quantité moyenne de levure, et que nous appellerons l, réservant la lettre L pour représenter la quantité de levure finale. Le rapport entre l et L dépend évidemment des conditions de l'expérience, et ne peut être déterminé que par l'expérience. Pourtant, il y a deux cas extrêmes pour lesquelles il prend une certaine constance. C'est le cas de la vie exclusivement aérobie et celui de la vie exclusivement anaérobie.

34. Vie aérobie. — Lorsque la levure se développe au large contact de l'air dans un liquide en couche mince, dans lequel elle est surtout végétal, et ne produit que des traces de fermentation, la loi de multiplication donnée par

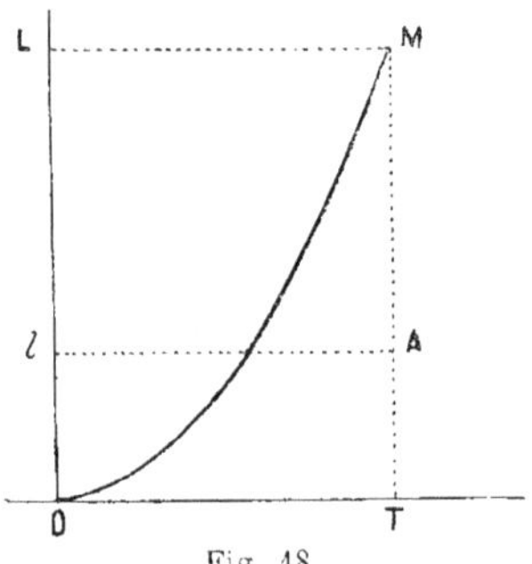

Fig. 18.

les expériences de Hansen (voir t. I, p. 209) est que l'accroissement du poids de levure est proportionnel au carré du temps. Dans ce cas, la courbe de multiplication est une parabole (fig. 18), et le calcul montre que la quantité moyenne de levure l, correspondant au poids de levure L trouvé à la fin de l'expérience, est précisément le tiers de L. En d'autres termes, le rectangle OT*l*A, dont la hauteur O*l* est le tiers de OL, a la même surface que l'aire OMT.

35. Vie anaérobie. — Lorsqu'au contraire, comme dans l'expérience de Pasteur relatée plus haut, on sème une trace de levure dans un liquide sucré désaéré, l'expérience prouve que la multiplication de la levure est surtout active pendant les premiers jours ; puis elle s'arrête : comme alors la fermentation est lente, elle continue à l'aide des cellules faites les premiers jours, et dont le poids varie peu. La courbe de multiplication de la levure a alors une forme comme celle

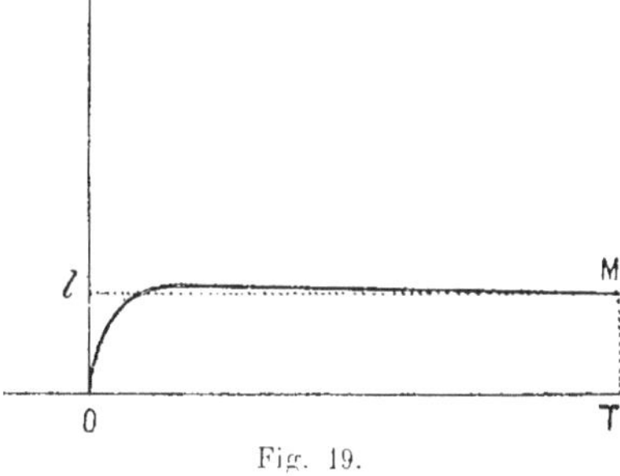

Fig. 19.

de la figure 19, et alors on peut dire que le rectangle qui a même surface que l'aire de la courbe est un rectangle dont la hauteur est à très peu près la même que celle à laquelle se tient l'horizontale avec laquelle la courbe se confond sensiblement. Dans ce cas $l = L$ approximativement. Examinons, dans ces deux cas extrêmes, les conséquences des notions que nous avons établies plus haut.

36. Dépense pendant la vie aérobie. — C'est dans la vie à l'air que, pour un même poids de sucre disparu, la quantité de levure produite est la plus grande, et que par suite la dépense de construction est maximum et la dépense d'entretien minimum. On pourrait évaluer la seconde si on connaissait bien la première. En appelant S la quantité de sucre consommée dans une expérience, L la quantité de levure produite, m la quantité de sucre nécessaire pour fournir les matériaux de l'unité de poids de levure, mL serait la dépense de construction, comme nous l'avons vu au t. I, et par suite S — mL serait la dépense d'entretien. On aurait donc, en appelant l la quantité moyenne de levure telle que nous venons de la définir, t la durée de la fermentation, évaluée en jours, et n la quantité de sucre nécessaire pour entretenir pendant 24 heures l'unité de poids de levure.

$$S - m\,L = nlt$$

Comme, dans le cas de la vie aérobie,

$$l = \frac{L}{3}$$

on a par suite :

$$S - mL = \frac{1}{3}\,nLt$$

équation d'où nous pourrions tirer n si nous connaissions m.

37. Evaluation de m et de n. — Nous avons fait (t. I, p. 211) une évaluation approximative de m, dont la valeur exacte n'est pas facile à trouver. Si la composition de la levure était la même que celle du sucre, on pourrait admettre que $m = 1$. Mais la levure est azotée, et la composition de sa partie non azotée n'est pas la même que celle du sucre. Si elle était la même, et si la levure résultait d'une sorte de copule entre l'ammoniaque de la liqueur et le sucre, on aurait $m < 1$. Mais, malgré la présence de l'azote, il y a dans la levure plus de carbone que dans le sucre, environ un tiers en plus. En ne comptant le sucre que comme source de carbone, il faudrait donc plus de 1 de sucre pour donner 1 de levure, et l'écart serait encore plus grand si, pendant la transformation, il se perdait un peu de carbone à l'état d'acide carbonique, ce qui semble inévitable, puisque la création d'un nouveau globule est une action protoplasmique, c'est-à-dire une action de respiration.

Dans le cas de notre mycolevure (**14**) qui, vivant facilement au contact de l'air sur du liquide Raulin, réalise en quelque sorte schématiquement le phénomène de la production de cellules vivantes aux dépens du sucre candi et de l'ammoniaque, nous avons vu que, pour obtenir un poids de levure représentant environ 35 0/0 du poids du sucre disparu, il fallait environ 48 0/0 de ce sucre. Ici, c'est 1,4 de sucre dépensé pour produire 1 de levure.

Le calcul nous ramène à des chiffres à ce niveau. D'après Berthelot, 1 gr. de sucre de raisin, et 0,133 gr. d'ammoniaque donnent théoriquement 0,706 gr. d'albumine, 0,073 gr. d'acide carbonique et 0,354 gr. d'eau. Le dégagement d'acide carbonique, la formation d'eau rapprochent cette transformation théorique des phénomènes de respiration. En considérant la levure comme assimilable à l'albumine dont elle a en gros la composition, nous trouvons que pour fabriquer 1 gr. de levure, il faut dépenser 1,4 de sucre. Le nombre réel ne doit pas être éloigné de ce chiffre, et en le prenant égal à 2, comme nous l'avons fait dans le 1er volume de ce Traité, nous l'avons considéré comme approché par excès.

Nous en avons conclu, pour le cas de la vie aérobie, que le poids de levure atteignant le quart du poids du sucre, on avait, pour 100 gr. de sucre consommé, 25 gr. de levure exigeant 50 gr. de sucre. Il restait donc 50 gr. de sucre pour la dépense d'entretien ; on a donc :

$$\frac{1}{3} n\mathrm{L}t = 50$$

et comme $t = 1$, et $\mathrm{L} = 25$, on trouve $n = 6$, c'est-à-dire qu'il faut 6 gr. de sucre par 24 heures pour entretenir la vie de 1 gr. de la levure de M. Pasteur, dans les conditions où il faisait son expérience. Si on réduisait m à la valeur de 1,5, plus voisine de la réalité, on aurait alors :

$$\mathrm{S} - m\mathrm{L} = 100 - 25 \times 1{,}5 = 100 - 37 = \frac{1}{3} n\mathrm{L}t$$

d'où $n = 7,5$. Ainsi, même dans ce cas où la dépense de construction est maximum, les erreurs possibles dans son évaluation n'affectent pas beaucoup celle de la dépense d'entretien, qui reste comprise entre 6 et 7 gr. par 24 heures pour 1 gr. de levure.

C'est ici le cas de faire remarquer que ces 6 ou 7 gr. de sucre sont totalement brûlés, ou plutôt qu'on ne trouve dans le liquide, pour les représenter, qu'une petite quantité de glycérine, d'acide succinique et d'autres matériaux dont nous aurons bientôt à éclairer l'origine. Presque tout le sucre subit donc une combustion complète, et c'est un phénomène de respiration véritable qui s'accomplit sous nos yeux. Faisons remarquer aussi en passant, car nous aurons à revenir sur ce point, que comme activité respiratoire, la cellule de levure de bière atteint un nivau très élevé. Si nous le comparons à celui de nos tissus, elle brûle au moins six fois son poids de matière alimentaire, tandis que nous n'arrivons pas à brûler une quantité d'aliments représentant seulement 1/50 de notre poids vivant. A poids égal, la levure est donc plus de 300 fois plus active que l'ensemble de notre organisme.

38. Dépense dans la vie anaérobie. — Allons maintenant à l'autre extrême. Ici nous savons qu'il y a peu de levure produite. Quelque incertitude que nous ayons sur l'évaluation de la dépense de construction, l'erreur sera toujours faible parce que la dépense est négligeable, la production de levure pouvant tomber à 1/185 du poids du sucre. Toute la dépense est donc une dépense d'entretien, et c'est en effet ce que nous avons accepté en confondant plus haut l'aire de la courbe avec l'aire du rectangle construit sur la même base avec une hauteur égale à celle qui représente la quantité de levure trouvée à la fin de l'opération. On a donc dans ce cas $l = L$, et en prenant les nombres de la dernière expérience de M. Pasteur, celle où, en 3 mois, du sucre a fermenté sous l'influence de 1/176 de son poids de levure, on trouve que, pour 100 gr. de sucre fermenté, il s'est produit 0,56 gr. de levure. On a donc, en négligeant la dépense de construction, et en calculant la dépense d'entretien.

$$n. \ 0,56.90 = 100$$

d'où :

$$n = 2.$$

Le chiffre est du même ordre de grandeur que le précédent, mais il est plus petit. Notons qu'il dépend naturellement, et de la levure qui n'était peut-être pas la même, et des conditions de l'expérience qui n'avaient sûrement pas été maintenues identiques dans les deux cas. On peut pourtant affirmer que la dépense n'est pas très inférieure dans la vie anaérobie à ce qu'elle est dans l'autre. Mais nous avons tout de suite à faire remarquer que l'utilisation de la matière alimentaire est tout autre que dans la vie aérobie. Au lieu de subir une combustion complète, elle subit une fermentation, un dédoublement, exothermique il est vrai, dans lequel une partie seulement du carbone s'échappe à l'état d'acide carbonique. Nous savons de plus que ce dédoublement est le fait d'une diastase agissant indépendamment de la levure qui l'a produite, de sorte que ce que nous avons appelé jusqu'ici dépense d'entretien semble se résumer en un phénomène en quelque sorte extérieur au protoplasma, et c'est là un point de vue sur lequel nous aurons à revenir tout à l'heure.

39. Dépense dans les cas intermédiaires entre la vie aérobie et la vie anaérobie. — Nous avons à résoudre d'abord une question intéressante. Les conditions ordinaires de la culture de la levure ne sont ni la vie purement aérobie, qui ne fournit pas d'alcool, ni la vie purement anaérobie, qui donne des fermentations trop lentes. On voit tout de suite qu'elle se tient à un niveau intermédiaire et moyen. On force la quantité de semence de façon à amener aussitôt que possible les conditions de la vie anaérobie dans les liquides exposés à s'aérer, et à activer le plus possible la fin du phénomène dans les conditions où, l'aération étant difficile, la fermentation est exposée à traîner en longueur. En somme, dans tous les cas, il y a une multiplication plus ou moins abondante de levure à l'origine, et on peut admettre, comme nous le vérifierons plus tard, qu'après avoir atteint rapidement un certain niveau elle ne le dépasse guère. Elle subit donc, pendant la plus grande partie du phénomène, les conditions de la vie anaérobie, et nous sommes confirmés dans cette idée par ce fait que les rendements en alcool sont, à peu de chose près, dans l'industrie, les rendements théoriques, à 2 0/0 près environ.

Si donc nous voulons interpréter convenablement les expériences de Pasteur que nous avons résumées au chapitre précédent, il faudra, dans notre calcul de la dépense d'entretien, faire $l = L$ dans tous les cas où le rendement en alcool sera normal, et faire au contraire $l = \frac{L}{3}$ là où il n'y aura pas d'alcool. Dans les cas intermédiaires on pourra approximativement faire $l = \frac{L}{2}$. Les valeurs qu'on trouvera pour n seront déterminées avec moins de précision que dans les cas extrêmes, mais ne seront jamais affectées d'une erreur bien grande, et leurs variations sont intéressantes à étudier. Voici comment se résument, envisagées à ce point de vue, les expériences de Pasteur, relatées plus haut. Je les ai supposées faites toutes avec 100 gr. de sucre. Pour chacune d'elles, j'ai calculé le poids de levure produite par 100 gr. de sucre, et la dépense de construction, évaluée en prenant $m = 2$. La quantité d'alcool a été appelée demi-normale ou normale suivant qu'elle atteignait la moitié environ ou la totalité de la quantité théorique. On a mis, en regard de chaque expérience, la valeur adoptée pour l, et on en a tiré la valeur de n inscrite au tableau.

	Culture	Durée	Levure produite	Dépense de construction	Production d'alcool	Valeur de l	Valeur de n
I	cuvette plate	1 j.	25 gr.	50 gr.	nulle	1/3 L	6
II	Id.	2 j.	12 5 gr.	25 gr.	tr. faible	1/3 L	9
III	couche mince en ballon	3 j.	4 gr.	8 gr.	1/2 normale	1/2 L	15
IV	ballon plein, liq. aéré	12 j.	0 66 gr.	néglig.	normale	L	13
V	ballon plein. liq. désaéré	90 j.	0 57 gr.	néglig.	normale	L	2

Comme complément naturel des nombres de ce tableau, citons l'expérience de Denys Cochin dans laquelle, après 2 ou 3 cultures à l'abri de l'air, de la levure devient tellement inerte qu'elle refuse de se développer dans un nouveau milieu désaéré. Dans les jours qui précèdent sa mort, il est clair que sa dépense d'entretien devient minime, et qu'on peut dire que pour elle $n = 0$.

Il y a donc des conditions pour lesquelles la valeur de n atteint un maximum, qui n'est pas douteux, car les erreurs possibles sur n ne dépassent pas, nous l'avons vu, une ou deux unités, et ces conditions d'activité maximum sont précisément les conditions industrielles, dans lesquelles l'aération n'est ni trop abondante ni trop réduite. C'est alors que la ration d'entretien de la levure est la plus forte, c'est-à-dire l'activité de sa zymase maximum.

40. Pouvoir ferment. — Les notions simples que nous venons de développer résultent de l'analyse d'une notion plus compliquée, introduite par Pasteur dans la science, et qui a été l'origine de nombreux malentendus, et par suite de nombreuses controverses : je veux parler du *pouvoir ferment.* Pasteur appelait ainsi le rapport entre le poids de levure trouvée à la fin d'une fermentation ensemencée avec une trace impondérable de levure, et le poids de sucre disparu pendant cette fermentation. En entrant dans ce monde des ferments qu'il abordait le premier, sa préoccupation était naturellement de mettre en évidence leur rôle puissant comme agents destructeurs de matières, et rien n'était plus probant, à ce point de vue, que de montrer la disproportion énorme qui existait entre le poids de cellules actives et le poids de l'aliment transformé. Ainsi, disait il, dans une culture tout à fait ou presque tout à fait anaérobie, une levure peut décomposer 175 fois son poids de sucre : son *pouvoir ferment* est 1/175. Pour lui le temps ne jouait aucun rôle dans l'affaire. Le nombre 175 mesurait le travail chimique de décomposition dont un gramme de levure était capable dans une vie anaérobie, et « que ce travail s'accomplisse en un jour ou un mois, ou une année, cela ne change rien à sa valeur, pas plus que le travail mécanique qui consisterait à élever une tonne de matériaux depuis le sol jusqu'au sommet d'une maison, ne serait changé par ce fait qu'on l'aurait effectué en **12** heures au lieu d'une heure » (Pasteur, *la Bière,* p. 246).

Il est clair que dans cette conception d'ensemble, Pasteur confondait deux notions qui méritent de rester séparées, celle de la construction et celle de l'entretien. La dépense de construction est seule constante, et indépendante du temps que met la cellule à se bâtir. Mais la dépense d'entretien varie avec le temps, ainsi que l'indique du reste l'expression mathématique que nous lui avons trouvée. De plus, elle n'est pas assimilable à un travail positif, puisqu'elle est le résultat de l'action d'une diastase dont le fonctionnement est toujours exothermique. Théoriquement, si la cellule de levure restait vivante en vie anaérobie, ou si, elle morte, sa diastase ne se détruisait pas, la dépense d'entretien pourrait devenir infinie, et par suite aussi le pouvoir ferment de la levure. Il n'y a donc pas à maintenir dans la science une notion aussi complexe, et on le voit mieux encore quand on cherche, au moyen des formules que nous connaissions, la valeur de ce *pouvoir ferment*, mesuré par le rapport $\frac{L}{S}$ ou plutôt, pour simplifier, son inverse $\frac{S}{L}$. On a, d'après l'équation écrite plus haut :

$$S = 2\,L + nLt$$

$$\frac{S}{L} = 2 + nt$$

et on voit que $\frac{S}{L}$ croît proportionnellement au temps. Si n représente une vitesse, $\frac{S}{L}$ représente un espace parcouru. L'inverse du pouvoir ferment est donc un espace, non un travail, et la valeur que lui attribue l'expérience n'a de signification que si on indique en même temps le temps mis à le parcourir. Par suite, la pièce essentielle de l'action est n, et on voit en effet que, pendant la vie anaérobie, l'augmentation trouvée pour le pouvoir ferment n'empêche pas que ce soit alors que n est le plus faible. C'est l'augmentation de t qui augmente le produit nt.

Nous avons dit tout à l'heure que n était une vitesse. On pourrait en effet définir n la vitesse avec laquelle l'aliment doit traverser la cellule de levure pour assurer son bon fonctionnement pendant l'unité de temps. La cellule devient alors une sorte de turbine qui, alimentée par un courant d'eau, peut produire un travail extérieur, lequel évidemment, ne peut être qu'un travail protoplasmique. Rien ne nous autorise à croire d'un autre côté, que le *rendement* d'une pareille machine soit variable, et il semble qu'on pourrait conclure de là que la quantité d'aliments consommés dans l'unité de temps donne la mesure du travail protoplasmique. Cette conclusion serait inexacte, car la quantité d'aliment n'est pas tout. Il faut faire entrer en ligne de compte la façon dont il est transformé. Pour continuer notre comparaison avec une turbine, l'eau qui la met en mouvement peut la quitter sans vitesse, après lui avoir abandonné toute sa force vive. C'est le cas de la vie aérobie, où le sucre ne quitte la cellule que complètement brûlé, à l'état inerte d'eau et d'acide carbonique. Il peut arriver aussi que l'eau motrice ne dépense à l'intérieur de la turbine qu'une partie de sa force vive, et la quitte encore animée d'une certaine vitesse. C'est le cas de la vie anaérobie, où il n'y a que la moitié du sucre qui est brûlée, et encore à l'aide d'une combustion intérieure. L'autre partie ressort sous forme d'alcool, encore combustible comme le sucre, et détenant de la force.

41. Evaluation calorifique des travaux dépensés à l'intérieur de la cellule. — Quel est le rapport entre les forces vives dépensées à l'intérieur de la cellule dans les deux modes d'existence, aérobie et anaérobie, pour une même quantité de sucre ? Dans l'ignorance où nous sommes du détail de la vie protoplasmique, il est impossible de répondre d'une façon précise à cette question. Tout ce qu'on peut faire, c'est d'évaluer les quantités de chaleur qui résultent, d'un côté, de la combustion complète de 1 gr. de sucre ; de l'autre, de la transformation en alcool et en acide carbonique d'après l'équation connue, et de prendre le rapport de ces deux quantités pour le rapport des forces vives utilisées dans les deux modes de nutrition. Quelque imparfaite que soit sûrement cette méthode, puisqu'elle se tient seulement à la surface de l'acte nutritif, elle fournit pourtant plusieurs conclusions intéressantes.

Les quantités de chaleur dont il vient d'être question sont, pour 1 gr. de sucre, de 677 environ dans le cas de combustion complète, de 33 seulement dans le cas de fermentation. La première est donc 20 fois environ plus grande que la seconde. Il en résulte que la valeur, comme force vive alimentaire, du sucre consommé pendant la vie aérobie est 20 fois supérieure ce qu'elle est dans la vie anaérobie. En acceptant cette base de calcul, nous pouvons calculer, en partant des rations alimentaires fournies par les valeurs de n dans le tableau de la p. 69, les valeurs nutritives v de ces diverses rations, c'est-à-dire ce qui se dépense ou s'immobilise de force vive dans 1 gr. de cellules vivantes, en 24 heures, dans les diverses circonstances de vie indiquées au tableau. Il suffit pour cela de multiplier par 20, toutes les fois qu'il n'y a pas d'alcool formé, la valeur trouvée pour n. Quand il y a un peu d'alcool, il faut conserver telle quelle la portion de la ration alimentaire de 24 heures qui correspond à la quantité d'alcool produit, et multiplier le reste par 20, puis ajouter les 2 nombres. Quand la quantité d'alcool formé est normale, il n'y a qu'à prendre tel quel le nombre trouvé pour n. On trouve alors la série suivante :

	Culture	Durée	Valeur de n	Valeur de v
I	cuvette plate	1 jour	6	120
II	Id.	2 jours	9	160
III	couche mince dans ballon	3 jours	15	150
IV	ballon plein, liq. aéré	12 jours	13	13
V	ballon plein, liq. désaéré	90 jours	2	2

Ce tableau montre nettement la disproportion de la dépense protoplasmique dans la vie aérobie, où elle suffit à une multiplication rapide de cellules, et de la dépense en vie anaérobie. Le maximum que nous signalions plus haut dans la valeur de n est très effacé dans les valeurs de v, il y disparaîtrait complètement si au lieu de prendre $n = 6$ pour l'expérience *I*, nous avions pris la valeur $n = 7,5$ qui est peut-être plus rapprochée de la valeur réelle, comme nous l'avons vu. En tout cas, nous pouvons conclure avec sécurité que dans un même temps, notre turbine tourne beaucoup plus vite et fait beaucoup plus de travail en vie aérobie qu'en vie anaérobie.

Il y a encore un point à faire ressortir. La plus grande partie de la chaleur devenue disponible à la suite de la fermentation en vie anaérobie est fournie par l'action d'une diastase, séparable de la cellule, et qui donne, en outre de la chaleur de transformation, de l'alcool et de l'acide carbonique qui tous deux sont, l'un inutilisable, l'autre presque inutilisable pour la cellule de levure, au moins d'après ce que nous savons jusqu'ici. C'est donc la chaleur développée qui est seule utilisée dans l'action de cette diastase, laquelle par conséquent, comme nous le disions plus haut, se comporte comme un appareil de chauffage. C'est comme si un être vivant brûlait dans un poêle une partie de sa matière alimentaire, pour se chauffer et se mettre en état d'utiliser l'autre. Le Groenlandais, brûlant pour chauffer sa hutte une partie de la graisse dont il mange l'autre partie, est une image assez fidèle de la cellule de levure en vie anaérobie. Il en résulte qu'une partie notable de l'aliment disparu n'a pas été alimentaire, au sens propre du mot, c'est-à-dire n'a pas subi des mutations protoplasmiques. Cette considération réduit encore la valeur des deux derniers nombres du tableau précédent, comparées aux premiers, et accuse la disproportion entre les phénomènes protoplasmiques de la vie aérobie et de la vie anaérobie.

Il ne reste en somme à attribuer, à la vie anaérobie du protoplasma, que les produits de la fermentation qui ne sont ni l'alcool, ni l'acide carbonique, c'est-à-dire la glycérine, l'acide succinique et les produits du même ordre, acides volatils, etc. Nous aurons plus tard à creuser cette notion. Pour le moment nous n'avons qu'à résumer les notions que nous venons d'acquérir. La levure nous apparaît comme un végétal ordinaire, consommant un aliment qu'il n'a pas créé. Au contact de l'air, il en brûle une partie pour se faire des tissus aux dépens de l'autre partie. Quand on lui supprime le contact de l'oxygène, il résiste mieux que d'autres cellules vivantes, parce qu'il sécrète en plus grande abondance de la zymase qui devient pour lui une source de chaleur et par conséquent de force : mais la source alimentaire à laquelle il peut puiser devient alors très médiocre, et il est obligé de réduire alors beaucoup sa vie protoplasmique. L'industriel qui utilise ses propriétés utilise seulement une de ses sécrétions, est conduit par suite à lui faire mener une vie anaérobie, et n'est arrêté dans cette voie que par la nécessité de conserver sa cellule vivante, c'est-à-dire de lui faire reprendre de temps en temps le bain d'air que les expériences de M. Denys Cochin ont fait voir indispensable. Nous retrouverons bientôt cette étude de l'influence de l'oxygène sur la levure. Nous nous contentons ici d'en indiquer les traits généraux.

BIBLIOGRAPHIE

PASTEUR. *Études sur la Bière*, ch. IV, Paris, Gauthier-Villars, 1876.
DUCLAUX. *Annales de l'Institut Pasteur*, t. X, p. 119 et 177, 1896.

CHAPITRE V

ORIGINE DES LEVURES

Les ressemblances que nous venons de relever entre les levures et d'autres végétaux, dont quelques-uns sont ce qu'on appelle des végétaux supérieurs, nous obligent à nous demander si par hasard ces levures ne seraient pas des formes ou des organes d'autres végétaux, je veux dire de végétaux connus sous un autre nom, et devenus capables, soit naturellement, soit à la suite d'une longue éducation, de prendre les propriétés d'un ferment alcoolique. Nous savons que la plasticité est présente à tous les niveaux, dans le monde des cellules vivantes, et nous avons d'autant plus le droit de nous demander si la levure ne provient pas d'un autre végétal que cette origine expliquerait de suite un certain nombre de faits dont l'interprétation est difficile en dehors de cette hypothèse. Tels sont ceux qui accompagnent la fermentation spontanée du raisin, tous les ans, dans la cuve de vendange.

42. Fermentation de la vendange. — Le brasseur, qui veut mettre un brassin en levain, emprunte d'ordinaire sa semence aux résidus d'une opération antérieure. Toutes les fermentations d'une brasserie bien conduite sont donc filles les unes des autres, et depuis un temps immémorial. Tout brasseur qui a laissé se gâter, *se perdre* son levain, en emprunte à une brasserie voisine, à charge de revanche. De sorte que les cellules que l'industrie utilise aujourd'hui viennent, en descendance directe, des premières brasseries établies dans le monde, et remontent au moins aux périodes les plus anciennes de l'histoire des Egyptiens.

Il semble en être tout autrement pour le moût du raisin,

dont la levure semble toujours nouvelle. Pendant des siècles, personne ne s'est jamais préoccupé d'ensemencer sa vendange pour y amener la fermentation alcoolique. Sitôt les raisins écrasés, ou même sans qu'ils le soient, on voit apparaître tous les signes d'une action régulière, qui ne dévie que dans de rares circonstances.

Cette apparition spontanée d'un phénomène aussi remarquable que la fermentation a dû frapper l'attention, et nous avons vu, dans le tome I de cet ouvrage, les efforts de Thénard, de Gay-Lussac pour l'expliquer. Nous avons vu aussi l'incertitude de ces explications jusqu'au moment où Schwann et Cagniard-Latour introduisirent dans la science l'idée du rôle vivant de la cellule de levure. Cette idée expliquait bien, dans une certaine mesure, le transport de la fermentation d'une cuve à l'autre dans une brasserie, mais elle restait muette devant les phénomènes présentés par la vendange. La fermentation marche parfois d'une façon si rapide dans le jus de raisin que trois jours suffisent à le transformer en vin. D'où peuvent provenir, si on admet avec Cagniard-Latour que la levure est seule active dans le phénomène, les quantités considérables de cette substance qui entre en jeu chaque année dans la fermentation de la vendange.

43. Origine de la levure du vin. — La théorie de la fermentation proposée par Liebig répondait à cette question en niant le rôle de la levure. Quand il a fallu accepter la réalité et l'importance de ce rôle, à la suite des travaux de M. Pasteur, l'objection a changé de forme sans changer de nature, et pour la faire disparaître sans se rendre aux conclusions de M. Pasteur, M. Frémy avait repris, en la modifiant un peu, une hypothèse existant depuis longtemps dans la science, et admis « que dans la production du vin, c'est le suc même du fruit qui, au contact de l'air, donne naissance aux grains de levure par la transformation de la matière albuminoïde, tandis que M. Pasteur soutient que les grains de levure sont produits par des germes. »

Cette explication témoigne du désir de concilier l'expérience de Gay-Lussac avec la production indéniable de grandes quantités de levure pendant la fermentation du moût de raisin. Mais nous avons à nous demander si elle est exacte. Rien ne prouve, *a priori*, qu'elle ne le soit pas. Le fait de la production de cellules de levure aux dépens des cellules du raisin n'est pas un fait de génération spontanée, à proprement parler, et n'est pas justiciable des arguments que nous avons proposés contre cette doctrine. Il est bien plus en désaccord avec ce que nous savons sur l'autonomie des divers ferments ; mais bien que nous ayons constaté cette autonomie partout où nous l'avons cherchée, nous n'avons pas encore le droit de poser à ce sujet de règle générale.

Voici l'expérience faite par M. Pasteur pour juger de la valeur de cette explication. On prend quarante ballons à deux tubulures, comme celui de la fig. 20, remplis à moitié environ de moût de raisin filtré à clair, et stérilisé par une

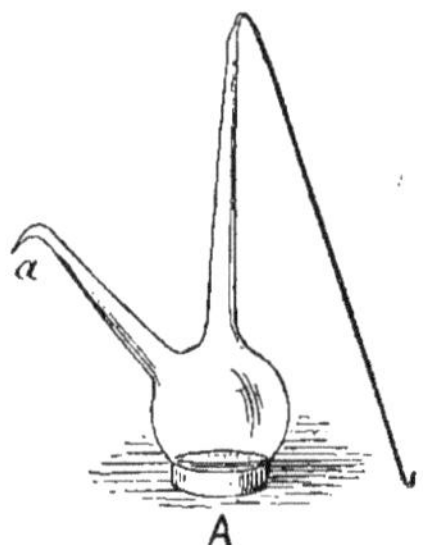

Fig. 20.

ébullition dans le ballon. On peut, au lieu de ces ballons, se servir de matras Pasteur, dont le maniement est plus facile.

Cela fait, on lave dans quelques centimètres cubes d'eau stérilisée, à l'aide d'un pinceau de blaireau très propre, un fragment d'une grappe de raisin, les grains seuls, ou le bois seul, ou le bois et les grains simultanément. L'eau de lavage se trouble fortement, et on constate au microscope qu'elle tient en suspension une multitude de corpuscules organisés, ressemblant à des levures ou à des spores de moisissure, et d'autres globules sur lesquels nous reviendrons. Dix des quarante ballons sont conservés comme témoins. Dans dix autres on introduit, par la tubulure droite, quelques gouttes de l'eau de lavage des grappes et des grains. Dans une autre série de dix ballons ou matras, on dépose aussi quelques gouttes de ce même liquide, mais après l'avoir porté à l'ébullition. Enfin les dix ballons restants sont destinés à recevoir une goutte de jus de raisin prise dans l'intérieur même des grains entiers.

A cet effet, on a eu soin de recourber, en l'effilant en pointe fine qu'on ferme à la lampe, l'extrémité de la tubulure droite des dix ballons de cette série, comme le représente la fig. 20. On fait sur cette pointe effilée *a* un trait de lime tout près de l'extrémité, et on l'enfonce, comme le représente la fig. 21, dans un grain de raisin reposant sur

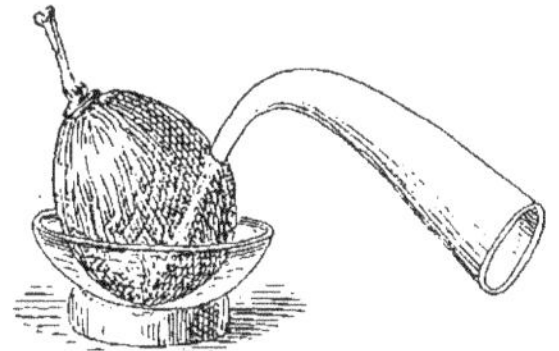

Fig. 21.

un verre de montre. Lorsqu'on sent que la pointe de l'effilure touche le verre, on appuie un peu, en *porte-à-faux*. La pointe se brise, et si l'on a eu la précaution de raréfier un peu l'air du ballon en le chauffant avec les mains, et en fermant alors la tubulure effilée d'un trait de flamme, une petite goutte du jus de raisin, appelée par la différence de pression, pénètre dans l'effilure, entraînant avec elle les cellules brisées ou intactes qui y sont nécessairement en suspension.

On retire alors la pointe effilée et on la ferme aussitôt à

la lampe à gaz. La goutte est restée tout près de l'effilure. On va la chercher en amenant, par une inclinaison convenable du ballon, le moût jusqu'au contact de cette goutte; on la ramène ensuite dans la panse, puis on met le ballon à l'étuve.

Si l'on opère avec des matras Pasteur, l'opération peut se faire avec un peu moins de rigueur, il est vrai, mais plus simplement. On peut aller puiser le jus dans le raisin avec un petit tube de verre effilé, portant un tampon de coton à son extrémité élargie, et terminé par un tube capillaire un peu recourbé en crosse.

On introduit la pointe flambée, après l'avoir marquée d'un trait de lime, dans un raisin sain, et quand elle s'est fait une ouverture très fine dans la peau, on imprime au tube un mouvement de rotation, qui promène la crosse de l'extrémité dans la pulpe, et produit un déchirement de cellules assez grand pour que, lorsqu'on brise l'extrémité effilée, on puisse aspirer quelques gouttes de liquide qu'on porte de suite dans un matras Pasteur, avec les précautions que nous avons dites plus haut.

Quel que soit le procédé employé, voici quels sont les résultats de ces quatre séries d'expériences comparatives :

Les dix premiers ballons, ballons témoins, restent, cela va sans dire, absolument inaltérés.

Ceux qui renferment les eaux de lavage des grains ou de la grappe donnent lieu, sans exception, à une fermentation alcoolique qui dans tous se déclare au bout de quarante-huit heures, quand on opère aux températures de l'été. La levure y forme des traînées sur les parois, et on voit souvent aussi apparaître des mycéliums de diverses plantes cryptogamiques et du *mycoderma vini*.

Les ballons qui renferment des eaux de lavage, ensemencées après avoir été bouillies, restent tout aussi inaltérés que les ballons témoins.

Enfin les ballons qui ont reçu un goutte du jus intérieur des grains de raisin restent également intacts, ou du moins, il y en a toujours, restant ainsi, un nombre d'autant plus grand que l'opération a été mieux faite. On ne peut pas, en effet, espérer d'éviter à tout coup les causes d'erreur inhérentes à cette expérience. Il suffit, puisque les poussières extérieures du grain sont fécondantes, qu'il y ait eu un germe vivant sur ou au voisinage de l'ouverture faite par l'effilure du tube, pour que ce germe ait été entraîné à l'intérieur du grain, et ait pu pénétrer dans le ballon, emporté par le jus. Mais il est clair que, si l'hypothèse de M. Frémy est vraie, tous les ballons doivent fermenter, et il suffit qu'il y en ait un qui reste intact pour qu'on ait le droit de la considérer comme inexacte.

Concluons donc que la levure qui fait fermenter le raisin dans une cuve de vendange provient de l'extérieur et non de l'intérieur des grains. Le succès constant de l'ensemencement des eaux de lavage du bois et du grain, dans les expériences précédentes, témoigne que chaque grappe, sinon chaque grain apporte des germes. D'un autre côté, nous en savons assez sur leur vitesse de prolifération, quand ils sont dans un liquide et à une température convenables, pour nous étonner qu'on récolte beaucoup de levure sans avoir, en apparence, rien ensemencé dans le liquide.

44. — Répartition des germes de levure sur la grappe à diverses époques. — Le problème est donc résolu de ce côté : c'est le raisin qui apporte sa levure, et nous verrons, en effet, bientôt que l'air est pour très peu de chose dans ce phénomène. Nous avons d'abord à nous préoccuper de la répartition des germes de levure sur la grappe. Y en a-t-il partout, sur le bois et les fruits ? Y en a-t-il à toutes les époques de la végétation ?

Pour étudier ces diverses questions, M. Pasteur avait employé, en 1875, un dispositif simple, qu'il s'était ingénié à rendre pratique pour des opérations en pleine campagne, tout en le laissant assez rigoureux pour l'objet qu'il avait en vue.

Dans des tubes à essais (fig. 22), un peu larges, il introduit quelques centimètres cubes de moût de raisin conservé, qu'il porte à l'ébullition de façon à le purger de tout germe vivant. Il passe ensuite la flamme de la lampe à alcool sur les parois de la partie supérieure du tube, pour tuer les

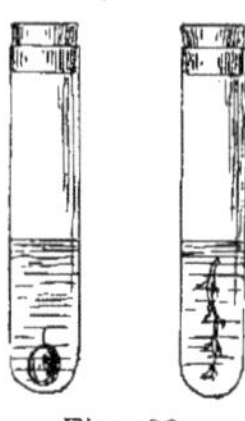

Fig. 22.

germes qui pourraient s'y trouver. Cette opération laisse le tube à peu près plein d'air. On le ferme avec un bouchon neuf et sain, flambé jusqu'à commencement de carbonisation.

Muni d'une série de tubes ainsi préparés, on se transporte à la vigne, et on fait tomber dans le moût soit des grains de raisin, soit des grappes dont on a enlevé les grains en les coupant avec leurs pédoncules, soit des fragments de feuilles, soit du bois des rameaux. Les bouchons, flambés de nouveau, sont immédiatement replacés sur chaque tube. On peut laisser les grains entiers ou les écraser au fond des tubes avec une tige de fer flambée, ou bien encore les taillader avec des ciseaux flambés, au moment de les introduire dans le tube, de façon à mêler au moût un peu de leur jus.

Voici le résumé des faits observés dans cette série d'expériences :

Époque de l'expérience	Contenu des tubes	Nombre des tubes	Nombre des tubes ayant fermenté
28 septembre	1 grain non écrasé......	4	4
	2 grains non écrasés....	1	1
	2 grains...............	2	0
	Bois de grappe.........	1	1
	Bois de branche........	1	0
	Fragment de feuille.....	3	0
2 octobre	1 grain non écrasé......	6	1
	2 grains écrasés........	1	0
	1 grain écrasé..........	1	0
	Bois de branche........	4	0
	Bois de grappe.........	12	7
21 décembre	Bois de grappe.........	12	4
21 janvier	Bois de grappe.........	12	2
2 mars	Bois de grappe.........	12	2
Avril, mai	Bois de grappe.........	12	0

Ce tableau est intéressant à divers points de vue.

Les essais du 28 septembre montrent d'abord que, même à l'époque de la grande maturité du raisin, tous les grains sont loin de porter individuellement des germes de levure, et qu'on peut écraser quelquefois deux grains ensemble sans voir s'y produire de fermentation.

Les essais du 2 octobre confirment ce fait, et ajoutent une notion intéressante, c'est que ce sont les bois de grappes qui paraissent surtout chargées de germes de levure : sept tubes, sur les douze qui en renfermaient, ont fermenté. Ce sont ces bois de grappes, si féconds en octobre, qui ont été enfermés dans du papier passé dans la flamme, et ont servi aux essais ultérieurs.

Les dernières lignes du tableau montrent que leur stérilité augmente de plus en plus, et qu'en avril, elle était devenue absolue. On multiplia, en avril et mai, ces mêmes expériences sur des bois de grappes de raisins nouveaux et de raisins blancs conservés, de la dernière récolte, qu'on trouvait encore abondamment et frais chez les marchands de comestibles. On opéra également sur des bois prélevés dans une vigne de Meudon. La fermentation ne se déclara pas du tout dans un grand nombre des essais, et même il arriva qu'une grappe entière d'un raisin noir nouveau, très mûr, acheté chez Chevet, le 16 avril, et qui avait poussé en serre, ne fermenta pas du tout après avoir été écrasé.

Tant que les raisins sont verts, à la fin de juilllet et même pendant la première quinzaine d'août, les ensemencements se montrent tout aussi stériles. Du 20 au 25 août, quelques rares tubes donnent une fermentation. Leur nombre augmente progressivement dans le courant de septembre, et atteint son maximum au moment de la maturité, sans pourtant jamais embrasser la totalité des tubes mis en œuvre, comme nous l'avons vu plus haut.

Ceci répond à la double question que nous nous étions posée. Les germes de levures alcooliques sont inégalement répartis sur les diverses parties de la grappe, et n'y apparaissent qu'au voisinage de la maturation. Nous sommes conduits, par cette double constatation, à chercher l'origine de la levure en dehors de la vigne ou de ses produits, et à admettre, chose pourtant fort singulière, que cette loi, tant de milliers de fois vérifiée, qui fait que le raisin mûr trouve toujours autour de lui de la levure pour le faire fermenter, résulte d'une simple coïncidence qui n'a rien de nécessaire et qui pourrait fort bien ne pas exister, comme le prouve l'expérience du raisin poussé en serre que nous avons citée plus haut.

45. Raisins sans germes extérieurs. — Ce serait tellement singulier, qu'avant d'aller plus loin, nous devons vérifier une conséquence de notre hypothèse. Si les germes de levure viennent de l'extérieur, et ne se développent sur le bois et sur la grappe de la vigne qu'au moment de la maturité, on doit pouvoir répéter l'expérience de la grappe poussée en serre, mais dans des conditions beaucoup plus probantes, sur des grappes poussées à leur saison et en pleine terre, à la condition d'empêcher les germes de la levure d'arriver jusqu'à elles.

« Il doit être facile, disait en 1876, M. Pasteur, avec cette sûreté de prédiction dont il a donné tant de preuves, de cultiver un ou plusieurs ceps de vigne de façon que les raisins *récoltés même à l'automne*, qui auraient poussé sur ces ceps, fussent incapables de fermenter spontanément après qu'on les aurait écrasés pour en faire écouler le jus. Il suffirait de soustraire les grappes aux poussières extérieures pendant la durée de la végétation des grappes et de la maturation des grains, et de pratiquer l'écrasement dans des vases bien purgés de germes alcooliques. Tous les fruits, tous les végétaux, se prêteraient à ce genre d'importantes recherches, dont les résultats, selon moi, ne sauraient être douteux. »

Cette prévision curieuse a été vérifiée l'année même par M. Chamberland, qui, ayant renfermé au commencement d'août, les raisins étant encore verts, des grappes dans des bocaux de verre flambés, obturés par des tampons de coton, ou renversés de façon à préserver les grappes des poussières de l'air, de la pluie, et éventuellement de la visite des insectes, a vu que les grains et le bois de ces grappes à maturité n'apportaient pas de levure dans les moûts sucrés où on les ensemençait. Ces mêmes expériences, reprises en 1877, ont donné les mêmes résultats.

En 1878, M. Pasteur s'est trouvé conduit à les reprendre sur une plus large échelle. Au commencement d'août, après avoir constaté que les raisins des vignes des environs d'Arbois, encore à l'état de verjus, ne portaient pas trace de germes de levure, il fit recouvrir quelques ceps d'une petite serre vitrée. Dans la crainte que la fermeture insuffisante de cette serre n'amenât des germes sur les grappes, il eut la précaution, tout en laissant quelques grappes libres, d'en emmaillotter d'autres dans du coton porté au préalable à une température de 130° environ.

Dans ces serres, les raisins, sauf quelques irrégularités dans la maturation, se comportèrent comme à l'air libre, et au 10 octobre, ils étaient comparables à ceux des vignes environnantes.

Ce jour-là, on essaya, sur eux et sur des raisins de grappes mûries en plein air, l'expérience de l'ensemencement des grains et des bois de grappes dans du moût stérilisé, comme nous l'avons vu plus haut. Il fut impossible d'obtenir une fermentation alcoolique avec les grains sortant du coton, ou les grains des grappes libres sous les serres, tandis que les tubes ensemencés avec les grains mûris en plein air fermentaient par les levures de raisin après 36 ou 48 heures de séjour à l'étuve. Répétée bien des fois depuis, l'expérience a toujours conduit au même résultat.

En présence de ces faits, on se trouvait naturellement conduit à l'idée d'une expérience comparative. Au moment de la vendange, il n'y avait pas de germes de levure sous les serres ; il y en avait abondamment dehors, que les vents, la pluie, devaient éparpiller partout. Il était donc présumable qu'en prenant dans les serres des grappes recouvertes de coton, pour les exposer, leur coton enlevé, quelques jours en plein air, suspendues à des branches de ceps, ces grappes, qui, tout à l'heure, se montraient stériles, se comporteraient comme celles restées en plein air. Tel fut, en effet, le résultat obtenu.

46. Levures de fruits. — M. Boutroux a étudié d'une manière plus générale les levures de fruits, en appliquant, avec quelques modifications, les mêmes procédés que Pasteur.

Il a d'abord recherché si les fruits verts se comportaient comme le raisin et ne portaient pas de germes de levure. Il a trouvé qu'il en était ainsi pour les cerises, les fraises, les groseilles à grappes, mais il a rencontré des levures sur les cassis, les groseilles à maquereau, les framboises et les baies d'épine-vinette, alors que ces fruits étaient encore très éloignés de leur maturité. Les levures de ces fruits sont variables dans leur aspect, dans la façon dont elles prolifèrent ; l'étude détaillée n'en est pas encore faite, mais nulle part M. Boutroux n'a rencontré la levure ordinaire du vin.

En cherchant d'où ces levures pourraient provenir, M. Boutroux a eu l'idée d'examiner les fleurs nectarifères, telles que celles du *sedum rubens* et du *sumac* à feuilles d'orme (*Rhus coriaria*), et il a retrouvé dans la majorité de ces fleurs les levures des fruits mûrs.

Nous sommes donc autorisés à chercher l'origine de la levure en dehors de la vigne elle-même, et dès lors une foule de problèmes se dressent devant nous. Cette levure de la grappe, l'enlèvement des fruits la fait disparaître chaque année ; elle donne, il est vrai, des lies dont une partie revient dans la vigne sous des formes diverses. Une partie se dessèche et nous verrons plus tard que la levure supporte mal la dessiccation. Une autre partie reste humide, et alors il y à se demander comment une levure faite pour vivre dans des liquides sucrés peut traverser, sans périr ou sans être détruite par la concurrence vitale, la période pendant laquelle elle n'a plus de sucre à sa disposition. Quand nous aurons découvert où et comment elle passe l'hiver, il y aura à expliquer comment elle se dissémine largement au moment où elle doit entrer en action. Ainsi se dessine le problème. Au lieu d'indiquer chronologiquement les diverses étapes parcourues dans l'étude de cette question, nous allons signaler les diverses voies tentées, et celles qui ont abouti.

47. Levures de dematium. — La première idée de Pasteur avait été de croire que les levures passaient l'hiver à un état différent, sous forme d'un de ces végétaux microscopiques, connus pour être en toute saison répandus partout, et dont certaines parties, certains organes se transformeraient en levure par voie naturelle, au moment où se trouveraient réalisées, sur leur habitat ou autour d'elles, les conditions nécessaires à cette nouvelle forme de développement.

Parmi ces conditions est l'apparition du sucre, et, dans l'hypothèse à soumettre à l'expérience, ce sucre provoquerait la formation de la levure aux dépens de certaines parties des végétaux microscopiques qu'on trouve avant maturité soit sur le fruit vert, soit sur la branche qui le porte.

Sous la pression de cette idée, il avait étudié au microscope l'eau de lavage des raisins obtenue comme nous l'avons dit plus haut, et il n'avait pas tardé à y découvrir, à côté de spores appartenant à des moisissures vulgaires, des groupes de cellules d'aspect dur, jaunâtre, à double enveloppe, fréquemment présentes sur les grains, plus fréquemment encore sur le bois de la grappe. Ces cellules, déposées dans une goutte de moût de raisin stérile, se ramollissent, se distendent, deviennent de plus en plus translucides et incolores, et, en même temps, on voit se former autour d'elles, par voie de bourgeonnements successifs, toute une famille de jeunes cellules présentant les formes des cellules de levure, en présentant aussi les propriétés, car si on immerge ces groupes cellulaires dans un liquide sucré, « bientôt après, une demi-heure, une heure au plus, on voit s'élever du fond de petites bulles de gaz, et le dépôt de cellules augmente ».

Cette description rappelle tout à fait les observations faites par de Bary sur une espèce très répandue, un *Dematium* dont les articles mycéliens, d'ordinaire plus ou moins allongés, se garnissent, au voisinage de leurs articulations, d'une véritable collerette de petites cellules ovales, douées de la faculté de se détacher et de proliférer à leur tour. De Bary n'avait pourtant pas voulu y voir des levures, et nous devons convenir aujourd'hui qu'il avait raison. L'expérience de Pasteur prouvait qu'il y avait des levures mélangées au *Dematium*, mais ne prouvait pas que les levures venaient du *Dematium*. Contre cette conclusion s'élevaient en outre, et quelques résultats de Pasteur, et surtout ceux de Chamberland. Pasteur avait observé lui-même que des grains, du bois de grappe, avant et pendant maturité, ne faisaient pas fermenter du moût stérile dans lequel on les introduisait. On ne pouvait guère supposer que le *Dematium* y fût absent, tant il est abondant partout, et pourtant il n'y donnait pas de levures. L'objection était encore plus puissante avec les expériences de Chamberland, dans lesquelles les grains et le bois d'une grappe entière avaient été incapables d'amener la fermentation d'un liquide sucré. Les *Dematium* existaient sur ces grappes avant leur mise en bocaux. Il faut donc en conclure avec Chamberland « que les *Dematium* ne se transforment pas en levures alcoliques ».

Ce procès, qui semblait jugé, a été rouvert tout récemment par M. Jörgensen qui accepte bien la conclusion que les cellules de la collerette des *Dematium* ne sont pas des levures. Elles en sont, d'après lui, seulement les ascendants, et elles peuvent se transformer en levures par un procédé beaucoup plus compliqué, dont un des éléments essentiels est la culture, non sur un moût sucré, mais sur des raisins conservés au voisinage de 20°. C' est contre cette conclusion que se sont élevés, avec raison je crois, M. Hansen d'abord, puis et surtout MM. Klöcker et Schiönnning, qui ont esssayé de toutes les façons possibles de faire dériver une levure authentique, soit du *Dematium*, soit d'une autre espèce voisine, le *Cladosporium herbarum*. Ils n'ont jamais vu naître de *Saccharomyces* formant des endospores, quelle que fût la variété des conditions de culture offertes aux *Dematium* : cultures pures en milieux divers, sur des fruits mûrs ou non mûrs, en nature libre, ou dans des serres. Des fruits divers qu'on met, comme l'avaient fait M. Pasteur et M. Chamberland, à l'abri des insectes ou des poussières extérieures, en les enfermant sous verre avant qu'ils ne soient mûrs, portent à leur maturité des *Dematium* et des *Cladosporium* en abondance, mais ne donnent pas de *Saccharomyces*, de quelque façon qu'on les traite. Il y avait au contraire, fréquemment, à ce moment de la maturité, des *Saccharomyces* sur les mêmes fruits non mûrs. C'est la confirmation, sur une plus large échelle, des résultats de M. Chamberland.

Les résultats de MM. Klöcker et Schiönning ont été à leur tour confirmés par Seiter, qui, en ensemençant deux *Dematium* différents sur des fruits stérilisés par une méthode particulière, n'a pas réussi à retrouver les faits signalés par Jörgensen. M. Seiter a aussi répété les essais de MM. Eckenroth et Hermann, qui avaient cru à la transformation d'un *Penicillium* en levure. En se servant des matériaux même envoyés par ces savants, il n'a pas pu reproduire leurs résultats.

48. Levures d'aspergillus oryzæ. — En creusant une observation de Juhler, qui avait observé une fermentation active dans un flacon d'empois de riz ensemencé avec de l'*Aspergillus oryzæ*, qui sert de temps immémorial aux Japonais pour produire leur boisson fermentée, le *Koji*, M. Jörgensen avait cru aussi trouver une filiation directe entre les conidies de ce champignon et de vraies levures. Cette assertion, soutenue par M. Sorel, a été contredite aussi par MM. Klöcker et Schiönning, qui, ayant répété les expériences de Jörgensen et de Sorel avec la précaution de prendre des semences pures d'*Aspergillus*, n'ont pu retrouver les mêmes faits. C'est qu'il y a dans l'*Aspergillus oryzæ*, tel qu'il est fourni par l'industrie, un mélange de levure et d'*Aspergillus*. Ce dernier se développe seul sur certains milieux, mais la levure ne périt pas, et quand on transplante sur un autre milieu, elle peut se développer concurremment ou même rester seule. Mais elle n'a aucune relation génétique avec la mucédinée qui l'accompagne.

A la suite de leurs essais, MM. Klöcker et Schiönning ont cherché, en sens inverse, à transformer des *Saccharomyces* en champignons supérieurs, en les mettant autant que possible dans les conditions qu'ils peuvent rencontrer dans la nature. Ils n'ont pas réussi. Bien qu'un fait négatif ne soit jamais probant, nous n'en sommes pas moins autorisés à conclure, jusqu'à nouvel ordre, que les *Saccharomyces* sont des organismes indépendants, et qu'ils ne proviennent pas des végétations cryptogamiques qu'on rencontre avec eux sur la pellicule du raisin et sur les bois de la grappe.

Mais alors, nous retrouvons la question que nous nous étions posée plus haut. Si les levures ne prennent pas la forme d'un végétal hibernant, si elles restent autonomes, comme on sait qu'elles ne supportent pas facilement la dessiccation et qu'elles sont mal outillées pour la lutte, quand elles n'ont pas de sucre à leur disposition, où passent-elles l'hiver ? Et comment se fait la transmission de la semence, d'une année à l'autre, dans la fermentation des fruits qui n'ont qu'une saison.

49. Saccharomyces apiculatus. — Ce problème a été résolu par Hansen pour une levure particulière, très répandue, comme nous le verrons, et la solution trouvée est probablement générale. Aussi est-il nécessaire de l'indiquer avec quelque détail. Ce *saccharomyces* est facile à reconnaître à cause de sa forme en citron, et c'est ce qui le rend favorable à l'étude. Hansen la retrouvé, à la fois au microscope et par la culture, sur un grand nombre de fruits sucrés de la région qu'il habite (cerises, groseilles, fraises, prunes, raisins) mais presque uniquement sur les fruits mûrs. Ce n'est qu'exceptionnellement qu'on en rencontre sur les fruits avant maturité. Quand il y en a sur les fruits, il n'y en a d'ordinaire ni sur les feuilles, ni sur le bois de la plante. Il semble donc qu'on n'en trouve que là où il y a du sucre.

Lorsqu'il y en a sur les fruits, la pluie ou la chute des fruits mûrs doivent l'amener sur le sol. On en trouve, en effet, et sans exception, dans la terre prise au-dessous des cerisiers et pruniers, alors qu'on n'en rencontre que très exceptionnellement dans des terres prises ailleurs; c'est alors, peut-être, dans la terre qu'il hiverne. En effet, en prélévant sous les arbres à fruits de nombreux échantillons de terre, en hiver et au printemps, et en les ensemençant sans autre précaution dans des moûts sucrés, une fermentation active se produit par la levure apiculée. De plus, en introduisant à l'automne dans le sol, avec toutes les précautions requises, une terre imbibée d'une culture de *S. apiculatus*, et en prélevant à divers intervalles un échantillon de cette terre, on trouvait que la culture était encore vivante au commencement de l'été. Dans des recherches ultérieures, Hansen a introduit des cultures de cette levure dans des bougies Chamberland qu'il a enfoncées dans les couches superficielles du sol. Après trois ans le contenu de ces bougies, ensemencé dans du moût, y donnait une fermentation active par la levure apiculée. Cette levure *peut* donc facilement traverser dans le sol la période qui sépare son développement annuel sur les fruits mûrs.

Mais est-ce dans le sol que *doit* se faire son hibernation normale. Hansen a étudié, pour résoudre cette question, de la poussière prise en divers points, de janvier à juin, puis les fruits desséchés tombés de diverses plantes, puis des excréments divers, dans lesquels on pouvait supposer que les levures ingérées pouvaient trouver un milieu favorable à leur conservation. Soizante et onze essais, faits dans ce sens, ont tous donné un résultat négatif, et Hansen en a conclu que l'habitat d'hiver de cette levure était le sol au-dessous des arbres fruitiers.

Le même savant a étudié, au même point de vue, d'autres levures, que nous apprendrons à connaître sous le nom de *S. Pastorianus I*, *ellipsoïdeus I*, levure basse de Carlsberg n° 1, et diverses levures de bières hautes. Toutes ces levures pouvaient vivre plus d'un an dans le sol, et même les levures de vin, du groupe du *S. ellipsoïdeus*, peuvent y vivre trois ans. Muller-Thurgau a confirmé ces résultats, de sorte que cette notion peut être considérée comme assurée et générale.

50. Multiplication des levures sur les fruits mûrs. — La solution du problème s'en trouve avancée. Nous voyons bien comment la levure passe des fruits au sol. Nous ne voyons pas encore comment elle repasse du sol aux fruits. Pour avancer prudemment dans l'étude de cette question, demandons-nous d'abord si, arrivée sur les fruits mûrs, les levures en général, et le *S. apiculatus* en particulier, s'y multiplient abondamment, et comment elles s'y comportent les unes par rapport aux autres.

Nous pouvons trouver quelques renseignements là-dessus dans une note de MM. Rietsch et Martinand, qui ne se sont pas contentés d'étudier les divers germes qu'on trouve à la surface des raisins mûrs, mais les ont comptés par la méthode des cultures sur gélatine, en ensemençant dans du moût gélatinisé faiblement acide l'eau de lavage de la surface de raisins variés. Les nombres trouvés, dans certains cas, sont si grands qu'on n'aurait pas pu reproduire avec ces raisins les résultats de Pasteur et de Chamberland. Tous les grains portaient certainement des germes, du moment qu'il y en avait quelques-uns qui en étaient si chargés. On va voir pourtant que, comme inégalité dans la nature et la quantité, ces expériences nouvelles sont tout à fait d'accord avec les anciennes. Les nombres indiqués se rapportent dans tous les cas à 1 gr. de raisin.

Provenance du raisin	Moisissures	Autres colonies	
Algérie	Pas	4.320.000 col.	*apiculatus.*
Côtes rôties	280.000	192.000	id.
Pouilly	1.300	170 col.	diverses.
Corton	640.000	1.440.000	id.
Bordeaux	90.000	20.000	id.
Marché de Marseille	4.000	190.000	levures et mycod.
Id.	68.000	200	id.
Cépage de Folle-Banche.	128.000	Pas d'autres colonies.	

Les moisissures sont donc très fréquentes et dominent parfois. Quand on trouve des levures, c'est presque toujours du *S. apiculatus*, au moins au début de la fermentation. A ce moment-là, ce n'est que par des ensemencements répétés qu'on trouve du *S. ellipsoïdeus*.

Les mêmes savants ont vu aussi qu'à mesure que la fermentation se poursuit la situation change. Du moût de Meursault (Bourgogne) en fermentation n'a encore, au bout de 72 heures, fourni que de l'*apiculatus*. Ce n'est qu'après 144 et 160 heures que les *ellipsoïdeus* se montrent en majorité. Pour le Romanée-Conti, qui est un des grands crus de la Bourgogne, ce n'est qu'au bout de 72 heures que les *ellipsoïdeus* se montrent à côté des *apiculatus* qui persistent jusqu'à la fin de la fermentation (168 heures). Dans un lot de Belmont (Ain), les *ellipsoïdeus* apparaissaient seulement après 96 heures. Un dernier lot, provenant du marché de Marseille, n'a fourni que des *apiculatus* pendant toute la durée de la fermentation et même après un mois.

En examinant les lies, on trouve naturellement que les *ellipsoïdeus* y ont une plus grande place que dans les poussières recueillies à la surface des raisins avant la fermentation. Mais les *apiculatus* ne cèdent nulle part le terrain, et ne sont pas vaincus dans la lutte. Comme ce sont eux qui reparaissent très abondants dans les germes qui doivent ensemencer la vendange de l'année suivante, on peut dire que leur vitalité est supérieure à celle des autres levures du raisin. Par contre, ces dernières ne disparaissent pas complètement, ce qui est démontré non seulement parce qu'on en trouve quelques-unes en cherchant bien, comme nous l'avons dit plus haut, mais aussi parce qu'elles reparaissent dans le cours de la fermentation. Pour elles, le contact de l'air semble donc à la fois plus nuisible à la plante développée et moins nécessaire à la germination de la cellule.

Nous aurons à tirer plus tard de ces résultats les conclusions qu'ils comportent au sujet de la fabrication des vins. Pour le moment on peut en tirer ceci : c'est que sur les fruits mûrs, c'est le S. *apiculatus* qui trouve les meilleures conditions de développement. Les autres levures ne sont pas tuées : elles peuvent attendre le moment de prendre leur revanche, mais elles sont loin de dominer. L'ensemencement du sol, que nous a révélé l'expérience de Hansen, se fait donc surtout avec le *S. apiculatus* et, comme nous savons qu'il y est très résistant, il va pouvoir nous servir a étudier la diffusion et la dispersion des levures du sol dans le courant de l'année suivante.

51. Transport par l'air. — Il y a d'abord un élément de dispersion dont le rôle est évident, c'est le vent soulevant les poussières.

Dans ses premières expériences de 1862 sur la génération spontanée, Pasteur n'avait jamais vu une fermentation alcoolique se déclarer dans les liquides sucrés dans lesquels il ensemençait des bourres chargées de poussières de l'air. Plus tard, dans son livre sur la bière, en 1876, il trouve que ce fait n'était pas dû à ce qu'il n'y a pas de germes de levure dans l'air, car cette fois il en trouve. Toutefois, il ne leur attribue pas un rôle considérable dans la diffusion des levures au moment de la maturation des fruits. En 1879, Chamberland démontre, au contraire, que les germes de levure existent dans l'air en assez grande quantité pendant l'été et pendant l'automne. Ils y sont un peu plus rares pendant les autres saisons, mais on en trouve toujours. Comme il arrive pour toutes les poussières, les pluies les font tomber et en diminuent le nombre. Il y en a davantage au voisinage des vignobles, moins quand on s'élève sur la montagne. Bref, ces germes se comportent comme tous les autres qui, venus aussi du sol, y retournent et en repartent. De plus, les germes de levure appartiennent à diverses espèces, parmi lesquelles a été retrouvé le *S. apiculatus*.

Hansen est arrivé à des résultats du même ordre, et dont la différence avec ceux de Chamberland est attribuable à des différences de climat. En prenant comme terrain de culture du moût de bière, il a constaté que les germes de levure sont très rares, mais il y en a toujours. Leur nombre augmente de juin à la fin d'août et au commencement de septembre, après quoi il y a une diminution. Le reste de l'année on n'en trouve quasi plus, et c'est alors que les bactéries sont les plus abondantes. Les mucédinées le sont encore davantage, et, parmi elles, les *Dematium* et *Cladosporium*, qui dominent dans les jardins. Viennent ensuite les *Penicillium*. Les *Botrytis*, les *Mucors* et l'*Oïdium* sont plus rares. Tout cela témoigne que le mode et le degré de peuplement de l'atmosphère est en rapport avec l'ensemble des actions microbiennes qui se succèdent sur le sol à différentes saisons, et nous ramène à cette conclusion, que les poussières et le vent doivent apporter des germes à la surface des fruits, lesquels, s'ils sont sucrés, en permettant le développement des germes, rendent avec usure au sol, au vent et à la pluie ce qu'ils ont reçu d'eux.

52. Transport par les insectes. — M. Boutroux a fait voir, en 1881, que les insectes jouent aussi un rôle dans la dissémination. Les germes de levure qu'on trouve sur eux sont en moyenne beaucoup plus nombreux que sur les fruits et sur les fleurs nectarifères, où se fait aussi une culture locale.

Voici, en effet, les résultats d'une comparaison faite entre des fleurs nectarifères ou des fruits et les insectes qui les visitent. On a cherché la proportion centésimale de ces fleurs, de ces fruits, ou de ces insectes, qui, ensemencés dans du jus sucré, y apportent la fermentation. Ces proportions P et P' sont indiquées dans le tableau suivant :

Date de l'expérience	Fleurs ou fruits	P	Insectes	P'
31 mars 1882..	*Nonna lutea*......	57	Abeilles et autres...	100
2 mai 1882...	Erable............	12	Mouches noires....	20
6 mai 1882...	Bourrache........	100	Abeilles et cétoines	100
11 mai 1882...	Framboisier.......	100	Abeilles..........	100
3 juillet 1882.	Véronique.........	77	Abeilles..........	83
30 sept. 1882..	Raisin entamé.....	100	Guêpes et bourdons.	100
4 nov. 1881...	Réséda...........	60	Abeilles ouvrières..	71

En étudiant les diverses levures obtenues dans ces expériences, M. Boutroux a vu qu'il y en avait d'inversives et de non inversives. Les identifications sont difficiles. Il a pu cependant reconnaître le *S. cerevisiæ*, les *S. ellipsoïdeus* et *conglomeratus* de Reess, la levure décrite sous le nom de levure caséeuse dans le livre sur la bière de Pasteur, le *S. minor* de Engel, et le *S. apiculatus*. Ces diagnoses, sauf la dernière, sont évidemment un peu incertaines. Ce qu'elles affirment, c'est la variété des levures trouvées sur les insectes et sur les fleurs, et, par conséquent, le rôle actif des premiers dans la dissémination des diverses espèces ou races de levure qui existent dans la nature.

Toutes ces causes de diffusion assurent évidemment la persistance des diverses espèces. Promenées ainsi d'une façon constante, elles s'attachent sur les surfaces grasses ou cireuses qu'elles rencontrent. Lorsqu'elles tombent sur un fruit non mûr, il leur arrive ce que Hansen a observé pour son *S. apiculatus*, que l'inanition et la dessiccation tuent. Il a constaté que des cultures jeunes ou vieilles, étendues en couches minces sur un porte-objet ou une houppe de coton, et séchées à l'abri du soleil, sont mortes après 24 heures. Il ne faut donc pas s'étonner de n'en pas trouver sur les fruits verts. Sur les fruits mûrs, au contraire, il y a développement, et dès lors commence pour l'espèce une histoire nouvelle.

Après l'invasion générale de l'automne, lorsque ces levures répandues partout ont présidé à la destruction de tout le sucre formé par une génération de végétaux sucrés, elles meurent en grande partie, une autre portion se cultive dans le sol pendant l'hiver ; une autre peut être emportée par les insectes hibernants dans leurs retraites d'hiver, et il y a, au printemps suivant, des germes tout prêts qui n'attendent qu'une culture dans les fleurs à nectaires ou dans les premiers fruits mûrs pour pouvoir envahir de nouveau l'ensemble du monde organique.

53. Recherches de Berlese. — Toutes ces notions ont été reprises par Berlese, qui est arrivé, sur beaucoup de points, aux mêmes conclusions que Hansen et Boutroux.

Il a étudié la diffusion des ferments alcooliques dans la nature, et la façon dont ils passent sur les fruits mûrs.

Il opérait en portant, dans du moût stérilisé, les corps solides sur lesquels il cherchait des levures, ou une goutte de leur eau de lavage. Les expériences ont été faites à Portici, au pied du Vésuve, d'avril en décembre 1896.

Dans une terre de vigne et une terre de bois, il a trouvé d'avril en juin les *S. apiculatus*, *ellipsoïdeus*, *pasteurianus*, du *dematium* et autres microbes. Les *Saccharomyces* se trouvaient jusqu'à 12 et 13 centimètres de profondeur dans la vigne, et de 4 à 36 cm. dans le bois. Le *S. apiculatus* est en couches épaisses dans la terre au pied des ceps et des arbres fruitiers. Il semble que jusqu'à juin, il soit également réparti dans les places à l'ombre ou au soleil. On sait qu'il est très résistant à la chaleur.

Toutes les espèces énumérées ci-dessus se rencontrent aussi dans l'écorce épaisse et rude des chênes et des oliviers.

En revanche, jusqu'à juin, on n'a trouvé aucun ferment alcoolique sur les raisins et sur les ceps. Le *S. apiculatus* se rencontre parfois dans les fleurs à nectar, et sur les insectes qui les fréquentent, la *Vespa crabro* surtout.

Dans l'air, il n'y a pas de ferments alcooliques en avril et mai. On y rencontre parfois le *S. apiculatus* à la fin de juin et en juillet.

Au sujet du mode de diffusion de ces levures, Berlese a fait, tant sur l'action des fourmis que sur celle des mouches et surtout la mouche des celliers, *Drosophila cellaris*, une foule d'expériences méthodiquement combinées, dans le détail desquelles nous ne pouvons pas entrer, mais dont nous pouvons résumer les conclusions dans les trois propositions suivantes.

1° Les ferments alcooliques sont transportés par les fourmis, les mouches et les moucherons, et arrivent par eux sur les raisins ;

2° Les ferments alcooliques traversent le canal intestinal

des diptères sans y périr, et même, suivant toute apparence, sans y éprouver aucun dommage ;

3° Ils s'y multiplient même, quand les conditions de température et de milieu sont favorables.

L'intestin de certains diptères peut même devenir une sorte de séjour d'hiver, en particulier pour les *S. apiculatus* et *ellipsoïdeus*. Ce sont peut-être ces insectes, habitant les anfractuosités de l'écorce, qui déposent avec leurs excréments les germes de levure qu'on y trouve.

Berlese n'attribue qu'un rôle secondaire au transport par les pattes des insectes.

Ces conclusions de Berlese peuvent être rapprochées des résultats d'un travail de Neumayer qui s'était démandé, en 1890, ce que devenaient les levures après un passage au travers du canal digestif de l'homme et des animaux. Il a étudié sous ce point de vue plusieurs levures, le *S. apiculatus*, deux levures de bière blanche, une levure de distillerie, deux torulas et trois espèces de levures sauvages. Il a vu qu'elles sont toutes très résistantes vis-à-vis des sucs digestifs, et traversent le canal intestinal sans périr ni perdre leur pouvoir ferment. Voilà aussi une cause de dissémination qu'il faut faire entrer en ligne de compte. Hansen, qui ne l'avait pas visée dans les études que nous avons résumées plus haut, croyait que les levures ne se trouvaient que sous les arbres fruitiers. Il est clair qu'elles doivent être partout. Seulement, elles sont naturellement plus abondantes au voisinage des lieux où elles se sont le plus activement multipliées, à une époque quelconque.

En résumé, on voit que le problème que nous nous étions posé est aujourd'hui résolu dans ses traits généraux. Il en a ouvert un nouveau. Nous venons de constater qu'il n'y a pas qu'une levure : il y en a plusieurs, différentes par leurs formes et par leurs propriétés. Le genre levures, considéré comme autonome comprend un grand nombre d'espèces. Comment allons-nous les distinguer ?

BIBLIOGRAPHIE

PASTEUR. Etudes sur la bière, Paris 1876, et examen d'un écrit de Cl. Bernard sur la fermentation, Paris, 1879.

DE BARY. Morphologie der Pilze, Leipzig, 1866.

MAX REESS. Botanische Untersuchungen. Leipzig, 1870.

JORGENSEN. Der Ursprung der Hefen, *Centralbl. f. Bak*, IIe p. 1895, et *Ber. d. Gahrungslaboratorium von Jorgensen*, Copenhague, 1895.

SOREL. *Comptes rendus*, t. CXXI, 1895.

KLOCKER et SCHIONNING. *Meddelelser fra Carlsberg Labor.*, t. IV, 1896.

SEITER. *Centralbl. f. Bact.*, IIe p. t. I, 1886, p. 301.

HANSEN. *Meddelelser fra Carlsberg Laboratoriet*, 1881.

MARTINAND et RIETSCH. *Comptes rendus*, t. CXI, 1891.

CHAMBERLAND. *Thèse*, p. 61.

BOUTROUX. *Bull. Soc. Linnéenne*, 3e s., t. V, p. 120, et t. VII, 1883.

BERLESE. *Rivista di patol. vegetale*, t. V. 1897.

NEUMAYER. Dissertation inaugurale. Munich, 1890.

CHAPITRE VI

PURIFICATION DES LEVURES

Les résultats consignés dans le chapitre précédent montrent que, dans la nature, les levures sont d'ordinaire mélangées. Pour en faire l'étude, il faut nécessairement séparer les diverses espèces ou les diverses races les unes des autres, car nous savons qu'elles n'ont pas toutes les mêmes propriétés. Ici encore, comme à propos des bactéries en général, nous tablerons sur ces différences de propriétés pour essayer de les isoler les unes des autres. Nous n'aurons pourtant pas pour cela une marge aussi considérable que s'il s'agissait de séparer deux espèces différentes, ayant des besoins très divers. Toutes les levures aiment les liquides sucrés, et les milieux nutritifs qu'on peut leur offrir ont tous un fonds commun et essentiel. Mais on peut espérer trouver des éléments de séparation dans des circonstances accessoires : température, acidité, nature des sucres et résistance à l'action du temps, de la chaleur, des antiseptiques, etc. Toutes ces influences ont en effet été invoquées et ont donné quelque chose. Dans l'ensemble, on voit pourtant que la séparation des levures est un problème délicat, d'autant mieux que rien ne nous garantit que les propriétés d'une espèce soient immuables, et que lorsque, à force de soins et de patience, nous aurons réussi à tirer d'un mélange ayant certaines propriétés une levure ayant des propriétés un peu différentes, nous n'aurons pas créé une variété au lieu de faire une séparation d'espèces ou de races.

54. Caractère conventionnel des classifications. —

Heureusement la science peut avancer sans être exactement renseignée sur ce point, qui est au fond très secondaire, comme nous l'avons fait remarquer dans notre Ier volume. Le nom qu'elle impose pour un temps à une espèce quelconque est un nom de convention, une espèce d'étiquette attachée au dos de la marchandise, et qui, l'accompagnant partout, assure son identité. Munis de cette étiquette, les savants peuvent s'entendre, étudier la marchandise, découvrir ses défauts et ses qualités, chercher sa place dans une autre classification arbitraire. C'est cette étude qui constitue la science. Il importe seulement qu'il n'y ait ni perte ni confusion d'étiquettes, et que le déballage de chaque paquet de même nom donne toujours le même produit. Si on trouve plus tard que ce produit est un mélange, une nouvelle série de recherches s'ouvre et une nouvelle convention survient qui, à son tour, peut aboutir à une troisième. C'est ainsi que se fait le progrès. Il n'est nécessaire à aucun moment, bien que cela reste fort utile, que cette convention soit *naturelle*. Il suffit qu'elle soit acceptée de tous.

En allant à l'extrême de ces notions, nous arrivons à ceci : nous n'aurons vraiment de garantie au point de vue de la pureté d'une levure que si nous nous arrangeons pour qu'elle provienne au départ d'une cellule unique. Alors son nom d'espèce pourra être un numéro d'ordre ou une véritable étiquette commerciale. C'est ce qui arrive aujourd'hui. On trouvera dans le courant de ce livre beaucoup de levures caractérisées par leur marque d'origine et leur numéro. Ces levures filles de la même cellule, nous les considérerons comme pures et homogènes. Il y a, en réalité, entre les divers membres de la famille qu'elles composent, de petites différences que nous apprendrons à mettre en lumière. Mais dans l'ensemble, ces levures ne sont exposées qu'aux variations à longue échéance que peuvent leur faire subir les divers traitements auxquels les soumettent les savants ou les industriels.

C'est là le progrès considérable que la science et la pratique de la brasserie doivent aux persévérantes études de M. Hansen, de Copenhague. Ce savant a fait voir que ces levures, issues d'une cellule unique, donnaient aux diverses bières qu'elles servaient à fabriquer, une homogénéité, une régularité de goût et de propriétés qui font de ces levures sélectionnées des agents industriels de premier ordre. Mais de là à dire qu'il n'y a de levures pures que celles qui proviennent d'une cellule unique il y a loin, et on peut concevoir et réaliser beaucoup d'autres méthodes qui conduisent à l'homogénéité en passant par d'autres voies. Comme ces méthodes indirectes ont été employées les premières et peuvent encore rendre des services, c'est par elles que nous allons commencer.

55. Méthodes physiologiques. — Elles reposent sur cette notion que lorsqu'on sème dans un milieu un mélange de deux espèces, il y en a toujours une qui s'y plaît plus que l'autre, s'y multiplie plus vite, de sorte que si on prend de la semence au commencement de la culture pour la porter dans un nouveau milieu identique au premier, elle prend rapidement le dessus, et doit fatalement arriver à se trouver seule dans la gouttelette prélevée pour un ensemencement nouveau. A partir de ce moment, on a une culture pure et homogène tout aussi assurée que si on était parti d'une cellule unique.

Admettons en effet que la levure qui finit par prédominer ait été seulement pour 1/100 dans la levure ensemencée, et qu'elle marche, en 24 heures, dix fois plus vite que l'autre ; elle sera pour 1/10 dans la première semence prélevée, elle sera à égalité dans la seconde, et il y en aura un million, contre 1 cellule de l'autre levure au bout de 6 nouveaux ensemencements, un milliard au bout de 3 autres. Il est clair que, pratiquement, la seconde a disparu.

Il est vrai que les deux levures mélangées peuvent fort bien avoir des propriétés très voisines et ne pas se séparer par cette méthode. Hansen a montré en effet que beaucoup de levures de brasserie, cultivées depuis longtemps dans les mêmes conditions et qui passaient pour pures, n'étaient que des mélanges. Mais le brasseur n'ensemence d'ordinaire que de la levure qui a fini sa fermentation, et non, comme l'exige la méthode précédente, de la levure au début de la fermentation. Nous avons vu, dans le chapitre précédent, que les *S. ellipsoïdeus* ne se développent, dans le jus de raisin qu'après les *S. apiculatus*. Si on voulait séparer ces derniers, c'est au début de la fermentation qu'il faudrait prélever la semence, et non dans les dépôts que laisse le vin fait. De plus, au point de vue de la propreté et du soin des opérations, une brasserie n'est pas un laboratoire. Toutefois il peut arriver qu'on ait intérêt à séparer deux levures qui, dans un certain milieu, marchent du même pas. Il n'y a pas alors d'autre ressource que de changer le milieu, en tâchant d'en trouver un qui donne des différences. Pasteur a .proposé de l'eau sucrée à 10 0/0 additionnée d'un peu d'acide tartrique. Hansen a montré que ce moyen ne réussissait pas toujours. Mais il n'y a qu'à l'abandonner lorsqu'il ne réussit pas, et à le remplacer par un autre. Effront a proposé, dans ce même but, comme nous le verrons, l'emploi de l'acide fluorhydrique, auquel on a fait les mêmes objections ; mais ici encore, il faut employer la méthode quand elle est bonne et la délaisser quand elle est mauvaise.

Cette méthode exige des tâtonnements, et ne conduit pas toujours et nécessairement au résultat désiré. Mais elle peut rendre et a rendu des services.

56. Méthodes mécaniques. — Le principe de ces méthodes est de diluer la quantité de semence dont on dispose dans un volume beaucoup plus grand d'un excipient quelconque, solide ou liquide, en faisant de son mieux pour que la répartition soit homogène, puis à ensemencer dans un milieu convenable une dose de mélange plus petite que celle qui correspond à un seul germe, en supposant que ceux qu'on a mis en œuvre ont été uniformément répartis dans l'excipient. On est averti qu'on est arrivé à ce résultat lorsqu'on constate que la moitié environ des liquides ensemencés reste stérile, à la condition de s'être assuré préalablement que le milieu employé est très favorable, et peut nourrir un germe qui y tombe isolé. N'oublions pas en effet qu'il y a des espèces microbiennes qui ne s'implantent dans certains milieux qu'à la condition d'un fort ensemencement, et qu'il serait imprudent de tabler pour elles sur l'unité du germe qui a donné lieu à un développement.

57. — **Pasteur et Lister.** — La méthode de dilution en milieux solides a été employée en 1876 par M. Pasteur, dans ses études sur la bière. Il broyait finement de la levure avec de la poudre de plâtre, et, au lieu d'ensemencer une trace du mélange, il avait eu l'idée de répandre ce plâtre en nuage en le faisant tomber d'un peu haut, et de faire une prise d'air, au moyen d'une fiole à vide, au milieu de ces poussières. La méthode était évidemment un peu incertaine. C'est Lister qui, en 1878, l'a formulée et appliquée d'une façon précise dans ses études sur la fermentation lactique : il comptait sous le microscope la quantité de bactéries dans une goutte très petite de lait aigri, et il étendait ensuite une goutte égale du même lait d'une quantité d'eau distillée suffisante pour que chaque nouvelle gouttelette contînt moins d'une bactérie. En ensemençant cinq de ces gouttelettes dans cinq flacons contenant du lait stérilisé, il n'y en eut qu'un qui s'acidifia. On pouvait admettre que la gouttelette qu'il avait reçue ne contenait qu'un germe. Naegeli et Fitz ont employé souvent depuis la même méthode de purification.

Le point délicat est toujours de savoir s'il n'y a qu'un germe par ensemencement. L'agitation violente de la semence initiale dans un grand volume d'eau stérile n'est pas un garantie absolue, car si l'agitation sépare ce qui *peut* se diviser, elle agglomère au contraire ce qui *doit* se réunir, et on ne sait jamais ce que sont les surfaces des corps des microbes entre lesquelles se produisent ces phénomènes d'adhésion.

58. **Hansen.** — Pour obvier à cette difficulté, Hansen avait proposé la méthode suivante pour les levures. Après avoir vivement agité la semence dans un volume convenable d'eau distillée, on compte au microscope, sur un verre quadrillé, le nombre des germes contenus dans une gouttelette : supposons qu'il y en ait 10, on étend une gouttelette toute pareille dans 20 c.c. d'eau stérile, et on répartit également le mélange dans 20 matras de moût, dont la moitié environ se peuplera. Jusqu'ici c'est la méthode de Lister. Hansen y ajoute la précaution d'agiter vivement chacun de ces matras et de l'abandonner ensuite au repos. S'il y a 2 ou 3 germes, il y a des chances, dit-il, pour qu'ils ne tombent pas au même point sur le fond du matras. Il n'y a dès lors qu'à voir le nombre des colonies qui se forment. S'il n'y en a qu'une, c'est qu'il n'y avait qu'un germe. C'est une garantie de plus, mais elle n'est encore pas absolue, car le liquide et la levure peuvent être tels que les microbes s'agglutinent au lieu de se séparer.

59. **Lindner.** — Depuis, Lindner a rendu cette méthode plus pratique sans lui enlever de sa rigueur. Il prend, au bout d'une plume de métal stérilisée, une dilution très étendue de levure, et en dépose de petites gouttelettes, en lignes plus ou moins serrées, sur un porte-objet qu'il retourne ensuite sur la chambre humide d'un microscope. Toutes celles de ces gouttelettes qui contenaient un germe deviennent le centre d'une culture, et on peut ainsi observer et séparer les diverses races ou espèces existant dans un mélange. Ici, encore, comme on le devine, il peut y avoir agglutination comme plus haut, et la

semence prélevée sur le porte-objet n'est pas nécessairement pure.

60. Méthodes mixtes. — On peut opérer avec plus de sûreté au moyen de la culture des milieux solides, en la combinant de telle sorte qu'elle soit à la fois une méthode physiologique et une méthode de dilution. La petite modification que Hansen lui a fait subir pour cela est la suivante. On dilue suffisamment les germes dans la gélatine pour qu'il y en ait très peu et qu'on puisse compter ceux qui se trouvent dans une goutte pendante de gélatine sous le microscope. On étale pour cela cette goutte sur un couvre-objet quadrillé, et on en fait une soigneuse inspection, en notant sur le quadrillage la place de chaque cellule de levure. Il est bon qu'il n'y en ait guère qu'une dans chaque carré. La lamelle étant conservée dans une chambre humide, à bonne température, chaque cellule devient le centre d'une colonie. On ne prélève de semence que sur les colonies notées comme provenant originairement d'une cellule unique, et on a ainsi toute garantie au sujet de l'origine première de l'espèce ou de la race, qu'on peut multiplier ensuite autant qu'on le veut par les méthodes ordinaires.

Cette étude microscopique de la colonie, à son tout premier début, est nécessaire, car l'expérience démontre que l'agitation la plus soigneuse ne sépare pas les germes qu'on cherche à diluer dans la gélatine. Hansen s'en est assuré en mélangeant à parties égales deux levures de formes différentes et, par suite, faciles à distinguer, le *S. apiculatus* que nous connaissons, et une espèce du groupe des *S. cerevisiæ*, qui sont ovales. Il a trouvé que ces deux levures ne se séparaient pas toujours après agitation dans la gélatine, et qu'il y avait des colonies qui renfermaient les deux. Miquel a trouvé des résultats analogues pour d'autres microorganismes, et enfin Holm, en employant le procédé d'Hansen, a constaté qu'il fallait aussi ouvrir l'œil dans ce cas. Sur

23 séries d'essais de séparation de 2 levures, il n'a abouti qu'une seule fois à ne trouver dans 100 colonies que cent cellules. Dans le cas le plus défavorable il a trouvé 135 cellules pour 100 colonies, et en moyenne 108. Il y a donc environ 10 0/0 de cellules qui étaient restées obstinément unies dans ces expériences, parce que, comme nous l'avons dit plus haut, l'agitation agit à la fois pour séparer et pour agglutiner.

L'inspection microscopique préalable recommandée par Hansen est donc utile, et on revient ainsi, par un détour, à la pratique des premiers expérimentateurs, d'Ehremberg par exemple en 1821.

Mais ces savants, qui faisaient aussi pousser des espèces sous le microscope, n'avaient pour but que d'en étudier la morphologie, et ne se préoccupaient pas du germe. Si bien qu'ils ont parfois considéré comme identiques deux espèces dont les germes étaient fortuitement mélangés, par exemple les levures et le *penicillium glaucum*. En s'introduisant dans la méthode, cette préoccupation nouvelle de la descendance et du germe en a changé la portée. Ce qu'on y ajouté aussi, c'est que le milieu de premier développement est devenu, grâce à Koch, un milieu de culture, et qu'on peut opérer, sous le microscope, sur un germe insaisissable, avec autant de sécurité que le jardinier qui, lorsqu'il plante une carotte, sait bien qu'elle ne lui donnera pas de la graine de navets.

61. Caractères distinctifs des levures. — Une fois la séparation opérée par une des méthodes que nous venons de signaler, que faire des diverses levures qu'on aura isolées ? Il y en a qui se ressemblent, il y en a qui diffèrent. A la question que nous avons résolue tout à l'heure et qui était la séparation des éléments d'un mélange, vient donc s'en ajouter une autre ; comment, la séparation faite, rejeter les doubles pour ne conserver que ce qui mérite de l'être. En d'autres termes, à quoi reconnaîtrons-nous que deux espèces ou deux races de levure sont identiques ?

Il est clair, par ce que nous savons déjà de général sur les microbes, que ces caractères distinctifs seront parfois fort délicats, et ne peuvent résulter que de comparaisons très attentives entre les propriétés morphologiques et physiologiques des cultures. Nous savons aussi que ces caractères, lorsqu'on les pousse dans le détail, arrivent d'ordinaire à perdre leur permanence, à disparaître dans certains cas pour reparaître dans d'autres, de sorte qu'ils sont flottants et qu'on ne peut plus tabler sur eux. Ceci nous montre tout de suite combien sera difficile à établir une classification des levures. Nous n'en avons en ce moment qu'une ébauche, qui encore ne sera possible à écrire, avec toutes ses contingences, que lorsque nous aurons étudié les propriétés générales des levures, et que nous aurons pu ainsi apprécier les divers degrés de solidité des éléments sur lesquels elle est fondée. Aussi sommes-nous conduits à la rejeter à la fin de ce livre. Pour le moment, nous n'avons qu'à passer brièvement en revue les diverses notions auxquelles elle fait appel. Je prendrai pour type la classification provisoire proposée par Hansen, la plus étudiée de celles qui existent dans la science.

62. Premier triage des éléments d'un mélange. — Je suppose que nous ayons une cinquantaine, une centaine de cultures, provenant chacune d'une cellule unique, quels moyens avons-nous de leur faire subir un premier triage en gros, destiné à montrer tout de suite celles qui sont identiques, et à restreindre le nombre des essais ultérieurs. Le principe de la méthode est de faire des ensemencements comparatifs de ces cultures dans des conditions défavorables à la multiplication. L'obstacle ainsi posé au développement arrête plus ou moins les diverses races ou les diverses espèces, et les éparpille comme des chevaux sur un champ de course. Il y a des raisons de considérer comme identiques celles qui appartiennent à un même lot, et qui, parties ensemble, arrivent ensemble.

On peut, pour obtenir des conditions défavorables à la culture, s'adresser aux divers besoins physiologiques de la levure, température, quantité et qualité des sucres, nature de l'élément azoté, antiseptiques, degré d'alcalinité ou d'acidité de la liqueur. Ce sont les variations d'ordre chimique qui permettent les manipulations les plus faciles. Voici par exemple comment on peut faire quand on met en jeu des variations dans l'acidité ou l'alcalinité de la liqueur nutritive.

On commence par faire un premier ensemencement des diverses levures dans un même milieu neutre, ou identique à celui duquel provenait leur mélange. Ce milieu peut être considéré comme également favorable à toutes. De ces premières cultures, qu'on peut regarder comme également peuplées, et avec une très petite anse de fil de platine qui enlève la même quantité de semence ou à peu près, on ensemence une solution nutritive, mais légèrement alcaline, renfermant par exemple l'équivalent de 150 ou 200 milligrammes d'ammoniaque par litre. Cette alcalinité fait à la semence des conditions défavorables, dont celle-ci triomphe plus ou moins facilement, et l'expérience montre que le développement s'échelonne sur une période plus ou moins longue, et même que sur quelques lots il ne se fait pas du tout. Il y a évidemment des raisons pour considérer non *comme identiques*, mais *comme pouvant être identiques*, tous les lots qui ont donné une culture le même jour. Les quantités de semence ont en effet partout été les mêmes, et d'un autre côté, la multiplication marche très vite dès qu'elle est devenue apparente à l'œil, de sorte qu'on a le droit de faire des catégories, et de ranger à côté les uns des autres tous les matras qui se sont montrés féconds le même jour. A l'égard de ceux qui ne donnent rien, il suffit de recommencer l'expérience avec un liquide un peu moins alcalin pour les voir se classer comme les autres.

Il est bien entendu qu'on fait de tous ces matras, au

moment où on les trouve peuplés, une inspection microscopique, dont les résultats corroborent ou infirment les conclusions qu'on peut tirer de la simultanéité du développement. Il est bien entendu aussi que, si on le juge utile, on fait des essais comparatifs sur gélatine nutritive. Mais dans ces milieux, les levures sont dans des conditions plus défectueuses et prennent des formes plus anormales que dans les moûts.

On fait deux ou trois cultures successives de chacune des levures dans le milieu alcalin, en ensemençant à chaque fois avec une petite quantité de semence, de façon à éteindre, dans le cas où il y aurait eu mélange à l'origine, celle des deux levures qui s'accommode le moins bien de l'alcalinité du milieu. Puis on reporte en milieu neutre et on voit si le parallélisme qui a persisté en milieu alcalin se retrouve en milieu neutre. Tel sera d'ordinaire le cas, et on pourra commencer alors une troisième série d'épreuves, en répétant avec un milieu acide ce qu'on vient de faire avec un milieu alcalin. En prenant du moût de bière acidulé avec 1 à 2 0/0 d'acide tartrique, on peut répartir sur une semaine les éclosions des divers matras ensemencés et faire par conséquent un lotissement nouveau. Si ses résultats coïncident avec le premier, c'est-à-dire si les levures qui ont éclos le même jour dans un milieu alcalin se montrent aussi contemporaines en milieu acide, si de plus l'inspection microscopique qu'on a dû faire dans les deux cas révèle entre elles une identité de forme qui se retrouve la même quand on les ramène en milieu neutre, on a évidemment de très bonnes raisons de les considérer comme identiques. Si au contraire, les deux séries de cultures du matras d'origine, l'un en milieu acide, l'autre en milieu alcalin, aboutissent à des formes différentes, qui restent différentes quand on les ramène en milieu neutre, la conclusion s'impose d'elle-même. Il y a mélange. On voit que la méthode est infiniment plus courte et tout aussi sûre que la méthode des cultures sur gélatine.

63. Étude du dépôt. — Cet examen préliminaire réduit notablement le nombre des matras sur lesquels devra porter une comparaison plus approfondie, dont il nous reste à indiquer, d'après Hansen, les divers éléments. C'est d'abord l'examen macroscopique et microscopique du dépôt. Il y a des levures qui restent flottantes et d'autres qui forment au fond du vase une couche bien limitée, tantôt granuleuse, tantôt visqueuse. Les formes microscopiques de la levure de dépôt sont, en outre, différentes. Hansen recommande de faire l'examen 24 heures après l'ensemencement des levures dans du moût de bière maintenu à 25-27°. Le développement est très actif et les formes sont normales. En comparant à ce moment les 3 formes de *S. cerevisiæ* étudiées par Hansen avec les 3 formes de *S. Pastorianus*, on voit tout de suite la différence entre les formes régulières rondes ou ovales des premières avec les formes irrégulières et en boudins des dernières. Mais cet examen apprend aussi qu'il y a des formes de transition, et que, par conséquent, l'examen à faire est un examen d'ensemble. S'il y avait mélange, rien ne distinguerait les cellules un peu allongées du *S. cerevisiæ* des formes un peu arrondies du *S. Pastorianus*.

64. Formation des spores. — C'est en 1839 que Schwann a observé le premier la formation, dans certaines cellules de levures, de formes rondes qui deviennent libres ensuite par rupture des parois de la cellule mère. En 1870, de Seynes a montré nettement, à propos du *mycoderma cerevisiæ*, que ces corps ronds étaient des spores vivantes, capables de germer ; peu de temps après, Reess retrouvait ces mêmes spores chez un grand nombre de levures. Nous aurons bientôt à examiner les circonstances et les conditions de leur production. Nous n'avons à indiquer ici que leur rôle comme éléments de classification.

Hansen a montré que toutes les levures à spores avaient ceci de commun, qu'il leur fallait pour sporuler le libre contact de l'air, une surface humide et une température convenable, l'optimum étant au voisinage de 26°. Il est très utile en outre, si ce n'est pas nécessaire, qu'elles soient jeunes et actives, c'est-à-dire qu'elles sortent d'un bon milieu de culture, et qu'elles passent de là sur un milieu médiocrement ou même pas du tout nutritif, de l'eau pure par exemple. En d'autres termes, les meilleures conditions sont réalisées quand de la levure sort d'un milieu où elle est bien nourrie pour subir un procès d'inanition.

On peut, pour inanitier la levure, verser une goutte de culture sur un petit disque de plâtre plongé dans l'eau par sa partie inférieure, ou sur l'extrémité d'une languette de papier buvard dont l'autre extrêmité plonge dans l'eau, ou encore sur des tranches de pomme de terre ou d'un légume quelconque ne contenant que des traces de sucre alimentaire pour la levure. On peut aussi observer la formation de spores en milieux liquides en ensemençant la levure dans une liqueur où elle ne trouve que du lactose, ou un autre sucre non assimilable. Enfin, dans de vieilles cultures où la levure a donné une fermentation normale, mais où l'air a fini par remplacer l'acide carbonique, certaines cellules, en vieillissant dans ce milieu qu'elles ont épuisé, peuvent donner des spores. Le fait est surtout fréquent dans les voiles superficiels, ou dans la couronne de levure formée sur les parois du vase au niveau de la surface du liquide.

De toutes ces conditions variées, c'est la culture sur blocs de plâtre qui aboutit le plus rapidement, et Hansen a trouvé, comme premier résultat important, que s'il y a certaines espèces ou certaines races de levure qui donnent toujours et facilement des spores, il y en a qui n'en donnent jamais. Nous verrons plus tard qu'il faut un peu atténuer la signification précise de cette distinction, et ne pas croire que la formation de la spore soit caractéristique d'une espèce botanique. D'un autre côté, cette faculté de sporuler n'a rien de commun avec la faculté de sécréter la diastase de Buchner, car il y a des levures à spores qui ne sont pas des ferments alcooliques, comme par exemple le *Mycoderma vini* étudié par de Seynes, et, d'un autre côté, des levures véritables qu'on ne peut pas amener à sporuler, par exemple le *Saccharomyces apiculatus*. On ne peut donc accorder beaucoup de créance à un caractère de classification aussi contingent, et qui de plus laisse de côté certaines levures authentiques, pour englober des formes cellulaires qui ne sont pas des ferments alcooliques. Mais nous pouvons l'accepter après avoir fait cette réserve, et nous appellerons dans tout le cours de cet ouvrage vrais *saccharomyces* les espèces qui donnent des spores, et *non saccharomyces* celles qui n'en donnent pas.

En outre de cette première notion distinctive, Hansen en a signalé d'autres, empruntées aux formes que prennent les spores dans la cellule de levure et à leurs modes de développement. Sous ce rapport, il a formé 3 groupes de *saccharomyces* que nous retrouverons, mais dont nous devons donner ici la description générale.

Chez tous la formation de la spore est précédée d'une période pendant laquelle le plasma de la cellule se condense en 2, 3, 4 points ou même davantage. Ces amas protoplasmiques se différencient ensuite davantage en s'enveloppant d'une paroi propre. C'est à ce moment qu'apparaissent

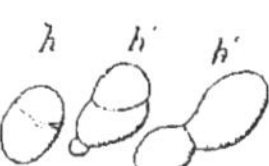

Fig. 23. — Germination des spores du *S. cerevisiæ*, d'après Hansen. *h* deux spores gonflées avec leur cloison ; — *h'*, *h''* stades de germination.

les 3 groupes de Hansen. Dans le premier, dont le type est le *Sacch. cerevisiæ* I, les spores commencent à se gonfler au milieu de la cellule-mère avant de germer, et compriment les résidus protoplasmiques qui étaient restés entre elles de façon à en faire des lames à demi solides, si bien que lorsque la spore, en germant, est sortie de la cellule, il reste de celle-ci un squelette où s'aperçoivent encore les compartiments occupés par les spores. Les bourgeons se forment sur un quelconque des points de la spore gonflée, et on voit reparaître le mode usuel de multiplication des levures.

Un autre type est représenté par le S *Ludwigii*. Ici, la spore subit, avant de germer en levure, une sorte de conjugaison avec une spore voisine, et c'est l'être né de cette conjugaison qui donne de nouvelles cellules de levure. Il est donc à la fois distinct de la spore et de la levure :

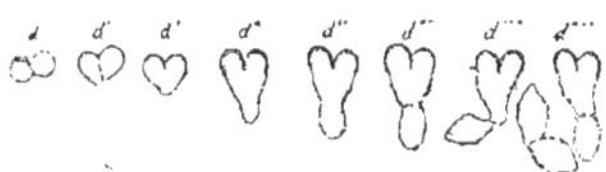

Fig. 24. — Stade de la germination et de la conjugaison de 2 spores voisines dans le *S. Ludwigii*; puis, stades de bourgeonnement, d'après Hansen.

c'est quelque chose d'analogue au promycelium de certaines espèces microscopiques.

Le troisième type, réalisé par le S *anomalus*, est caractérisé par des spores demi-sphériques, appuyés sur un

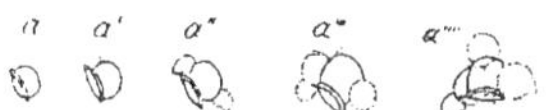

Fig. 25. — Stades de germination et de bourgeonnement d'un spore de *S. anomalus*, d'après Hansen.

rebord analogue aux ailes d'un chapeau. La germination se fait par la voie ordinaire, par bourgeonnement. Les ailes du chapeau persistent ou disparaissent sur les spores. Les nouvelles cellules sont des levures ordinaires.

Tous ces caractères physiologiques de circonstances de formation et de germination des spores peuvent évidemment entrer en ligne de compte dans l'identification des espèces ou des races. Nous aurons plus tard à examiner leur valeur.

65. Voiles superficiels. — Hansen a montré que des levures véritables pouvaient former à la surface des liquides de véritables voiles qu'il ne faut pas confondre avec les voiles, parfois épais et très plissés, que fournissent les différentes espèces encore mal connues qui portent le nom commun de fleurs du vin ou de *mycoderma vini*. Les voiles de levure sont beaucoup plus fins, et parfois difficilement visibles. On les observe surtout sur les moûts fermentés conservés à la température ordinaire. Ce sont des pellicules très minces, à contours irréguliers, formant des îlots plus ou moins confluents, planes à leur surface supérieure, plus ou moins bombées sur leur face en contact avec le liquide. A fleur de liquide, sur les parois du vase, court une bordure en forme d'anneau plus ou moins large, et qui appartient aux mêmes formations. Partout ce sont des globules de levure qui recherchent le contact de l'air, absolument comme dans le cas de la formation des spores. Ici encore il y a des circonstances de température, d'aération, de jeunesse des globules qui jouent un rôle. Hansen recommande de prendre une culture de 24 heures, dont on remplace le liquide par du moût neuf. On agite, et on porte, avec toutes les précautions requises, une goutte du mélange dans un matras contenant 150 cc. de moût, rempli à moitié, et fermé par un capuchon de papier. On trouve que les caractères de végétation des pellicules qui se forment sont d'ordinaire différents de ceux de la levure de fond. Avec le *S. cerevisiæ* I, par exemple, le dépôt de fond est formé de cellules rondes ou ovales, tandis qu'elles sont allongées et cloisonnées en forme de mycélium dans les voiles. De plus, la température à laquelle peuvent encore se former les pellicules est toujours inférieure à celle qui est nécessaire pour interrompre la vie des globules du fond. Les différences morphologiques, autant que les différences physiologiques dans les temps nécessaires à la disparition des voiles, dans la température la plus favorable au phénomène, sont des éléments distinctifs desquels on peut faire état dans l'examen du problème difficile que nous nous sommes posé.

66. Cultures sur les milieux solides. — Pour terminer ce qui est relatif à la morphologie, je n'ai plus qu'à citer les indications que fournit la culture en milieux solides. Hansen recommande pour cela du moût de bière avec 5,5 0/0 de gélatine, et montre que les espèces qu'il a déterminées, ensemencées dans ce milieu, présentent après 11-14 jours passés à 25° des différences très nettes. Le *S. ellipsoïdeus* I, par exemple, donne à la surface de la culture un aspect reticulé qui le fait reconnaître à l'œil nu. Sur de l'eau de levure gélatinisée, le *S. Pastorianus* II donne, après 15 jours à 16°, des colonies à contours nets et unis, tandis que le *S. Pastorianus* III a des contours échevelés. On peut aussi citer des différences dans les formes de développement lorsque l'inoculation a eu lieu par piqure profonde, dans la rapidité avec laquelle la gélatine est liquéfiée, etc. Tous ces caractères sont évidemment un peu contingents, et il n'y a pas à leur accorder *a priori* grande confiance. Ils sont pourtant utiles à connaître et à signaler.

67. Autres caractères d'ordre physiologique. — A ces caractères d'ordre morphologique Hansen en a ajouté d'autres, d'ordre physiologique, ce sont : les degrés de température auxquels commencent à se développer, se plaisent le mieux, souffrent et meurent les divers saccharomycétes, la façon dont ils se comportent vis-à-vis des divers sucres et des autres matériaux constituants de la liqueur. Nous devons nous borner ici à cette simple mention, que nous ne pourrons développer qu'au cours de l'histoire physiologique des levures. Si nous avons un peu insisté sur les caractères qui précèdent, c'est parce qu'ils étaient indispensables à connaître pour l'étude anatomique de la levure à laquelle nous arrivons maintenant.

BIBLIOGRAPHIE

HANSEN. *Meddelelser fra Carlsberg Laboratoriet, passim*, et Untersuchungen auf der Praxis der Gärungsindustrie, Munchen, 1892.
JORGENSEN. Mikroorganismen der Gärungsindustrie Berlin, P. Parey, 4e édit. 1898.
LISTER. *Trans. of the pathol. Soc. of London*, 1878, *et Quarterly journal of microscop. science*, 1873 et 1878.
LINDNER. *Mikroskop. Betriebskontrolle in d. Gärungsgewerben*, Berlin, 1895.
DE SEYNES. *Comptes-rendus, Acad. des sc. s.* LXVII, 1868.
ENGEL. Les ferments alcooliques, thèse de Paris, 1872.
REESS. Bot. Untersuch, uber die Alkoholgärungpilze, 1870.

CHAPITRE VII

ANATOMIE DE LA CELLULE DE LEVURE

La cellule de levure est certainement un ensemble très complexe, capable de fonctions très variées, et devant constituer, par suite, un microcosme dont les divers organes doivent, on le devine, être très difficiles à différencier. Nous ne sommes pas très avancés dans cette étude, qui commence à peine. Il n'y a pas encore bien longtemps que l'on considérait la cellule comme une masse de protoplasma homogène enfermé dans un sac clos. Nous savons un peu mieux aujourd'hui ce que c'est que l'enveloppe, ce que c'est que le protoplasma, et c'est le résumé des notions acquises sur ce sujet que nous avons à présenter.

68. Enveloppe de la cellule. — Cette enveloppe, assez résistante, apparaît très fine chez les globules jeunes et en voie de développement. Quand le globule vieillit, Pasteur a vu, dès le début de ses études, que le contour devient dur, comme si la membrane augmentait d'épaisseur. Chez le globule très vieux, dans lequel le protoplasma est devenu granuleux, il semble parfois que la membrane enveloppante ait pris une épaisseur telle qu'on lui voit un double contour.

Cet épaississement de la membrane se manifeste par places, d'après Will, dans quelques-unes des cellules formant pellicule ou anneau sur les parois à la surface du liquide, sur des solutions minérales ou peu nutritives, surtout si elles contiennent un peu d'acide citrique ou tartrique. On trouve aussi de ces cellules à contours noirs dans le dépôt de fond du vase. Will, qui croit que cet épaississement des parois augmente leur résistance, les appelle *Dauerzellen*, ou cellules durables. Nous accepterons, pour le moment, ce nom, nous réservant d'en discuter plus tard le bien fondé.

Des recherches de Will et de Casagrandi, il résulte que la membrane épaissie qu'on observe autour des *Dauerzellen* présente une striation longitudinale, comme si elle était formée de plusieurs lamelles superposées. Pour bien la voir, il faut s'adresser de préférence aux globules vieillis sur plâtre ou dans de mauvais milieux de culture, et les traiter pendant longtemps soit par l'acide osmique, soit par le liquide de Ripart et Petit, contenant 1 0/0 d'acide chromique et d'acide chlorhydrique. On voit alors deux couches principales, l'une interne et l'autre externe, se séparant par places, et dont la seconde, plus fragile, peut se briser en fragments entourant la membrane interne. On arrive à ce résultat en pressant sur la lamelle, comme Will l'a montré le premier.

En y regardant de près, on observe ces deux membranes même dans des cellules très jeunes. Elle apparaît mieux quand on les traite par de l'acide chlorhydrique à 4 ou 5 0/0 ; on lave, on dessèche, et on colore à chaud avec le vert iodé et la fuchsine par la méthode de Strassburger. On voit apparaître à l'extérieur une fine couche violet-rouge, entourant le reste de la membrane incolore. Cette double membrane est continue, et on n'y voit point de pores, contrairement à ce qu'avait pensé Bizzozero.

69. Etude micro-chimique de la membrane. — Aucun réactif contenant de l'iode ne colore la membrane en violet. Elle ne se colore même que très rarement en jaune. Le plus souvent, elle reste incolore, quel que soit le traitement préalable auquel on ait soumis la préparation, traitement par les acides, les alcalis, l'alcool, l'éther, divers sucs digestifs. La membrane n'est donc pas formée de cette cellulose que les réactifs micro-chimiques colorent en rouge plus ou moins violet.

Les réactifs colorants ordinaires de la cellulose végétale,

roccelline, crocéine, rouge du Congo alcalin, hématoxyline de Giltay, ne colorent pas l'enveloppe de la levure. Il faut employer pour cela le bleu de méthylène d'Ehrlich ou l'aniline de Hanstein. On favorise la coloration en traitant d'abord par de l'acide acétique à 2 0/0, ou de l'acide chlorhydrique à 6 0/0, avec lesquels on laisse la levure en contact pendant 1 à 3 jours. On décante, on lave jusqu'à cessation de toute réaction acide. On fait alors agir la matière colorante.

La membrane du globule se dissout dans l'acide chromique concentré, dans l'acide sulfurique concentré ; elle résiste aux autres acides, si concentrés qu'ils soient, aux alcalis moyennement étendus et à la liqueur cupro-ammoniacale : tout cela témoigne qu'elle n'est pas formée de cellulose. Peut-être pourrait-on la rapprocher de la pectine, qui, d'après Mangin, résiste aussi à l'action de l'ammoniure de cuivre. Mais les substances pectiques sont encore si peu connues que ce rapprochement n'éclaire pas beaucoup la question.

70. Etude du protoplasma. — L'anatomie du contenu de la cellule est à la fois plus importante et plus difficile. Nous rencontrons d'abord devant nous la question suivante : la cellule de levure a-t-elle un noyau ? On a longtemps discuté sur ce point. Sans entrer dans le détail des controverses qui se sont produites à ce sujet, nous devons indiquer ici l'état actuel de la question. Nous en emprunterons presque tous les éléments à un très bon mémoire de MM. Janssens et Leblanc, qu'a confirmé sur beaucoup de point un travail de Bouin, tout à fait indépendant du premier et publié à peu près au même moment.

Ce que nous avons dit, dans le premier volume de cet ouvrage, au sujet de la structure des microbes, montre toutes les difficultés du problème. Il faut, pour faire l'anatomie d'une cellule, y mettre en évidence, par des réactifs ou de préférence par des matières colorantes appropriées, des différenciations préexistantes, et que les réactifs employés soient incapables de produire. C'est ce dont on n'est jamais sûr, même en se servant des réactifs les plus délicats. Le plus souvent on est obligé de faire agir la chaleur, la dessiccation, l'alcool ou un fixateur quelconque, toutes actions coagulatrices fort capables d'amener dans les protoplasmes de la cellule ou du noyau des changements que les matières colorantes rendent ensuite visibles, mais qu'il faut se garder de considérer, *a priori*, comme des détails anatomiques normaux. Le simple transport d'une cellule d'un milieu dans un autre suffit parfois à amener dans son plasma des vacuolisations transitoires, qui ne font pas partie de son anatomie normale. On ne peut se tirer de ces difficultés d'interprétation qu'avec beaucoup de méthode et de prudence. En laissant de côté certains détails secondaires et un peu douteux qu'on trouve dans le mémoire de MM. Janssens et Leblanc, nous allons voir qu'on peut en tirer une idée nette de la structure d'une cellule de levure.

71. Méthodes d'observation. — MM. Janssens et Leblanc font leurs préparations microscopiques de la façon suivante. Ils commencent par fixer au moyen du liquide iodé de Moeller, contenant 1 0/0 d'iodure de potassium et de l'iode à saturation. Dans une goutte de ce liquide, on délaie une petite quantité de levure, on étale une gouttelette de ce mélange à la surface d'une lamelle bien propre ; puis au moment où elle est évaporée sans chauffage, on plonge dans du liquide de Moeller, et on laisse séjourner 24 heures. Après ce temps on durcit la préparation fixée en la faisant passer successivement dans l'eau, l'alcool au tiers, l'alcool à 80°, et enfin l'alcool à 95°, dans lequel le séjour est au moins de 48 heures. Il importe d'éloigner les dernières traces d'iode, sans quoi les colorations se font mal.

La meilleure méthode de coloration est celle de Heidenhain. On mordance pendant 4 heures dans une solution d'alun de fer à 2,5 gr. par litre, et on colore pendant 12 à 18 heures dans une solution d'hématoxyline à 0,5 0/0. On décolore ensuite de manière à obtenir le noyau en noir d'ébène et le protoplasma presque ou absolument décoloré. On peut aussi colorer pendant 10 minutes par l'hématoxyline noire, qui se fixe à peu près exclusivement sur la nucléine du noyau. Au moyen d'une solution contenant 0,1 gr. de bleu carmin dans 300 cc. d'alcool à 80°, on décolore presque complètement le protoplasme, en lui communiquant la teinte complémentaire de celle que lui avait donné l'hématoxyline noire.

Enfin, M. Janssens conseille, pour le montage, l'emploi de l'alcool amylique. Après avoir fait l'examen de la préparation dans un mélange à parties égales de glycérine et d'eau distillée, on remonte avec des alcools de plus en plus concentrés, et au moment d'arriver à l'alcool absolu, on le remplace par une goutte d'alcool amylique anhydre.

72. Noyau de la cellule de levure. — Les préparations ainsi faites montrent toujours, dans la cellule, un noyau de structure très simple, constitué par une membrane très fine, un caryoplasme et un nucléole nucléinien.

Sur des cellules bien nourries examinées après une trentaine d'heures de séjour dans un bon milieu nutritif à 27°, le karyoplasme est homogène. Mais si on porte ces cellules dans du moût frais, on voit ce karyoplasme devenir fibrillaire et se vacuoliser (*a* fig. 26). Puis cette vacuolisation disparait et le karyoplasme reprend son homogénéité première. Il semble par conséquent que nous n'ayons-là qu'un exemple de ces plasmolyses transitoires dont nous avons parlé plus haut.

Lorsqu'on laisse vieillir les cellules dans le moût qu'elles ont fait fermenter, le noyau garde sensiblement la même apparence, mais le protoplasma cellulaire, qui s'est à peine modifié jusque-là, devient granuleux et il s'y produit des transformations sur lesquelles nous allons revenir. Terminons d'abord ce qui est relatif au noyau en disant que

Janssens en a trouvé dans toutes les levures qu'il a étudiées (*S. Ludwigii*, *cerevisiæ*, *Pastorianus I*, levure basse n° I de Carlsberg, levure de boulangerie, levures pressées de Copenhague et de Louvain). Il y a seulement quelques

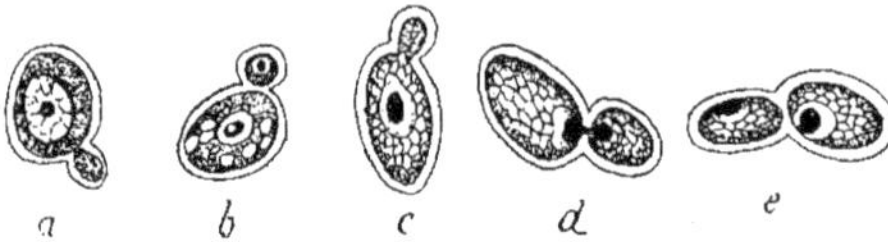

Fig. 26. — Levures de brasserie étudiées à divers intervalles, de 2 heures à 3 h. après leur ensemencement dans du moût, d'après Janssens et Leblanc.

petites différences. Dans le *S. cerevisiæ* auquel se rapporte la description ci-dessus, le nucléole est au centre du noyau, il est, par exemple, accolé à la membrane vers le milieu de la cellule dans le *S. Ludwigii*, et le *Schizosaccharomyces*

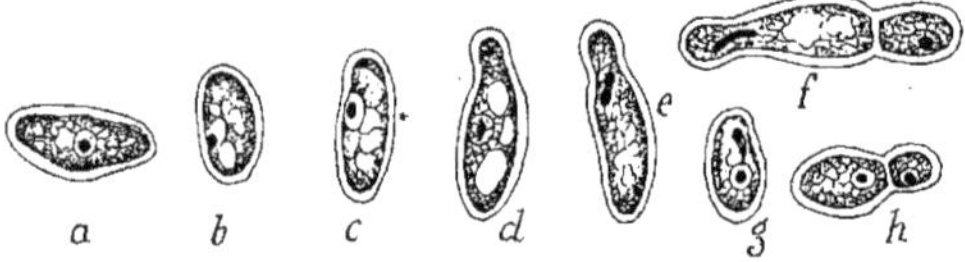

Fig. 27. — *Sacch. Ludwigii* étudié à divers intervalles après l'ensemencement dans du moût : *a, b, c, d* : changements protoplasmiques ; *e, f, g, h*, stades de bourgeonnement.

octosporus de Beyerinck. De plus, il ne devient jamais vacuolaire. Buscalioni a depuis constaté l'existence du noyau même à l'état frais, avec une membrane, de nombreuses granulations probablement nucléiniennes dans le karyoplasma, et un nucléole. La cellule de levure est donc sûrement une cellule à noyau.

73. Protoplasme de la cellule de levure. — Prenons comme tout à l'heure une cellule ayant séjourné une trentaine d'heures dans du moût à 27°, nous verrons que son protoplasma est très réfringent et très hyalin. Remplaçons par de l'eau, sous la lamelle, le liquide qui la baigne, nous y verrons naître un procès de condensation ou de coagulation, sous forme de trabécules très fines se détachant en blanc plus brillant sur le fond légèrement grisâtre du protoplasma. Remplaçons l'eau par un liquide fixateur. de Gilson ou à l'acide osmique, il se fait un réseau très fin, d'une régularité remarquable, avec épaississements aux nœuds. Cette structure réticulaire préexiste-t-elle au traitement qui a permis de l'apercevoir, ou bien résulte-t-elle du traitement lui-même ?

Pour essayer de le savoir, cherchons si cette structure varie dans le courant d'une fermentation. Au début, quand on a transporté les cellules dans du moût frais, la structure réticulaire apparaît toujours aussi fine, et le noyau est déjà fort vacuolisé, comme nous l'avons signalé plus haut, à un moment où le protoplasma cellulaire présente encore sa structure primitive (*a* fig. 26). Mais bientôt ses trabécules sont écartées et repoussées par des vacuoles qui naissent entre elles, et ces vacuoles se développent et s'affirment (*b* fig. 26 et 27) en même temps que celles du karyoplasme s'effacent. C'est le moment de la pleine fermentation, vers la 12e heure.

Après 24 heures, les vacuoles du protoplasma deviennent à leur tour moins visibles, et on voit reparaître la fine structure réticulaire (*c* fig. 26 et 27) que nous décrivions en commençant.

Il semble difficile de voir là autre chose que des phénomènes de plasmolyse temporaire que nous ne pouvons pas prendre pour des détails de structure. Ce sont des phénomènes de coagulation qui vont plus ou moins loin, et peuvent conduire à des figures diverses suivant les circonstances. Qu'elles préexistent ou non au traitement qui a permis de les apercevoir, il semble difficile d'en faire des détails anatomiques. Ces cellules plastiques, habituées à vivre dans des milieux très divers, ne peuvent pas présenter la constance de constitution ni d'aspect qu'on trouve dans les cellules des animaux supérieurs, cellules pour lesquelles tout est uniforme d'un bout à l'autre de leur existence, température, conditions de milieu, nature de l'aliment, mode de nutrition, etc. Une levure qui, à l'origine d'une fermentation, s'imbibe de liquide sucré, et, à la fin, de liqueur alcoolique, est exposée à des coagulations plasmiques incessantes, et l'expérience montre qu'elle réussit à s'accommoder peu à peu à tous ces changements.

Mais lorsqu'elle vieillit dans le milieu où elle a remplacé son sucre par de l'alcool, les conditions se modifient. La vie protoplasmique change, et nous devons voir apparaître alors des changements plus profonds que ceux que nous venons de signaler. Le protoplasma devient granuleux, même à la vue simple et sans traitement, et si on emploie les réactifs, on voit que ces granules sont des masses nucléo-albumineuses, déposées de préférence sur les angles du réseau que font apparaître les moyens employés.

Quand, au lieu de laisser vieillir la cellule de levure dans le liquide qu'elle a fait fermenter, on la dépose sur des blocs de plâtre, la levure devient en même temps vacuolaire et granuleuse. Ici, comme on le voit dans la figure 28, les filaments réticulaires, qu'on peut observer parfois à l'état frais, ne vont plus d'un granule à un autre, mais semblent, au contraire, se glisser entre eux et les faire passer à l'état d'enclaves. Le fait est encore plus évident quand ces globules sont fixés et colorés. Ceci témoigne que les granulations et les filaments réticulaires sont des corps de nature différente, qui se coagulent ensemble quand leur dépôt est simultané, et restent séparés, lorsque la formation de l'un a précédé le dépôt de l'autre.

MM. Janssens et Leblanc trouvent, en effet, que les filaments réticulaires se colorent en jaune par l'acide picrique ou azotique, et donnent une coloration rouge brique sale avec le réactif de Millon ; ils réduisent quoique faiblement le chlorure d'or, et résistent à l'action de la pepsine et des acides forts. La substance déposée aux nœuds du réseau ou contenue dans les enclaves qu'il forme disparaît, au contraire après 24 heures de digestion dans un liquide digestif et dans l'acide chlorhydrique dilué. Elle se colore en outre non en vert, mais en bleu outremer mat dans le vert de méthyle, et par l'hématoxyline de Delafiel, de même que par l'hématoxyline au fer, elle se colore comme les plaques vitellines des œufs.

Dans ces granulations, MM. Janssens et Leblanc n'ont pas trouvé de matières grasses. C'est peut-être qu'ils n'ont pas attendu assez longtemps, car sur de très vieux globules de levure encore vivants, j'ai trouvé des granules solubles directement dans l'éther, et en quantité telle que leur poids était parfois la moitié du poids de la masse du globule, tandis qu'il n'en est d'ordinaire que le vingtième.

Will a observé en effet des granulations qui se colorent en noir par l'acide osmique, en rouge cinabre par la teinture d'alkanna, qui se dissolvent dans l'alcool et l'éther, et qui sont des globules gras. Il y en a de petits et de ronds, d'autres plus gros, irréguliers, qui peuvent prendre l'aspect de cristalloïdes, d'autant plus qu'ils laissent, après dissolution par l'éther, une sorte de réseau fibrineux à la place qu'ils occupaient. Ce réseau est probablement dû à la couverture protoplasmique des globules gras qui se sont accolés, mais ne se sont pas fondus en un globule unique. C'est ainsi qu'on retrouve de la caséine dans le beurre le mieux purifié.

Ces granules gras sont normaux, et on les voit facilement sans soumettre la cellule à aucun traitement. Pour les autres granulations, on peut toujours se demander si elles sont naturelles ou artificielles. Il n'est pas douteux qu'elles ne soient dues à des matières différentes. Mais ces matières sont-elles disposées de la même façon avant et après traitement, c'est ce qui reste douteux. Eisenschitz, qui reconnaît l'insécurité de la méthode des colorations après coagulation de l'albumine et déshydratation, étudie la structure de la levure en faisant agir des matières colorantes diverses sur le protoplasma vivant. Sur des globules de levure ainsi traités, il trouve que les granulations qu'on trouve sur la paroi et dans l'intérieur de la vacuole ne sont pas identiques à celles du protoplasma, et comme les premières présentent la réaction de la nucléine, il les considère comme préparant les voies à la formation d'un noyau. La levure serait pour lui le représentant d'un terme du développement phylogénétique intermédiaire entre les protoplasmas homogènes et les protoplasmas nucléolés. Sur ce point il est en désaccord avec Janssens et Leblanc qui, nous l'avons vu, ont observé le noyau tout formé.

Lorsqu'on remet un globule vieux dans du moût frais, l'expérience apprend qu'il liquéfie rapidement ses inclusions et se reconstitue un protoplasma homogène. On ne peut donc voir, tant dans les granulations que dans les travées protoplasmiques, que des formations temporaires, utiles à connaître et à signaler, mais qui sortent du cadre de l'anatomie de la cellule, en ce sens qu'elles n'ont rien à faire ni avec ce qu'il y a de constant dans sa morphologie, ni avec sa loi d'évolution.

Cette réflexion nous permet de laisser de côté les discussions auxquelles l'origine, la nature, le mode d'arrangement ou de distribution de ces granulations intérieures ont donné lieu. Nous arrivons de suite au rôle que joue le noyau dans la reproduction par bourgeonnements et par spores.

74. Reproduction par bourgeonnement. — Elle se fait par un procédé intermédiaire entre la division kinétique proprement dite et la division simple, par allongement suivi d'une séparation. Le premier acte du phénomène dans le *S. Ludwigii* est la disparition de la membrane du noyau. Dans les *Saccharomyces* ordinaires la membrane persiste. Dans les deux cas, le nucléole s'allonge et bientôt se scinde en deux nucléoles plus petits, souvent réunis par un filament au milieu duquel apparaît parfois une ligne transversale, se prolongeant dans le protoplasma par une suite de points, et qu'on peut considérer comme une forme appauvrie de la plaque fusoriale. En même temps, les deux nucléoles se portent vers le point de la cellule où le bourgeon a déjà commencé à se former, car le petit renflement qui est l'ébauche de la future cellule-fille est ordinairement antérieur à la division du noyau de la cellule-mère.

Quand un des nucléoles formés a pénétré dans le bourgeon naissant, soit nu, comme dans le *S. Ludwigii* (fig. 27, *h* ;

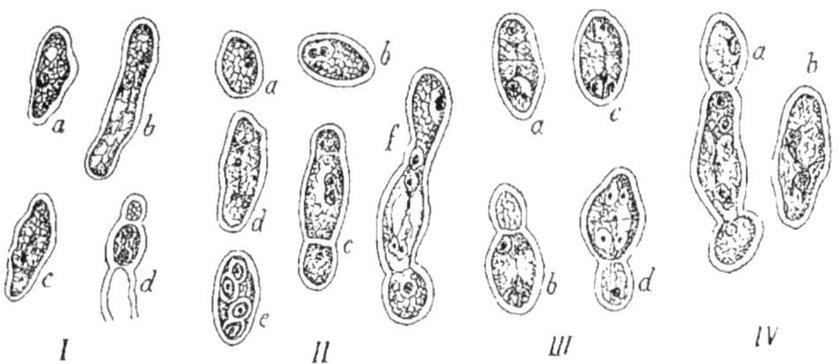

Fig. 28. — Phases diverses du bourgeonnement dans diverses cellules du *S. Ludwigii*, d'après MM. Janssens et Leblanc.

fig. 28, III *d*), soit entouré de son protoplasma et de sa membrane comme dans les Saccharomycètes ordinaires (fig. 26, *c*, *d*, *e*), une membrane apparaît dans l'étranglement du pédicule du bourgeon. Elle devient de plus en plus nette, en même temps que le noyau se complète lorsqu'il est nu. A ce moment il y a deux cellules et le processus recommence. On voit que la division kinétique est seulement à l'état d'ébauche, plus ou moins bien dessinée dans les diverses espèces de saccharomycètes.

75. Formation des spores. — Le type de la division du noyau qui aboutit à la formation des spores est différent du précédent. Dès la première heure du séjour des levures sur le bloc de plâtre, on voit le noyau s'allonger sans perdre sa membrane et son nucléole se diviser, puis s'individualiser en deux noyaux qui ne restent pas longtemps séparés. Vers la 16e heure, ils se sont rapprochés, sont devenus de nouveau confluents, et forment alors un gros noyau plus ou moins régulier. La courte séparation qu'ils ont subie leur a donné, il semble, quelques-uns des caractères des noyaux sexuels véritables, comme il arrive, d'après Dangeard et Sapin-Trouffy, dans la fécondation par ascospores ou basidiospores de certaines mucédinées.

En même temps que ce gros noyau se forme, les enclaves protoplasmiques se dissolvent. Le protoplasma cellulaire devient ferme d'aspect et homogène. Puis, et presque sans temps d'arrêt, le noyau subit deux divisions successives qui donnent quatre noyaux. La première se fait d'ordinaire sui-

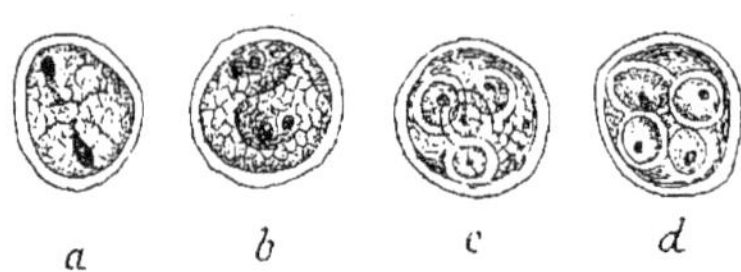

Fig. 29. — Formation des spores dans le *Sacch. cerevisiæ.* *a*, 20 heures ; *b*, 24 heures ; *c* et *d*, 27 heures, après le dépôt sur plâtre.

vant le grand diamètre de la cellule et fournit deux nucléoles (*a* fig. 29) d'abord réunis par un mince fuseau au milieu duquel existe parfois un petit renflement que Janssens et Leblanc considèrent comme une trace de plaque fusoriale. A cette division du noyau correspond une sorte de striation du protoplasma cellulaire. La seconde division commence par un allongement des nucléoles et la kinèse y est encore plus réduite que dans la première.

Une fois les quatre nucléoles formés, ils s'entourent d'une enveloppe de protoplasma dense autour de laquelle se forme une membrane. La spore achevée, le noyau se complète, entoure son nucléole d'un karyoplasme et d'une membrane. Ce noyau est surtout facilement visible quand la spore est mise à germer, à cause du gonflement et de l'amincissement des parois qu'elle subit. Nous avons vu plus haut, en gros, comment s'opère ce phénomène, sur lequel nous n'avons pas encore d'autres renseignements détaillés que ceux que nous avons résumés.

BIBLIOGRAPHIE

BOUIN. *Archiv. anat. microscop.*, 1898.
BUSCALIONI. *Malpiglia*, 1893.
CASAGRANDI. *Centrabl. f. Bakt*, IIe p., t. III, p. 563.
DANGEARD. *Comptes rendus*, t. CVII, 1898, p. 68, et le *Botaniste*, 1894.
EISENSCHITZ. *Centrabl. f. Bakt.*, IIe p, t. I, p. 529.
HIERONYMUS. *Ber. d. d. bot. Gesells*, 1898, p. 176.
JANSSENS. *Centralbl. f. Bakt.*, t. XII, 1893.
JANSSENS et LEBLANC. Ann. de Micrographie, t. X, 1898, p. 113.
KRASSER. *Oesterreich. botan. Zeitschr.*, 1885 et 1893.
MOELLER. *Centralbl. f. Bakt.*, t. XIV, 1893, et *Ber. d. d. bot. Gesells*, 1893, p. 402.
RAUM. *Zeitschr. f. Hyg.*, 1890.
WILL. *Zeitschr. f. ges. Brauwesen*, 1887 et 1896.
ZACHARIAS. *Bot. Zeitung*, 50e année, n° 38.

CHAPITRE VIII

COMPOSITION CHIMIQUE DE LA LEVURE

L'étude de la composition chimique de la levure a de beaucoup précédé celle de ses propriétés comme être vivant, et elle présentait autrefois un intérêt qui lui fait un peu défaut aujourd'hui. Lorsqu'on l'envisageait comme une sorte de précipité chimique, ou de ferment inanimé agissant par contact, ou bien encore lorsque, comme Liebig, on l'assimilait à une matière organique en voie de décomposition, entraînant la destruction du sucre, la connaissance de sa constitution chimique pouvait avoir de l'importance. Il faut, par exemple, savoir gré à Kunckel d'avoir montré que, lorsqu'on la décomposait par la chaleur, elle fournissait du sel volatil d'ammoniaque. Fabroni de son côté, en 1799, a mis au jour un fait intéressant et établi une analogie précieuse, quand il a montré que sa composition permettait de la rapprocher du gluten. Quelques analyses que nous rencontrerons plus loin, faites dans cet ordre d'idées, peuvent encore être consultées utilement de nos jours.

Il n'en est pas moins vrai que toutes les notions que peut fournir l'analyse chimique sont devenues un peu insignifiantes depuis qu'on sait que la levure est un ensemble de cellules vivantes complexes, en voie de mutation continue, qui, non seulement ne sont pas les mêmes au commencement et à la fin d'une fermentation, mais qui encore, laissées sans aliment, changent d'un jour à l'autre.

Aussi les dernières analyses en date qu'on trouvera dans les tableaux suivants ont-elles été dirigées en vue d'un but déterminé qu'elles pouvaient permettre d'atteindre. En soumettant, par exemple, aux mêmes procédés d'analyse une levure basse et une levure haute d'une même brasserie, on pouvait espérer découvrir entre elles une différence de constitution, mettant en lumière une différence d'espèce. Ce que nous savons déjà nous fait penser que ce but était un peu chimérique, lorsqu'on se borne à l'examen de deux échantillons. Il aurait fallu en analyser plusieurs pour se mettre à l'abri des variations que peut présenter la composition d'un échantillon déterminé, et l'eût-on fait, qu'on aurait eu grande chance d'arriver à des résultats moyens tout à fait comparables.

Toutefois, quelles que soient les réserves faites sur la signification des diverses analyses élémentaires publiées jusqu'ici, elles n'en méritent pas moins de rester dans la science à titre de documents utiles, dont nous allons même pouvoir tirer de suite quelques conclusions.

76. Analyse élémentaire. — Voici d'abord l'analyse élémentaire de quelques levures. La composition indiquée est rapportée à la matière desséchée à 100°, et supposée privée de cendres. Il y a des levures de fermentation haute et des levures de fermentation basse.

	Carbone	Hydrogène	Azote	Oxygène et soufre
	—	—	—	—
I. Levure haute (Schlossberger)....	50.05	6,52	11,84	31,59
II. » (Mitscherlich).....	47,0	6,6	10,0	36,4
III. » (Mulder)..........	50,08	7,16	11,8	30.98
IV. » (Dumas)..........	50.6	7,3	15,0	27,1
V. » (v. Wagner)......	45 5	6,2	9,4	38,9
VI. » (Hessenland)......	48,6	7,1	7,8	36.6
VII. Levure basse (Schlossberger)....	47.93	6,69	9.77	35,61
VIII. » (v. Wagner)......	52,5	7,2	9,7	30,6
IX. » (Hessenland)......	49,3	8,2	10,5	32,0

La dernière colonne porte la rubrique : oxygène et soufre, bien que, dans les travaux originaux, le soufre n'ait pas toujours été visé. C'est qu'il y a toujours du soufre dans la levure. Voici les chiffres que donne Liebig, qui a étudié spécialement ce point :

	Levure basse
	—
Carbone...........	34,56
Azote.............	7,41
Soufre............	0,683

Ce qui doit frapper le plus, dans les nombres de ces tableaux, c'est leur extrême variabilité. Si on prend en effet, pour chacun des éléments de la levure, la différence entre les chiffres extrêmes, et si on rapporte cette différence au chiffre le plus faible, voici les nombres qui représentent la variation de chacun de ces éléments, en centièmes de leur valeur minimum.

Carbone.........	30 0/0
Hydrogène.......	19 »
Azote...........	101 »
Oxygène et soufre.	46 »

Toutes ces levures étaient des levures commerciales ou industrielles, et pourtant l'azote varie de plus de 100 p. 100 dans leur composition. Si on avait pris des levures épuisées, on aurait trouvé encore des écarts plus considérables. Dans une levure restée 15 ans dans la bière qu'elle avait produite, je n'ai trouvé que 2,68 0/0 d'azote, et cette levure était encore vivante. En comparant ce chiffre au chiffre de 15 0/0, peut-être exceptionnel ou erroné, trouvé par M. Dumas, c'est une variation de plus de 450 p. 100.

MM. Rayman et Kruis ont étudié de même une levure, le *S. cerevisiæ*, n° V, qui était restée quatre ans dans la bière qu'elle avait fabriquée. L'analyse élémentaire de cette levure a donné les nombres suivants :

Carbone..........	57,2
Hydrogène.......	7,7
Azote............	3,2
Cendres.........	1,6

Si on compare cette composition élémentaire à celles que nous avons relatées plus haut, on voit qu'elle en diffère beaucoup, et la marge signalée pour la variation des chiffres de l'analyse serait encore plus grande, si nous avions pris pour base les nombres ci-dessus. Tous ces nombres témoignent, à leur façon, de l'extrême plasticité du globule de levure, qui peut conserver ses propriétés et ses fonctions avec des variations aussi étendues dans sa composition centésimale.

Les analyses de Schlossberger, Wagner et Hessenland ont été faites pour comparer une levure haute et une levure basse ; on devine ce que peuvent peser les nombres qu'ils ont obtenus, qui du reste se contredisent presque sur tous les points.

77. Analyse des cendres. — Encore, dans tout ce qui précède, a-t-on fait abstraction des cendres, en supposant ces matières minérales étrangères au globule de levure. Il est certain qu'il y en a qui y entrent simplement par voie de diffusion, mais il y en a qui sont des éléments physiologiques. Quoi qu'il en soit, la proportion des cendres est variable entre 6 et 7 0/0 dans les levures fraîches, et variable aussi leur composition, ainsi qu'en témoignent les chiffres suivants, empruntés à divers savants :

	I	II	III	IV	V
Acide phosphorique...	46,9	53,9	53,4	44,7	48,5
Silice................	1,8	»	»	14,4	»
Potasse	36,3	28,8	31,5	29,1	30,6
Soude................	0,2	1,9	0,8	2,4	»
Magnésie............	5,0	6,5	3,8	4,2	4,2
Chaux	1,3	2,5	2,4	2,4	2,0
Chlore et soufre......	traces	6,4	5,0	traces	traces
Oxyde de fer et pertes.	4,1	7,3	2,7	2,1	»
	95,6	105,3	99,6	99,3	85,3

I. Levure haute, de fabrique viennoise, renfermant 8,1 p. 100 de cendres, d'après Payen.
II et III. Levures basses, d'après Béchamp.
IV et V. Levures basses, d'après Liebig.

Lintner donne comme moyenne de trois analyses des chiffres qui rentrent dans la moyenne de ceux qui précèdent :

Acide phosphorique	50,60
Silice	1,34
Potasse avec un peu de soude	33,49
Magnésie	6,12
Chaux	5,47
Anhydride sulfurique	0,56
Oxyde de fer	0,50
	98,08

On remarquera la proportion considérable de chaux dans les levures soumises à ces dernières analyses, et on conclura tout de suite que cette chaux n'entre pas probablement au même titre que la potasse ou la magnésie dans la constitution du globule de levure. On comprend que de la levure élevée dans des eaux calcaires ou séléniteuses aura nécessairement une autre composition minérale que la même levure élevée dans des eaux plus douces. Les eaux séléniteuses surtout amèneront de ces modifications, car comme la levure vit industriellement dans des eaux bouillies, les eaux calcaires ont déposé à ce moment la presque totalité du calcaire qu'elles contiennent.

D'un autre côté, ce sulfate de chaux, qui s'introduit ainsi dans le globule de levure en lui restant en quelque sorte étranger, peut aussi intervenir dans sa physiologie en modifiant par exemple la composition de ses phosphates. Il peut aussi intervenir dans leur nutrition en modifiant la composition du moût. Les eaux qui servent à faire les bières de Burton sont par exemple très riches en gypse. En réagissant sur les phosphates du malt, il n'est pas douteux qu'elles n'amènent des déplacements de la potasse qui peuvent la rendre plus ou moins assimilable. Dans les corps nouveaux formés, la levure puise ses éléments nutritifs physiologiques et s'imprègne des autres. Dans ses tissus peuvent alors se produire des réactions nouvelles. On voit par là à quel ensemble complexe d'actions chimiques et physiologiques peut correspondre ce qu'on appelle la composition minérale d'une levure. Elle dépend à la fois de la levure et du milieu. Pour donner une idée des variations qu'elle peut présenter, il suffira de dire que Lott, ayant analysé les cendres de deux échantillons de levure, l'un, A, élevé dans une eau très douce, l'autre, B, provenant d'une brasserie de Burton, a trouvé les nombres suivants :

	A	B
	—	—
Phosphate de potassium......	93,9	63,1
Phosphate de magnésium.....	5,6	21,0
Phosphate de calcium........	traces	13,6
Alumine, silice, etc..........	0,5	2,3
	100,0	100,0

Des différences pareilles enlèvent évidemment beaucoup de leur intérêt au détail des nombres trouvés par divers savants, mais n'autorisent pas à les passer sous silence.

Voici donc encore une comparaison entre une levure basse et une levure haute, d'après Mitscherlich :

	Levure haute	Levure basse
	—	—
Acide phosphorique......	53,9	59,4
Potasse.................	39,1	28,3
Magnésie...............	6,0	8,1
Chaux..................	1,0	4,2
	100,0	100,0

La levure haute, desséchée à 100°, contenait 7,56 p. 100 de cendres ; la levure basse, 7,51 p. 100.

Dans les analyses qui précèdent, tous les éléments n'ont pas été dosés. Voici une analyse beaucoup plus complète, faite par M. Belohoubek, sur les cendres obtenues par la calcination d'une levure pressée, la même que celle à laquelle se rapporte l'analyse immédiate citée plus haut. Ces cendres étaient un peu charbonneuses. Après les avoir analysées, on en a éliminé le charbon, par le calcul, pour avoir les *cendres pures*.

	Cendres brutes	Cendres pures
Acide phosphorique......	50,28	51,09
Acide sulfurique........	0,56	0,57
Acide carbonique........	0,41	»
Acide silicique..........	1,58	1,60
Chlore.................	0,03	0,03
Potasse.................	38,07	38,68
Soude.................	1,79	1,82
Magnésie..............	4,09	4,16
Chaux.................	1,96	1,99
Protoxyde de manganèse.	traces	traces
Oxyde de fer...........	0,06	0,06
Charbon...............	0,23	»
Sable.................	0,91	»
	99,98	100,00

96,13 p. 100 de ces cendres étaient solubles dans l'eau.

Nous pouvons faire sur ces chiffres divers la même remarque que sur ceux de l'analyse élémentaire. Si nous cherchons, de même que plus haut, quelle est leur variation par rapport au chiffre le plus faible, nous trouvons les nombres suivants pour les éléments principaux des cendres.

Acide phosphorique.....	32 0/0
Potasse...............	24
Soude................	110
Magnésie..............	71
Chaux................	97
Silice.................	700

Je ne mets pas dans le tableau le chlore, toujours en proportions très faibles, ni le soufre pour lequel la variation serait infinie, attendu que si quelques savants en ont trouvé, d'autres n'en ont rencontré que des traces insaisissables, ou même pas du tout. Celui qui existe constamment dans la levure semble être du soufre libre ou du soufre organique, non du soufre minéral. La silice, dont la variation est considérable, provient de l'eau, plus ou moins siliceuse. La soude, la chaux semblent être dans le même cas comme nous l'avons vu. Les seuls éléments minéraux importants par leur quantité dans les cendres sont l'acide phosphorique, la potasse et la magnésie. Ce sont ceux aussi dont les variations sont les plus faibles. Leur caractère physiologique s'accuse donc aussi de ce côté.

78. Analyse immédiate. — En somme, l'analyse élémentaire ne nous a pas appris grand chose. Voyons si nous serons plus heureux en essayant de séparer, par les moyens ordinaires de l'analyse immédiate, les diverses substances que nous savons exister dans un globule de levure.

On peut aborder cette question par divers côtés. La voie la plus usuelle est de profiter de l'action des alcalis, qui dissolvent en général les matériaux du protoplasma, tandis qu'ils respectent les enveloppes cellulaires. Cette voie a été tentée depuis longtemps. Celui qui l'a suivie le premier avec le plus de fruit est Schlossberger.

79. Procédés de Schlossberger. — Schlossberger commence par traiter la levure par une solution de potasse, qu'on doit prendre très étendue. Encore ne réussit-on pas toujours à éviter la formation d'une petite quantité d'ammoniaque, la matière azotée de la levure paraissant plus facile à décomposer que ses congénères.

Le liquide alcalin filtré prend une couleur jaune clair. Il est précipité en flocons par tous les acides, qui développent, en outre, une odeur très sensible d'hydrogène sulfuré. Seul, l'acide acétique redissout le précipité formé, quand on en ajoute un excès. Ce précipité, floconneux et blanc à l'état humide, se laisse difficilement laver, et prend, en se desséchant, la consistance et l'aspect de la corne. Redissous dans l'acide acétique, il en est précipité par le cyanure jaune et le cyanure rouge. L'acide chlorhydrique concentré le colore de suite en violet, puis en bleu. Son caractère de matière albuminoïde n'est donc pas douteux.

80. Matière azotée de la levure. — Quand on lave pendant huit jours, à grande eau, le précipité obtenu par l'acide sulfurique, on peut enlever tout l'acide. La substance, desséchée à 100°, est alors jaune de succin, sa poudre chauffée s'électrise très facilement. Elle brûle sans résidu, avec l'odeur de la corne. Son analyse élémentaire a donné les nombres suivants :

Carbone..........	55,53	55,53
Hydrogène........	7,50	7,50
Azote............	14,01	13,75
Oxygène.........	22,96	23,22
	100,00	100,00

Cette composition n'est pas exactement celle des matières albuminoïdes. Schlossberger, qui n'y trouve pas non plus celle de la protéine de Mulder, la compare à une variété de caséine rencontrée par ce savant dans le lait de beurre ; mais ces comparaisons sont sans intérêt. Nous verrons bientôt que Schlossberger n'avait pas isolé la matière azotée telle qu'elle existe dans la levure ; et tout ce qu'il nous importe de savoir, pour le moment, c'est que les flocons que les acides précipitent dans la dissolution alcaline sont notablement plus azotés que la levure entière, et se rapprochent des matières albuminoïdes.

81. Matière hydrocarbonée de la levure. — Revenons maintenant au résidu du traitement de la levure par la potasse. Ses caractères le rapprochent de la cellulose végétale. Il résiste énergiquement aux réactifs les plus puissants. La potasse concentrée l'attaque à peine. Les acides minéraux concentrés, seuls, le détruisent, à l'exception pourtant de l'acide chlorhydrique. L'acide acétique est sans action sur lui, ou du moins ne fait que le ratatiner, au fur et à mesure qu'il le pénètre par endosmose.

Il est très difficile de débarrasser ce résidu des dernières traces de matières protéiques. On a pu pourtant l'amener à ne renfermer que 1/2 p. 100 d'azote. Après l'avoir soumis pendant huit jours à l'action d'une solution de potasse sans cesse renouvelée, et l'avoir lavé d'abord à l'acide acétique, puis à l'eau, jusqu'au moment où le liquide de lavage ne laissait plus de résidu, on arrivait à une masse d'un blanc sale, où le microscope permettait d'apercevoir les parois de cellules de levure, se colorant en jaune par l'iode, sans trace d'aucune teinte bleue. Le tout, desséché, donnait une matière jaune clair, très difficile à pulvériser, et brûlait sans odeur ammoniacale, en laissant comme résidu environ 1 p. 100 de cendres.

Son analyse élémentaire a donné les nombres suivants :

Carbone..........	45,45	45,09
Hydrogène........	6,87	6,60
Oxygène..........	47,68	48,31
	100,00	100,00

C'est une composition que Schlossberger compare à celle de la cellulose des lichens, pour laquelle Heldt et Rochleder avaient trouvé, comme moyenne de cinq analyses :

Carbone................	46,08
Hydrogène..............	6,67
Oxygène................	47,25

La ressemblance est encore très grande avec la composition de la cellulose de certains champignons ligneux, dans lesquels MM. Schlossberger et Doepping ont trouvé entre 45,0 et 45,5 p. 100 de carbone. Du reste, comme il est difficile de séparer complètement la matière albuminoïde de la levure, le carbone se trouve évalué un peu trop haut, et en le réduisant un peu, de 1 p. 100 environ, on retombe sur la composition de la cellulose ordinaire.

Ce qui justifie l'analogie établie, c'est que la membrane des cellules de levure, telle que nous venons de la préparer, traitée plusieurs jours par de l'acide sulfurique étendu, se dissout en partie, et se transforme en un sucre qui réduit le réactif de Fehling, et fermente sous l'action de la levure de bière, « et c'est ainsi, dit Schlossberger en terminant son mémoire, qu'on peut réaliser ce résultat, en apparence paradoxal, de préparer du sucre aux dépens de la levure de bière qui fait fermenter cette substance. »

Ce travail de Schlossberger démontre donc avec netteté la présence, dans la levure, d'une enveloppe formée d'une matière analogue à la cellulose, et d'un contenu ressemblant aux matières albuminoïdes. Nous allons voir que la science a depuis renchéri sur ces premières indications, et qu'on a été conduit à distinguer plusieurs espèces de cellulose, et plusieurs genres de matériaux azotés.

Liebig a le premier distingué la cellulose de la levure de ce qu'il appelle la cellulose normale, en montrant que la première n'était pas soluble dans l'oxyde de cuivre ammoniacal. Nous avons vu, dans le chapitre qui précède, d'autres raisons non seulement de distinguer la cellulose de la levure d'autres celluloses végétales, mais encore de ne pas la considérer comme un corps homogène.

De nouvelles raisons de ne pas croire que la cellulose soit une matière toujours identique à elle-même viennent de ce que la levure n'en contient pas toujours la même quantité.

Payen a, par exemple, trouvé pour une levure la composition suivante :

Matière azotée	62,73
Cellulose...............	22,37
Graisse.................	2,10
Matière minérale........	5,80
	100,00

Dans une autre analyse, la proportion de cellulose s'est élevée à 29,4 p. 100.

D'un autre côté, M. Pasteur, en employant à peu près les mêmes procédés que Schlossberger, n'a trouvé que 17,8 à 19,2 p. 100 de cellulose ; Liebig, que 12 à 14 p. 100.

Enfin, dans une levure vieille de 15 ans, j'ai trouvé seulement 5,9 0/0 de cellulose, alors que la même levure rajeunie, étudiée comparativement par la même méthode, en donnait 15,1 0/0.

Des chiffres aussi différents témoignent que tout ce qui

était cellulose pour les uns ne l'était pas pour les autres, et il y a lieu de se demander les causes de ce fait.

82. Procédés de Nægeli. — Elles ont été mises assez nettement en lumière, dans un travail de M. Nægeli qui, au lieu d'employer l'action de la potasse pour séparer le contenu de la cellule de son enveloppe, a mis en œuvre deux modes d'extraction nouveaux.

L'un d'eux consiste à abandonner la levure sous l'eau dans des conditions que nous aurons bientôt à apprécier, en parlant de l'épuisement de la levure. Il nous paraît défectueux, à la fois au point de vue pratique et au point de vue théorique. Pratiquement, l'expérience montre que, dans ces conditions, le globule de levure semble se vider, ou du moins que son enveloppe se sépare du contenu, qui se réduit beaucoup et occupe un plus petit volume ; mais il y reste encore, même après plusieurs mois d'épuisement, un ou plusieurs granules fortement réfringents, dont le poids total n'est certainement pas négligeable vis-à-vis de celui de la cellule. Ce n'est donc qu'une portion de la matière intérieure qui se dissout dans le liquide ambiant. Théoriquement, nous verrons que le phénomène ne peut pas se réduire à un simple phénomène d'exosmose du contenu. Il y a vie de la levure dans ces conditions, autophagie, et, par suite, désassimilation, de sorte que rien n'autorise à croire que les matériaux qui entrent en solution sont tels qu'ils étaient dans le globule initial.

Le second procédé mis en œuvre par M. Nægeli prend bien la levure sous son état actuel, et consiste à la faire bouillir à plusieurs reprises avec de l'eau. Dans une expérience, on a soumis de la levure à onze épuisements successifs, prolongés pendant une durée de vingt jours en tout.

83. Mucilages et gommes de la levure. — Les cellules ainsi traitées ont abandonné à l'eau environ la moitié de leur substance sèche. L'élément principal de la portion dissoute, et qui constitue environ 37 p. 100 du poids sec de la levure à fermentation basse, est une sorte de mucilage végétal analogue à celui des champignons et des lichens. Il est soluble dans l'eau chaude. Il s'en précipite par refroidissement en sphérules microscopiques, de grandeur très inégale, moins réfringentes que l'eau et uniréfringentes au microscope polarisant. L'iode les colore en rouge brun, tandis qu'il ne colore pas la membrane cellulaire du globule. Il se comporte avec elles comme avec la modification incolore de l'enveloppe extérieure du grain d'amidon, qu'il ne colore qu'après qu'elle s'est désagrégée et transformée en dextrine.

Ces globules colorés par l'iode n'ont pas changé de nature ; ils se dissolvent, comme les globules normaux, dans l'eau chaude, et dans l'eau froide additionnée d'un peu d'acide ou d'un sel acide, comme la crème de tartre. La solution ne précipite pas par l'acide tannique, ce qui la distingue de la solution d'amidon. Elle ne précipite pas non plus par le borax, ce qui la distingue de la solution de gomme arabique. L'acide nitrique la transforme d'abord en acide sirupeux (acide saccharique), puis en acide oxalique.

Elle se rapproche de la dextrane trouvée dans les betteraves à sucre. L'une et l'autre donnent, avec la solution alcaline de cuivre, un précipité caséeux bleu clair ; mais la dextrane est précipitée par l'acétate de plomb, tandis que le mucilage de levure ne se précipite qu'autant qu'on ajoute de la potasse.

Ce mucilage est donc en quelque sorte un produit intermédiaire entre la dextrine et les gommes. On le retrouve dans l'eau d'épuisement de la levure, obtenue par le premier procédé de M. Nægeii, et on a dès lors le droit de l'assimiler à la matière gommeuse que M. Béchamp d'abord, M. Schutzemberger ensuite ont rencontrée dans de l'extrait de levure spontanément altérée. Salkowski l'a retrouvée dans la levure pressée, mais comme il a opéré sur une levure « débarrassée autant que possible d'amidon », l'origine de l'hydrate de carbone qu'il a trouvé, et auquel il donne la formule $C^{12}H^{22}O^{11}$ est un peu douteuse. Hessenland, Löw, Liebermann et Bitto ont retrouvé ces matières gommeuses dans la levure.

D'où proviennent-elles. Très probablement de l'enveloppe du globule de levure. La preuve, c'est qu'en continuant à faire bouillir avec de l'eau des enveloppes cellulaires déjà épuisées par une longue décoction, on continue à en extraire du mucilage, en quantités, il est vrai, de plus en plus petites. Nægeli pense pourtant qu'avec le temps on transformerait toute l'enveloppe du globule en une substance gommeuse soluble dans l'eau.

On peut tout de suite appliquer ces notions à l'explication des chiffres si différents trouvés pour la proportion de la cellulose dans les dosages cités plus haut. Dans une levure vieillie et longtemps macérée, même à la température ordinaire, il doit se faire un travail de gélatinisation et de dissolution des portions les plus labiles de son enveloppe. Mais même en opérant sur des levures fraîches et jeunes, il peut y avoir des variations suivant le mode de traitement et la durée de l'ébullition avec la dissolution de potasse. Celle-ci n'était pas partout également concentrée, dissolvait, par conséquent, en dehors du protoplasma, une portion plus ou moins considérable de la paroi, et laissait plus ou moins de cellulose inattaquable.

Ces mucilages dissous par l'eau ou la potasse étendue sont certainement eux-mêmes des mélanges complexes dans lesquels il y a sûrement autre chose que des groupements à six atomes de carbone. C'est ce qu'a montré Hessenland. Il prépare la gomme de levure en faisant bouillir de la levure fraîche trois fois pendant six heures avec un peu de chaux, précipite ensuite la chaux par l'oxalate d'ammonium, et la gomme par l'alcool. Il en obtient environ 6,5 0/0 avec les levures hautes ou basses. Le pouvoir rotatoire de cette gomme est le même que la levure soit haute ou basse, et la distingue de la dextrane de Scheibler. Elle s'en distingue aussi en ce qu'elle ne donne que très peu d'acide saccharique par oxydation avec l'acide nitrique, et contient moins de corps du groupe du dextrose. En effet, tandis que Scheibler et Daumichen ont retiré de la dextrane du dextrose cristallisé, Hessenland a retiré de la gomme du mannose. Pour savoir s'il y avait dans la levure d'autres hydrates de carbone, il a oxydé directement la levure par l'acide nitrique. Les levures haute et basse ont donné de petites quantités d'acide mannosaccharique, identique à l'acide métasaccharique de Kiliani.

Il y a, en outre, des pentaglucoses que met en évidence la réaction du furfurol. Leur proportion atteint 2,6 0/0.

84. Celluloses de la levure. — Revenons maintenant à la portion de l'enveloppe qui a refusé de se dissoudre à cet état de mucilages ou de gommes. Nous avons dit qu'elle présente les réactions de la cellulose. Liebermann et Bitto la préparent en faisant digérer au bain-marie de la levure avec de l'acide chlorhydrique étendu de son volume d'eau et un peu de chlorate de potasse. Ils chassent le chlore par ébullition, étendent d'eau, laissent déposer, décantent, et font bouillir le résidu pendant une demi-heure, d'abord avec une dissolution à 1.25 0/0 d'acide acétique, puis avec une liqueur à 1.25 0/0 de KOH. Le résidu donne la réaction du chloroïodure de zinc et ne contient que 1,8 0/0 de cendres.

Salkowski, qui emploie un procédé un peu différent, arrive à un résidu analogue formé de débris de membranes, se colorant en rouge-brun par une dissolution d'iode dans l'iodure de potassium, et se dissolvant dans l'eau à 121° sous une pression de deux atmosphères. L'élévation de la température produit le même effet que la longue ébullition de Nægeli, et on retrouve des substances mucilagineuses que Salkowsky assimile à la dextrine, et dans lesquelles, par analogie, il distingue des érythro-celluloses et des achroocelluloses. L'érythro-cellulose en solution présente une légère opalescence comme le glycogène, et est précipitée comme lui par l'eau de baryte.

En appliquant à ces faits l'interprétation que nous avons

proposée dans notre tome II à propos des érythro et achroo-dextrines, on voit que ces distinctions ne traduisent que des différences dans le degré de condensation, de coagulation d'une même substance, et non des différences dans la nature des corps qui se colorent ou se comportent différemment. Tout se simplifie dès lors, et nous voyons qu'il y a dans un globule de levure toute une série de transitions entre les parties les plus solides et les plus résistantes de son enveloppe et les matières qui sont en dissolution dans le liquide protoplasmique. Cela n'est pas très étonnant, si on admet que l'enveloppe résulte de la coagulation, de la condensation, sur le pourtour de la cellule, d'une matière élaborée par le plasma. Avant de se déposer, elle doit être à l'état dissous ; de même, une fois faite, elle peut se défaire par un procès inverse de celui qui l'a formée, le phénomène de coagulation étant toujours réversible.

Ce sont des phénomènes analogues qui donnent naissance aux couches plus ou moins compactes et résistantes dans les globules d'amidon, et quand, en dichotomisant à l'infini, on arrive à des différenciations aussi multipliées et aussi indécises qu'on le fait tant pour l'amidon que pour l'enveloppe du globule de levure, il est bien permis de se demander ce que vaut la méthode qui conduit à ces résultats.

85. Glycogène de la levure. — Parmi ces produits intermédiaires entre le sucre alimentaire et la cellulose sécrétée, il y en a un, mieux connu que les autres parce qu'il est de constitution assez simple, et qu'il présente une réaction spéciale qui permet de le reconnaître au microscope, c'est le glycogène. Ce glycogène est une sorte d'amidon, de formule brute $C^6H^{10}O^5$, se colorant par l'iode d'une couleur rouge-brun, qui, comme celle du corps improprement appelé iodure d'amidon, disparaît à chaud pour reparaître à froid. Comme l'amidon, il donne avec l'eau des pseudo-solutions, toujours un peu opalescentes, incapables de filtrer complètement au travers des cloisons d'argile poreuse, ou de subir l'osmose au travers des membranes végétales ou animales. On le trouve dans un grand nombre de cellules végétales et animales, surtout dans celles où la vie est active, et le glycogène y est toujours à l'état d'aliment de réserve, très abondant à un certain moment, disparaissant rapidement ensuite à mesure que le développement se produit, se reformant à la fin lorsque la levure continue à vivre dans un liquide nutritif, mais dans lequel, pour une raison ou pour une autre, son bourgeonnement est impossible. Nous allons voir, en étudiant son mode de préparation, que si, par ses origines, il se rattache étroitement au sucre, il se rattache d'un autre côté assez étroitement aux matières gommeuses et mucilagineuses provenant de la cellulose pour qu'il soit difficile de l'en séparer.

Quand il s'agit de l'extraire d'une cellule végétale, par exemple, d'une cellule de levure, on ne peut le retirer par un dissolvant, car il n'est pas diffusible. On ne peut non plus se servir du procédé qui a servi à le retirer si facilement des cellules animales, l'ébullition avec une solution de potasse à 1 ou 2 0/0, qui ne dissout pas les membranes végétales. Il faut rompre ces membranes pour l'avoir. La méthode qui sert à obtenir le suc de levure d'où Buchner a retiré la zymase fournirait aussi la matière première pour la préparation du glycogène. Clautriau a employé une autre méthode plus compliquée, mais qui peut parfois rendre des services.

Pour avoir un fort rendement en glycogène, les expériences de MM. Errera et Laurent montrent qu'il faut partir d'une levure qu'on a mise en contact pendant quelques heures avec un liquide nutritif et sucré. Nous verrons que dans ces conditions, la levure se gorge de glycogène. Après l'avoir séparée par filtration, on la mélange avec le double de son poids d'un mélange de silice pulvérisée et de carbonate de chaux, et on fait du tout une masse homogène, à consistance de ciment, au moyen d'une solution de silicate de potasse. Cette masse est découpée en baguettes de 10 cent. de longueur, 4 cent. de largeur et 1 cent. d'épaisseur, qu'on expose à l'air, en ayant soin de les humecter, à mesure qu'elles se dessèchent, avec une solution de verre soluble. Après 8 à 10 jours, on termine la dessication à 30-40°. Les prismes solides ainsi obtenus sont usés sur une meule mue par un moteur quelconque. Il faut avoir soin que le frottement soit tel que l'élévation de température soit négligeable. La poussière obtenue est mise à bouillir avec de l'eau : on obtient ainsi une solution de glycogène un peu alcaline, et contenant en outre des matières gommeuses et mucilagineuses dont on la débarrasse par le procédé suivant.

Après avoir filtré, on ajoute environ 1 0/0 de phosphate de soude cristallisé, et ensuite une quantité équivalente de chlorure de calcium. Il se fait un précipité volumineux de phosphate de chaux qui entraîne les matières gommeuses, en respectant les matières entrées en solution un peu plus parfaite, et en particulier le glycogène. Il est clair que cette méthode de séparation par entraînement est tout à fait grossière, et qu'on ne peut lui demander la sécurité d'une séparation d'ordre chimique : elle suffit pourtant. On complète la précipitation du phosphate de chaux en saturant, avec de l'ammoniaque, le mélange devenu un peu acide, et en chauffant lentement à 80°. Le liquide filtré présente l'opalescence des solutions de glycogène. On recommence l'opération s'il est encore trop impur. Pour séparer le glycogène des dernières traces de mucus, on ajoute, d'après la méthode de Landwehr, 10 à 15 cc. d'une solution concentrée de perchlorure de fer par litre de liqueur, puis un excès d'ammoniaque. Le précipité entraîne tout le glycogène et le mucus. On filtre, on lave à l'eau, on dissout dans de l'acide chlorhydrique étendu, on étend d'eau, et on précipite par 2 volumes d'alcool. Ici, encore, le mucus et le glycogène se précipitent ensemble. On lave à l'alcool étendu pour séparer le sel de fer, et on redissout dans l'eau. On étend jusqu'à ce que la liqueur ait quatre fois son volume initial, on précipite une dernière fois par le phosphate de chaux, et on obtient une solution qu'on traite comme la première par le perchlorure tant que le précipité est filant et visqueux. Quand il est devenu pulvérulent, on le redissout dans 10 ou 20 fois son poids d'eau, et on sature d'abord de sel marin, puis de sulfate d'ammoniaque. Il se précipite avec le temps de petites quantités de mucus : le glycogène reste en solution. Pour le retirer définitivement, on étend sa dissolution de 10 volumes d'eau et on verse un excès d'une solution d'iode dans l'iodure de potassium, saturée à l'avance de sel marin. Le glycogène se précipite complètement, si l'opération a été bien faite, sous forme de composé iodé. On filtre, on redissout dans l'eau, on décolore avec un peu d'acide sulfureux ou de sulfite, et on précipite par l'alcool ; on lave d'abord à l'alcool étendu, puis à l'alcool absolu, et on dessèche à l'air.

Le glycogène obtenu par cette méthode compliquée est une poudre blanche, privée d'azote, plus riche en cendres que le glycogène animal dont l'extraction est plus simple, et donnant avec l'eau des dissolutions opalescentes. L'opalescence est plus faible qu'avec le glycogène animal. La teinte produite par l'iode disparaît aussi à une température un peu plus élevée : 72-73° pour le glycogène de la levure, 58-60° pour le glycogène du foie de lapin. On ne saurait tirer de ces différences des arguments pour ou contre des différences chimiques entre les divers glycogènes. Mais il est probable qu'il y a beaucoup de glycogènes comme il y a beaucoup d'amidons, et nous pouvons nous en référer sur ce point à ce que nous avons dit dans les chapitres XXII et suivants de notre second volume.

Les différences que nous signalons ne sont pas plus exclusives de ressemblances profondes pour les glycogènes que pour les amidons. Ainsi Cremer a montré que la levure et le tissu du foie, macérés dans l'eau chloroformée, laissent leur glycogène devenir du sucre de raisins. Cette réaction pourrait peut-être servir comme méthode de dosage. Pour le moment, on n'a sur ce point que des procédés imparfaits. Nous en trouverons quelques-uns dans la suite de cet exposé. Pour le moment bornons-nous à signaler la méthode colorimétrique employée par Clautriau, qui compare la teinte obtenue par l'action de l'iode sur la solution de glycogène à doser, avec celle que fournit une solution dosée de glycogène pur de même provenance. Il a trouvé ainsi un échantillon de levure sèche contenant 31 0/0 de glycogène : c'est un chiffre notablement supérieur à celui du foie, qui d'après Bunge n'en contient que 10 0/0 de son poids sec.

Pour tout ce qui est relatif au rôle physiologique de ce glycogène, nous renvoyons au chapitre de l'alimentation de la levure. Nous verrons alors ses relations génétiques avec le sucre. Nous n'envisageons en ce moment ce corps que comme un élément constituant de la cellule. C'est aussi à ce point de vue que nous allons étudier la matière grasse.

86. Matières grasses de la levure. — La proportion de matière grasse qu'on trouvera inscrite plus haut dans l'analyse de Payen, et toutes celles qu'on a données jusqu'ici, semblent trop faibles. La matière grasse est très certainement enfermée à l'intérieur des cellules, dont les parois sont difficilement perméables à l'alcool ou à l'éther employés pour l'extraction. M. Nægeli a montré que lorsqu'on prend la précaution de détruire par l'acide chlorhydrique concentré les parois des cellules, avant de les traiter par l'éther, on obtient, sous forme d'acides gras, deux ou trois fois plus de graisse que dans l'ébullition avec de l'éther. Une levure bien desséchée qui, après un traitement prolongé par l'éther bouillant, ne fournissait que 1,35 p. 100 de matière grasse liquide, donna 4,6 p. 100 d'un acide gras, qui, considéré comme de l'acide oléique, correspondait à 5,29 p. 100 de graisse.

Voici comment on traite la levure. Après en avoir bien desséché à 100° 2 ou 3 grammes, on l'évapore plusieurs fois au bain-marie avec de l'acide chlorhydrique concentré.

La masse noire résultante est lavée sur le filtre avec de l'eau, puis chauffée avec de l'alcool absolu, et, après filtration, mise en digestion avec de l'éther. On réunit l'extrait alcoolique et l'extrait éthéré, et on les soumet à la distillation. On traite le résidu par le chloroforme, on filtre pour séparer une petite quantité de substance non dissoute, et on distille le chloroforme dans un matras. De l'acide gras ainsi isolé, on conclut, par un calcul approximatif qui est suffisant, la proportion initiale de matière grasse.

Cette proportion reste d'ordinaire comprise entre 5 et 6 0/0 pour la levure jeune. A mesure que le globule vieillit, il se fait en lui un travail que nous retrouverons plus loin, mais qui l'enrichit assez en matière grasse pour que celle-ci puisse être dosée par une autre méthode, plus courte que celle de Nægeli, et qui consiste à frayer un passage à l'éther, au travers de la membrane et du protoplasma de la levure, en l'y faisant précéder par de l'alcool. Il suffit, après avoir bien essoré la levure, de la broyer dans un mortier avec un peu d'alcool, de façon à faire du tout un mélange homogène, qu'on additionne ensuite d'alcool en broyant à nouveau, puis d'éther, de façon que le mélange contienne environ 1 d'alcool et 1,5 à 2 d'éther. On enferme le tout dans une longue éprouvette, assez large d'ouverture pour qu'on puisse y introduire, au moment de décanter, un tube de porcelaine dégourdi ou une bougie Chamberland, communiquant avec un flacon dans lequel on fait le vide ; on aspire ainsi le liquide, et la levure se collant aux parois du tube, s'y dessèche par capillarité, de façon à ne retenir que de très faibles quantités du mélange éthéro-alcoolique. On simplifie ainsi et on accélère les lavages, si bien qu'un second traitement suffit d'ordinaire à tout enlever. Le liquide dissout, outre la matière grasse, une matière extractive très azotée qu'on sépare suffisamment en évaporant et en reprenant par un peu d'éther pur qu'on évapore ensuite. La pesée du résidu, faite avec les précautions ordinaires, donne la matière grasse.

C'est ainsi que j'ai trouvé 13,2 ; 22,2 ; 32,0 ; et jusqu'à 52 0/0 de matière grasse dans des levures conservées depuis 15 ans dans des bières. Il se fait évidemment là un travail de nutrition ou plutôt d'épuisement spécial sur lequel nous aurons à revenir.

MM. Gérard et Dariex ont trouvé que la matière grasse de la levure fraîche était formée par parties égales de stéarine et de palmitine. Il y a un peu d'acides stéarique et palmitique libres, avec une faible quantité d'acide butyrique.

Hoppe-Seyler avait annoncé que l'éther prend à la levure non seulement de la matière grasse, mais encore de la cholestérine et de la lécithine. Des recherches de M. O. Lœw il résulte que cela est vrai pour la cholestérine, mais non pour la lécithine. On agite de la levure en bouillie avec deux fois son volume d'éther, et on obtient une masse, en bouillie aussi, d'où on ne peut séparer la couche éthérée qu'en ajoutant de l'alcool. Le liquide éthéro-alcoolique, distillé avec précaution, ne donne ni directement, ni sous l'action du chlorure de platine, le précipité caractéristique de la lécithine, ni de son produit caractéristique de dédoublement, la névrine. La matière grasse se séparant du liquide alcoolique après distillation de l'éther ne contient non plus aucune trace de combinaison organique phosphorée ; mais, après saponification et agitation avec de l'éther, on peut en retirer de fines aiguilles, douées d'un éclat soyeux, et présentant toutes les réactions de la cholestérine. Sa quantité correspondait à 0,06 p. 100 de la levure sèche.

87. Matières albuminoïdes de la levure. — Nous pourrions répéter, à propos des matières azotées contenues à l'état normal dans le globule de levure, ce que nous venons de dire à propos des matériaux hydrocarbonés. A côté de la matière albuminoïde fondamentale du protoplasma, dont l'existence n'est pas douteuse, il y a des produits de régression divers. Parmi ceux qui se rapprochent le plus du caractère albuminoïde, il faut citer une substance soluble dans l'alcool chaud, à la façon de la caséine de gluten, que Ritthausen a découverte dans les céréales, et qui doit être une peptone déjà assez dégradée, produite par la diastase peptonisante que nous savons exister dans le globule de levure. Ce que ce corps présente de remarquable, c'est la facilité avec laquelle, même à froid et en solution très étendue, il dégage de l'hydrogène sulfuré au contact d'une solution de potasse à 1 ou 2 p. 100. Cette propriété nous explique l'observation de Schlossberger, que nous avons citée plus haut, sur la facile décomposition par la potasse de son extrait de levure. Elle permet de distinguer complètement cette portion de matière albuminoïde, soluble dans l'alcool, de la partie principale des matériaux azotés de la levure, qui est beaucoup plus résistante à l'action des alcalis, et se rapproche de l'albumine d'œuf.

Nous nous heurtons-là à une question dont l'examen détaillé nous entraînerait trop loin, celle des propriétés particulières de la matière albuminoïde de la levure. Elle sera mieux à sa place quand nous étudierons les matières albuminoïdes en général. Nous aurons alors à distinguer celles qui proviennent du protoplasma de la cellule de celles qui proviennent de son noyau, des nucléines. Les nucléines de la levure sont de celles qui contiennent des bases xanthiques. Lehmann, qui a le premier signalé ces bases, avait cru qu'elles existaient dans la levure en proportions assez fortes. Nishimura, qui a repris cette étude, a trouvé des chiffres inférieurs. Dans une levure de la brasserie d'essais de Berlin, qui donnait 24,3 0/0 de résidu sec, il a caractérisé et dosé :

Xanthine	$C^5H^4Az^4O^2$	0,110	du résidu sec
Guanine	$C^5H^5Az^5O$	0,016	»
Adénine	$C^5H^5Az^5$	0,029	»
Hypoxanthin	$C^5H^4Az^4O$	0,030	»

A ces corps xanthiques, il faudrait ajouter, pour être complet les acides amidés cristallisables qu'on rencontre dans toutes les cellules vivantes, la leucine signalée par Liebig dans la levure, et la tyrosine. Nous n'insisterons pas plus longtemps sur toutes ces matières azotées que nous retrouverons en étudiant la nutrition azotée de la levure, au moment où nous nous occuperons de sa physiologie.

88. Résumé. — En résumé voici, d'après les chiffres donnés par Nœgeli et Lœw, les chiffres afférents aux divers groupes de corps que nous venons de passer en revue :

Celluloses..............	37	p. 100
Albumines diverses......	45	»
Peptones...............	2	»
Matières grasses........	5	»
Matières extractives.....	4	»
Matières minérales......	7	»
	100	

Les celluloses comprennent les gommes et le glycogène. Les albumines comprennent celles qui sont coagulables par la chaleur, et celles qui sont incoagulables et ressemblent par là à la caséine. Les peptones, mal définies, comme les matières extractives, contiennent tout ce qui dans le globule de levure est, en dehors de la caséine, soluble dans l'eau bouillante, et comprennent aussi bien les corps xanthiques, dont nous venons de parler, que les composés ternaires solubles qu'on rencontre dans les levures, résidus de vie protoplasmique ou produits de fermentation. Il y a peu de levures qui ne retiennent pas un peu d'alcool. MM. Laborde et Moreau ont fait voir, de leur côté, que de la levure pressée contenait environ 0,5 0/0 de son poids d'acide succinique. Cela fait plus de 0,7 0/0 du poids de la levure sèche.

Bref, la levure est, au point de vue de la chimie, un mélange très complexe, dont on ne connaît pas tous les éléments. Et ainsi, les notions qu'a apportées cette science ont marché d'accord avec celles que découvrait la physiologie. Celle-ci, après s'être tenue d'abord en arrière, a pris longtemps la corde, et c'est à elle que nous devons presque toutes les notions que nous allons maintenant développer.

BIBLIOGRAPHIE

DUMAS. *Traité de chimie.*

SCHLOSSBERGER. *Annalen der Chemie und Physik*, t. LXXX.

PASTEUR. *Comptes rendus*, t. XLVIII, p. 640, et *Ann. de ch. et de phys.*, t. LVIII.

MITSCHERLICH. *Ann. der Ch. und Pharm.*, t. LVI.

PAYEN. *Mémoires des savants étrangers*, .. IX, p. 32.

LOTT. *Journ. of the federated Institutes et brewing*, t. III, 1897.

GÉRARD et DARIEX. *Journal de Pharmacie*, 1897.

HOPPE SEYLER. *Med. Chem. Untersuchungen*, fasc. IV, p. 500.

HESSENLAND. *Zeitschr. f. Rubenzucker-Industrie*, 1892, p. 671.

NÆGELI. Sur la composition chimique de la levure. — *Sitzungsberichte der Math. Physik. classe der K. B. Akademie der Wissenschaften zu München*, 1878, fasc. 2.

SALKOWSKY. *Ber. d. d. chem. Gesells*, t. XXVII, 1894, p. 3325 et XXVII, 1895.

LIEBERMANN et BITTO. *Centralbl. f. Physiol.*, t. VII, 1894.

CLAUTRIAU. *Acad. Royale de Belgique*, 3 mars 1895.

CREMER. *Munch. med. Woch*, 1894, n°s 22 et 26. — *Sitzungsber. d. Gesells. f. Morphot. u. Physiol. zu Munchen*, 1894. — *Zeitschr. f. Biol.*, t. XXI, 1894 et t. XXII, 1895.

NISHIMURA. *Archiv. f. Hygiene*, t. XVIII, 1893.

CHAPITRE IX

NUTRITION MINÉRALE DE LA LEVURE

L'étude que nous commençons de la nutrition de la levure semble au premier abord analogue à celle que nous avons déjà faite au sujet de l'*Aspergillus* (T. I, ch. IX). Elle revient encore à apprécier, par un moyen quelconque, l'influence que peut avoir l'addition ou la suppression de tel ou tel élément, dans un liquide de fermentation. Il est facile de voir pourtant qu'avec la levure, le problème est beaucoup plus compliqué et plus difficile à résoudre.

89. Etude théorique des phénomènes. — Il y a en effet dans la levure le végétal et le ferment. Le végétal seul est comparable à l'*Aspergillus*. Pour étudier l'influence d'un élément quelconque sur le travail de multiplication de la levure, on peut suivre pas à pas le travail de Raulin, opérer dans des cuvettes larges et plates dans lesquelles on ne mettra qu'une mince couche de liquide, de façon à favoriser l'accès de l'air, élément essentiel de l'acte végétatif. Ayant composé, comme dans le cas de l'*Aspergillus*, un milieu type, renfermant en qualité et en quantité tous les éléments dont la levure a besoin, on supprimera successivement chacun de ces éléments et on jugera, par la diminution de la récolte, de l'importance de l'élément supprimé. Ce sera donc le poids de la récolte qui sera notre criterium, et un aliment sera d'autant plus favorable qu'il nous donnera dans le temps le plus court un poids de levure plus grand.

Cette notion se précise un peu si nous étudions le phénomène au travers de la formule que nous lui avons donnée :

$$S = mL + alt$$

où S est le poids de sucre détruit pendant le temps t, L la quantité de levure après ce temps t, l ce que nous avons appelé (**33**) la quantité moyenne de levure pendant la durée de l'action, c'est-à-dire le nombre moyen de cellules à nourrir dans un phénomène où leur nombre augmente du commencement à la fin. Nous avons vu que quand la vie est tout à fait aérobie, comme nous l'avons supposé dans notre cas, $l = 1/3$ L, de sorte qu'on a :

$$S = L\left(m + \frac{1}{3}\,at\right)$$

Le poids de levure produit par 100 gr. de sucre sera évidemment d'autant plus grand que l'expression $\left(m + \frac{at}{3}\right)$ sera plus petite. Or, m est par définition une quantité constante, voisine de 1,5. La quantité variable est le produit at, représentant le produit de la consommation journalière a de l'unité de poids de levure, dans les conditions de l'expérience, par la durée t de l'opération. Pour augmenter la valeur de L, un aliment doit diminuer le produit at, c'est-à-dire réduire la dépense d'entretien ou la durée de la culture. On comprend en effet qu'au point de vue de l'augmentation de la récolte, un aliment soit d'autant plus profitable qu'il s'emploie moins et moins longtemps à entretenir la vie des cellules déjà formées. Il en reste plus pour la formation de nouvelles cellules. Si le liquide Raulin convient si bien à la culture de l'*Aspergillus*, c'est qu'il donne dans le temps le plus court le maximum de récolte, et que la période pendant laquelle les cellules déjà formées continuent à consommer du sucre sans augmenter de poids est réduite à son minimum. Par contre si on connaissait une substance qui anesthésierait les cellules adultes et supprimerait ou ralentirait leur nutrition sans s'opposer à leur multiplication, ou encore une substance qui, sous un poids plus faible que le sucre, servirait aux mêmes usages, ces deux aliments-là seraient, au point de vue de l'augmentation de récolte, supérieurs au sucre, tant pour l'*Aspergillus* que pour la levure.

Mais à côté de ce mode d'existence aérobie, il y en a un autre, anaérobie. A côté de la levure végétal, il y a la levure ferment. Supposons que nous nous mettions dans des conditions telles qu'il n'y ait pas du tout multiplication de la levure pendant cette fermentation, nous verrons plus tard que cela est facile. Dans ces conditions, la dépense de construction devient théoriquement nulle. Il n'y a plus que la dépense d'entretien, et comme le poids de levure reste constant pendant toute la durée du phénomène, on a :

$$S = Lat.$$

Ce que cherche dans ces conditions l'industriel ou le savant, c'est une action rapide, c'est le maximum de la quantité de sucre détruit pendant la durée de l'expérience : c'est donc le maximum de *at*, tandis que nous en recherchions le minimum tout à l'heure. Tout aliment, toute condition expérimentale qui augmentera le rapport $\frac{S}{L}$, c'est-à-dire la quantité de sucre détruite par l'unité de poids de levure, ou le rapport $\frac{S}{Lt}$, c'est-à-dire la quantité de sucre détruite par l'unité de poids de levure pendant l'unité de temps, sera un aliment ou une condition favorable. Remarquons, en effet, que l'action de la levure dans ce cas se confond avec l'action de sa diastase alcoolique, dont l'exaltation par un moyen quelconque, tourne à l'avantage du fabricant d'alcool.

De tout cela nous devons conclure que les conditions qui favorisent la levure végétal ne sont pas nécessairement les conditions qui favorisent la levure ferment, et même qu'elles seront parfois, sinon toujours, opposées, puisque les unes reviennent à exalter, les autres à déprimer les fonctions protoplasmiques. Nous sommes confirmés dans cette idée en remarquant que l'oxygène est un excitant de la levure végétal, et un anesthésique de la levure ferment.

Nous pourrions aussi trouver, dans ce qui précède, un moyen de mesurer le degré d'utilité d'un aliment, si la vie de la levure était ou bien exclusivement aérobie, ou exclusivement anaérobie, comme nous l'avons supposé. Nous n'aurions pour le cas de la levure végétal qu'à recommencer les expériences de Raulin. Pour le cas de la levure ferment, il faudrait doser les quantités d'alcool produites pendant le même temps dans deux fermentations parallèles, l'une faite en présence, l'autre en l'absence de l'élément dont on veut évaluer l'importance.

Malheureusement aucune des études faites jusqu'ici ne l'a été dans l'une de ces conditions extrêmes. Il y a eu, presque partout, mélange de la vie aérobie et anaérobie. Un certain poids de levure, introduit dans un liquide fermentescible, y a d'abord mené une vie aérobie en se multipliant, et a créé ainsi peu à peu des conditions nouvelles de vie anaérobie qui ont commencé après une période variable, d'autant plus courte que le milieu de culture était meilleur, et par conséquent différente dans les deux expériences faites comparativement pour juger de la valeur d'un aliment. De là résulte un mélange inégal de deux modes d'existence sur lesquels l'aliment étudié pourra ne pas exercer le même mode d'action. Il n'est pas facile de se débrouiller au milieu de cette confusion.

On peut pourtant tirer parti des observations déjà faites en remarquant que presque toutes les expériences appartiennent au type suivant : on met à l'origine en action un poids l de levure qui à la fin devient L. Il y a donc, en gros, superposition de la vie aérobie pour le poids $L - l$ de levure formée pendant la fermentation, et de vie anaérobie pour le poids l qui y a figuré du commencement à la fin. Il est vrai que les valeurs de la dépense journalière a telle que nous l'avons définie plus haut, ne sont pas les mêmes dans ces deux modes d'existence. Mais comme d'ordinaire c'est le second qui domine comme durée, on peut appliquer à l'ensemble du phénomène la valeur de a correspondant à la vie anaérobie, qui est du reste la plus utile à connaître. On aura donc, en égalant la dépense totale de sucre à l'ensemble des quantités consommées par la quantité l en vie anaérobie et par la quantité $L - l$ en vie anaérobie, d'après les formules établies plus haut :

$$S = m\,(L - l) + \frac{1}{3}at\,(L - l) + lat = m\,(L - l) + \frac{1}{3}at\,(L + 2l),$$

formule identique à celle à laquelle nous étions arrivés autrement (T. I, p. **210**). Elle n'est pas très solidement assise, comme on le voit, mais elle nous permet de trouver la valeur de a dans chaque cas, lorsque S, L, l, t seront connus, et par suite d'apprécier l'influence que la nature de l'aliment quel qu'il soit, organique ou minéral, peut exercer sur l'activité de la fermentation. Nous l'appliquerons toutes les fois que ce sera possible, en prenant pour m la valeur **1**,5, ou plus simplement la valeur **2**, très voisine de la valeur exacte, qui est encore inconnue. Cela posé, nous pouvons revenir à l'étude de l'alimentation minérale.

90. Recherches d'Ad. Mayer. — Il n'existe sur ce point aucun travail d'ensemble analogue à celui que Raulin a fait pour l'*Aspergillus niger*, Ad. Mayer, qui s'en est longuement occupé, a malheureusement abordé la question par le côté le plus périlleux. Au lieu d'essayer, comme Raulin, de composer avec du sucre et des matières minérales un milieu-type, qu'aucune addition nouvelle n'améliore, et qui diminue de valeur quand on réduit ou qu'on supprime un de ses éléments constitutifs, il est parti d'un milieu assez mal approprié, et a cherché de combien l'améliorait l'introduction d'éléments variés. Par là il rencontrait un premier obstacle, c'est que le milieu type, nourrissant mal la levure, était exposé à être envahi par les microbes qu'il nourrissait mieux, et comme Mayer ne s'est pas beaucoup préoccupé de la pureté de la semence, il lui est souvent arrivé de se heurter à des fermentations lactiques. De plus, avec ce liquide type, on n'était jamais sûr que deux fermentations fussent comparables comme intensité et durée, parce qu'elles marchaient mal toutes deux. Il en résulte que l'échelle de comparaison était elle-même variable.

Quoi qu'il en soit, Ad. Mayer opérait de la façon suivante. Dans de petits flacons d'environ 35 cc., il introduisait une liqueur contenant 15 0/0 de sucre candi, aussi pur que possible, des sels minéraux variés et de l'ammoniaque comme source unique d'azote pour les globules nouveaux. On ensemençait à 20° avec une « quantité minime de levure bien lavée », et on comparait, soit en mesurant, par pesée du flacon, l'acide carbonique dégagé, soit, ce qui est plus sûr, en évaluant la quantité d'alcool produite pendant le même temps, les activités de la fermentation dans des flacons dans lesquels on faisait varier la composition du mélange minéral offert à la levure.

Il est clair, sans qu'il soit besoin d'entrer dans le détail, que cette méthode de travail est peu précise, et on pourrait relever, dans le travail de M. Ad. Mayer, nombre de faits singuliers dont on est tenté de chercher l'explication dans les vices apparents de la méthode. Pourtant si on envisage, non le détail des expériences, mais leur ensemble, on peut en tirer certaines conclusions qui ne sont pas sans intérêt.

Ce qui en ressort tout d'abord, c'est l'influence prépondérante du phosphate de potasse. De tous les sels qui peuvent servir à la nutrition de la levure, c'est celui qui produit l'effet le plus marqué, soit qu'on l'ajoute seul à un liquide où il n'y a pas d'autre aliment minéral, soit qu'on l'ajoute à un mélange minéral incomplet, où manquent deux ou plusieurs éléments. On se rend facilement compte de cette prépondérance si on se rapporte à la composition des cendres de la levure, donnée au chapitre précédent. On voit que le phosphate de potasse y est prédominant, et il est clair que la levure, en ayant pour ainsi dire *plus* besoin que de tout autre sel, doit accuser sa présence ou son absence par des phénomènes plus marqués.

Ainsi qu'on a le droit de s'y attendre, soit en vertu de ce que nous savons déjà, soit simplement en se reportant à la composition des cendres de la levure, le phosphate de potasse ne peut être remplacé par du phosphate de soude ou du phosphate d'ammoniaque. La potasse joue un rôle individuel. Il est évident qu'il en est de même pour l'acide phosphorique. Benecke, Kusserow sont depuis arrivés aux mêmes conclusions.

Les sels de magnésie ne sont pas moins nécessaires. Viennent ensuite les sels de chaux. Ces deux bases ne peuvent pas se suppléer l'une l'autre. Toutefois, dans les essais de M. Mayer, la magnésie paraît être plus importante que la chaux, à tel point qu'on est amené à se demander si la chaux est bien nécessaire. Il faudrait, pour répondre à cette question, trouver un milieu duquel la chaux soit totalement absente, chose difficile ; car soit par l'eau, soit par le sucre, elle s'introduit toujours quelque part à l'insu de l'observateur ; et comme les cendres n'en contiennent que très peu, la moindre source alimentaire leur suffit.

Quoi qu'il en soit, le mélange salin qui a donné les meilleurs résultats, au point de vue de la fermentation, est formé de :

0 gr. 1 de phosphate monobasique de potasse,
0 gr. 1 de sulfate de magnésie cristallisé,
0 gr. 01 de phosphate tribasique de chaux.

le tout pour 20 centimètres cubes de solution sucrée avec 15 p. 100 de sucre candi.

Ce mélange salin contient les éléments minéraux principaux de la levure à peu près dans les mêmes proportions que celles qui résultent de la moyenne des analyses de Mitscherlich. On peut s'en convaincre en comparant les deux colonnes du tableau qui suit, dont la première indique les quantités des divers éléments correspondant aux chiffres donnés plus haut pour le mélange nutritif, et dont la seconde donne les nombres moyens des analyses de Mitscherlich, rapportés à 100 de cendres.

	Mélange Mayer	Mélange naturel
	—	—
Acide phosphorique..	0,056	56,7
Potasse.............	0,034	34,0
Magnésie...........	0,016	7,1
Chaux..............	0,005	2,6

Dans le mélange artificiel, on le voit, la magnésie et la chaux sont en léger excès. Mais cela n'a aucune importance.

91. Rôle du soufre. — L'analyse de Mitscherlich ne vise pas un élément important, bien qu'il ne soit jamais présent qu'en faibles quantités. Nous voulons parler du soufre. L'existence d'un végétal se passant de soufre pour ses besoins alimentaires impliquerait l'existence d'un protoplasma sans soufre aussi, et on n'en connait point de pareil. Celui de la levure en particulier en renferme, et, dans des analyses plus soigneuses, on retrouve en effet, comme nous l'avons montré au chapitre précédent, le soufre au nombre des éléments minéraux de la levure.

A quoi l'emprunte-t-elle ? Dans le mélange de M. Mayer, il y a bien de l'acide sulfurique qui pourrait à la rigueur le lui fournir ; mais, dans les conditions de l'expérience faite, la levure ne semble pas pouvoir décomposer les sulfates. De plus, ce qui lève tous les doutes au sujet du rôle de cet acide, on peut obtenir une fermentation dans un liquide qui ne renferme que du sucre candi, du phosphate de potasse et du phosphate ammoniaco-magnésien.

Ce mélange ne renferme pas de soufre en apparence, et on pourrait se croire autorisé à conclure que la levure n'a pas besoin de ce corps. Cependant la calcination de la levure et celle du résidu d'évaporation du liquide ont toujours permis à M. Mayer d'y reconnaître des traces de soufre, même lorsqu'il préparait son phosphate de potasse avec de la potasse tout à fait pure et du phosphore exempt de soufre, et qu'il prenait tous les soins possibles pour éliminer le soufre de la très petite quantité de semence de levure qu'il employait.

Après avoir longtemps cherché d'où pouvait provenir le soufre qu'il trouvait à la fin des fermentations, il a fini par en découvrir l'origine dans le sucre candi. Le sucre candi le plus blanc en renferme toujours. On le prouve facilement par le procédé suivant : on pulvérise finement le sucre avec 1/5 de son poids de salpêtre pur; on calcine le tout dans une capsule de platine. On obtient ainsi des cendres, encore charbonneuses, formées surtout de carbonate de potasse, qu'on pulvérise encore avec de nouveau sucre, qu'on calcine à nouveau, et ainsi de suite, jusqu'à ce qu'on ait brûlé une certaine quantité de sucre, et obtenu assez de cendres pour y rechercher l'acide sulfurique. Le salpêtre ajouté au commencement, et qui passe bientôt à l'état de carbonate de potasse, favorise la calcination et prévient toute perte de soufre. On sature à la fin par de l'acide chlorhydrique pur, et le liquide filtré donne toujours un louche avec le nitrate de baryte.

Dans un sucre très blanc, qui ne contenait que 0,06 p. 100 d'azote, proportion très inférieure à celle qu'on trouve d'ordinaire, M. Mayer a trouvé 0,006 p. 100 de soufre. La proportion est très faible et paraît au premier abord négligeable; mais si on songe qu'il ne se forme quelquefois pas plus de 1 gramme de levure dans la fermentation de 100 grammes de sucre, on voit que ce poids de levure a eu à sa disposition 5 milligrammes de soufre. C'est à peu près ce qu'il lui en faut, si on se rapporte aux analyses faites dans le laboratoire de Liebig.

Toutes les tentatives faites par M. Mayer pour préparer du sucre exempt de soufre ont échoué. Mais il ne semble pas douteux que si on arrivait à priver totalement du soufre une levure, elle ne se reproduirait pas.

92. Recherches d'Elion. — La variété des conditions adoptées par les divers expérimentateurs empêche de faire la synthèse de leurs résultats qui, vrais dans les circonstances où ils se sont produits, sont parfois contradictoires. Cette question de la nutrition minérale de la levure a souvent été abordée latéralement dans des recherches ayant plus spécialement pour objet d'autres questions, et il serait trop long et sans grand intérêt de passer en revue tous ces travaux. Nous nous bornerons à ceux qui ont apporté une notion nouvelle, ou précisé des notions antérieures.

La partie du travail d'Elion où la question des phosphates a été abordée montre que dans des conditions différentes de celles des essais de Mayer, quelques-unes de ses conclusions subsistent. Elion opérait en mettant 4 à 5 gr. de levure en présence de 100 cc. d'une solution à 10 0/0 de sucre candi : on laissait échapper pendant une heure, à 30°, l'acide carbonique, et on mesurait alors ce qui se dégageait de gaz pendant une demi-heure. Ce n'était plus, comme dans les expériences d'Ad. Mayer, un ensemencement « d'une quantité minime de levure ». La quantité de levure était telle que la fermentation commençait de suite, et aurait pu marcher seule sans aucune addition de sel. L'effet produit par celui-ci ne portait donc pas, n'avait pas le temps de porter sur le travail de multiplication. Il se portait sur la diastase dont il augmentait ou diminuait ce que nous avons appelé l'*activité*. Celle-ci était mesurée par les volumes d'acide carbonique dégagé dans le même temps. Cela posé, voici les nombres représentant ces volumes pour des liquides ensemencés également, et les uns, A, laissés tels quels, les autres, B, additionnés de 100 mg. de phosphate monopotassique et de 100 mgr. de phosphate diammonique. On a calculé l'augmentation 0/0 produite par les phosphates.

	A	B	Augmentation 0/0
Levure de ferment. basse	678	877	29
»	647	839	29
»	525	690	31
»	553	789	43
»	819	1053	28
»	800	989	24
»	689	891	29
Levure de grains pressée	557	906	63

Deux choses apparaissent nettement dans ce tableau :

1° L'effet produit est variable d'une levure à l'autre ;

2° Il est considérable pour quelques-unes. C'est le premier exemple que nous rencontrons de cette accélération des fonctions de la zymase que nous retrouverons quand nous aurons à nous occuper des antiseptiques, et que nous aurons à nous souvenir alors d'avoir rencontré à propos d'un aliment physiologique.

Il est bien entendu, dores et déjà, que cet effet d'accélération est passager, et que rien ne dit qu'il dure jusqu'à la fin de la fermentation. On peut même prévoir que le sucre commençant à manquer plus tôt dans les fermentations qui au début auront été les plus actives, il pourrait arriver un moment où les fermentations non additionnées de phosphate marcheraient au contraire plus vite que les autres. Mais c'est un point que nous retrouverons aussi.

93. Recherches de M. Stern. — D'autres conclusions de Ad. Mayer viennent d'être confirmées par M. Stern, au cours de ses recherches sur les aliments minéraux et azotés les plus favorables au développement de la levure. Ce savant s'est servi d'une levure pure, qu'il cultivait en présence du glucose comme sucre et de l'asparagine comme aliment azoté. Comme éléments minéraux, il a essayé comparativement des cendres de levure, exemptes de soufre, et un mélange artificiel de phosphate de potassium, de sulfate de magnésium et de sulfate de calcium. Chaque fermentation était faite sur 500 cc. de solution sucrée à 10 0/0, dans laquelle on faisait varier les proportions d'asparagine et de sels.

Stern a vu ainsi que le soufre est un élément essentiel de la nutrition de la levure. Le mélange artificiel contenant des phosphates active davantage la fermentation que les cendres naturelles de levure, ou il y a autant de potasse et d'acide phosphorique, mais où il n'y a pas d'acide sulfurique. Comme l'ensemencement était fait à raison de 6000 globules par mill. cube, ce qui fait 3000 millions pour le tout, ou environ 2 à 2,5 gr. de levure, on voit que, comme dans le cas précédent, la dose de levure était assez grande pour agir seule. L'effet produit a donc surtout porté sur l'activité de la diastase. En outre la vie anaérobie étant ici plus active que dans les expériences de Ad. Mayer, on s'explique qu'il y ait eu réduction des sulfates, et contradiction apparente avec les résultats de Mayer.

Stern a vu en effet qu'en l'absence de soufre sous forme convenable, une partie des sulfates est réduite en hydrogène sulfuré. Il a cherché, mais sans succès, à remplacer les sulfates par des corps capables de fournir du soufre sans formation d'H^2S. C'est peut-être que cet hydrogène sulfuré se décompose en milieu acide, et y laisse le soufre sous une forme assimilable pour la levure.

Subsidiairement, Stern s'est demandé si le fer était aussi un aliment essentiel de la nutrition de la levure, comme on le pensait d'après les analyses qui signalent d'ordinaire du fer dans les cendres de levure. Il n'a trouvé aucun fait en faveur de cette opinion.

L'augmentation des aliments minéraux de la levure au delà d'une certaine limite n'augmente ni la quantité d'azote assimilé, ni la proportion d'azote de la levure, ni son poids, ni la quantité de sucre consommé. Cette limite correspond à ce que consomme la levure dans les conditions de l'expérience, et revient à environ 250 mgr. d'aliments minéraux par litre de liquide sucré, additionné de 250 mgr. d'azote sous forme d'asparagine.

94. Conclusions. — On voit par ce qui précède que malgré les quelques conclusions que nous avons pu tirer d'une comparaison attentive des travaux publiés sur la matière, nous savons encore très peu de chose sur la nutrition minérale de la levure. Il faut, si on veut avancer sur ce point, consentir à séparer nettement la levure végétal et la levure ferment, c'est-à-dire étudier séparément la plante et sa diastase.

Pour la diastase, le plan d'études est celui qui convient aux diastases en général. Pour la plante, c'est le travail classique de Raulin qui doit servir de guide, tant pour la marche générale à suivre que pour les erreurs à éviter. Ces erreurs possibles ne sont pas moins redoutables du côté de la levure que du côté de l'*aspergillus*. Veut-on par exemple savoir si la levure peut se passer de potasse? Il faudra, comme l'a montré Benecke, se méfier de la potasse que contiennent la peptone, le sucre de raisin, l'acide tartrique, l'acide citrique, de celle que laisse se dissoudre le verre de Bohême usuel. Il faudra se servir de vases en verres durs, tels que le verre d'Iéna. Bref, il y a une étude délicate à faire, qu'on ne peut remplacer par rien, et l'insuccès relatif des tentatives faites jusqu'ici est une raison de ne pas les pousser dans les mêmes voies.

BIBLIOGRAPHIE

PASTEUR. Mémoire sur la fermentation alcoolique. *Ann. de Ch. et de Phys.* t. LVIII, 1859.

AD. MAYER. Untersuchungen uber alkoolische Gährung, Heidelberg, 1869.

W. BENECKE. *Botanische Zeitung*, Heft 6, 1896.

ELION. *Centralbl. f. Bakt*, t. XIV, 1893.

KUSSEROW. *Brennerei Zeitung*, p. 818, 1897.

STERN. *Proc. of the chem. Society*, nov. 1898, p. 182.

CHAPITRE X

DIASTASES DE LA LEVURE

La nutrition d'une cellule de levure étant d'ordinaire une question de diastases, il est naturel, avant de commencer l'étude de l'alimentation azotée et hydrocarbonée de la levure, de faire le dénombrement des diastases qu'on y a découvertes. Je ne reviendrai pas sur les propriétés caractéristiques de ces diastases, que j'ai longuement exposées dans le tome II de cet ouvrage : je serai seulement obligé de rappeler celles sur lesquelles on s'est fondé pour démontrer leur existence chez les levures. Chemin faisant j'ajouterai les notions que les progrès de la science ont fait accepter depuis un an.

J'accepterai aussi la classification employée dans ce second volume. Elle ne concorde pas toujours avec la classification usuelle, qui me semble un peu confuse. Les modifications que j'y ai apportées ont eu pour objet de lui donner un peu de clarté. Je n'ai pas besoin de dire que je n'y tiens qu'au point de vue pédagogique. Le sujet est encore tellement obscur que tous nos efforts n'y sont que des tâtonnements.

95. Diastases des matières azotées. — Pour aborder tout de suite la question par son côté le plus difficile, demandons-nous ce qu'on sait au point de vue de la présence, dans la levure, des principales diastases des matières azotées, à savoir la présure, la caséase, la pepsine, la trypsine, et la diastase liquéfiant la gélatine dont nous avons vu, au tome II, qu'on ne sait pas si on doit faire une espèce à part. Comme nous le savons, nous ne pouvons pas nous contenter de chercher l'effet que produit la levure sur la caséine du lait, sur la fibrine, sur la gélatine, etc. La diastase correspondante peut être présente et ne pas se répandre à l'extérieur de la cellule ; elle peut être absente, et ses effets provenir d'une autre cause. Par exemple, la coagulation du lait peut provenir de la sécrétion d'un acide par la levure, la digestion de flocons albumineux peut résulter de l'action du chloroforme qu'on ajoute quelquefois pour protéger la macération contre l'ingérence des microbes. Il n'y a qu'un moyen, c'est d'extraire le suc de la levure, par les procédés que Buchner nous a fait connaître, et de tâcher d'y déceler les diverses diastases qu'il peut contenir.

96. Diastases du suc de levure. — Or, sur ce point, nous n'avons qu'un petit nombre de renseignements, qui encore sont un peu incertains. Geret et Hahn, qui avaient déjà étudié l'action protéolytique de la levure sur le liquide dans lequel elle baigne, ont été les premiers à chercher quelles étaient les diastases protéolytiques du suc de levure, que Buchner étudiait à ce moment à un autre point de vue, et ils ont vu que ce suc faisait disparaître peu à peu les coagulums floconneux de matière albuminoïde qu'il contient lorsqu'il est récemment préparé. Si à ce moment on ajoute une nouvelle portion de ce coagulum albumineux provenant d'une autre portion du liquide, on le voit disparaître aussi au bout de peu de temps. De même si on y introduit des flocons de fibrine ou d'albumine coagulée. Mais s'agit-il d'une pepsine, fonctionnant en milieu acide ou d'une trypsine, fonctionnant en milieu neutre ou alcalin, c'est ce qu'on ne sait pas encore bien.

Le seul renseignement d'ordre général qu'on ait sur ce point nous vient d'un travail de Beijerinck. Pour savoir si une diastase de levure ou d'un autre microbe appartient aux pepsines ou aux trypsines, Beijerinck prépare des gélatines nutritives contenant, pour 100 cc. 1, 2, 3, 4, 5 et

6 cc. d'acide chlorhydrique normal, et 1, 2, 3, 4, 5, 6, 7, 8, 9, 10 cc. de soude normale. Sur des volumes égaux de ces gélatines ayant fait prise au fond de tubes à essai, on verse des quantités égales des liquides diastasifères à étudier, on place à l'étuve à 20°, et on cherche à quelle profondeur la liquéfaction est arrivée en 24 heures. Les trypsines commerciales dissolvent les gélatines alcalines et les gélatines les moins acides, les pepsines commerciales ne dissolvent pas les gélatines alcalines, et même quelquefois pas les gélatines à 1 0/0 d'acide. C'est entre 3 et 6 0/0 d'acide normal qu'a lieu leur maximum d'action.

Les diastases des levures sont beaucoup plus actives sur les gélatines alcalines que sur les gélatines acides, et appartiennent par conséquent au groupe des trypsines. Elles attaquent le gluten, la caséine, l'albumine et la fibrine. Mais c'est une réaction d'ensemble qu'on observe ainsi, et c'est une étude de détail qui seule nous renseignerait d'une façon un peu précise. Or c'est à peine si cette étude est commencée.

Wroblewski a montré que ce suc qui, frais, présente une faible réaction alcaline, montre bientôt une réaction amphotère, puis devient acide, en même temps que sa couleur se fonce. La question est de savoir à quel état il digère le mieux. Il est probable qu'il doit présenter à la fois des actions de pepsine et de trypsine. Les premières expériences de Geret et Hahn avaient montré que la matière albuminoïde dissoute ne descendait pas au-dessous du niveau des albumoses, et n'arrivait pas jusqu'au terme peptone. Ils ont vu ensuite que ces peptones se dégradaient même lorsqu'on les ajoutait de l'extérieur au suc de levure frais, et que la réaction du biuret, qui les distingue, disparaissait déjà au bout de 3 jours. Il est probable que ces résultats contradictoires soit dus à ce que la réaction du suc n'était pas la même dans les deux expériences. Quoi qu'il en soit, lorsqu'on laisse la digestion aller jusqu'au bout, on trouve que la matière albuminoïde à été fort dégradée, et amenée au niveau qu'on considère comme caractéristique de la trypsine. C'est ainsi qu'on y relève la présence de la leucine, de la tyrosine. De plus les produits formés donnent une coloration rouge avec l'eau de brome ou de chlore. C'est la réaction du tryptophane que ne donne pas le suc de levure frais.

Enfin, ce qui démontre encore mieux le phénomène de digestion dont le suc de levure est le siège, c'est que, si on dose à divers intervalles l'azote de l'albumine coagulable et celui du liquide bouilli, on trouve que le premier diminue constamment pendant que l'autre augmente. Il y a donc solubilisation de l'azote albuminoïde.

Dans cette digestion Geret et Hahn ont relevé que le phosphore organique passe à l'état d'acide phosphorique. En dosant cet acide, après une heure de digestion, on voit qu'il représente déjà les 2/3 du phosphore organique. Il faudrait s'entendre d'abord sur ce qu'on appelle phosphore organique. Si on entend par là celui qui existe hypothétiquement dans la molécule de la matière albuminoïde, sa mise en liberté et son oxydation dans ces conditions sont bien difficilement explicables. Si au contraire on appelle de ce nom le phosphore à l'état de phosphate bibasique ou tribasique de chaux qui accompagne partout la matière albuminoïde, et qui, comme celui du lait, est protégé par cette matière contre l'action des réactifs dissolvants ou précipitants, on comprend que, la matière albuminoïde dissoute par les diastases du suc de levure, le phosphate de chaux devienne libre et sensible à l'action des réactifs. Tel est le phosphate de chaux du lait quand la caséine a été dissoute par la caséase. Il se dépose au fond du vase ; mais il ne faudrait pas croire qu'il provient du phosphore oxydé de la matière albuminoïde. Geret et Hahn ont trouvé pour le soufre des phénomènes de même ordre auxquels ils donnent la même interprétation. Il est probable, encore ici, que l'acide sulfurique trouvé ne provient pas de l'oxydation du soufre organique, mais des sulfates qui accompagnent d'ordinaire les phosphates dans les sucs organiques. Tout en acceptant cette explication, il convient pourtant de faire une part à la lécithine dont, contrairement à Löw, Wroblewski montre l'existence dans le suc de levure.

Quoi qu'il en soit, la zymase se trouve sans doute parmi les matières protéiques coagulables qui sont digérées peu à peu par le suc, et c'est même ainsi que l'on a expliqué que ce suc s'affaiblisse peu à peu, même lorsqu'il est soustrait à l'influence des microbes. Comme cet affaiblissement se manifeste aussi dans le suc desséché à basse température et conservé sec, il n'est pas certain qu'il provienne d'une action de digestion, et peut-être qu'il y a des actions d'oxydation, ou encore, comme cela arrive souvent, des coagulations de plus en plus profondes de la diastase, l'empêchant de se redissoudre.

Quand on soumet le suc de levure à l'action de températures croissantes, on peut y produire des coagulations fractionnées. Nous savons, par ce que j'en ai dit dans le tome II, que ces précipitations ne sont pas des séparations. On peut pourtant en retenir ceci, que la matière albuminoïde du suc devient d'autant plus difficilement coagulable que le suc a été conservé plus longtemps. Les matières du suc frais coagulables à la plus basse température, vers 41°, sont aussi coagulables par l'éther bouillant et ne passent pas au travers du filtre de porcelaine. Ce sont celles que la diastase protéolytique commence par dissoudre. C'est ce qui se passe dans tous les cas pareils. Le liquide filtré au travers de la bougie Chamberland n'est plus opalescent, et il ne contient plus de diastases ni de zymase. Mais nous savons qu'il ne faut pas conclure de ce fait, très général aussi, que les diastases sont des matériaux en suspension dans le liquide.

Les autres renseignements accumulés par Wroblewski dans cette étude n'ont rien de spécifique. Concluons que les notions que nous avons sur les diastases protéolytiques du suc de levure sont encore bien incertaines. Elles devraient pourtant précéder logiquement, dans notre exposé, l'étude des effets produits par la levure sur les substances albuminoïdes qu'on introduit dans son milieu de culture.

97. Diastase dissolvant la gélatine. — On sait depuis longtemps que quelques levures ont la propriété de liquéfier la gélatine dans laquelle on les ensemence. P. Lindner a remarqué qu'il y avait tous les degrés dans cette propriété, et que quelques espèces ne liquéfiaient jamais la gélatine, tandis que d'autres, l'*Endoblastoderma liquefaciens* par exemple, liquéfiaient en quelques jours. Boullanger avait fait des constatations analogues. Beyerinck, Artari, Hahn, Hjort ont de même signalé la liquéfaction et la peptonisation de la gélatine par quelques espèces. Lindner avait enfin remarqué que cette faculté n'est pas permanente chez une même espèce, et qu'en répétant les cultures on en trouve dont la liquéfaction est tantôt plus prompte et tantôt plus tardive. On doit à Will une étude plus complète dont voici le résumé. Il a cultivé 27 races ou espèces de levure dans 10 cc. d'un moût houblonné à 14°,5 Balling, et additionné de 10 0/0 de gélatine, enfermé dans des tubes à essai. Chaque tube était ensemencé par piqure au moyen d'une levure rajeunie par une culture dans du moût ordinaire. Le développement se fait surtout en surface. Le long de la piqure, la culture se fait assez médiocrement. C'est pourtant là que commence la liquéfaction de la gélatine. Quand elle semble venir de la couche épaisse de levure formée à la surface, c'est qu'elle a passé inaperçue le long du trajet de l'aiguille. Peu à peu elle élargit le canal et envahit la gélatine.

Les levures étudiées diffèrent beaucoup par le temps qu'elles mettent à commencer cette liquéfaction. Les plus actives sous ce rapport sont en moyenne les levures hautes. Mais il y a des irrégularités, et de plus l'ordre à 13° n'est pas le même qu'à 20°. A 20°, c'est le *Sacch. anomalus* et la levure *Logos* qui liquéfient le plus vite ; puis vient un peloton nombreux de levures liquéfiant en 30 ou 40 jours. A un dernier groupe, qui ne liquéfie qu'en 80 ou 100 jours, appartiennent certaines levures de Hansen : *Sacch. cerevisiæ* I, *Pastorianus* I, *ellipsoïdeus* II. Si on range ces levures d'après le temps qu'elles mettent non à commencer la liquéfaction, mais à la terminer, l'ordre n'est pas le même, et il y en a même qui commencent sans jamais finir. Cependant, en moyenne, les levures hautes tiennent encore la tête, le *S. apiculatus* étant aux derniers rangs.

Aussi qu'on peut s'y attendre, la liquéfaction de la gélatine ne dépend pas seulement de la race de levure et de la température, mais aussi de la composition du milieu gélatinisé, et en particulier de la qualité et de la quantité des aliments azotés. Un moût houblonné résiste plus longtemps que le même moût non houblonné.

Quand, au lieu d'ensemencer la levure par piqure dans de la gélatine solide, on la répartit uniformément dans de la gélatine liquéfiée, qu'on refroidit ensuite le plus rapidement possible, la culture qui se fait n'est pas uniforme dans toute l'épaisseur : elle est plus abondante vers la surface, et envahit une zone dont l'épaisseur varie avec les diverses races, et est évidemment en relation avec leurs besoins variés en oxygène. C'est à partir de cette couche que se fait la liquéfaction. Elle est encore ici plus rapide pour les levures hautes que pour les autres, mais il y a de grandes différences, bien que le phénomène soit plus rapide dans ce cas qu'avec les cultures en piqure. Les détails de l'action, lorsqu'on l'examine de près, semblent témoigner que la sécrétion ou la diffusion de la diastase sont plus rapides lorsque la levure a le contact de l'air, mais comme la multiplication du végétal est aussi plus abondante au contact de l'air, on ne sait pas si l'augmentation de la sécrétion ne résulte pas uniquement de l'augmentation du nombre des cellules. En d'autres termes, on n'a pas mesuré ce que nous avons appelé l'*activité* de la diastase secrétée dans ces conditions diverses, et nous sommes par suite obligés de nous en tenir à ces traits généraux.

En résumé, nous voyons que la levure contient à la fois des diastases fonctionnant en milieu acide et des diastases fonctionnant en milieu alcalin, parmi lesquelles il y en a qui amènent la matière albuminoïde à l'état de leucine et de tyrosine. Malheureusement, en dehors de la présure et de la caséase dont nous retrouverons l'étude, ces diastases protéolytiques de la levure ont été assez mal caractérisées. On ne peut douter que les actions digestives que nous venons d'énumérer soient dues à des diastases, car elles sont surtout rapides entre 37 et 50°, et deviennent nulles quand le suc de levure a été chauffé une heure à 60°. Mais pour tout le détail du phénomène, il faut de nouvelles recherches.

98. Diastases oxydantes et réductrices. — Avant de passer à l'étude des diastases des sucres, nous avons à dire quelques mots des diastases oxydantes et réductrices. Buchner a signalé la présence d'oxydases dans le suc de levure. La levure en voie de bourgeonnement bleuit aussi la teinture de Gaïac. Mais on ne sait quelles sont les oxydases présentes. Au sujet des diastases réductrices, Wroblewski a signalé l'existence d'une matière réductrice, transformant le soufre en hydrogène sulfuré et l'iode en acide iodhydrique. Cette matière est probablement identique à celle que Rey-Pailhade a nommée *philothion*, et dont il avait montré la présence dans les cultures de levure dans des milieux appropriés.

C'est Nessler qui a remarqué le premier, il y a 30 ans, l'odeur putride qui se produit quand on ajoute de la fleur de soufre à un liquide en fermentation. Le soufre, pulvérisé même en assez gros fragments, donne le même résultat, à la condition d'être bien mouillé par le liquide. Il se forme d'ailleurs d'autres matières que l'hydrogène sulfuré, car quand on a fait disparaître ce gaz par l'ébullition, l'odeur n'en persiste pas moins dans le liquide. Plus tard, Rey-Pailhade a fait voir que cette action réductrice était produite par une substance en dissolution dans les liquides de macération de la levure.

Les liquides obtenus en délayant de la levure pressée dans son poids d'eau ou d'alcool à 45° centésimaux absorbent rapidement l'oxygène, hydrogènent le soufre, et décomposent l'eau oxygénée. Le liquide alcoolique réduit en outre et décolore le carmin d'indigo par hydrogénation, car il suffit d'agiter la liqueur décolorée à l'air pour la faire revenir immédiatement au bleu. Il y a aussi décoloration de l'indigo. Dans le liquide alcoolique filtré, toutes ces propriétés subsistent, ce qui prouve qu'elles sont dues à une substance soluble. De plus la levure est tuée par ce traitement, ce qui élimine complètement l'explication d'une action cellulaire. Si on mélange du soufre à la levure qu'on met en macération dans l'eau, le liquide acquiert la propriété, qu'il ne possédait pas auparavant, de réduire le carmin d'indigo. La présence du soufre exalte donc la fonction réductrice, par un mécanisme encore mal connu. Les relations de cette diastase avec les diastases oxydantes sont encore bien indécises, mais leur existence ne semble pas douteuse.

Ce qui serait intéressant à décider, c'est si les actions réductrices de la levure en fermentation ou de son philothion peuvent aller jusqu'à réduire les sulfates et à les transformer en sulfures. Nous avons vu Stern admettre que cette réduction est possible. Kulisch la nie, et affirme, contrairement à une opinion bien répandue, qu'il n'a jamais vu la fermentation ramener les sulfates ni les sulfites à l'état de sulfures. Peut-être la réduction dépend-elle de la nature des milieux. Nous savons que la réduction du sulfate de chaux est une opération facile pour quelques bactéries et, s'il est vrai, comme le pense Rey-Pailhade, que le philothion est le même partout, la levure peut fort bien, dans certaines conditions de culture, réduire les sulfates, et pas dans d'autres. Ce qu'on peut conclure, c'est que ce ne sont pas les sulfates du moût de raisin ou ceux du platrage de la vendange qui amènent la mauvaise odeur que présentent parfois certains vins (Böcksern des Allemands) ; ce n'est pas davantage l'acide sulfureux produit par le mutage des tonneaux ; c'est le soufre provenant des soufrages de la vigne, ou encore celui qui est vaporisé ou perdu pendant la combustion de la mèche soufrée. Cette odeur n'apparaît du reste que dans les vins jeunes, quelques jours après la fermentation, et elle disparaît par le repos. Comme confirmation de ces notions, Kulisch a vu qu'elle n'existait que dans les vins dont les raisins avaient été fortement soufrés, ou qui avaient fermenté dans des tonneaux trop fortement mutés.

99. Mesures de M. Nastukoff. — M. Nastukoff s'est proposé de mesurer le pouvoir réducteur de diverses levures en l'envisageant en bloc, dans une culture de levure faite dans une solution de saccharose à 10 0/0 additionnée de 5 à 7 grammes par litre du mélange salin suivant, voisin par sa composition de celui que M. Gastine avait proposé pour faire fermenter les solutions de miel.

Phosphate bibasique d'ammoniaque..	7.3	gr.
Tartrate neutre d'ammoniaque......	24.5	»
Bitartrate de potasse..............	43.3	»
Hydrate de chaux..................	2.0	»
Chlorure de sodium................	0·2	»
Acide tartrique....................	18.5	»

Ce mélange salin donne des fermentations assez actives. Pour en exalter l'action réductrice, Nastukoff y ajoutait, au lieu de sulfate de chaux, du sulfate de magnésie, dont il appréciait le degré de réduction en ajoutant du sous-nitrate de bismuth au liquide à fermenter. Seul, le nitrate ne donne rien, tant que la liqueur ne contient pas de sulfate, et quand on ajoute du sulfate de magnésie, il n'y a formation de sulfure de bismuth et coloration de la liqueur que lorsque le liquide fermente. On peut, en dosant à l'aide d'une solution d'iode le sulfure formé, calculer la quantité de sulfate réduit. On peut aussi, tant que la dose de sulfate réduit ne dépasse pas 8 à 10 milligrammes, se contenter de comparer la teinte produite par le matras avec celle que donne, dans les mêmes conditions, une levure très active, celle de Champagne, capable de donner jusqu'à 8 milligrammes de sous-nitrate réduit. On donne à cette levure 2, 4, 6 et 8 milligrammes de sous-nitrate à réduire, et les teintes obtenues donnent une échelle de comparaison. Les levures étudiées par M. Nastukoff sont rangées dans l'ordre suivant : levure de Champagne, levure de Portugal, *Sacch. Pastorianus*, *Sacch. apiculatus*, et levure de Bruxelles. Ces deux dernières ont un pouvoir réducteur environ quatre fois plus faible que la levure de Champagne. Le classement a été à peu près le même dans une seconde expérience, où le procédé de mesure a été différent. Cela témoigne que les diverses levures ne se ressemblent pas plus sous ce rapport que sous tous les autres. Mais il ne faudrait pas conclure que le classement resterait le même dans d'autres liquides nutritifs.

100. Zymase et diastases des Polysaccharides. — Nous arrivons enfin aux diastases des polysaccharides, sucrase, maltase, lactase, mélibiase, etc., et à la zymase de Buchner. Mais ici la question s'étend tellement qu'elle envahit l'étude de la fermentation presque entière, et qu'il n'est plus question de résumer dans un chapitre l'ensemble des notions acquises sur ce sujet.

On en trouvera une partie importante dans le tome II de cet ouvrage, consacré à l'étude collective et individuelle des diverses diastases, et on verra se dérouler, d'ici à la fin de ce volume, les faits relatifs à l'histoire de la fermentation alcoolique. Pour le moment, nous n'avons qu'à mettre au point nos connaissances relatives au suc de la levure, en mettant à profit les plus récents travaux de Buchner et des savants qui marchent dans la même voie.

Nous avons dit que ce suc agit sur les mêmes sucres que la levure elle-même, c'est-à-dire, sur le saccharose, le maltose, le glucose, le lévulose. Il peut aussi faire fermenter le glycogène, sur lequel la levure est sans action parce que le glycogène est aussi incapable d'entrer par diffusion dans la cellule que la zymase d'en sortir. Il ne fait pas fermenter le lactose et la mannite, sucres sur lesquels les levures ordinaires sont sans action.

La rapidité avec laquelle la fermentation se déclare, lorsqu'on mélange ensemble de la zymase active et une solution de glucose, la rapidité avec laquelle elle marche, sont exclusives de toute idée de l'intervention des globules de levure dans le phénomène. En versant 10 cc. d'une solution de saccharose à 75 0/0, à 30°, dans 10 cc. de jus frais, on observe, 10 minutes après avoir fait le mélange, un notable dégagement de gaz qui se poursuit pendant plusieurs jours sans diminuer notablement. Ce dégagement est encore plus rapide quand on mélange 5 gr. de saccharose en poudre dans 15 cc. de jus de levure, qui est naturellement saturé d'acide carbonique. Il n'y a pas alors de gaz retenu par le liquide, et il se dégage pendant qu'on agite pour dissoudre le sucre. Ce gaz est d'ailleurs de l'acide carbonique pur.

Le jus de levure peut du reste être débarrassé, par une filtration fine, de toutes ses formes cellulaires et de ses matériaux en suspension, sans perdre son activité, qui est seulement un peu atténuée. Les additions de chloroforme, de toluène, de métarsénite de potassium, la présence de grandes quantités de sucre, de glycérine, ne gênent pas la fermentation.

Par contre, le jus de levure perd toute activité quand on le conserve pendant un ou deux jours à la température ordinaire, peut-être à cause de l'action de sa diastase protéolytique qui détruit sa zymase, peut-être aussi par suite d'une action d'oxydation. Quoi qu'il en soit, on peut préserver ce jus de l'altération en le desséchant. Pour cela, on se sert d'un ballon à distiller dans le vide, mis en communication avec une trompe à eau, et dans lequel on introduit peu à peu 500 cc. de suc frais. On évapore rapidement à consistance sirupeuse, en ne dépassant pas 20 à 25°, et en ajoutant un peu d'huile d'olives, pour faire tomber la mousse. Cela dure environ 1/2 heure. On étale alors le sirop en couche mince sur des lames de verre lavées à l'éther, pour qu'il y ait adhérence, et on dessèche soit dans le vide à 35°, soit à l'air en ne dépassant pas cette température, ou même en se tenant au-dessous. Il se forme sur le verre un enduit qu'on pulvérise et qu'on dessèche dans le vide. On obtient ainsi 70 gr. d'une poudre jaunâtre rappelant l'albumine d'œuf desséchée, et répandant une odeur agréable de levure.

Elle se dissout à peu près intégralement dans l'eau, et en ramenant la solution aqueuse au degré de concentration initial, on constate que l'activité est, à peu de chose près, celle du suc dont elle provient. Il y a plus, si on fait agir simultanément d'un côté 3 gr. de suc de levure desséché dans 18 gr. environ d'un mélange à volumes égaux de glycérine et d'eau dans lequel on a dissous 8 gr. de saccharose, de l'autre côté, dans le même milieu, une quantité de levure correspondant à celle qui a fourni la même quantité de suc, on trouve que la quantité d'acide carbonique dégagée dans le même temps est à peu près la même dans les deux cas, ce qui prouve que, au moins dans ce milieu glycériné, où il n'y a pas reproduction de la levure, celle-ci ne dégage guère plus d'acide carbonique que la quantité de zymase qu'on sait en extraire. L'équivalence a lieu entre 3 gr. de suc desséché et 7 à 8 gr. de levure. Elle est basée sur ce que ces quantités de levure et de suc contiennent la même quantité d'azote. Il est clair que ce terme de comparaison est un peu arbitraire, mais il n'en reste pas moins prouvé que dans les conditions de l'expérience faite, la cellule de levure n'agit guère que par la zymase qu'elle contient.

Tous ces faits confirment bien l'origine purement diastasique de l'alcool de la fermentation alcoolique, et c'est les torturer un peu que l'attribuer, comme le fait Abeles, à des fragments de protoplasma vivant encore dans le suc, où ils sont flottants, mais où ils ne sont pas dissous. D'abord ces corps flottants sont retenus par le filtre de porcelaine, et nous avons vu que le liquide filtré conserve encore une grande partie de son activité. Puis Buchner et Rapp ont montré que la levure bien desséchée d'abord, et chauffée ensuite pendant 6 heures à 100°, conserve le pouvoir de faire fermenter le sucre, bien qu'elle soit morte. Il est difficile de comprendre comment, la levure étant morte et incapable de se reproduire, son protoplasma pourrait être resté vivant. On comprend au contraire que sa zymase, une fois bien desséchée, supporte fort bien, comme beaucoup d'autres diastases, un long séjour à 100° sans périr. L'expérience sur le suc sec confirme en effet cette explication. Du suc de levure sec, ayant séjourné 3 semaines à 22° dans le vide, en présence d'anhydride phosphorique, conservait son activité après un chauffage de 8 heures à 85° soit en présence de l'air, soit dans le vide. Il en conservait encore un peu après 6 heures à 97°. D'autre part, la levure bien sèche, chauffée pendant 6 heures à 95°, et même à 85°, a perdu la propriété de se régénérer dans du moût de bière. L'expérience est donc concluante.

Il est évident pourtant que tout n'est pas dit au sujet de ce suc. Il serait, par exemple, très intéressant d'en isoler la zymase, ou du moins de la purifier des matériaux qui l'accompagnent. A raison de sa provenance, ce suc est naturellement très complexe. Nous avons vu que Woblewski y a trouvé des matières albuminoïdes variées. Buchner et Rapp ont analysé 7 sucs de diverses provenances. Voici leurs résultats. L'entête des trois premières colonnes est suffisamment explicite. La quatrième représente, par le mot *activité*, la quantité d'acide carbonique, évaluée en grammes, et dégagée au bout de 40 heures par 20 cc. de suc en présence de 8 gr. de saccharose et 0,6 gr. d'arsénite de potassium.

Origine	Densité à 15°	Résidu sec à 100°	Cendres	Azote	Activité
—	—	—	—	—	—
Levure basse de Munich. ..	1.045	11.52 0/0	1.84 0/0	1.26 0/0	—
—	1.046	12.21 —	1.86 —	1.12 —	—
—	1.043	11.52 —	1.79 —	1.74 —	—
—	1.050	13.59 —	1.89 —	1.52 —	—
—	1.030	13.87 —	1.91 —	1.40 —	0,98
Levure lavée pendant 20 h.	1.032	8.54 —	1.31 —	0.82 —	0,98
Levure haute de Munich..	1.052	14.37 —	2,00 —	1.44 —	0,44

La densité des divers sucs est comme on voit assez constante. Les variations sont plus grandes pour le résidu sec et la teneur en azote. On voit, en outre, que le lavage préalable de la levure diminue tous les chiffres, sans faire varier beaucoup celui de l'activité. Peut-être y aurait-il là un moyen de purification de la zymase et de toutes les diastases qui n'émigrent pas en dehors de la cellule.

101. Amylases et dextrinases. — Nous aurions enfin, pour terminer toutes ces études, à signaler dans les levures l'existence de diastases liquéfiant l'amidon, ou au moins transformant des dextrines en sucre, mais cette étude n'est pas encore ébauchée comme étude générale. Elle se compose encore d'une série de faits que nous rencontrerons à propos des diverses levures qui les ont présentés. Il faut nous borner à les signaler ici.

BIBLIOGRAPHIE

GERET et HAHN. *Ber. d. d. chem. Gesels*, 1898, p. 2235.
WROBLEWSKI. *Id.*, t. XXXI, p. 3218.
P. LINDNER. Mikroskop. Betriebscontrolle in den Gahrungsgewerben.
BOULLANGER. *Ann. de l'Institut Pasteur*, 1897, p. 720.
BEYERINCK. *Centralbl. f. Bact.*, 1897, 2e p. t. III, p. 521.
ARTARI. *Woch. f. Brauerei*, 1893, p. 602.
WILL. *Zeitschr. f. d. ges. Brauwesen*, t. XXI, 1898.
REY-PAILHADE. *Comptes rendus*, 1898, *Bull. de la Soc. chim.* 3e S., t. III, 1890,

et *Comptes rendus de la Soc. de biologie,* 1893. *Comptes rendus de l'Acad. des sc.*, 1894, p. 1201.

KULISCH. *Weinbau und Weinhandel*, 1894.

E. BUCHNER et RAPP. 8 mémoires, dans les *Ber. d. d. chem. Gesells* 1897 et 1898.

ABELES. *Id.*, t. XXXI, p. 2261.

CHAPITRE XI

NUTRITION AZOTÉE DE LA LEVURE

102. Premières recherches. — La question des rapports de l'azote avec la levure a depuis longtemps excité les efforts et la sagacité des chimistes. On sait depuis Kunckel, dont nous avons rappelé plus haut l'observation, que la levure est azotée, et, à raison de ce fait, on l'a longtemps rapprochée des substances animales. Dans un mémoire sur les fermentations, couronné en 1787 par l'Académie de Florence et lu à la Société philomathique de Paris en 1799, un savant Italien, Fabroni, se rapproche davantage de la vérité, en assimilant la levure à une substance azotée, quoique de nature végétale, le gluten.

Ce mémoire commence l'ère des recherches. Un an après sa publication en France, l'Institut proposait comme sujet de prix la question suivante : Quels sont les caractères qui distinguent, dans les matières végétales et animales, celles qui servent de ferment de celles auxquelles elles font subir la fermentation? En essayant de répondre à cette question, Thénard se trouva conduit à préciser les rapports de l'azote avec la levure, et voici le résumé de ses observations sur ce sujet.

Il confirme d'abord l'ancienne observation qui avait fait voir dans la levure un corps riche en azote. Soumise en effet au seul procédé que l'on connût alors pour démontrer l'existence de ce corps, à la méthode de la distillation sèche, il constata qu'elle fournissait beaucoup d'ammoniaque.

Cette même levure, mise en contact avec du sucre, le faisait fermenter, et se déposait au fond du vase. En décantant le liquide et ajoutant de nouvelle solution sucrée, une nouvelle fermentation s'établissait, un peu plus lente que la première. En recommençant une seconde fois la même opération, on arrivait à une levure qui n'exerçait plus aucune action sur une nouvelle quantité d'eau sucrée. Le poids de ce résidu était à peu près moitié du poids initial. La levure avait donc disparu en partie, en se transformant en produits solubles. Ce qui en restait était une matière blanche, présentant, d'après Thénard, les propriétés du ligneux, c'est-à-dire ne donnant plus d'ammoniaque quand on la soumettait à la distillation, et par conséquent, d'après les idées du temps, ne contenant plus d'azote.

Disons tout de suite que cette dernière conclusion est inexacte, et tient seulement à l'imperfection du procédé analytique mis en œuvre ; mais en l'acceptant comme vraie, Thénard se trouve conduit à se demander ce qu'est devenu l'azote disparu. Il le cherche d'abord dans le résidu du liquide fermenté soumis à l'évaporation, et ne l'y trouve pas, toujours pour la même raison que tout à l'heure. Il le recherche ensuite dans l'acide carbonique dégagé, mais, comme l'avait vu Lavoisier, ce gaz est complètement absorbable par la potasse. Qu'est donc devenu cet azote ? Thénard ne trouve pas de réponse à cette question, et continue à la poser jusque dans les dernières éditions de son Traité de chimie, bien qu'il connût l'existence d'une solution proposée par Döbereiner, et qui avait rencontré créance dans le monde savant.

Döbereiner avait écarté la difficulté soulevée par Thénard en annonçant que ce savant s'était trompé sur un point, et que le résidu soluble du liquide fermenté renfermait l'azote du ferment à l'état d'ammoniaque. Il le prouvait en distillant ce résidu avec des alcalis fixes, de la potasse ou de la soude. Il y avait, dans le travail de Döbereiner comme dans celui de Thénard, deux choses à distinguer, le fait brut, expérimental, et la conclusion.

Le fait brut est exact : il y a en effet de l'azote dans le

résidu, et si Döbereiner s'en fût tenu là, sa conclusion était inattaquable. Mais il ajouta que cet azote était à l'état d'ammoniaque, et c'est là qu'est l'erreur ; car on sait aujourd'hui que la potasse décompose à l'ébullition certaines matières albuminoïdes très altérables, comme celles qui existent dans l'extrait de la levure, et peut en dégager de l'ammoniaque alors qu'elles n'en renferment pas.

Quoi qu'il en soit, cette affirmation de Döbereiner fut avidement accueillie par Liebig et son école, qui y trouvaient une confirmation précieuse de leurs vues sur le mécanisme de la fermentation. L'agent actif de ce phénomène étant, dans la théorie de Liebig, une matière animale en voie de décomposition, il y avait un grand intérêt à prouver que le ferment le plus connu, le plus typique, la levure de bière, fournissait, pendant son action, le même produit que celui qui résultait de la destruction et de la putréfaction des substances animales ou végétales, à savoir de l'ammoniaque. Aussi les conclusions de Döbereiner et les idées de Liebig sont-elles entrées dans la science côte à côte, se soutenant et se défendant les unes les autres, et pendant longtemps elles n'ont trouvé aucun contradicteur.

103. Absorption d'ammoniaque pendant la fermentation. — En reprenant cette question, M. Pasteur avait, pour l'élucider, un fait nouveau. M. Boussingault avait montré que la magnésie calcinée décompose tous les sels ammoniacaux, tandis qu'elle ne dégage aucune trace d'ammoniaque des matières organiques azotées les plus altérables par la potasse, la soude, la baryte ou la chaux. Il y avait donc à recommencer les expériences de Thénard et de Döbereiner avec ce réactif nouveau, et M. Pasteur trouva ainsi, en dosant l'ammoniaque avant et après la fermentation du sucre dans de l'eau de levure de bière, non seulement qu'il ne se formait pas trace de ce composé, mais que celui qui existait dans la liqueur originelle pouvait disparaître.

Encouragé par ces résultats, il ajouta de l'ammoniaque, à

l'état de tartrate droit ou de tartrate gauche, à des liquides renfermant seulement du sucre et ce qu'il aurait fallu de levure pour le faire fermenter. Il vit encore dans ce cas l'ammoniaque disparaître. Les questions de chiffres étant importantes dans ces matières, voici le tableau résumant ses résultats :

Ammoniaque avant	Origine de l'ammoniaque	Ammoniaque disparue	Observations
gr.		gr.	
0,038	Eau de levure.	0,018	Fermentation rapide.
0,0075	*Idem.*	0,007	Fermentation plus rapide.
0,0185	Tartrate gauche.	0,017	Fermentation très longue.
0,088	Tartrate droit.	0,017	Fermentation plus longue.

C'est après avoir constaté ces faits, qui montraient que la levure pouvait absorber de l'ammoniaque même lorsqu'elle était en présence des matières azotées de l'eau de levure de bière, que M. Pasteur fut conduit à son expérience capitale de la reproduction de la levure, avec fermentation du sucre, dans un milieu ne renfermant que du sucre candi, un sel d'ammoniaque, des cendres de levure, et une quantité pour ainsi dire impondérable de globules frais. La forme définitive que M. Pasteur a réussi à donner depuis à cette expérience importante a suffi à détrôner la théorie de Liebig. Celle qu'il avait faite à l'origine, et qui se trouve relatée dans son mémoire sur la fermentation alcoolique, n'en a pas moins une valeur historique et trouve naturellement sa place ici.

Cette fermentation, pour laquelle on avait mis gros comme une tête d'épingle de levure dans un liquide renfermant 10 grammes de sucre, 0 gr. 100 de tartrate droit d'ammoniaque, et les cendres de 1 gramme de levure, se montra très régulière et très franche les premiers jours ; mais il devint bientôt évident qu'elle était troublée par le développement concomitant d'une fermentation lactique. M. Pasteur ne savait pas encore, à ce moment, préparer de la levure pure. Le milieu minéral qu'il lui offrait étant moins favorable à la levure qu'à des organismes plus simples et moins difficiles, comme le ferment lactique, celui-ci dispute le champ à la levure, et finit par la paralyser.

En interrompant la fermentation au moment où il y avait à peu près la moitié du sucre disparu, M. Pasteur y trouva de l'alcool, et un poids de 0 gr. 043 de levure sèche. La levure s'était donc multipliée d'une façon non douteuse. On a trouvé dans le liquide de la glycérine et de l'acide succinique. Il y avait donc eu fermentation alcoolique véritable, qui s'était mélangée d'une fermentation lactique reconnaissable aussi à ses produits.

Si donc l'expérience avait échoué au point de vue de la production d'une fermentation alcoolique pure, elle n'en était, au point de vue théorique, que plus probante, puisqu'elle montrait deux fermentations, prises parmi celles dans lesquelles les idées de Liebig avaient trouvé un appui solide, et s'accomplissant toutes deux dans des conditions en contradiction complète avec ces idées.

Mais sur certains détails, elle laissait prise à la critique. Pasteur l'a recommencée plusieurs fois : ce n'est qu'en 1873 que, devenu tout à fait maître des conditions qui la font réussir, il lui a donné sa forme définitive.

L'expérience est trop importante pour que je ne la cite pas tout entière.

« Prenons, dit Pasteur dans ses Etudes sur la bière, un ballon de 3 à 4 litres à deux tubulures (fig. 14, p. 35), et introduisons-y de l'eau distillée pure, dans laquelle on aura fait dissoudre, pour 200 grammes de sucre candi, 1 gramme et demi de sulfate d'ammoniaque, autant de cendres obtenues par la calcination de la levure, un gramme de bitartrate de potasse, et un demi-gramme de bitartrate d'ammoniaque. Faisons bouillir, afin de priver de vie tous les germes d'organismes que l'air, le liquide et les parois du ballon peuvent contenir, et laissons refroidir après avoir placé, pour plus de sûreté, un pinceau d'amiante à l'extrémité de la tubulure effilée et recourbée que porte le ballon, et qui doit servir de tube de dégagement. Alors introduisons une trace de levure dans le liquide par l'autre tubulure. »

« Par exemple, le 9 décembre 1873, on sème de la levure pure. Dès le 11 décembre et, par conséquent, quarante-huit heures seulement après la mise en levain, on voit s'élever du fond, presque continuellement, une foule de petites bulles microscopiques, annonçant qu'en ce point il y a un commencement de fermentation. Les jours suivants, plusieurs îlots de mousse paraissent à la surface du liquide. On laisse le ballon tranquillement abandonné à l'étuve à 25 degrés. Le 24 avril 1874, on essaie s'il reste encore du sucre dans la liqueur : on trouve qu'il en reste moins de 2 grammes, de sorte que 198 grammes ont déjà disparu. Quelque temps après, la fermentation était complète. »

« Rien absolument d'étranger à la levure, qui était abondante, ne s'est développé, circonstance qui, jointe à la vitalité de l'espèce de levure employée, malgré le peu de convenance du milieu pour sa nutrition, a permis le complet achèvement de la fermentation. Le poids total de la levure, après lavage et dessiccation à 100 degrés, a été de 2 gr. 563 ».

Ainsi, il n'est pas douteux qu'une levure ne puisse se multiplier dans une solution de sucre où il n'y a pas d'autre source d'azote que des sels ammoniacaux. Avec cet azote et les matériaux qu'elle trouve dans le sucre ou dans l'eau, elle se fait sa matière albuminoïde. Il y a des algues dans le même cas, comme l'a constaté le premier M. Bineau. D'un autre côté on sait par les recherches de Muntz que les végétaux supérieurs peuvent aussi absorber et utiliser l'azote à l'état d'ammoniaque, en dehors de tout phénomène de nitrification. Mais pour eux cet aliment est médiocre ; ils préfèrent de beaucoup les nitrates. En est-il de même pour la levure ?

104. Azote des nitrates. — Mayer a dit le premier que la levure était incapable d'utiliser l'azote des nitrates. Il opérait, comme nous l'avons dit plus haut, (**90**) avec une liqueur contenant 15 0/0 de sucre candi, additionnée de cendres de levure et de diverses matières azotées en quantité telle qu'elles apportaient la même quantité d'azote. Dans ces mélanges, où on introduisait la même quantité de levure, et qu'on pesait à divers intervalles pour mesurer par la perte de poids la quantité d'acide carbonique dégagé, les nitrates s'étaient montrés sans influence. Les conditions de cette expérience étaient, comme nous l'avons remarqué, trop peu précises pour mériter confiance. Dubrunfaut avait assuré depuis que la levure consommait les nitrates. M. Laurent a repris la question, en s'adressant cette fois, non à la levure ferment, comme ses prédécesseurs, mais à la levure végétal.

Dans des matras à fond plat, il a étalé en couche mince un liquide nutritif contenant par litre 50 gr. de saccharose très pur, 0,75 gr. de phosphate de potassium, 0,1 gr. de sulfate de magnésium et un des sels azotés suivants, pris en quantité telle qu'ils apportaient 1 gr. d'azote par litre dans le liquide sucré, c'est-à-dire beaucoup plus que la levure n'en exigeait. Les matras, ensemencés avec une trace de levure de Bruxelles, ont donné, au bout de 70 jours passés entre 12 et 15°, les résultats suivants :

gr.	Sel employé	Poids de levure gr.
4,71	Phosphate d'ammoniaque . . .	0,174
4,71	Sulfate d'ammoniaque	0,110
7,22	Nitrate de potassium.	0,011
6,07	Nitrate de sodium	0,017
6,07	Nitrate de potassium.	0.000
Témoin, sans sels azotés		0,009

La levure préfère donc d'une façon manifeste les sels ammoniacaux aux nitrates. Il faut pourtant remarquer que la levure se trouve vis-à-vis de ces sels dans d'autres conditions que les végétaux vis-à-vis des nitrates du sol. Le milieu de culture d'une levure est ou devient toujours acide. La réaction du sol est d'ordinaire alcaline. Il en résulte que la levure a devant elle, sinon de l'acide nitrique libre, car il est difficile d'admettre qu'il soit déplacé par des acides plus faibles, tels que l'acide carbonique ou l'acide succinique, du moins un nitrate en milieu acide, et il peut se faire que ce nitrate se réduise plus facilement en nitrite. Or, les nitrites en milieu acide sont dangereux pour la levure, ainsi qu'en témoigne la comparaison de la cuvette avec nitrite à la cuvette témoin, non additionnée de sels azotés. La question se pose donc de savoir si la levure réduit les nitrates.

Pour le savoir, Laurent a ensemencé 4 levures dans des solutions additionnées de 6,07 gr. par litre de nitrate de sodium, et placées dans des matras coniques remplis jusqu'au voisinage du goulot, de façon à gêner l'aération du liquide. La réaction, nulle à l'origine vis-à-vis du chlorure de naphtylamine et de l'acide sulfo-anilique, est devenue après quelques jours tout à fait nette, et témoignait de la réduction des nitrates.

Remarquons pourtant qu'il n'est pas assuré que les deux liquides de culture de la levure en surface et en profondeur soient comparables au point de vue de la réduction des nitrates, et que les conclusions de la seconde expérience expliquent les résultats de la première.

Nous avons vu que la levure a un pouvoir réducteur qui peut très bien expliquer cette transformation des nitrates en nitrites, en liqueur acide. Mais il n'est pas sûr que cette réduction soit due au philothion. Remarquons seulement que ce pouvoir réducteur n'a aucune relation nécessaire avec la faculté d'utiliser l'azote des nitrates. Les nombres trouvés par Laurent, pour les poids de levure formés dans la vie aérobie en présence des nitrates, diffèrent trop peu de celui du matras témoin pour qu'on soit autorisé à conclure que de l'azote a été emprunté à ces nitrates. De sorte que, pour le moment, la seule conclusion possible est que la levure n'utilise pas d'une façon sensible l'azote des nitrates.

105. Valeur nutritive des sels ammoniacaux. — L'ammoniaque est au contraire pour elle un aliment excellent, qu'elle consomme même lorsqu'elle a à sa disposition les matières organiques azotées qui lui semblent le plus favorables, je veux dire celles de la bière ou du raisin. Voici qui le prouve.

Il y a dans le moût de tous les raisins qui ont été étudiés à ce point de vue de petites quantités d'un sel ammoniacal, qui varient non seulement d'un cépage à l'autre, mais aussi, pour un même cépage, avec le lieu d'origine. Cette ammoniaque du moût est absorbée par la levure pendant la fermentation, et il n'en reste plus que des traces dans le vin correspondant. Voici les chiffres que j'ai trouvés pour divers cépages du vignoble d'Arbois (Jura). Ils représentent en milligrammes, ou millionnièmes par litre, les quantités d'ammoniaque des moûts et des vins provenant de ces moûts.

Cépages	Moût	Vin
Enfariné.... .	120.1	0,5
Ploussard	8,8	2,0
Trousseau....	40,2	5,0
Naturé.......	71,2	1,4
Pinot........	72,1	0,0
Valet noir....	20,8	5,2

M. Laborde a trouvé depuis, pour des vins de la Gironde et de l'Hérault, des chiffres du même ordre, parfois même supérieurs. De ses résultats, nous ne citerons que ceux-ci, parce qu'ils interviennent dans une question que nous aurons à élucider tout à l'heure. M. Laborde a distingué dans le moût et dans le vin l'azote à l'état ammoniacal de l'azote à l'état organique. Voici les chiffres trouvés pour des moûts divers et les vins correspondants, fermentés à 28° :

	Azote du moût		Azote du vin	
	ammoniacal	organique	ammoniacal	organique
Moût n° 1...	107,4	432,0	1,0	420,0
— 2...	149,0	425,0	3,3	413
— 3...	95,1	325,0	4,5	324,5

On voit même que, dans ces cas, l'azote ammoniacal semble seul absorbé, tandis que l'azote organique reste à peu près inaltéré. Mais sur ce dernier point, il y a une sorte de trompe-l'œil sur lequel nous aurons à revenir. Contentons-nous pour le moment de la première conclusion : même en présence de la matière organique azotée du moût de raisin, la levure absorbe avec avidité l'ammoniaque présente.

106. Rôle particulier de l'ammoniaque dans les phénomènes de la fermentation. — Nous allons trouver une explication de ce fait singulier en étudiant ce qui se passe avec l'eau de levure, qui contient aussi des matières azotées, voisines comme composition de celles qui constituent la cellule vivante, puisqu'elles en sont tirées par décoction. La levure absorbe pourtant encore l'ammoniaque quand on lui donne de l'eau de levure pour aliment. Pour bien faire le départ des diverses influences, mettons en expérience trois fermentations faites dans des conditions comparatives, l'une avec sel ammoniacal et sans eau de levure, l'autre avec eau de levure mais sans sel ammoniacal, la troisième avec ces deux sortes d'aliments azotés. Le tableau suivant résume la composition des trois liquides de fermentation et les résultats obtenus dans une de mes expériences :

	I	II	III
Sucre candi	5gr	5gr	5gr
Levure fraîche. 5 gr. pesant à l'état sec	4 ,104	0 ,104	0 ,104
Tartrate droit d'ammoniaque	0 ,250	»	0 ,250
Extrait de levure	»	0 ,665	0 ,665
Poids de levure après fermentation	0 ,171	0 ,285	0 ,315
Ammoniaque absorbée	0 ,012	»	0 ,014
Valeur moyenne de a	38	29	26

Ces trois fermentations ne marchent pas du même pas : III est celle qui va le plus vite, mais II n'est guère plus rapide que I qui ne contient pourtant pas d'eau de levure, et où la seule source d'azote pour les nouveaux globules qui se forment est l'azote ammoniacal. L'addition d'ammoniaque accélère donc les fermentations qui pourraient marcher sans elles, et peut même permettre à la levure de se passer de matière organique.

Cette notion se précise si on fait attention aux poids différents de levure qui ont conduit du même pas la fermentation de I et de II, dont la durée est à peu près la même. Il y a eu moins de levure formée dans I que dans II. Si nous appliquons aux chiffres du tableau les formules du chapitre précédent, nous trouvons, pour les valeurs moyennes de *a* pendant la durée totale de l'expérience, les chiffres donnés dans la dernière ligne du tableau. On voit que la levure de I a fait fermenter environ 38 fois son poids de sucre dans le temps que la levure de II a mis à en faire fermenter 29 fois son poids. Le chiffre relatif à la fermentation III est trop faible parce qu'il a été calculé pour la même durée, et que cette fermentation III a été la plus courte. En se bornant aux deux premiers, on voit que j'avais eu raison de distinguer en 1865 entre la levure végétal et la levure ferment, et de dire que l'ammoniaque, défavorable à la première, était favorable à la seconde. C'est le premier exemple de ces antagonismes sur lesquels j'ai insisté dans le chapitre précédent.

L'eau de levure favorise au contraire l'action du végétal levure. Je n'ai pas besoin de faire remarquer qu'elle n'est pas seule à agir dans ce sens, et qu'en aérant, par exemple, convenablement le liquide qui marche le plus lentement dans l'expérience qui précède, on pourrait, en y activant la multiplication de la levure, lui faire ratrapper et même dépasser les liquides marchant mieux que lui.

107. Action de l'asparagine. — Il faut rapprocher des faits qui précèdent d'autres faits analogues signalés en 1881, par Hayduck, et relatifs à l'action comparative de l'asparagine et des peptones. Ils se résument en ceci : l'asparagine, qui est un amide, se comporte comme l'ammoniaque. Les peptones, ensemble mal défini de matières voisines de l'albumine, se comportent comme l'eau de levure.

Hayduck a en effet montré que l'addition d'asparagine à un moût dans lequel on mettait assez de levure pour qu'il n'y ait pas multiplication sensible, activait la fermentation. On se trouvait là dans les conditions d'expérience indiquées au chapitre IX : vie tout de suite anaérobie d'un certain poids de levure qui restait à peu près constant pendant la durée de l'opération. Les valeurs moyennes de *a* étaient en raison inverse des temps mis à transformer la même quantité de sucre.

Kusserow a retrouvé les mêmes résultats en opérant autrement. Il a ensemencé pauvrement des liqueurs sucrées, de façon a ce qu'il y eut multiplication. Il a trouvé qu'avec l'asparagine, le rendement en levure était diminué, mais que la fermentation marchait cependant plus vite. C'est comme avec l'ammoniaque dans l'expérience citée plus haut. L'asparagine est donc utile, mais il ne faut pas en ajouter trop, car si on en met un excès, la fermentation part moins vite, et la levure prend une couleur grise. En comparant ensuite les amides à la peptone, Kusserow a opéré de la façon suivante. A des solutions de sucre de canne, additionnées de quantités égales de sels nutritifs et de proportions variables de peptone et d'asparagine, il a ajouté la même quantité de levure, et il a vu que la peptone augmentait le rendement en levure et l'asparagine l'activité de la fermentation. Il a vu aussi que la levure produite en présence d'asparagine est blanche, se dépose lentement, mais donne un dépôt ferme. Au contraire, la levure qui se forme dans les liquides à peptone est jaune, et s'agglomère en flocons qui se déposent rapidement, mais ne deviennent jamais cohérents. Ces cellules sont pauvres en vacuoles, alors qu'elles en contiennent de très nettes avec l'asparagine.

Hess a fait sur le même sujet des expériences que le calcul permet de serrer de plus près. Il a étudié sur des levures de races diverses, Saaz, Frohberg et Logos, l'action de diverses substances nutritives, eau de levure, peptone, asparagine, ajoutées à des solutions de saccharose. Il a trouvé d'abord qu'au point de vue de l'interversion, c'est-à-dire de la sécrétion ou plutôt de la diffusion de la sucrase à l'extérieur de la cellule, la nature de l'aliment azoté avait de l'influence, et superposait son action propre à celle de la cellule. C'est ainsi qu'en présence de l'eau de levure et de l'asparagine, les levures Saaz et Frohberg marchent du même pas, laissant derrière elles la levure Logos, qui est en outre moins rapidement inversive dans l'eau de levure qu'en présence de l'asparagine. En présence de la peptone, la levure Frohberg prend la tête, le levure Logos restant en queue.

En revanche, au point de vue de la rapidité de la fermentation, toutes choses égales d'ailleurs, la levure Logos dépasse notablement la levure Saaz et surtout la levure Frohberg en présence de l'eau de levure. En présence de la peptone, qui est le plus mauvais des trois aliments azotés étudiés, la levure Logos, qui faisait disparaître tout le saccharose en 14 jours avec l'eau de levure, n'en a fait disparaître que le quart en 28 jours, tandis que la levure Frohberg, dans le même intervalle, en avait fait fermenter 85 0/0. En présence de l'asparagine, l'ordre des levures est à peu près le même qu'avec l'eau de levure, mais la fermentation est poussée moins loin.

Quelques chiffres vont préciser ces notions générales. Hess a mesuré la rapidité de multiplication de ses diverses levures dans les diverses conditions où il les a mises, de façon à faire le départ de ce qui incombait à la quantité et de ce qui incombait à la qualité. Parmi les nombres qu'il a déterminés, je choisirai ceux qui se rapportent à une culture de quatre jours. La fermentation est alors à ses débuts. Voici les nombres de cellules formées au bout de 4 heures dans les divers milieux par une cellule initiale :

	Saaz	Frohberg	Logos
Eau de levure	1459	1110	2852
Asparagine	464	481	373
Peptone	558	1461	2026

On voit qu'avec les 3 levures, c'est l'asparagine qui convient le moins à la multiplication des cellules. Mais mesurons avec Hess les quantités de sucre disparues pendant ces quatre jours, et rapportons-les à des nombres de cellules égaux, voici ce que nous trouvons pour les nombres de milligrammes de saccharose détruits en quatre jours par un million de cellules de levure :

	Saaz	Frohberg	Logos
Eau de levure	0,92	1,47	0,83
Asparagine	1,60	1,38	1,48
Peptone	0,84	0,76	0,71

et on voit que c'est en présence de l'asparagine que l'activité comme ferment de chacune des levures est la plus grande. Nous pouvons tirer de ces chiffres la valeur de a, c'est-à-dire la quantité de sucre utilisée ou consommée en quatre jours par l'unité de poids de chacune de ces levures, en admettant, ce qui est approximativement exact, qu'il y a dans un gramme de levure, en moyenne, 20 milliards de cellules. Un million de cellules pèsent donc environ 1/20 de milligramme. Cela donne pour les valeurs moyennes de a par jour, pendant les quatre premiers jours, les chiffres suivants :

	Saaz	Frohberg	Logos
Eau de levure	4,6	7,3	4,2
Asparagine	8,0	6,9	7,5
Peptone	4,2	3,8	3,5

On trouve de même qu'au bout de 28 jours, les valeurs moyennes de a, par jour, sont :

Eau de levure	2,7	1,5	1,2
Asparagine	4,8	3,5	5,7
Peptone	1,1	1,0	1,5

On voit, dans ces chiffres, que les différences relevées au début de la fermentation ne se conservent pas jusqu'à la fin. C'est ainsi que la levure Frohberg est plus active au début en présence de l'eau de levure, et plus active en moyenne à la fin en présence de la peptone. Mais dans tous les cas l'asparagine donne une suractivité au pouvoir ferment, c'est-à-dire en somme à la sécrétion de zymase.

Toutefois ces chiffres montrent aussi que les fermentations sont très lentes dans les conditions réalisées par M. Hess, plus lentes que des fermentations accomplies en milieux très favorables. Il suffit pour se convaincre de cette notion, importante au point de vue de l'influence que peut exercer l'aliment azoté lorsqu'il est très favorable, de comparer les résultats des expériences suivantes :

1° L'expérience faite en milieu minéral par Pasteur, et que nous avons relatée plus haut. Nous avons vu que, en 135 jours, il y avait eu 198 gr. de sucre consommé par un poids de levure final de 2,5 gr. En admettant que ce poids de levure se soit formé presque tout entier pendant les premiers jours, ainsi qu'on peut le croire étant donné que la fermentation a été anaérobie presque dès l'origine, on a, en appliquant les formules du chapitre :

$$S - 2L = Lat$$

d'où : $$a = 0{,}6$$

chiffre à peine inférieur au chiffre le plus bas qu'ait obtenu Hess après 18 jours ;

2° Notre expérience de p. 35, dans laquelle 150 gr. de sucre ont fermenté en 12 jours sous l'influence d'un poids final de levure égale à 2 gr. 25. On trouve de même dans ce cas $a = 6$ environ.

Avec des liquides naturels, moût de vin ou de bière, la fermentation serait encore plus active que dans ce dernier cas. Il est vrai que les températures et les levures ne sont pas les mêmes dans toutes ces expériences, qui ne sont par suite pas comparables d'une façon absolue. Les chiffres disent pourtant bien qu'elle est l'importance de l'aliment azoté dans l'ensemble du phénomène de la fermentation.

108. Influence des matières albuminoïdes. — Jusqu'ici nous n'avons étudié que des matières azotées qui, comme l'eau de levure ou la peptone, sont des mélanges de matériaux divers, et tout ce que nous savons, c'est qu'il y a parmi ces matériaux des substances utiles à la prolifération de la levure et utiles à la sécrétion ou au fonctionnement de sa zymase. Il serait utile de pouvoir serrer davantage le problème, et de se demander quels sont, dans cette longue série de corps qui commence par les matières albuminoïdes les plus complexes, pour finir par les matières azotées les plus dégradées, comme l'urée et le carbonate d'ammonium, les corps que la levure préfère et ceux auxquels elle ne peut rien emprunter.

Ici, nous avons à faire une distinction, suivant qu'il s'agira de la vie aérobie de la levure ou de sa vie anaérobie. Nous savons que la sécrétion de diastases est influencée par cette circonstance, et il se peut que pour les matières albuminoïdes insolubles, au moins, la diastase qui peut les rendre alimentaires manque dans la vie anaérobie et soit présente dans la vie aérobie.

109. Matières albuminoïdes alimentaires de la vie aérobie. — La seule qui ait été un peu étudiée est la caséine. La levure peut sécréter la caséase, la diastase qui rend cette caséine assimilable pour elle, et M. Boullanger a étudié ce qui se passe dans ces conditions. La levure ensemencée à l'état pur dans du lait stérilisé s'y développe avec une extrême lenteur. Elle donne au bout de quelques mois un coagulum un peu mou qui semble témoigner qu'il y a aussi sécrétion d'un peu de présure ; puis ce coagulum se redissout en laissant un liquide presque limpide, ayant la couleur du bouillon de viande, et non précipitable par les acides. Puis ce liquide brunit peu à peu par suite du procès de dégradation que subit dans le corps de la cellule la caséine solubilisée, et qui aboutit à la formation d'ammoniaque.

Cette caséine qui se dégrade, et arrive à donner de la tyrosine, de la leucine et des sels ammoniacaux, ne peut subir ces transformations qu'à la suite d'un procès de digestion et d'utilisation. M. Boullanger a vu que pour certaines levures cette caséine était un meilleur aliment que le sucre de lait, attendu qu'elle est atteinte dans des laits où le lactose est respecté. Du reste, le procès de solubilisation de la caséine par la diastase et son procès d'utilisation sont distincts, car il existe des levures qui dissolvent plus rapidement que les autres la caséine, et donnent moins d'ammoniaque ; telle est la levure Frohberg. D'autres, au contraire, comme la levure de Lowenbrau, dissolvent peu de caséine, mais dégradent à fond celle qu'elles ont dissoute.

On trouverait sans doute que la levure peut de même dissoudre la fibrine pendant sa vie aérobie. Mais comme ces aliments sont médiocres pour elle, il importe de la mettre à l'abri de toute concurrence pendant ces essais, et pour cela il faut l'ensemencer pure. Beaucoup d'expériences déjà anciennes sont à reprendre à ce point de vue. De cet ordre sont celles que je vais relater. Bien qu'elles soient un peu incertaines, elles sont encore bonnes à citer. Elles ont été faites en ensemençant de la levure dans des solutions sucrées additionnées de sels minéraux et où on ajoutait diverses matières comme source d'azote. Les conditions de l'expérience étaient donc de préférence celles de la vie anaérobie.

110. Aliments azotés de la vie anaérobie. — La première est celle de Pasteur, qui, après avoir prouvé que la levure pouvait emprunter son azote aux sels ammoniacaux, se demanda s'ils pouvaient l'emprunter aussi à l'albumine : « J'ai été surpris, dit-il, de trouver cette matière tout à fait impropre à nourrir les globules de levure de bière. Que l'on dissolve du sucre dans de l'albumine d'œuf frais, délayée dans de l'eau et filtrée, rendue ou non très peu acide : que l'on ajoute une très petite quantité de levure de bière, les globules semés ne se développeront pas du tout ; il n'y aura pas trace de fermentation. »

Colin et Thénard avaient pourtant avancé qu'une dissolution d'albumine sucrée et abandonnée à elle-même fermente, mais cela n'a lieu qu'après trois semaines ou un mois de séjour à l'étuve ; or, dans l'intervalle de temps qui s'écoule jusqu'à l'apparition de la fermentation alcoolique, le liquide nourrit des bactéries qui transforment l'albumine, et la rendent plus ou moins assimilable pour la levure.

D'après les expériences de M. Mayer, la caséine, la fibrine, sont à peu près dans le même cas que l'albumine. La fermentation en leur présence n'est jamais nulle, mais elle est extraordinairement pénible et lente. En résumé, ces matériaux constitutifs de l'organisme ne sont pas assimilables pour la levure.

Il en est tout autrement du sérum du sang ou de celui des muscles. Avec eux, le sucre fermente presque aussi facilement que s'il était dissous dans un jus naturel ou dans de l'eau de levure. Il y a, il est vrai, dans le sérum, ou dans le liquide exprimé des muscles, un peu d'albumine ; mais cette albumine paraît ne pas prendre part à leurs propriétés nutritives pour la levure, car le sérum coagulé par la chaleur, puis bouilli et filtré à limpidité parfaite, pour séparer l'albumine coagulée, alimente la fermentation comme le sérum normal.

Ceci nous amène à penser que nous devons surtout rechercher les aliments azotés de la levure parmi ces matières albuminoïdes solubles dans l'eau, dialysables, et plus ou moins insolubles dans l'alcool, qu'on rencontre dans le sérum. Nous sommes confirmés dans cette idée en songeant à la composition des liquides organiques les plus propres à la fermentation alcoolique. Le jus de raisin, le jus de betterave acidulé suivant la pratique de M. Dubrunfaut, le moût de bière ne renferment pas d'albumine ou l'albumine n'y joue aucun rôle. Ils renferment en revanche beaucoup de matières protéiques solubles dans l'eau bouillante et les acides étendus, ce que ne sont pas les matières albuminoïdes proprement dites.

Ad. Mayer, de son côté, a trouvé que la pepsine, préparée par la méthode de Wasmann, donnait aussi des fermentations promptes et régulières. Elles le sont moins pourtant, toutes choses égales d'ailleurs, qu'avec le moût de bière ou de raisin. Il a insisté sur ce fait qu'il ne fallait pas voir là l'action de la pepsine comme diastase, puisque la puissance de cette substance persistait après l'ébullition qui détruisait la diastase. L'effet est dû aux matériaux albuminoïdes déjà en partie assimilés qui accompagnent la pepsine pendant sa préparation ; et la preuve, c'est que si on emploie la méthode de Brucke, qui donne une diastase plus active et un produit plus pur, on le trouve plus impropre que la pepsine de Wasmann à activer la fermentation alcoolique. D'un autre côté, d'autres ferments digestifs, la ptyaline, la pancréatine, se montrent à peu près sans action.

Peut-on descendre très bas dans l'échelle des composés azotés et arriver aux derniers termes ? M. Mayer, qui a fait sur eux de nombreuses expériences, en s'adressant naturellement de préférence à ceux qui étaient cristallisables et faciles à obtenir purs, les a trouvés en général impropres à fournir à la levure son aliment azoté.

La créatine et la créatinine sont à peu près au même niveau que l'albumine, la fermentation ne marche pas mieux qu'en l'absence de tout aliment azoté. Remarquons que ce sont des produits d'excrétion des tissus.

La guanine, la caféine, sont aussi à peu près sans action. Il en est de même de l'asparagine en liquide un peu acide. En liquide faiblement alcalin, elle se comporte un peu mieux, sans doute par suite de sa transformation en sel d'ammoniaque.

L'urée peut alimenter une fermentation très lente. L'allantoïne se rapproche davantage par son activité des sels ammoniacaux. M. Ad. Mayer a étudié l'asparagine et l'a trouvée très peu propre à servir d'aliment : ceci montre l'incertitude de ses expériences.

Tous ces résultats relèvent en effet plus ou moins de la critique que nous avons faite, au chapitre précédent, des travaux de ce savant. Ils ont été obtenus en mettant dans un milieu minéral, en somme peu favorable, la matière azotée à étudier, en proportions telles qu'il y eût toujours la même quantité d'azote, et en ajoutant de la levure du commerce, qui apportait et laissait se développer plus ou moins, suivant l'occasion, les germes d'autres fermentations. Quelques-uns des résultats négatifs signalés plus haut tiennent sans doute au trouble produit par ces fermentations concomitantes.

Du moins, dans d'autres expériences, conduites sur le même plan que les précédentes, quoique sans beaucoup plus de garanties au sujet de la pureté de la lévure, MM. Bialoblocki et Rosler ont obtenu d'autres résultats. La guanine, sans action dans les expériences de M. Mayer, a atteint à peu près le niveau de la pepsine. Il en est de même pour l'acide urique. Le nitrate d'urée et l'amygdaline n'ont alimenté que des fermentations très lentes. Avec le nitrate d'ammoniaque, la fermentation a été deux fois environ plus lente qu'avec la pepsine, mais il y était intervenu des organismes étrangers.

Toute cette question serait, comme on voit, à reprendre de près, pour mettre en lumière, d'une façon sûre, l'influence particulière de ces diverses substances. En envisageant dans leur ensemble les résultats obtenus, on voit que la levure végétal a pour aliment de prédilection les substances azotées encore complexes, à la condition qu'elles soient solubles et puissent traverser la paroi de la cellule. Mais certaines substances azotées à constitution plus simple, voisines des amides et des sels ammoniacaux, donnent à la sécrétion de la zymase une activité telle qu'elles augmentent l'activité de la levure ferment.

Ce que nous savons au sujet de la nutrition cellulaire nous conduit à une autre notion ; il y a, dans les produits intermédiaires entre ces deux extrêmes, des termes qui correspondent aux produits d'excrétion de la levure et qui, de ce fait, doivent être des aliments impropres pour elle. Voyons si l'expérience justifie cette notion.

111. Matériaux d'élimination de la levure. — M. Pasteur a le premier constaté que lorsqu'on évapore à consistance d'extrait un liquide fermenté, et qu'on débarrasse cet extrait de tous les produits connus de la fermentation qui proviennent du sucre, on obtient un résidu azoté, fourni à peu près exclusivement par la levure, se rapprochant de celui qu'on obtiendrait dans les mêmes conditions en traitant de la levure fraîche, mais s'en éloignant d'autant plus que la fermentation a davantage épuisé la levure, et que celle-ci a eu à transformer un poids de sucre plus considérable par rapport au sien. Cette sorte de résidu vital des cellules est en outre bien moins propre à alimenter une fermentation nouvelle où on n'introduirait que lui comme élément azoté, et il l'est d'autant moins qu'il provient d'une levure plus épuisée.

A quoi cela est-il dû ? On pourrait penser que cet extrait de levure épuisée est moins azoté que celui de levure fraîche, et que la différence de puissance tient à cette différence de composition.

M. Mayer a préparé, par le procédé suivant, de l'extrait d'une levure épuisée. Un liquide de fermentation a été filtré, puis évaporé, débarrassé par des lavages convenables de tous les produits connus de fermentation dérivant du sucre. Le résidu a été redissous dans l'eau additionnée de sucre, et remis au contact de la levure de la première fermentation, gardée et recueillie sur le filtre. Une nouvelle fermentation s'est produite, plus lente que la première. On a continué ainsi jusqu'à ce que la levure s'est refusée à faire fermenter le sucre : on a filtré, évaporé et séparé de nouveau l'extrait azoté. Celui-ci différait beaucoup de celui que donne la levure fraîche. Comme M. Pasteur l'avait déjà vu, il sent davantage le caramel ou le pain grillé, il est plus brun et plus brillant. Sa teneur en azote était de 5 p. 100, tandis que l'extrait obtenu de la même manière avec la levure fraîche ne renfermait que 4 p. 100 d'azote. Cependant, en les employant tous deux à poids égal, l'extrait de levure fraîche a donné une fermentation beaucoup plus active que l'autre, avec lequel, malgré l'ensemencement, la levure a cédé la place à des levures étrangères.

L'expérience ci-dessus, dont nous avons cité quelques détails parce qu'ils nous seront utiles plus tard, n'est donc pas absolument probante au point de vue de la comparaison des deux sortes d'extrait ; mais nous y voyons pourtant que l'extrait de levure épuisée est plus azoté que l'autre, et que, cependant, cet excès d'azote n'a pas empêché la fermentation, à laquelle il a été employé, de dévoyer, malgré la composition en apparence très favorable du milieu. Nous voilà donc conduits, comme nous l'étions du reste par les premiers résultats de M. Pasteur, à penser que ce n'est pas tant une question de quantité qu'une question de qualité qui est en jeu.

Pourtant, avant d'arriver à cette conclusion, nous avons encore une objection à faire disparaître. On a le droit de rechercher les causes des différences d'action que nous venons de constater dans la nature et la proportion des éléments minéraux contenus dans les deux sortes d'extraits. Il est certain qu'ils ne se ressemblent pas sous ce rapport. Pasteur a vu que l'extrait du liquide fermenté renfermait de moins en moins de phosphate de magnésie, à mesure que la fermentation devenait plus longue et plus pénible. Ce sel se fixe peu à peu sur les globules de nouvelle formation, et le liquide appauvri doit devenir de plus plus en impropre à nourrir de nouveau ferment. Il est donc nécessaire de montrer par l'expérience que c'est uniquement au changement de nature des matériaux azotés qu'il faut rapporter les différences entre l'extrait de levure fraîche et celui de la levure épuisée.

Cette expérience peut être comprise et conduite de bien des façons. Voici celle qu'a adoptée Mayer. Il dispose trois fermentations identiques pour le volume du liquide, la quantité de sucre et la quantité d'aliments minéraux, différentes seulement en ce qu'elles contiennent des quantités différentes de l'aliment azoté, dans l'espèce, de pepsine de Wasmann, dont M. Mayer avait reconnu le pouvoir nutritif très grand pour les globules de levures.

Voici quelle était la composition de ces trois liquides :

20gr d'une solution à 18 p. 100 de sucre,
0gr,1 phosphate acide de potasse,
0gr,05 sulfate de magnésie cristallisé,
et 0gr,15 puis 0gr, 10, puis 0gr05 de pepsine de Wasmann.

La nourriture azotée ayant été employée en excès, même pour le liquide qui en renfermait le moins, les trois fermentations marchent à peu près du même pas. Quand elles sont terminées, on filtre, on évapore pour chasser l'alcool, on ramène le liquide à un très petit volume, et on le fait revenir sur sa levure après avoir ajouté partout des quantités égales de sucre. Cette fois-ci, la fermentation la moins riche en pepsine montre un retard, qui s'accuse davantage si l'on recommence la même épreuve, finit par s'exagérer, et aboutit presque à l'impuissance. Il devient de plus en plus manifeste que le liquide de fermentation est de plus en plus impropre à nourrir des générations nouvelles.

A quoi devons-nous attribuer cet effet ? Les conditions de température sont les mêmes pour les trois liquides. Les produits de la fermentation, qui en gênent une nouvelle, s'accumulent à très peu près dans la même proportion partout. La quantité de cendres est restée constante dans les trois flacons, et si leur distribution varie, entre le liquide et les cellules vivantes, c'est là où il y a le plus de vie et de bourgeonnement, là où la fermentation est la plus facile, c'est-à-dire dans les flacons les plus riches en pepsine, que le liquide doit être le plus appauvri. Si l'effet produit tenait aux aliments minéraux, il serait en sens inverse de celui qu'on observe. Nous sommes donc réduits à incriminer seulement l'aliment azoté.

Est-ce la quantité ou la qualité qui laissent à désirer, et diminuent à mesure que les fermentations se succèdent ? Si c'était la quantité, si les nouveaux globules formés assimilaient et retenaient sous forme insoluble tout l'azote originairement introduit dans la liqueur, les résultats de M. Mayer auraient une explication toute naturelle : la fermentation se ralentirait par suite de l'appauvrissement du liquide en matériaux nutritifs. Mais tel n'est pas le cas, comme nous allons le voir.

Lorsqu'on met en train une fermentation avec du sucre, de l'eau et de la levure, l'expérience montre que le poids de levure sèche, tel qu'on peut l'obtenir en la jetant sur un filtre et la desséchant, peut augmenter, rester stationnaire, ou diminuer pendant la fermentation, suivant la proportion de sucre que la levure a eu à transformer. Nous aurons bientôt à étudier de près ce phénomène. La seule chose qui nous intéresse ici à son sujet est ceci : soit que le poids de levure sèche augmente ou diminue, le poids total d'azote organique qu'elle renferme à la fin de la fermentation est toujours inférieur à celui qui y existait au commencement. La différence existe à l'état soluble dans la liqueur fermentée, qui au lieu de s'appauvrir s'enrichit en réalité en azote. Voici quelques chiffres qui le prouvent. Je les emprunte à divers travaux sur la fermentation alcoolique.

	Poids de sucre employé.	Poids de la levure sèche.	Proportion d'azote.	Azote total de la levure.	Azote total du liquide.	Autorités.
	—	—	—	—	—	—
		gr		gr	gr	
Avant fermentation.	100	1,198	9,77 0/0	0,117	»	Pasteur.
Après fermentation.	»	1,745	5,5 »	0,096	0,029	
Avant fermentation.	40	2,501	8,63 »	0,215	0,152	Duclaux.
Après fermentation.	»	2,236	6,36 »	0,148	0,216	
Avant fermentation.	100	13,85	10,1 »	1,400	»	Schutzemberger.
Après fermentation.	»	8,76	9,98 »	0,874	0,440	

Ces trois expériences indépendantes sont faites, comme on voit, dans des conditions très différentes. Dans celle de M. Pasteur, le sucre est en excès, la fermentation a été longue et laborieuse, et la levure a notablement augmenté de poids. Dans la seconde, la variation de poids a été très faible et en sens inverse de la précédente ; la fermentation a été régulière et rapide. Dans celle de M. Schutzemberger, la levure était en excès, et quelques heures ont suffi pour tout terminer.

Dans l'expérience de M. Duclaux, en outre, le liquide où l'on a introduit la levure renfermait à l'origine 0gr152 d'azote à l'état de tartrate d'ammoniaque. Toutes ces différences n'ont pas empêché, dans les trois cas, l'azote total de la levure de diminuer pendant la fermentation, et le liquide de s'enrichir, par suite, en composés azotés.

On trouvera, au chapitre consacré à étudier l'autophagie de la levure, d'autres nombres, empruntés à M. Schutzemberger, et qui conduisent à la même conclusion que ceux que nous avons donnés plus haut. Nous pouvons donc accepter le résultat que nous venons de signaler comme appartenant à une loi générale.

Il est regrettable que dans l'expérience de M. Mayer, à laquelle nous revenons, il n'ait pas été fait de déterminations d'azote comme celles de plus haut, et que pour en tirer une conclusion, il faille procéder par voie d'analogie. Cette analogie peut, en effet, être contestée. Il y avait à l'origine, dans le liquide de M. Mayer, de la matière azotée très facilement assimilable ; et il paraît bien sûr que la première fermentation qui s'y est accomplie ne peut nullement être rapprochée de celles que nous venons d'étudier, et dans lesquelles la levure ne rencontrait dans le liquide autre chose que du sucre et de l'eau. Mais à partir du moment où les fermentations sont devenues plus lentes et plus difficiles, on peut bien admettre que les conditions des expériences ci-dessus se sont trouvées à peu près réalisées, et que le liquide de M. Mayer ressemblait à celui de la seconde expérience de notre tableau, ou, au moins, à celui de la troisième, où l'excès de levure introduite a laissé de suite se dissoudre une partie de ses éléments azotés. Or, à partir de ce moment, les fermentations sont devenues plus difficiles dans l'expérience de M. Mayer, bien que la proportion d'azote dans le liquide allât toujours en augmentant. Il n'en faut pas davantage pour conclure que c'était la qualité de l'élément azoté qui faisait défaut, et que la levure, dans l'acte de sa vie, élimine des matières albuminoïdes peu propres à lui servir d'aliment. Il y a donc chez elle, comme chez les animaux supérieurs, une sorte d'excrétion de l'azote.

Si l'on connaissait bien, et s'il était possible de séparer les uns des autres tous ces produits d'excrétion, il serait facile d'arriver, par une voie plus rapide, à la conclusion que nous venons d'établir. Il suffirait d'essayer de faire vivre la levure en ne lui offrant que ces produits d'excrétion comme aliments azotés. On ne peut malheureusement isoler que les plus simples, ceux qui sont cristallisables, et leur action ne permet pas de conclure à celle des autres. Mais il n'en est pas moins utile d'étudier leur influence.

Dans les liquides où la levure a longtemps vécu, et laissé dissoudre tout ce qu'il y existait et tout ce qu'il s'est produit d'éléments solubles, on trouve, au milieu de corps nombreux dont nous retrouverons l'étude plus tard, de la leucine qui forme la plus grande partie de la masse ; or M. Mayer a trouvé précisément que la leucine est très peu propre à l'alimentation de la levure, et cette infériorité n'est pas foncière chez elle, car elle nourrit très bien le mycoderme du vin et les végétations cryptogamiques.

112. Résumé. — On voit bien maintenant ce qui se passe quand on offre à la levure un liquide organique complexe comme de l'eau de levure, du mout de brasserie, du jus de raisin. Il est clair qu'elle choisit dans le mélange. Il est difficile de savoir exactement ce qu'elle prend, d'abord parce que les procédés de dosage sont très imparfaits quand il s'agit de cette espèce de matériaux, puis parce qu'en même temps qu'elle emprunte au liquide ces matières assimilables, elle lui rend par excrétion ou par diffusion ses produits de désassimilation. Cependant nous avons vu, dans les expériences de Duclaux et de Laborde, que les sels ammoniacaux sont absorbés dans du jus de raisin de préférence à d'autres matériaux plus complexes. Wahl et Hanke ont de même vu que dans du moût de bière, la levure asssimile surtout les amides, et prend seulement une petite quantité de peptones et de matières albuminoïdes.

Non seulement elle choisit comme qualité, mais la quantité de l'azote de la liqueur ou du moût qui entre dans les tissus de la levure dépend d'une foule de circonstances. De l'état de la levure d'abord : une levure affaiblie ou inanitiée aura évidemment, à poids égal, des besoins plus grands qu'une levure bien portante. Puis de sa quantité : lorsqu'il y en aura beaucoup, et qu'elle donnera un travail rapide, sans presque se multiplier, elle pourra absorber moins de matières azotées qu'une petite quantité de levure qui a besoin de se multiplier pour agir. Puis encore de l'aération : de deux liquides également ensemencés, celui qui sera aéré et où la levure se multipliera davantage empruntera évidemment plus de matières azotées que l'autre.

Ce n'est pas tout. Dans ces fermentations, les poids inégaux de levure produite déverseront, dans le courant ou surtout à la fin de la fermentation, des produits de diffusion ou d'excrétion variés. De sorte qu'il y aura un moment où la quantité d'azote absorbé passera par un maximum. C'est ce qu'ont constaté tous les expérimentateurs. Ce maximum ne se produira pas partout à la même époque, et dépendra des circonstances et de la loi de multiplication. A partir du moment où il sera franchi, la dépense dépassera la recette, mais la dépense avait commencé avant, et la recette continuera après. Dépense et recette portent sans doute sur des matières différentes, mais l'imperfection de nos connaissances nous empêche de les distinguer. On voit combien le problème est complexe, et combien il est facile d'y trouver des résultats contradictoires. Gardons nous d'opposer les uns aux autres ces résultats, qui sont tous contingents, et qui ne sont contradictoires que parce que les circonstances dans lesquelles ils ont été obtenus sont différentes. C'est à préciser ces conditions que la science doit s'employer, et quand elles seront connues, on verra sans aucun doute que tout le monde avait raison.

On peut dire la même chose au point de vue du *quantum* des matières albuminoïdes du moût que la levure peut faire passer à l'état organique, et emporter avec elle, quand on la sépare par filtration ou par dépôt de la boisson alcoolique qu'elle a produite. Il est clair que ce *quantum* peut être très variable, et il n'est pas étonnant que tout le monde ne l'ait pas trouvé le même.

Delbruck a vu que diverses races de levure ne prennent pas à un même moût la même proportion de sa matière albuminoïde. Une levure de distillerie en prenait 61 0/0 ; une levure de brasserie du type Frohberg 55 0/0 ; une levure de Saaz 46 0/0. Ici, à côté de l'influence de la race de levure, il y avait la question d'aération et de quantité de levure produite. Il y avait aussi une question de qualité, car Delbruck a vu que si ces levures s'arrêtaient, ce n'était pas qu'elles fussent rassasiées. En effet, si on leur donnait alors de l'asparagine, elles lui empruntaient encore de l'azote. C'est que la matière albuminoïde qu'elles laissaient dans le moût était pour elle inassimilable ou difficilement assimilable, et nous retrouvons sur ce point des conclusions analogues à celles du travail de M. Boullanger sur les rapports de la levure avec la caséine du lait.

On voit donc que ce mécanisme de la nutrition azotée de la levure est extrêmement complexe, et de plus que chaque espèce de levure a le sien. C'est une conclusion que nous allons retrouver plus nette à propos de l'alimentation hydrocarbonée.

113. Richesse normale de la levure en azote. — Nous

avons un dernier point à signaler. Nous savons que la richesse en azote d'une levure peut être variable. Quelle est sa richesse normale, je veux dire celle qui lui donne son activité maximum ? Hayduck s'est le premier posé cette question, et a étudié, pour la résoudre, l'effet de quantités variées d'aliments azotés divers sur le poids de levure obtenu, sur l'activité de la fermentation qu'elle produit, et sur sa richesse en azote. On voit *a priori* la difficulté de ce problème, parce qu'il s'y mêle toujours un facteur important auquel on ne prend pas garde, l'action de l'oxygène. Suivant que l'air pénètre plus ou moins facilement à l'intérieur des vases, suivant qu'il en est chassé plus ou moins vite par l'acide carbonique provenant de la fermentation, la multiplication de la levure peut être plus ou moins accélérée, le nombre des cellules qui se disputent l'azote plus ou moins grand, et le rationnement peut ainsi dépendre autant de la présence de l'oxygène que des autres influences mises en jeu. Nous verrons même, quand nous étudierons l'action de l'oxygène sur la levure en fermentation, que les rapports que nous avons signalés entre les levures Frohberg, Saaz et Logos ne sont pas constants et peuvent se trouver renversés. « Quand on étudie les fermentations, a dit Pasteur, il n'est pas difficile de constater des faits particuliers isolés, nouveaux ou paraissant l'être, tant ils sont nombreux et changeants ; mais, si l'on n'en recherche pas la liaison avec le phénomène principal, si on n'établit pas que cette liaison existe ou qu'elle n'existe pas, souvent loin d'éclairer le sujet, on n'a fait que l'obscurcir ».

Quand il faut conclure au milieu des faits contradictoires apportés par les travaux de valeur si inégale publiés au sujet de la fermentation alcoolique, on est parfois très embarrassé. Pourtant, en ce qui concerne la dose d'azote, on peut conclure des mémoires de Hayduck, Briant, Vijsmann, que la levure, mise en présence d'un milieu qui contient tous les éléments qui lui sont nécessaires, ne se jette pas sur tous avec une avidité égale. Si l'aliment azoté est favorable, elle l'absorbe avec avidité. Dans une fabrique de levure à Delft, Vijsmann a vu que de la levure, semée dans la proportion de 10 gr. par litre de moût, contenait à l'origine 7,1 0/0 d'azote, 9,9 0/0 après 1 heure, 9,6 0/0 après deux heures, et continuait à diminuer ensuite à mesure qu'elle se multipliait et faisait fermenter le liquide. Finalement elle peut en conserver très peu. D'après les observations de Hayduck, il lui en reste environ 7 0/0 quand la fermentation a bien marché. Mais elle peut tomber au-dessous de ce niveau quand l'aliment azoté manque par rapport à l'aliment hydrocarboné. La composition physiologique et chimique d'une levure sont donc chose essentiellement variable. Seulement, d'après Hayduck, son pouvoir ferment, c'est-à-dire la grandeur de son activité *a* croît avec sa richesse en azote. C'est là la seule notion qui reste fixe au milieu de toutes ces variations, tellement insaisissables qu'elles ont fait l'objet d'une foule de mémoires, entre lesquels on pourrait relever quantité de contradictions, mais dont il vaut mieux se borner à condenser l'essence.

BIBLIOGRAPHIE

FABRONI. Mémoire sur les fermentations vineuse, putride, acéteuse. *Ann. de chimie*, t. XXXI, 1799.

THENARD. Mémoire sur la fermentation vineuse. *Ann. de ch.*, t. XLVI 1803.

COLIN. Mémoire sur la fermentation vineuse. *Ann. de ch. et de phys.*, 2e série, t. XXXVIII, 1825.

LIEBIG. Sur les phénomènes de fermentation et de putréfaction. *Ann. de ch. et de phys.*, t. LXXXI, et *Lettres sur la chimie*.

PASTEUR. Mémoire sur la fermentation alcoolique. *Ann. de ch. et de phy.*, t. LVIII, 1859.

AD. MAYER. Untersuchungen. u. die alkoolische Gahrung, 1869.

DUBRUNFAUT. *Comptes rendus*, t. LXXIII, p. 263, 1871.

LAURENT. *Ann. de l'Institut Pasteur*, t. III, 1889, p. 362.

DUCLAUX. *Ann. de l'Ecole normale supre*, 1895.

LABORDE. *Ann. de l'Institut Pasteur*, t. XII, p. 517, 1897.

HAYDUCK. *Zeitschr. f. Spiritusindustrie*, 1880.

KUSSEROW. *Brennerei Zeitung*, 1897.

Hess. *Zeitschr. f. d. gesammte Brauwesen*, t. XXI, p. 430.
Boullanger. *Ann. de l'Institut Pasteur*, t. X, 1896 et t. XI, p. 720, 1897.
Bialoblocki et Rosler. *Ann. d. Œnologie*, t. I, 1870.
Wahl et Hanke. *Amer. Brever's Rev.*, 7, p. 32.
Delbruck. *Woch. f. Brauerei*, 1893, n° 30.
Stern. *Journal of the chem. soc.*, L. XXV, p. 210.
Wijsman. *Woch. f. Brauerei*, 1891.

CHAPITRE XII

NUTRITION HYDROCARBONÉE DE LA LEVURE VÉGÉTAL

Ici, comme précédemment, nous envisagerons à part la levure végétal et la levure ferment, qui n'ont pas les mêmes besoins d'alimentation, et ne donnent pas les mêmes produits en vie aérobie et en vie anaérobie. Nous allons voir qu'ici encore, comme à propos des aliments azotés, la levure ferment est beaucoup plus difficile pour ses choix que la levure végétal.

114. Aliments de la vie aérobie. — Les études les plus étendues faites sur ce point sont celles de M. Laurent, qui a surtout opéré avec une levure haute employée à Bruxelles pour la préparation de la bière brune. On l'introduisait, après l'avoir affamée par un séjour de durée suffisante, en liqueur faiblement nutritive, dans des liquides contenant par litre :

gr.
4,71 de sulfate d'ammoniaque.
0,75 de phosphate de potassium.
0,10 de sulfate de magnésium.
10,00 de l'aliment ternaire à étudier.

On cherchait, au bout de cinq ou six jours à 25°, les matras dans lesquels s'était produit un bourgeonnement et s'était fait un dépôt. M. Laurent a trouvé que la levure pouvait emprunter sa matière organique hydrocarbonée aux corps suivants :

Acétates.
Glycol éthylénique.
Acide lactique.
Lactates.
Malonate de potassium.
Acide succinique et succinate d'ammoniaque.
Pyrotartrate de potassium.
Glycérine.
Glycérates.
Acide malique et malates.
Érythrite.
Acides tartriques et tartrates.
Acide citrique et citrates.
Quercite.
Mannite.
Sucres en $C^6H^{12}O^6$ et $C^{12}H^{22}O^{11}$.
Empois d'amidon et amidon soluble.
Gélose.
Lichénine.
Glycogène.
Gomme arabique.
Érythrodextrine et dextrine.
Saccharate de potassium.
Acide mucique.
Acide fumarique.
Leucine.
Acides aspartique, glutamique.
Asparagine, glutamine.
Salicine, amygdaline, esculine, coniférine, arbutine, saponine.
Atropine, colchicine.
Gélatine.
Albumine de l'œuf.
Caséine.
Peptone et caséone.

Au contraire, dans ces expériences, la levure n'a pu assimiler :

Alcool méthylique.
— éthylique.
— propylique.
— butylique.
Acide formique et formiates.
— propionique et propionates.
— butyrique et butyrates.
— valérianique et valérianates.
Stéarate de potassium.
Alcool allylique.
Oléate de potassium.
Acide oxalique et oxalates.
— pyrotartrique et glycérique libres.
Méthylamine.
Éthylamine.
Propylamine.
Glycocolle.
Hippurate de sodium.
Formamide.
Acétamide.
Urée.
Phénol.
Acide picrique.
Hydroquinone.
Phloroglucine.
Éther éthylique.
— acétique.
Aldéhyde acétique.
Paraldéhyde.
Quinone.
Saligénine.
Benzoates.
Saccharine.
Salicylates.
Gallate et tannate d'ammoniaque.
Acide digallique (tannin).
Aniline et chlorure d'aniline.
Diphénylamine.
Chlorhydrate de naphtylamine.
— de phénylhydrazine.
Phloridzine.
Pyridine.
Chlorhydrate de cocaïne.
— de morphine.
— de strychnine.
— de brucine.
Caféine.
Sulfate neutre de quinine.
— de cinchonamine.
— d'atropine.
Nucléine.

Il faut remarquer que ces résultats ne sont relatifs qu'aux circonstances dans lesquels ils ont été obtenus. Ce sont les aliments auxquels la levure peut emprunter son carbone quand on ne lui donne de l'azote que sous forme d'ammoniaque, c'est-à-dire quand on l'oblige à un travail de construction et de synthèse de la matière albuminoïde. Rien ne dit que convenablement nourrie d'azote, elle ne pourrait pas se mettre en mesure, par voie de sécrétion de diastases ou autrement, de consommer des aliments qui ne peuvent lui servir dans les conditions où l'a mise M. Laurent. Nous avons vu en effet (p. 205) que l'urée, que Laurent range parmi les substances inassimilables, peut très bien être utilisée dans d'autres conditions d'existence.

C'est peut-être à des différences de cet ordre qu'il faut rapporter les quelques différences qui existent entre les résultats de Laurent et ceux qui ont été o uvés un peu plus tard par Bokorny. Comme Laurent, Bokorny trouve que la levure ne peut consommer aucun des alcools, méthylique, éthylique, propylique, amylique, benzylique. Elle peut peut-être s'accommoder du glycol éthylénique. Elle peut aussi consommer la glycérine, mais le phénol, la pyrocatéchine, la résorcine, le tannin, les acides gallique et pyrogallique, l'hydroquinone, l'orthoxylénol, le crésol ne valent rien.

L'acide propionique saturé est un mauvais aliment, de même l'acide succinique, quinique, paraoxybenzoïque, les aldéhydes.

Le rhamnose, le sorbose, l'arabinose, le mannose, le xylose peuvent aussi servir d'aliment à la levure.

Parmi les combinaisons amidées, l'asparagine, la leucine, l'acide aspartique, glutamique, la glutamine peuvent devenir pour la levure des sources de carbone ; la toluidine, la nitraniline, l'anisidine, non. De même l'acide nitrocuminique, le nitrotoluol et le benzol.

Beaucoup de ces résultats ne font que confirmer ceux de Laurent. Ils sont tout aussi contingents. Une matière qui n'est pas consommée en présence d'un médiocre aliment azoté peut l'être quand le milieu est plus favorable, et puis, il faut aussi tenir compte de ce qu'une levure peut *s'habituer* à un aliment qu'elle n'aime pas, comme nous le verrons plus tard.

115. Apparition et disparition du glycogène. — Un autre point est à viser. Le glycogène figure parmi les aliments de la levure végétal. Il n'y a pas une absolue contradition entre ce résultat et ceux de MM. Koch et Hosaeus, qui, ayant ensemencé diverses levures dans des solutions à un demi pour cent de glycogène de veau et de lapin, avec, comme amorce, un peu de dextrose, ont vu que le glycogène n'était pas attaqué, et que la levure, au lieu d'augmenter, diminuait de poids, et diminuait plus avec le glycogène de lapin qu'avec l'autre. Ils n'ont pas mieux réussi avec du glycogène de levure. C'est sans doute que l'aération était moins facile que dans les expériences de Laurent, ou que la levure, ayant des aliments meilleurs, ne touchait pas au glycogène. Nous avons vu que ce glycogène était incapable de traverser la paroi cellulaire, ou, s'il y passe, ce n'est qu'en faibles proportions.

C'est pourtant un aliment de premier ordre, car lorsqu'il existe dans la cellule, il est parfois consommé avec beaucoup d'activité. Seulement, quand il y existe, c'est qu'il a été créé sur place, car on peut le considérer comme un aliment de réserve, et le premier soin d'une levure, quand on l'ensemence dans un milieu nutritif pour elle, par exemple, dans un milieu sucré, c'est d'employer le sucre à se faire dans ses tissus une réserve de glycogène, reconnaissable à la couleur brun acajou qu'il prend sous l'action de l'iode, et qui disparaît quand on chauffe pour reparaître à froid.

Ce glycogène devient plus abondant dans la cellule tant que la dépense qu'elle en fait dépasse la recette, et il peut être assimilé à ce point de vue à l'amidon végétal. Il n'y a pourtant pas beaucoup de fond à faire sur sa présence, car elle représente une différence entre deux fonctions. Qu'elles soient très actives toutes deux ou nulles, le résultat pourra être l'absence du glycogène. Par contre, quand il y en aura, cela voudra dire que la production dépasse la consommation, sans qu'on puisse dire quel degré de puissance ont l'une et l'autre. Il est cependant intéressant d'indiquer ceux des aliments de la levure avec lesquels elle forme de préférence du glycogène, parce que cette liste contient les combinaisons ternaires les plus alimentaires.

En opérant avec les milieux signalés plus haut, conservés à l'état liquide ou gélatinisés avec 7, 5 0/0 de gélatine, Laurent a constaté la production de glycogène aux dépens de

Lactates.
Acide succinique et succinate d'ammoniaque.
Glycérine.
Acide malique et malates.
Mannite.
Sucres en $C^6H^{12}O^6$ et $C^{12}H^{22}O^{11}$.
Glycogène.
Gomme arabique.
Erythrodextrine et dextrine.
Acide mucique.
Asparagine et glutamine.
Salicine, amydaline et quelques autres glycosides.
Albumine de l'œuf.
Peptones de fibrine et de caséine.

Cremer a trouvé de son côté que la levure, lavée et privée de glycogène par une action d'autofermentation que nous apprendrons bientôt à connaître, donne de nouveau la réaction de ce corps 3 ou 4 heures après avoir été plongée dans des solutions de sucre de fruits, de saccharose, de lévulose, de d-galactose, de d-mannose, mais ne donne rien avec l'arabinose, le rhamnose, le sorbose, le lactose, la glycérine et le glycogène du foie. Il est par conséquent sur plusieurs points en désaccord avec Laurent, mais ce désaccord n'a pas d'importance, étant donné l'interprétation que nous avons donnée plus haut au phénomène.

C'est ainsi encore qu'on ne saurait opposer ces deux faits, que la levure se donne du glycogène dans des liquides très nutritifs et dans des milieux très épuisés, par exemple dans de vieilles cultures sur gélatine ou dans de vieux liquides alcooliques. A tout âge et dans toutes les conditions d'existence la recette peut dépasser la dépense. C'est ainsi encore qu'il est inutile d'indiquer dans les diagnoses des diverses espèces de levure, si elles font ou non du glycogène, cela dépend évidemment de l'aliment qu'on leur donne et des conditions de culture qu'on leur impose. Ceci nous permet de passer rapidement sur une foule de travaux publiés sur ce sujet.

Remarquons en outre que ce glycogène de la levure, une fois formé, doit être dissous par une diastase. Nous savons que de la levure bouillie avec de l'eau conserve son glycogène qui n'est pas diffusible ni soluble. Mais si on fait macérer la levure bouillie dans de la salive ou de l'amylase, Koch et Hosœus ont vu qu'elle perd son glycogène. Cette substance est d'ailleurs un glucoside complexe, ne réduisant la liqueur de Fehling que lorsque l'ébullition avec un acide en a fait un sucre qui paraît être le lévulose. Le fait de sa persistance dans une cellule vivante peut donc tenir à ce que sa diastase digestive est absente. Or, nous savons que la sécrétion des diastases ne fournit pas de caractères spécifiques, elle est trop sous la dépendance de l'alimentation.

116. Circonstances qui favorisent l'apparition du glycogène. — C'est avec la même incertitude que nous devons interpréter l'action des causes qui favorisent ou empêchent l'apparition du glycogène. Agissent-elles sur l'approvisionnement ou sur la dépense ? MM. Kayser et Boullanger ne se sont préoccupés que du fait, sans chercher à remonter à ses causes. Ils ont cherché comment variait dans une fermentation le nombre des globules qui se colorent en brun par l'iode. Après avoir agité le liquide, on en prend une goutte qu'on dilue assez pour pouvoir faire une numération de globules au microscope, et on compte, après traitement par l'iode, ce qu'il y a de cellules colorées en rouge brun, et de cellules simplement colorées en jaune. Par cette méthode, qui ne saurait évidemment prétendre à la précision, mais qui suffit à donner une idée générale du phénomène, ils ont vu :

1° Qu'il y avait un peu moins de globules glycogénés dans des cultures en surface que dans des vases profonds, mais la différence n'est pas grande ;

2° Que, toutes choses égales d'ailleurs, le glycogène des cellules disparaissait plus vite dans les liqueurs peu sucrées que dans les autres, chez lesquelles il était à la fois plus abondant et plus persistant, notion qui est assez d'accord avec celles que nous nous sommes faites plus haut ;

3° Que le glycogène à la fin d'une fermentation est d'autant plus abondant dans les cellules que le milieu sucré est moins acide. L'expérience a été faite avec trois levures de vin. Des acides essayés, c'est l'acide tartrique qui semble le plus gêner la formation du glycogène : il n'en reste presque plus, à la fin de la fermentation, quand la dose d'acide atteint 7,6 gr. par litre. L'acide citrique et l'acide malique laissent beaucoup plus de globules à glycogène.

4° Le glycogène est aussi moins persistant dans les milieux sucrés qui contiennent de la peptone que dans ceux où on n'en met pas.

117. Mesure de la quantité de glycogène. — Le glycogène, rare ou même totalement absent dans la levure qui sert de semence à une fermentation, en disparaît de nouveau plus ou moins longtemps après la fermentation terminée et passe dans l'intervalle par un maximum. Son dosage aux divers moments serait bien utile. Malheureusement on ne sait pas le faire d'une façon précise. En traitant la levure par un acide pour transformer son glycogène en sucre, on risque de saccharifier aussi les portions les plus labiles de sa paroi cellulosique, qui semble du reste, comme nous l'avons vu, procéder du glycogène par des transitions insensibles. M. Laurent a employé une autre méthode, qui est aussi un peu incertaine. Il met en fermentation un poids de levure connu, et il compare, pendant la durée du phénomène, le poids de levure trouvé dans une fraction déterminée du liquide avec le poids que prend cette levure lorsqu'on la laisse se débarrasser de son glycogène en la soumettant à l'inanition. Cela revient à charger la levure elle-même de faire le départ entre le glycogène utilisable qu'elle contient et les matériaux cellulosiques que nos méthodes grossières ne permettent pas d'en distinguer, et la question se pose toujours de savoir si la levure admet nos classifications et peut en tenir compte. Quoi qu'il en soit, M. Laurent a vu que, dans une fermentation avec de l'eau de touraillons sucrée, le poids sec de la levure inanitiée, prélevée à divers moments de la fermentation, variait peu, tandis que le poids sec de la levure, pesée telle que la fournissait le liquide, passait environ 18 heures après la mise en train par un maximum qui correspondait à 33 0/0 environ de réserves hydrocarbonées assimilables dans les cellules de levure à ce moment.

La quantité de glycogène formée ne monte pas toujours à un chiffre aussi élevé. Mais, comme il y en a toujours, nous conclurons que le poids de levure trouvé à la fin d'une fermentation doit être toujours inférieur, du fait de la disparition du glycogène, au poids maximum de levure qu'on aurait pu trouver dans le même liquide si on l'avait saisi au moment où les réserves étaient les plus abondantes, et même que, théoriquement, il n'y a aucun rapport constant entre ce poids maximum de levure et le poids final.

118. Mécanisme de la nutrition hydrocarbonée. — De tout ce qui précède, il résulte que le mécanisme de la nutrition hydrocarbonée de la levure est une chose plus compliquée qu'on ne pouvait le croire au premier abord. En remarquant que tous les bons aliments de la levure passent par la phase glycogène, et que ce glycogène est lui-même un produit transitoire, sans cesse en état de formation et de destruction, on est tenté de conclure que le glycogène est le seul aliment de la levure, et qu'il n'y a de substances nutritives pour la levure que celles qui peuvent se transformer en glycogène. Ce serait pourtant excessif. Le glycogène semble appartenir à l'alimentation de construction, à cette portion de la matière alimentaire qui est employée à faire du tissu vivant. Rien ne nous indique jusqu'ici que toute la matière alimentaire passe par cet état, et qu'il n'y en ait pas une portion qui, au lieu de compliquer sa structure moléculaire, se dégrade dès son entrée dans les cellules, pour servir à l'entretien. On ne voit pas du tout pourquoi, par exemple, la zymase de Buchner n'agirait pas directement sur le sucre, sans attendre qu'il soit transformé en glycogène, puisqu'elle peut agir sur les deux sucres lorsqu'elle est séparée de la cellule. Enfin, dans la formation du glycogène, il faut tenir compte d'une autre influence, que nous retrouverons à son lieu, et qui nous servira à compléter cette conclusion, à laquelle nous nous arrêtons pour le moment.

119. Classification des divers aliments. — Ce serait ici la place d'une classification des divers aliments. Il serait utile de savoir quels sont ceux que la levure préfère, l'ordre dans lequel elle les prend quand elle peut choisir. Nous n'avons malheureusement là dessus que des notions encore tout à fait incomplètes. Tout ce qu'on peut dire, c'est que ses aliments de prédilection sont les sucres ou plutôt certains sucres. Nous verrons, dans le chapitre prochain, quand nous étudierons la nutrition de la levure ferment, de quelles conditions délicates de construction de la molécule d'un sucre dépend son caractère alimentaire pour la levure. Dans sa nutrition aérobie, la levure a une gamme plus étendue, mais si elle peut consommer un plus grand nombre de sucres, ceux qu'elle préfère sont encore ceux qu'elle fait le plus facilement fermenter, ce qui revient à dire, au fond, que ses besoins protoplasmiques se sont mis d'accord avec les affinités particulières de sa zymase ou sa zymase avec son protoplasma.

Après les sucres facilement fermentescibles semble venir la glycérine. J'ai montré que la levure qui avait fait fermenter un moût de bière et qui y avait introduit ainsi de la glycérine pouvait, en continuant à y vivre plusieurs années d'une vie obscure et pénible, y détruire peu à peu la glycérine produite pendant la fermentation du sucre ; c'est très probablement aux dépens de cette glycérine que prend naissance la matière grasse que la levure accumule alors dans ses tissus.

De même quand on laisse vieillir une levure dans le vin qu'elle a produit, on assiste, comme l'a montré Muller-Thurgau, à une diminution d'acidité, qui peut bien provenir d'autres causes que de la présence de la levure, mais où la levure joue certainement un rôle. Schukow s'est demandé si des levures pures pouvaient consommer différents acides organiques, et s'il existait à ce point de vue des différences entre les divers acides et les diverses levures. Il a comparé les acides tartrique, malique, citrique et succinique, des levures de vin de Geisenheim et des levures de brasserie et de distillerie de la Station de Berlin. Il a en outre opéré comparativement dans un liquide purement minéral, dans le même liquide additionné de 1 0/0 de dextrose, et additionné de 10 0/0 de dextrose et 1 0/0 de peptone. Les doses d'acides ajoutées étaient de 9 à 10 gr. par litre. Il a vu que l'acide citrique était celui qui était consommé en plus grande quantité, puis venaient l'acide malique, l'acide tartrique et éventuellement l'acide succinique. La diminution d'acidité est quelquefois remplacée par une augmentation, due à la formation d'acide succinique, mais qui n'est d'ordinaire pas assez abondante pour masquer la disparition des acides ajoutés. De plus, les diverses levures détruisent des quantités diverses d'acides. La consommation paraît augmenter avec la quantité de levure produite, c'est-à-dire avec la quantité d'azote et de sels introduits dans la liqueur. Kayser a vu depuis que l'acide acétique et divers acides volatils pouvaient être consommés aussi ; mais le phénomène est resté jusqu'ici difficile à suivre de près, parce qu'on n'avait pas de bonne méthode permettant de doser séparément et individuellement l'acide succinique produit dans la liqueur et les autres acides qui y sont simplement consommés. La méthode de Laborde, que nous indiquerons plus loin, comble cette lacune. Il reste aussi à se demander si l'acide oxalique que nous savons être un produit transitoire de beaucoup de combustions organiques n'intervient pas parfois dans ces phénomènes, qui n'ont guère du reste qu'une importance théorique. Il demeure douteux que les petites quantités de levure, déjà épuisée, qu'on laisse dans les vins et les bières, modifient d'une façon sensible la richesse en acides fixes ou volatils, et si l'acidité totale varie avec le temps, il est probable qu'il faut en chercher la cause dans des actions autres que celle de la levure présente. Les voiles mycodermiques qui se forment à la surface des tonneaux sont des agents de combustion bien plus puissants que les levures.

120. Consommation d'oxygène dans la vie aérobie. — Cette vie au contact de l'air est nécessairement accompagnée d'une absorption d'oxygène qui est aussi un aliment. A ce point de vue la levure, qui brûle à l'aide de cet oxygène un élément qui a pénétré dans ses tissus, ne diffère du globule sanguin qu'en ce que celui-ci cède à d'autres cellules l'oxygène qu'il a absorbé, mais l'absorption de l'oxygène est, dans ces deux cas, l'acte préliminaire, que nous devons étudier dans sa manifestation. Les études faites sur ce sujet ont porté soit sur de la levure inanitiée, c'est-à-dire privée de sucre, et réduite à utiliser les matériaux de réserve présents dans ses tissus, matériaux sur lesquels malheureusement l'attention des expérimentateurs ne s'est pas fixée, de sorte que nous avons sur eux très peu de renseignements. On conçoit pourtant qu'une levure qui utilise et brûle son glycogène intérieur ne se comporte pas comme une levure qui a épuisé son glycogène et brûle ses autres tissus. De là une petite incertitude, qui ne va pas nous empêcher pourtant de découvrir un certain nombre de faits généraux.

Les travaux les plus complets qui aient été publiés sur ce sujet sont celui de M. Schutzenberger, fait en dosant l'oxygène par l'élégant procédé de MM. Schutzenberger et Risler, au moyen de l'hydrosulfite de soude, et celui de M. Gréhant, fait en dosant l'oxygène absorbé par des méthodes volumétriques. Tous deux ont étudié simultanément la levure vivant de la vie aérobie et la levure en fermentation. Il est utile de séparer les deux espèces de phénomènes.

121. Recherches de M. Schutzenberger. — De la levure fraiche en pâte, abandonnée en suspension dans l'eau à la température ordinaire des fermentations, en absorbe complètement l'oxygène qu'elle remplace par de l'acide carbonique ; et ce qui prouve qu'il s'agit bien ici, non d'un simple phénomène d'oxydation, mais d'un fait vital, c'est qu'elle perd tout pouvoir lorsqu'elle a été, au préalable, chauffée à une température de 60°.

Nous savions déjà que la levure est aérobie, et ce fait n'a pas le droit de nous surprendre. Mais la levure peut aussi enlever l'oxygène à des substances qui le retiennent faiblement combiné.

Ainsi, quand on délaye de la levure fraiche, lavée ou non, dans du sang artériel rouge ou dans une solution d'hémoglobine saturée d'oxygène, on voit le liquide passer rapidement du rouge au bleu foncé et au noir ; une simple agitation avec de l'air rend au sang sa couleur rutilante qui disparait de nouveau, et ainsi de suite un grand nombre de fois, quand la levure est bien fraiche.

Il est évident, dans cette expérience, que les cellules de levure vivent aux dépens de l'oxygène combiné au globule sanguin, comme le font les cellules des tissus dans le corps des animaux. M. Schutzenberger a même pu simuler artificiellement les phénomènes de respiration en faisant passer du sang à travers un système assez long de tubes creux, formés de baudruche mince, et immergés dans une bouillie de levure délayée dans du sérum frais, sans globules sanguins, maintenue à 35°. On voit le sang sortir noir à l'autre extrémité, tandis qu'il reste rouge lorsqu'on supprime la levure.

L'oxygène de l'hémoglobine peut être enlevé, comme on sait, par l'action du vide ; il n'est donc qu'à l'état de combinaison instable, et constamment en voie de dissociation. La levure ne semble pas pouvoir enlever l'oxygène aux corps qui le retiennent plus fortement. Du moins, elle est sans action sur le carmin d'indigo, que diverses espèces de bactéries décolorent avec la plus grande facilité. Nous aurons à nous souvenir bientôt de ce fait.

De ce qui précède résulte la notion, chez la levure, d'une *activité respiratoire* que nous pouvons définir : la quantité d'oxygène consommée dans l'unité de temps par l'unité de poids, et mesurer par le procédé de MM. Schutzemberger et Risler.

Cette activité respiratoire paraît être la même à la lumière ou dans l'obscurité, mais elle dépend de la température. Très faible au voisinage de 10°, elle s'élève lentement jusqu'à 18°, plus rapidement ensuite pour atteindre un maximum vers 60°, point auquel elle retombe brusquement vers zéro, par suite de la mort de la levure.

Toutefois, tout en conservant cette marche générale dans les échantillons divers de levures, elle n'a pas la même valeur pour chacun d'eux, même lorsque, pour éliminer l'influence de la quantité variable d'eau qu'ils renferment, on ramène tout à 1 gramme de levure sèche. Mais les chiffres sont peu variables. Voici, pour fixer les idées sur leur ordre de grandeur, les résultats d'une expérience sur l'influence de la température :

Températures.	Oxygène absorbé par 1 gramme de levure fraîche.	Oxygène absorbé par 1 gramme de levure sèche.
—	—	—
9°	0cc,14	0cc,56
14°	0 ,42	0 ,68
22°	1 ,2	4 ,80
33°	2 ,1	8 ,4
40°	2 ,06	8 ,2
50°	2 ,4	9 ,6
60°	0 ,0	0 ,0

On peut admettre, en moyenne, qu'à la température ordinaire des fermentations, entre 20 et 25°, 1 gramme de levure, pesée à l'état sec, et abandonnée dans l'eau pure, transforme par heure en acide carbonique environ 5 centimètres cubes d'oxygène, pesant 7 mill. 5. Ce chiffre peut s'élever jusqu'à 10 milligrammes, mais ne le dépasse pas.

L'activité respiratoire, telle que nous venons de la définir et de la mesurer, est naturellement indépendante de la masse de levure entrant en action ; elle paraît aussi ne pas dépendre de la quantité d'oxygène présente dans le liquide où l'on a délayé la levure. Il y a à peu près les mêmes quantités d'oxygène absorbées dans du sang renfermant 200 à 230 centimètres cubes d'oxygène par litre, dans de l'eau saturée d'oxygène, n'en renfermant de 15 à 18 centimètres cubes par litre, et dans l'eau ordinaire qui ne renferme que 7 à 8 centimètres cubes. Dans cette dernière, l'activité respiratoire reste constante, et, par suite, la quantité d'oxygène présente diminue proportionnellement au temps, jusqu'au moment où il n'y en a plus qu'environ 0 cc. 5 par litre. A ce moment, la fourniture n'est plus égale à la dépense possible, et l'activité respiratoire baisse brusquement.

Voilà un cas où l'activité respiratoire diminue faute d'oxygène ; en voici un où elle diminue faute de levure. En délayant, dans un 1 litre d'eau aérée, de 2 à 3 grammes de levure fraîche, la disparition de l'oxygène reste régulière jusqu'à la fin. Si on n'en délaye que 0 cc. 5 à 1 gramme, l'absorption du gaz se fait d'abord proportionnellement au temps, puis diminue assez rapidement et finit par devenir à peu près nulle, longtemps avant que tout l'oxygène ait disparu de la liqueur. Il est clair que c'est alors le principe oxydable qui manque, parce que la levure n'en apporte avec elle qu'une quantité limitée.

De quelle nature est ce principe oxydable ? L'expérience montre qu'il est surtout contenu dans les matières que le lavage à l'eau froide enlève à la levure. Ainsi lavée, la levure montre une activité respiratoire plus faible qu'à l'état frais, et qui n'augmente que peu à peu au fur et à mesure que la cellule se crée, par le mécanisme que nous avons appris à connaître au chapitre précédent, de nouveaux matériaux solubles. Au contraire, la même levure lavée, délayée dans de l'eau aérée où l'on ajoute son eau de lavage, recouvre à peu près son activité respiratoire initiale, lors même que l'eau de lavage a été, au préalable, portée à l'ébullition.

122. Expériences de MM. Gréhant et Quinquaud. — Ces savants ont étudié avec beaucoup de soin, à diverses températures, la quantité d'oxygène absorbé et d'acide carbonique dégagé par de la levure de grains, au sujet de laquelle ils ne disent pas si elle était pure, et si elle contenait ou ne contenait pas de glycogène. Quelques-unes des irrégularités qu'ils ont observées dans le rapport entre l'acide carbonique produit et l'oxygène absorbé par ces levures, à une même température, tient certainement à l'état différent des levures au point de départ. On comprend que celles qui contenaient des réserves de glycogène, qu'elles dédoublaient par leur zymase, et qui pouvaient ainsi produire de l'acide carbonique sans absorption d'oxygène, aient eu un quotient respiratoire plus élevé que des levures inanitiées. Quoi qu'il en soit, voici les nombres que donnent MM. Gréhant et Quinquaud pour des levures de même origine, mises en suspension dans l'eau distillée, et constamment agitées pendant la durée de l'expérience en présence d'un excès d'air, contenu pourtant dans un flacon clos. Les nombres cités ont été choisis par les auteurs dans l'ensemble des expériences, comme se rapportant aux levures qu'ils jugeaient les plus semblables et travaillant le mieux dans les mêmes conditions. Je me suis contenté de les rapporter aux mêmes unités, le gramme de levure humide et une heure de respiration.

Températures	1 gr. de levure fraîche, en une heure		Quotient respiratoire
	absorbe	produit	$\frac{CO^2}{O}$
—	—	—	—
0	0,48 cc. O	0,42 cc. CO^2	0,87
9°,7	0,95	0,62	0,64
13°,8	0,97	1,04	1,06
17°	1,21	1,28	1,07
19°,5	1,12	1,56	1,40
21°	1,52	2,40	1,50
26°	1,86	3,48	1,90
27°,6	1,65	3,84	2,30
30,3	1,57	3,76	2.40
36°	1,59	2,84	3,40
46°	1,97	8,92	4,50

L'activité respiratoire diminuait à partir de 50° pour cesser à 60°, et le rapport $\frac{CO^2}{O}$ diminuait aussi pour tomber au-dessous de 1. On voit, malgré quelques irrégularités, que la consommation d'oxygène augmente jusqu'à une certaine limite que les expériences ont laissée un peu vague ; elle diminue ensuite à mesure que la levure approche de sa température mortelle. La production d'acide carbonique suit la même marche, mais on voit qu'elle ne se règle pas sur la première, et qu'à un certain moment, des phénomènes de fermentation anaérobie se mêlent au procès de respiration. On voit enfin que les nombres trouvés par Gréhant et Quinquaud sont du même ordre de grandeur que ceux de Schutzenberger. Ils indiquent une consommation d'oxygène inférieure à 50 cc. par jour et par gramme de levure fraîche, soit à 75 milligrammes ou 75 millièmes du poids de la levure fraîche, ou trois dixièmes environ du poids de la levure sèche.

Ces chiffres se rapportent, remarquons-le, à de la levure en bon état, qui n'était pas inanitiée, et qui contenait encore une provision de glycogène, étant donnée la quantité d'acide carbonique qu'elle produisait en dehors de celui qui provenait de l'oxygène absorbé. Ils seraient plus faibles avec de la levure épuisée, plus forts avec de la levure à laquelle on donnerait à consommer du sucre. Malheureusement, dans ce dernier cas, la mesure de l'oxygène absorbé est difficile, à cause des phénomènes de fermentation, et de la prédominance que prend la vie anaérobie. Il faut maintenir la levure dans une agitation incessante en présence d'un air sans cesse renouvelé, ou la cultiver en surface, ou encore dans un liquide en couche mince, largement exposé à l'air. Des mesures précises sur ce point font défaut dans la science. Gréhant et Quinquaud ont bien essayé de comparer la quantité d'oxygène absorbé comparativement par deux lots égaux de la même levure agitée au contact de l'air à la même température et dans le même temps, l'un dans de l'eau ordinaire, l'autre dans un liquide sucré ; mais l'opération était courte, et comme, dans les deux cas, la levure vivait au début sur son glycogène, les différences n'ont pas été et ne pouvaient être bien grandes. Faute d'expériences spécialement faites sur ce point, nous sommes obligés de colliger quelques résultats obtenus dans des cultures de levure.

Dans une levure qui pousse sur un liquide sucré, ce qui exige toujours quelques heures, les cellules sont évidemment dans de bonnes conditions physiologiques, et épuisent leurs réserves en même temps qu'elles les rétablissent. Le seul inconvénient de ce mode expérimental est que la levure est de poids croissant et variable. Mais nous savons que tant que la vie est aérobie, la loi de la croissance est telle qu'on obtient le *poids moyen* (33) de la levure pendant l'opération, en prenant le tiers du poids final. Avec cela nous pouvons déterminer quelques nombres.

123. Respiration en présence du sucre. — La mycolevure que nous avons étudiée au chapitre II (**14**) nous a donné, en trois jours, un poids d'acide carbonique représentant environ une fois et demie le poids de levure final, ou quatre fois et demie le poids de levure moyen. Comme il n'y a pas dans ces conditions d'alcool produit en quantités sensibles, tout cet acide carbonique provient d'une action

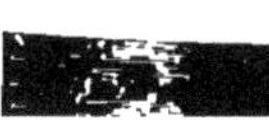

comburante exercée par l'oxygène de l'air, et comme il contient les 8/11 de son poids d'oxygène, il correspond à un poids d'oxygène égal à plus de trois fois le poids final de levure. Cette mycolevure absorbe donc par jour plus que son poids d'oxygène, et cela dans un milieu purement minéral.

Mettons-nous dans de meilleures conditions en introduisant du jus sucré, avec une trace de levure, dans un matras de verre à fond très plat, que nous fermerons à la lampe ensuite, et dont nous analyserons l'air après quelques heures de séjour à l'étuve. Ici, à cause de l'atmosphère stagnante, l'aération rencontrera des difficultés, mais si on s'arrête à temps, on pourra donner une large prédominance à la vie aérobie. Je trouve dans une expérience de Pasteur, faite avec de l'eau de levure sucrée, que pour un poids final de 0,035 gr. de levure, ou un poids moyen de 0,012 gr., il a été consommé en 15 heures à 25°, 14 cc. 5 de gaz oxygène. Cela donne, pour 1 gramme de levure en 24 heures, un volume de 1800 cc., pesant 2,70 gr. Nous voilà déjà loin des nombres de Schutzenberger, et de ceux de Gréhant et Quinquaud.

Si élevé que paraisse ce chiffre, il est certainement encore évalué trop bas, et la consommation d'oxygène, telle qu'elle est mesurée par la consommation du sucre, atteint un niveau supérieur. Rappelons-nous en effet que la quantité de sucre brulée en un jour par 1 gramme de levure respirant au libre contact de l'air est, au bas mot, de 6 à 7 grammes. Ce sucre est tout entier transformé en acide carbonique, ou du moins on ne trouve, en quantité sensible dans le liquide, aucun produit en provenant. Or, d'après l'équation

$$C^6H^{12}O^6 + 12O = 6CO^2 + 6H^2O$$

180 gr. de sucre exigent 192 gr. d'oxygène. Il faut donc à la levure, quand elle mène sa pleine vie aérobie aux températures de ces diverses expériences, voisines de 25°, plus de six fois son poids d'oxygène en 24 heures. C'est 25 fois plus

que ce qu'elle en exige, dans les expériences de Schutzenberger, quand on la soumet à l'inanition.

124. Respiration dans la vie anaérobie en présence du sucre. — Il nous reste à relier les phénomènes de la respiration aérobie à ceux de la respiration anaérobie que nous aurons à étudier dans le prochain chapitre. Que devient la consommation d'oxygène quand la levure est en présence du sucre dans un milieu où elle peut mener la vie anaérobie, c'est-à-dire où l'oxygène disparaît peu à peu, absorbé ou expulsé qu'il est par l'acide carbonique? Est-il absorbé avec rapidité à l'origine, en vertu de la respiration active que nous venons de découvrir, et disparait-il dans les premiers moments, ou bien persiste-t-il plus ou moins longtemps?

MM. Gréhant et Quinquaud ont étudié cette question en agitant pendant le même temps, au contact de l'air, deux poids égaux de la même levure, l'un dans de l'eau distillée, l'autre dans une solution de glucose, et en mesurant ce qu'elles prenaient l'une et l'autre d'oxygène à l'air des flacons qui les contenaient. Dans l'eau distillée, la levure donnait beaucoup plus d'acide carbonique qu'elle n'absorbait d'oxygène, ce qui prouve qu'elle contenait du glycogène qu'elle faisait fermenter. Il y avait donc fermentation dans les deux cas, et la comparaison n'était pas entre une levure nourrie et une levure inanitiée, mais entre une levure qui vivait sur ses réserves et une levure qui pouvait les réparer. En outre, comme l'expérience ne durait pas longtemps, les deux levures, au début, vivaient toutes deux sur leurs réserves. Cependant comme la fermentation était certainement plus active dans le liquide sucré, on aurait pu s'attendre à voir, dans l'ensemble, la consommation d'oxygène être notablement plus grande de ce côté. Or, elle était à peu près la même. Ceci témoigne que lorsqu'une levure a à sa disposition du sucre et de l'oxygène dans des conditions telles que c'est la vie anaérobie qui l'emporte, et que sa multiplication est gênée ou arrêtée, elle ramène sa respiration, je veux dire

son absorption d'oxygène, au taux minimum. Il y a encore en elle le végétal qui respire, mais qui respire faiblement, et une zymase qui fonctionne, c'est-à-dire le ferment qui est en pleine activité. C'est de ce ferment que nous allons commencer l'étude.

BIBLIOGRAPHIE

LAURENT. *Ann. de l'Institut Pasteur*, t. III, 1890, p. 115.

KOCH et HOSÆUS. *Centralbl. f. Bact.*, t. XVL, 1894, p. 145.

ERRERA. L'épiplasme des ascomycètes et le glycogène des végétaux. Bruxelles, 1882.

CREMER. *Munch. med. Wochens.* 1894.

KAYSER et BOULLANGER. *Ann. de la brasserie et de la distillerie*, t. I, 1898, p. 73.

DUCLAUX. *Ann. de l'Inst. Pasteur*, t. III, p. 413.

MULLER-THURGAU. *Centralbl. f. Bakt*, 2e p., t. II, p. 707, 1896.

SCHUKOW. *Id.*, p. 601.

SCHUTZEMBERGER. *Les fermentations*. Paris, Baillière, 1875.

GRÉHANT et QUINQUAUD. *Ann. des sc. nat., Botanique*, 1889, p. 269.

CHAPITRE XIII

ALIMENTATION HYDROCARBONÉE DE LA LEVURE FERMENT

Parmi les aliments hydrocarbonés de la levure végétal, il n'y en a qu'un petit nombre qui puissent alimenter la levure ferment, ou, pour parler d'une façon plus précise, qui puissent être détruits avec dégagement gazeux par ses diastases. Ce sont les sucres, ou plutôt certains sucres dédoublables par sa zymase. On sait depuis longtemps que les levures ne font pas fermenter tous les sucres. On n'a su tout d'abord comment expliquer ces différences. Depuis qu'on a vu qu'il n'y a entre les sucres fermentescibles et les sucres non fermentescibles que des différences de l'ordre stéréochimique, il a fallu admettre que les levures étaient sensibles à des questions d'arrangement moléculaire, et on rapprochait ces phénomènes de ceux qu'avait signalés Pasteur lorsqu'il a montré que certaines mucédinées étaient capables de choisir entre deux acides tartriques, et de détruire l'un en respectant l'autre. On a même, pendant quelques années, opposé cette sensibilité de la cellule vis-à-vis de l'arrangement moléculaire de son aliment, à l'action en apparence indifférente et aveugle des diastases. Il a fallu abandonner cette opinion peu à peu, à mesure que les diastases se spécialisaient et même se spécifiaient. Il a fallu y renoncer tout à fait dès que les recherches de Fischer et Thierfelder ont prouvé que ces diastases étaient aussi sensibles à l'arrangement moléculaire. La découverte de la zymase, par Buchner, a montré ensuite que cette zymase avait, vis-à-vis de l'arrangement moléculaire des sucres, la même sensibilité que la cellule, et même qu'on avait presque le droit de dénier toute sensibilité stéréochimique à la cellule pour l'attribuer toute entière à sa diastase,

de sorte que le point de vue auquel la science se plaçait il y a dix ans est tout à fait retourné aujourd'hui. Cette notion nouvelle donne à l'étude des sucres fermentescibles une physionomie curieuse, que nous devons essayer de mettre en lumière.

125. Sucres fermentescibles. — Fischer a fait remarquer, presque dès le début de ses études sur les sucres, qu'il n'y avait de sucres fermentescibles que ceux dans lesquels le nombre des atomes de carbone était un multiple de 3. La série commence par le glycérose $C^3H^6O^3$ obtenu par oxydation de la glycérine. Les tétroses $C^4H^8O^4$ et les pentoses $C^5H^{10}O^5$ ne sont pas fermentescibles. Puis viennent les hexoses, $C^6H^{12}O^6$, qui sont, par excellence, les aliments de la levure. Au delà, on connaît un nonose fermentescible $C^9H^{18}O^9$. C'est le mannononose, obtenu par réduction de l'acide mannononique en solution acide par l'amalgame de sodium : il fermente avec la levure aussi facilement que le glucose ordinaire, auquel du reste il ressemble beaucoup. Après lui on ne trouve comme sucres fermentescibles que les sucres en C^{12} ou C^{18}, qui sont les bisaccharides ou les trisaccharides des hexoses, et qui, autant qu'on peut le voir, doivent repasser à l'état d'hexoses avant de fermenter ; exemples le saccharose, le maltose parmi les sucres en C^{12}, le mélitriose ou raffinose parmi les sucres en C^{18}. La règle de Fischer apparaît dans tous ces cas.

Peut-être y a-t-il à modifier quelques points de détail. L'oxydation de la glycérine, faite soit par l'acide azotique (van Deen), soit par la mousse de platine (Grimaux), soit par le brome (Fischer), fournit un mélange de deux corps, l'aldéhyde glycérique (propane-diolal) CHOH.CHOH.CHOH, et la dioxycétone (propane-diolone) $CH^2OH.CO.CH^2OH$, qui, séparées et préparées à l'état de pureté par Piloty et Wohl, n'ont fermenté sous l'action d'aucune levure, même lorsqu'on les mélangeait à nouveau. D'après Emmerling, la fermentation faible observée dans les produits d'oxydation de la glycérine tient peut-être à ce que ces produits se sont altérés pendant le traitement, et donnent peut-être un sucre à 6 atomes de carbone. Fischer en a en effet séparé avec la phénylhydrazine des osazones de l'α-acrose et du β-acrose. Mais nous verrons plus tard qu'il ne suffit pas de mettre un sucre en contact avec une levure pour décider s'il est ou s'il n'est pas fermentescible. La nature de la levure, et aussi sa quantité, et la nature du liquide, et aussi sa température, tout cela joue un rôle auquel il faut faire attention avant de conclure.

Peut-être aussi y a-t-il à vérifier si le mannononose, malgré la constance de ses propriétés n'est pas lui-même un mélange. Mais lors même que la règle de Fischer ne s'appliquerait qu'aux sucres en C^6, C^{12} et C^{18}, elle n'en serait pas moins curieuse.

126. Dédoublement des sucres en C^{12} et C^{18}. — Elle se simplifie et devient plus élégante si on la rapproche de cette autre loi, qui semble sûre, que les sucres en C^{12} et C^{18}, pour ne pas parler des sucres plus complexes, encore mal connus, ne deviennent fermentescibles qu'à la suite d'une transformation en hexoses, accomplie sous l'action d'une diastase, spéciale à chacun d'eux. Nous avons appris, dans le tome II de cet ouvrage, à connaître la sucrase du saccharose, la maltase du maltose, la tréhalase du tréhalose et ainsi de suite. Tout le travail de dislocation des sucres les plus complexes reviendrait donc à remettre en liberté sous l'action de diastases, les hexoses existant dans leurs molécules, et ceux-ci, à leur tour, se disloqueraient en alcool et en acide carbonique sous l'influence de la zymase commune à toutes les levures. L'action des diastases serait donc souveraine à tous les degrés de l'échelle, et comme nous avons vu que l'une de ces diastases, la maltase, est aussi capable de présider à un travail de construction qu'à un travail de destruction, on aurait le droit, en généralisant ces notions, de voir dans les diastases les principaux facteurs de la vie physiologique de la cellule. On est confirmé dans cette idée en remarquant que tout ce que nous venons de dire pour les sucres, nous aurions pu le répéter pour l'amidon, qui ne devient fermentescible qu'à la condition d'une transformation préalable en maltose, et qui, comme nous l'avons vu, voyage dans la plante en se faisant et se défaisant avec une aisance d'allures que seule peut expliquer l'action d'une diastase. Avec les sucres, nous allons pouvoir étudier le travail de démantellement d'une molécule complexe comme nous l'avons fait à propos de l'amidon, mais avec une sécurité plus grande, car nous avons affaire à des molécules plus simples et à des corps cristallisables. Commençons par le plus complexe, le raffinose ou mélitriose.

127. Trisaccharides. Mélitriose. — Le raffinose a été découvert par Loiseau dans les mélasses d'une raffinerie. Il y provient de la betterave, où il existe, d'après von Lippmann, dans la proportion de 0,005 0/0 environ, et il se concentre au cours du travail d'extraction du sucre. Il existe aussi dans d'autres végétaux, la graine de coton (Ritthausen), la manne d'Eucalyptus (Berthelot), les grains de blé (Schulze et Frankfurt). Il forme de fines aiguilles ou des prismes renfermant environ 15 0/0 d'eau. Sa formule est $C^{18}H^{32}O^{16} + 5H^2O$. Chauffé doucement avec des acides étendus, il s'en sépare du lévulose et du mélibiose ; chauffé plus longtemps, ce mélibiose se dédouble à son tour en dextrose et galactose, et ce dernier cristallise. Ces deux réactions, qui sont simultanées si on opère brusquement, peuvent s'écrire de la façon suivante :

$$\underset{\text{Raffinose}}{C^{18}H^{32}O^{16}} + H^2O = \underset{\text{Levulose}}{C^6H^{12}O^6} + \underset{\text{Melibiose}}{C^{12}H^{22}O^{11}}$$

$$\underset{\text{Melibiose}}{C^{12}H^{22}O^{11}} + H^2O = \underset{\text{Dextrose}}{C^6H^{12}O^6} + \underset{\text{Galactose}}{C^6H^{12}O^6}$$

C'est donc un trisaccharide, formé de l'union de 3 hexoses différents. Chose curieuse, ces deux dédoublements successifs peuvent être provoqués par des levures. Loiseau a remarqué le premier, en 1888, que, mis en présence d'une levure de fermentation basse, le raffinose fermente et donne les proportions d'alcool et d'acide carbonique qui correspondent à une transformation complète, tandis que, mis au contact d'une levure à fermentation haute, il ne donne que le tiers de l'alcool et de l'acide carbonique qu'il fournit avec la précédente. C'est le lévulose qui fermente dans les deux cas. L'autre substance, que Scheibler et Mittelmeier caractérisèrent en 1889 comme du mélibiose, résiste à l'action de la levure haute et ne fermente qu'avec la levure basse.

Bau a repris l'étude de ce sujet en opérant avec des levures pures. Il a trouvé que les levures basses du type Saaz faisaient fermenter complètement le raffinose. La fermentation met seulement quelque temps à s'établir, parce qu'une hydratation préalable est nécessaire. Les levures hautes du type Frohberg et Saaz ne font au contraire fermenter que le lévulose. Il en est de même du S. *ellipsoïdeus* II de Hansen. La question est de savoir quelle interprétation il faut donner à ces faits. Il faut, pour dédoubler le mélitriose, une diastase autre que celle qui dédouble le mélibiose, car on ne comprendrait pas qu'il y ait des levures dédoublant le premier et non le second. De plus, la seconde au moins doit être différente de la sucrase, que toutes ces levures possèdent. Il n'est pas probable non plus que la diastase qui dédouble le mélitriose soit identique à la sucrase, car, d'après Bau, la *Monilia candida*, qui fait fermenter le saccharose, laisse intact et inaltéré le mélitriose. Bau avait une telle confiance dans l'indépendance absolue de toutes ces propriétés qu'il a proposé l'emploi du raffinose pour distinguer les levures hautes des levures basses, les bières hautes qui contiennent encore du mélibiose des bières basses qui n'en contiennent plus. D'après lui, on peut aussi, inversement, se servir des levures pour doser le mélitriose ou le mélibiose. Nous verrons, à la fin de ce chapitre, que ces procédés sont extrêmement incertains.

128. Disaccharides. Saccharose. — Nous avons vu, dans

le tome II de cet ouvrage, que le saccharose ne fermente jamais qu'après interversion, et que les cellules qui, comme celles de *Monilia candida*, ont l'air de le transformer sans l'intervertir, ne diffèrent des levures ordinaires qu'en ce que l'interversion est intracellulaire, ce qui exige à la fois, et que la diastase ne se diffuse pas dans le liquide extérieur, et que le sucre interverti à l'intérieur de la cellule n'en ressorte pas, soit qu'il ait perdu son pouvoir de diffusion, soit qu'il soit consommé et détruit aussi vite qu'il est formé.

On doit à M. O'Sullivan d'avoir montré que, pour quelques levures, l'inversion était encore intracellulaire alors même qu'on trouvait du sucre interverti dans le liquide de fermentation. Mais il n'y avait pas de sucrase : on le montre en filtrant avec soin une portion du liquide en fermentation, en ayant soin qu'aucune cellule ne traverse le filtre. La quantité de sucre interverti que contient le liquide filtré reste constante, alors même qu'on opère à la température la plus favorable à l'action de la sucrase. C'est qu'ici, la sucrase continuant à rester à l'intérieur de la cellule, le sucre interverti qui s'y forme en sort avant d'être consommé. Enfin, on sait que toutes les levures ne se comportent pas comme celles d'O'Sullivan, puisque c'est précisément dans des liquides de fermentation filtrés que l'on a découvert la sucrase, que Berthelot a appris à précipiter par l'action de l'alcool. Dans ces levures, la sucrase émigre de la cellule. M. Pottevin et Mlle Napias, en examinant à ce point de vue 5 levures de l'Institut Pasteur, ont trouvé que quatre d'entre elles laissaient diffuser leurs diastases, tandis que la dernière se comportait comme celle d'O'Sullivan.

Il est clair que ces différences peuvent tenir soit à ce que la sucrase intracellulaire est plus ou moins adhérente au protoplasma, ou à ce que la paroi cellulaire est plus ou moins perméable pour elle. Dans les deux cas, on peut prévoir que le liquide ambiant joue un rôle dans le résultat, et ceci empêche, jusqu'à plus ample informé, d'attacher à ces faits de l'importance pour la distinction des espèces.

Quant à la sucrase, nous en avons étudié les propriétés dans le tome II de cet ouvrage et nous n'avons pas à revenir ici sur ce sujet.

129. Maltose. — On relève entre diverses levures, au sujet du maltose, des différences comme à propos du saccharose. Les six espèces de *saccharomyces* établies par Hansen (S. *cerevisiæ* I, S. *Pastorianus* I, II et III, S. *ellipsoïdeus* I et II), font fermenter le saccharose et le maltose, les *S. Marxianus, Ludvigii et exiguus* font fermenter le premier, non le second; le *S. apiculatus* ne fait fermenter le premier ni le second. Le *Monilia candida* les fait fermenter tous deux. D'après Beyerinck, le *Schizosaccharomyces octosporus* fait fermenter le maltose, non le saccharose.

Il n'est pas nécessaire de multiplier ces exemples. Nous pouvons tout de suite en conclure que ce n'est pas la même diastase qui préside à l'élaboration des deux sucres, et que la maltase n'accompagne pas toujours la sucrase. Bourquelot a montré, le premier, qu'elle fait subir au maltose un dédoublement avant de le faire fermenter, et Fischer a complété la démonstration en se servant de la phénylhydrazine. On prend de la levure du type Frohberg qu'on dessèche d'abord à la température ordinaire, parce que, une fois séchée, elle cède plus facilement sa diastase. On la fait infuser avec 15 ou 20 fois son poids d'eau à 30 ou 35°, en y ajoutant 1 0/0 de toluol, qui est l'antiseptique le moins actif sur les diastases de la levure, et qui protège efficacement, pendant quelques heures, la macération contre l'invasion des microbes : on fait agir le liquide tel quel, ou après filtration, sur du maltose, et on traite après quelques heures par la phénylhydrazine, qui est excellente pour découvrir des monosaccharides au milieu des polysaccharides. On obtient la glucosazone caractéristique.

Fischer a trouvé ainsi que l'extrait de grains de kefir, qui ne fait pas fermenter le maltose, ne contient pas de maltase. Même résultat pour une levure de lactose et le *S. Marxianus.*

Le *Schizosaccharomyces octosporus*, contient de la maltase et pas de sucrase. Bref, c'est jusqu'ici le parallélisme le plus parfait entre les propriétés d'une levure et celles des diastases qui y sont contenues. Lorsque la levure ne les cède pas à l'état frais, il suffit de la faire macérer après dessiccation, ou de broyer les cellules pour obtenir les diastases.

130. Lactose. — La question de la fermentescibilité du lactose a passé par des phases diverses. Fourcroy et Vauquelin les premiers, puis Bouillon-Lagrange et Vogel en 1810, puis Bucholtz en 1811 ont trouvé qu'il ne donnait pas d'alcool sous l'influence de la levure. Mais Vogel a montré en 1812 qu'on peut, en le traitant par un acide minéral, le transformer en galactose, sucre fermentescible, et comme Persoz a montré, en 1833, qu'on pouvait obtenir le même résultat avec l'acide acétique, et Hess, en 1837, avec l'acide lactique, on a cru pouvoir expliquer par cette transformation préalable la fermentation alcoolique du koumys des Tartares, et des autres préparations de lait aigri qui deviennent pétillantes par l'acide carbonique et contiennent de l'alcool.

L'existence de l'alcool dans ces liquides ne témoigne pas du tout qu'il y ait fermentation alcoolique. A plus forte raison elle ne témoigne pas que ce soit le lactose qui fermente. Ce peut être le galactose formé soit par l'acide lactique présent, soit par une diastase restée longtemps hypothétique, la lactase, qu'on a vainement cherchée dans le koumys, le kéfyr et autres boissons acides analogues. Une étude plus approfondie a montré que cette diastase existe, et que le lactose peut présenter, en fermentant, des faits du même ordre que le saccharose et le maltose. Aucune des levures signalées plus haut ne fait fermenter le lactose ; mais on connaît aujourd'hui un grand nombre de levures qui font subir plus ou moins facilement au lactose la fermentation alcoolique. Toutes ces levures font aussi fermenter le saccharose et le maltose. Elles contiennent donc, en plus de la sucrase et de la maltase, une troisième diastase, la lactase, qu'on rencontre aussi dans l'extrait de grains de kéfir. Il faut ici broyer les cellules avec de la poudre de verre et faire macérer dans l'eau. Le liquide obtenu transforme le lactose en hexoses : celui qu'on obtient avec les grains de kéfir est plus actif que celui qui provient des levures de lactose.

131. Autres disaccharides fermentescibles. — On connaît jusqu'ici sept disaccharides des hexoses, dont quatre naturels, parmi lesquels le saccharose, le maltose et le lactose dont nous venons de parler. Le dernier disaccharide naturel est le tréhalose, qui ne fermente pas facilement, mais peut être dédoublé par l'action de la tréhalase. Fischer a vu que ce tréhalose, n'est pas hydrolysé par l'extrait aqueux de levure de Frohberg vivante. Il faut la dessécher avant de faire l'extrait, et encore celui-ci est-il très peu actif. Il a trouvé aussi de la tréhalase dans l'extrait de malt vert préparé par la méthode de Lintner, et n'est pas éloigné de l'assimiler avec l'amylase, et de croire que la diastase hydrolisant le tréhalose, que Bourquelot a découverte dans le *Penicillium glaucum* et l'*aspergillus niger*, est aussi de l'amylase. Quoi qu'il en soit, elle est distincte de la sucrase, de la maltase et de la lactase, et c'est pour le moment tout ce que nous avons besoin de savoir sur elle.

Cette tréhalase semble être très répandue. Kalanthar a trouvé que diverses levures de bière, de vin hydrolisaient la tréhalase, les levures sèches, mieux que les levures fraîches. La proportion hydrolysée était de 15 0/0 pour les levures de vin fraîches, de 12 0/0 pour les levures de bière fraîches. Les nombres correspondants pour les levures sèches étaient de 21 et de 37. Il y a donc inversion dans la puissance hydrolysante par la dessiccation. Ces arrêts dans l'hydrolisation tiennent sans doute à des phénomènes d'équilibre comme ceux que nous avons étudiés à propos de la maltase (t. II, ch. XXIX), mais ils n'ont pas été étudiés.

A côté des disaccharides naturels que nous venons de passer en revue, viennent se placer trois saccharides artificiels,

le mélibiose que nous avons vu provenir d'une hydrolyse partielle du mélitriose, le turanose engendré de la même façon aux dépens du mélézitoze, et l'isomaltose obtenu par synthèse au moyen du d-glucose. Ce dernier n'est pas connu à l'état pur, et les diastases qui peuvent dédoubler ces sucres pour les rendre fermentescibles sont encore peu connues. Nous retrouverons, à propos de l'acclimatation des levures, ce qui est relatif à la fermentation du mélibiose. Disons seulement ici que, d'après Kalanthar, l'action qu'il subit de la part des levures dépend de la température. Ainsi une levure de vin de Bari, qui ne l'attaquait pas à 25-30°, l'attaque facilement à 40°. Dans les expériences du même savant, le mélézitose a été dédoublé par un certain nombre de levures : la levure Pombe en a par exemple dédoublé 60 0/0.

132. Interprétation des faits qui précèdent. — Si on prend à la lettre les divers faits que nous venons de passer en revue, ils conduisent à une conclusion très simple. Chaque levure peut faire fermenter seulement un certain nombre de sucres, ceux dont elle peut sécréter les diastases hydrolysantes et cela, soit que ces diastases puissent se diffuser dans le liquide ambiant, soit que des forces quelconques les retiennent à l'intérieur de la cellule. Cette notion a paru pendant quelques années si nette et si bien établie qu'elle a servi à diverses classifications des levures, et que Hansen, en particulier, a, comme nous l'avons vu, tablé sur la distinction des sucres que les levures pouvaient faire fermenter pour établir des distinctions entre les levures.

Outre que ces distinctions paraissent limitées à la vie anaérobie et ne sont par suite pas fondamentales, il y avait une autre objection à faire à ces vues, c'est l'existence de ce qu'on appelait fermentations par entraînement, dans lesquelles une fermentation amorcée avec un sucre fermentescible pouvait gagner un sucre non fermentescible. Bourquelot a observé plusieurs faits de cet ordre à propos du lactose, et les avait attribués à ce que le lactose peut être en quelque sorte entraîné dans le courant vital produit par la fermentation du glucose. C'était une image, ce n'était pas une explication. M. Dubourg a tout récemment serré de plus près la réalité.

Il a étudié pour cela les levures alcooliques incapables de faire fermenter les solutions de saccharose. M. Roux a découvert la première dans un glucose commercial, et depuis MM. Gayon et Dubourg en ont trouvé un grand nombre dans les lies de vin de Sauternes et dans les sucres bruts avariés. Ensemencées dans un liquide de culture très riche en matière azotée, par exemple dans de l'eau de levure à 25 0/0, dans laquelle on met du glucose et du saccharose, la fermentation se déclare en vertu de la présence du premier de ces sucres, et lorsqu'elle se termine, une partie du second a disparu, et de plus tout celui qui reste est interverti. Il y a donc eu sécrétion de sucrase par une levure qui n'en fournit pas dans les conditions ordinaires. De plus, à mesure qu'on augmente la proportion du glucose au saccharose, on voit augmenter la quantité de saccharose hydrolysé et fermenté quand la fermentation s'arrête, si bien que lorsqu'on met 2 0/0 de glucose et 10 0/0 de saccharose, on trouve au bout de 15 jours que les deux sucres ont disparu.

Les chiffres suivants donnent une idée de la marche du phénomène. Ils indiquent ce qu'il y a, dans les divers liquides, de sucre réducteur et de saccharose par litre à l'origine et après divers intervalles :

	I		II		III		IV		V	
	S. réd.	Sacch.	S. réd.	Sacch.	S. réd.	Sacch.	S. réd.	Sacch.	S. réd.	Sacch.
A l'origine.	3	100	5	100	7	100	14	100	20	100
Ap 5 jours.	0	99,9	0	98,0	0	87,8	17,2	43,1	32,9	23,2
Ap. 10 jours.	0	98,2	0	88,0	25,7	21,8	31,6	0	36	0
Ap. 15 jours.	0	88,9	12,3	45,6	20,4	0	12,5	0	0	0

En étudiant la première expérience, on voit qu'au bout de 5 jours, tout le glucose introduit a disparu, alors que le saccharose est encore intact. Il n'y a donc pas entraînement, dans le sens propre du mot. Au début, ce saccharose fermente sans qu'il y ait du sucre réducteur dans le liquide. C'est le cas que nous avons relevé plus haut pour la *Monilia candida*. Puis quand l'élévation de la proportion de glucose à l'origine a élevé le poids de levure formée, qui croit à peu près proportionnellement au poids de sucre réducteur mis au départ, le sucre interverti apparaît dans le liquide, et l'interversion marche de pair avec la fermentation, tout en la précédant. Finalement, les deux sucres disparaissent.

Pour bien montrer qu'il n'y a pas action des deux sucres l'un sur l'autre, M. Dubourg a pris une levure sortant d'un liquide dans lequel elle venait de faire fermenter un mélange de saccharose et de glucose. Il la lave deux fois avec de l'eau distillée, jusqu'à élimination du sucre restant, et la porte alors dans une solution nutritive ne contenant que du saccharose. Après 24 heures, tout le sucre est interverti et la fermentation est en pleine activité. Une levure non inversive est donc devenue une levure inversive. C'est un exemple remarquable de cette variabilité dans la production des diastases que j'avais démontrée en 1886 dans ma *Microbiologie*.

On a pu observer les mêmes phénomènes sur des saccharides ou même des hexoses réputés difficilement fermentescibles, comme le galactose, avec des levures des origines les plus variées, inversives ou non. Il n'y a qu'à opérer comme ci-dessus, en remplaçant le saccharose par le sucre à examiner. Tous ceux que M. Dubourg a étudiés (galactose, maltose, tréhalose, raffinose), ont fermenté dans ces conditions : le lactose s'est toujours montré résistant. Le tréhalose, qui ne fermente qu'avec des levures très actives, a disparu en partie, le galactose et les autres saccharides cités ont fermenté avec des levures qui sont sans action sur eux dans les conditions ordinaires.

Le fait est donc général, et il semble que toutes les levures soient en situation de sécréter toutes les diastases hydrolysantes des divers saccharides, à l'exception de la lactase. C'est une question, non de nature, mais d'alimentation ou d'éducation. M. Dubourg a même réussi à faire fermenter, dans quelques cas, le sorbose et le mélézitose. Nous verrons bientôt que cette variabilité dans l'action est régulière et en quelque sorte physiologique. Contentons-nous, pour le moment de l'avoir découverte.

133. Hexoses. — Voilà donc, par le jeu variable des diastases de la levure, les sucres complexes passés à l'état d'hexoses avant de subir l'action de la zymase, c'est-à-dire de fermenter. La fermentation qui, à l'origine, était apparue aux savants comme un phénomène cellulaire ou protoplasmique, un phénomène *vital*, est devenue aujourd'hui une action diastasique, de sorte que d'un bout à l'autre, la dégradation des molécules des sucres peut être produite en dehors de la cellule. Voyons si cette dernière action diastasique ressemble aux précédentes.

Elle leur ressemble d'abord en ceci qu'elle ne s'adresse pas à tous les hexoses. Des neuf aldohexoses connus, trois seulement sont fermentescibles. Ce sont le d-glucose (sucre de raisin), le d-mannose, et le d-galactose. Parmi les cétohexoses ou sucres cétoniques, dont le nombre a beaucoup augmenté dans ces derniers temps à la suite des travaux de Lobry de Bruyn et de van Ekenstein, le d-fructose ou lévulose est seul fermentescible. De plus, ces quatre hexoses fermentescibles ne sont égaux ni devant la même levure, ni devant des levures diverses ; ils sont attaqués plus ou moins rapidement. On doit à MM. Fischer et Thierfelder, qui ont étudié cette question à un point de vue sur lequel nous reviendrons tout à l'heure, le tableau suivant relatif à diverses levures, et aussi à divers sucres parmi lesquels figurent non seulement des hexoses, mais aussi des sucres de synthèse qui reparaîtront bientôt dans notre exposé. On a indiqué en gros la facilité de fermentation en donnant aux sucres des numéros. Le 1 s'applique aux sucres dont la fermentation était terminée au bout de 8 jours, le 2 à ceux dont la fermentation après ce temps était avancée et presque complète, le 3 à ceux dont la fermentation était à peine commencée. Le signe — indique qu'il n'y avait pas fermentation.

Saccharomyces	Hexoses			Bihexoses			Sucres de synthèse	
	d-mannose	d-fructose	d-galactose	Saccharose	Maltose	Lactose	Méthyl-glucoside	Ethyl-glucoside
—	—	—	—	—	—	—	—	—
Pastorianus I...	1	1	1	1	1	—	3	3
Pastorianus II..	1	1	2	1	1	—		
Pastorianus III..	1	1	1	1	1	—		
Cerevisiæ......	1	1	1	1	1	—		
Ellipsoïdeus I..	1	1	2	1	1	—		
Ellipsoïdeus II..	1	1	3	1	1	—		
Marxianus.....	1	1	1	1	1	—		
Membranæfaciens........	—	—	—	—	—	—		
Lev. de Frohberg	1	1	1	1	1	—	3	3
Race II de distil.	1	1	3	1	1	—	3	3
Productivus....	1	1	—	3	1	—	3	
Levure de lactose.	2	1	3	1	—	1	—	

On voit que l'ordre de fermentescibilité des divers sucres n'est pas le même vis-à-vis des diverses levures, bien que, dans l'ensemble, le d-fructose ou lévulose soit le plus fermentescible. Si le d-glucose ou sucre de raisin était porté au tableau, il se tiendrait tout près du lévulose. On voit aussi que toutes les levures ne s'équivalent pas vis à-vis des divers sucres. En somme, on constate des variations qui concordent peu, en apparence, avec l'idée d'une cause commune, d'une zymase identique partout.

134. D-galactose. — Ces différences que nous venons de signaler dans le degré de fermentescibilité des divers hexoses méritent de nous arrêter un peu. Quand la fermentation était une fonction de la cellule, on s'expliquait tant bien que mal ces différences en se disant que la cellule de levure avait, comme toutes les autres, ses aliments de prédilection et qu'elle faisait son choix, préférant ceux-ci, se contentant des autres, en rejetant absolument un certain nombre. Depuis qu'on sait que la fermentation est une action de diastase, cette interprétation ne vaut plus, mais son fonds reste, et il y a à se demander de quoi dépend la qualité alimentaire de tel ou tel sucre, étant donné que cette qualité alimentaire est liée à l'action d'une diastase sur ce sucre. C'est au fond le problème général de la digestion qui se retrouve ici, avec cette circonstance très favorable à l'étude qu'il ne s'agit pas cette fois d'une substance complexe comme l'albumine, la fibrine, l'amidon, même le maltose ou le saccharose, molécules complexes dont on ne connaît pas bien le mode d'arrangement moléculaire, mais d'hexoses, qu'on commence à bien connaître au point de vue stéréochimique. Le problème qu'on peut se poser est donc celui de la relation de la structure de la molécule avec sa passivité diastasique et par elle avec son rôle alimentaire.

Prenons d'abord le d-galactose, l'un des sucres fermentescibles les plus réfractaires à la fermentation, si bien qu'on a douté pendant quelque temps qu'il fut fermentescible, Pasteur, Fudakowski, von Lippmann, soutenant qu'il l'était, Kiliani, Koch et Hayduck, Herzfeld soutenant qu'il ne l'était pas. Bourquelot avait paru un instant concilier ces opinions opposées en montrant que le galactose commercial, qui contient quelquefois 10 0/0 de glucose, est fermentescible, et que purifié par des cristallisations successives dans l'alcool, il le devient de moins en moins, et finit par ne plus l'être. Il concluait que là où le galactose avait fermenté, il avait fermenté par entraînement, sans s'expliquer autrement sur ce qu'il y avait derrière ce mot. Tollens et Stone donnèrent une autre interprétation aux contradictions observées. Le même galactose purifié, qui n'est pas, ou qui est à peine attaqué quand on le dissout dans l'eau distillée additionnée ou non de sels nouveaux, et qu'on le met en présence de la levure, l'est au contraire entièrement quand on le dissout dans un liquide nutritif. Mais sa fermentation dans ces conditions est deux fois plus lente que celle du glucose. L'aliment est donc médiocre, et c'est pour cela que la levure le refuse quand on ne lui offre, avec ce galactose, qu'un aliment azoté médiocre aussi ou nul.

L'interprétation de Tollens et Stone expliquait donc toutes

les divergences, et était acceptée dans la science, lorsque dans le travail que nous venons de résumer, Fischer et Thierfelder firent entrer en jeu un élément auquel personne n'avait songé jusque-là, la nature, l'espèce ou la race de la levure. Il y a des races qui font fermenter le galactose et des races qui n'y touchent pas. Ces races font toutes fermenter le d-glucose. Si la fermentation est une question de zymase, il faut donc admettre, ou bien qu'une même zymase n'agit pas sur tous les sucres fermentescibles, ou bien qu'il y a plusieurs zymases.

La question est nette ici, puisque le galactose est ou n'est pas fermentescible suivant les cas. Elle serait un peu moins nette pour les sucres chez lesquels on ne relève que des différences de fermentescibilité, comme c'est le cas pour les levures qui peuvent faire fermenter le galactose et le glucose.

On pourrait accuser de ces différences, des différences dans la facilité de pénétration des divers sucres au travers de la paroi de la cellule, ou des différences dans la facilité de sortie des produits de la transformation. Il est certain que si, par exemple, la paroi cellulaire du *S. productivus* est peu perméable ou même imperméable au d-galactose, ce sucre sera pour elle comme du glycogène, qui, bien qu'alimentaire pour la levure et pouvant fermenter quand il fait partir du protoplasma, est infermentescible à l'extérieur de la cellule. Mais il existe des faits qui en apparence se refusent à cette explication, ce sont ceux dans lesquels les deux produits de dédoublement d'un bisaccharide par une diastase sont détruits en proportions inégales par la zymase de la levure.

135. Fermentation élective de deux sucres. — C'est Dubrunfaut qui a attiré l'attention sur ces phénomènes, en montrant, par la comparaison des pouvoirs rotatoires du liquide qui fermente et de la quantité de sucre qui y reste à chaque moment, que le dextrose et le lévulose n'y sont pas détruits en quantités égales. C'est le dextrose qui prend la corde, et le lévulose reste presque seul ou même seul à la fin de la fermentation. Cette étude a été récemment reprise par Kjeldahl et par Bourquelot. Ce dernier a opéré sur des mélanges artificiels de glucose et de lévulose, préparés séparément et mélangés ensuite à parties égales, ou sur des mélanges à parties égales de maltose et de lévulose, plus commodes à étudier parce que les deux sucres ont des pouvoirs rotatoires élevés tous deux et de signe contraire. Il y a à craindre toutefois que la levure sur laquelle on opère ne contienne un peu de maltase, qui en dédoublant le maltose avant fermentation, mette l'opérateur en présence d'un mélange de trois sucres et non de deux.

L'analyse de la liqueur étant faite à divers moments par le polarimètre et la liqueur de Fehling, on peut titrer individuellement les deux sucres qu'elle contient, et savoir lequel est consommé le plus vite. Les nombres ci-dessous donnent le résultat d'une expérience faite sur un liquide contenant à l'origine 4 0/0 de sucre interverti et fermentant à 12° en présence de 0 gr. 50 d'une levure haute.

Durée	Déviation polarimétrique	Glucose cons.	Lévulose cons.	Différence
0 h.	— 112'	0	0	0
20	— 114	557	279	278
40	— 110	968	532	436
64	— 112	1196	721	475
86	— 88	1392	942	450
108	— 72	1616	1194	422
130	— 56	1796	1423	373
158	— 26	1970	1767	203

La figure 20 ci-jointe donne la marche des nombres : on y voit nettement deux choses. La première est que le dextrose est consommé à l'origine presque deux fois plus vite que le lévulose, mais cela ne dure pas. A mesure que le sucre préféré est consommé, il devient plus rare et la consommation de l'autre augmente. La différence passe par une valeur maximum, et diminue ensuite, jusqu'à devenir nulle, si on prolonge suffisamment l'expérience. Les deux courbes doivent en effet aboutir toutes deux à l'ordonnée qui correspond à

2 gr. de sucre consommé. La seconde remarque est que, si l'une des courbes est à peu près régulière, sans point d'inflexion, c'est celle du glucose, celle du lévulose est au contraire plus ou moins infléchie et n'est plus la courbe normale d'une action diastasique.

Si les deux courbes étaient des logarithmiques régulières, le

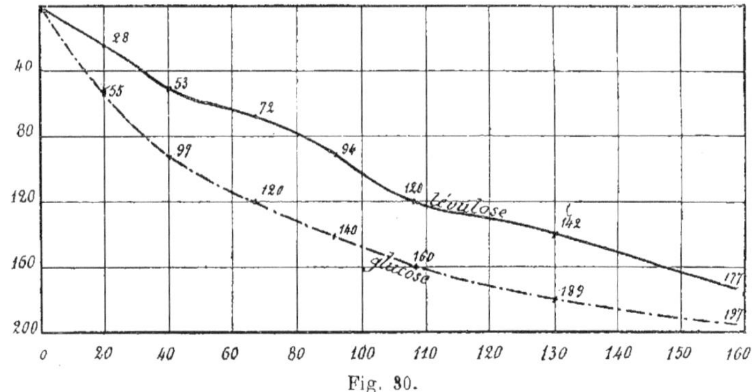

Fig. 80.

rapport relevé au début entre les quantités de sucre consommées resterait constant, et, par conséquent, le glucose aurait disparu alors qu'il resterait environ la moitié du lévulose. Dans aucune expérience, il n'en est ainsi, le sucre qui est en retard reprend l'avance à mesure que l'autre s'épuise, absolument comme si la transformation des deux se faisait sous l'influence de la même quantité de zymase qui reporterait son action sur un des sucres à mesure que l'autre disparaîtrait. La forme logarithmique de la courbe d'action exige en effet que la quantité de diastase active pendant toute la durée de l'expérience reste la même.

Le maltose s'est comporté comme le glucose vis-à-vis du lévulose dans les expériences de Bourquelot. C. et J. O'Sullivan, Thompson, ont trouvé des résultats analogues. Des expériences récentes de M. Hiepe ont montré que les inégalités à ce sujet deviennent beaucoup plus grandes lorsqu'on opère non avec des mélanges de levure, mais avec des levures pures qui apportent dans l'action leur caractère individuel. Ce savant a étudié cinq levures de bières danoises, provenant de la collection de M. Jörgensen, deux levures de bières anglaises, les *Sacch. pastorianus*, II et III, *ellipsoideus* I et II et *exiguus*. Après les avoir rajeunies dans du moût de bière, il les faisait arriver dans une solution de sucre candi dans l'eau de levure, et mesurait à divers intervalles, d'abord la quantité de sucre non interverti, puis celle des deux sucres provenant de l'interversion.

Il superposait ainsi les effets de la sucrase à ceux de la zymase. Au sujet des effets de la sucrase, il a relevé des différences comme celles que nous pouvons prévoir avec ce que nous savons. Il y a, sous ce point de vue, des inégalités très grandes. En 5 minutes, une levure a interverti seulement 2 0/0 du sucre présent, une autre 59 0/0. De plus, ainsi que nous pouvons encore nous y attendre, il y a indépendance absolue dans l'action de la sucrase et de la zymase. La fermentation du glucose marche encore ici plus vite que celle du lévulose, atteint en moyenne son maximum d'activité le second jour, et décroît ensuite lentement. La fermentation du lévulose est d'abord plus lente, et n'atteint en moyenne son maximum que dans la quatrième journée. Jusqu'à ce moment les quantités de lévulose fermenté par jour sont inférieures aux quantités de dextrose, mais ensuite elles les dépassent, si bien que, parties en même temps, les fermentations des deux sucres finissent aussi en même temps. Ici la courbe du lévulose, qui avait commencé à être convexe vers le bas comme sa congénère, se relève donc et devient concave vers le bas pour la rattraper. Elle présente donc un point très net d'inflexion. C'est la confirmation de ce que nous avons vu tout à l'heure.

Ce qui ressort des expériences de M. Hiepe, ce sont les variations d'une race à l'autre. Deux levures du type Saaz ont détruit en 24 heures les proportions suivantes de dextrose et de lévulose :

	Dextrose	Lévulose
	—	—
Levure *a*	1,27 0/0	0,19
Levure *b*	22,88	14,04

Avec ces levures, le dextrose dépasse donc toujours le lévulose, mais le rapport de la consommation des deux sucres, qui est de 6 environ pour la première, n'est que de 1,5 pour la seconde.

Nous allons trouver d'abord une interversion de propriétés, puis des variations encore plus grandes en nous adressant à des levures découvertes dans des sucres commerciaux avariés et étudiés en 1890 par MM. Gayon et Dubourg. Ces levures font fermenter le lévulose de préférence au glucose, et le sucre qu'elles laissent comme résidu dans une fermentation de sucre interverti qui ne s'est pas terminée a un pouvoir rotatoire droit. La constatation de ce fait dans des vins de Sauterne sa conduit M. Dubourg à rechercher et à trouver, dans un échantillon de ces vins, dix levures jouissant des mêmes propriétés. Elles ne sécrètent pas de sucrase, et ne peuvent faire fermenter directement le saccharose. Elles attaquent le sucre interverti en solutions très concentrées, allant jusqu'à 80 0/0. Elles commencent toutes par faire fermenter le glucose, et même il y en a trois, sur les dix, qui n'attaquent le glucose que lorsque le lévulose a complètement ou presque complètement disparu.

136. Identité des zymases. — En présence de différences aussi grandes, il serait évidemment vain de rechercher une explication du phénomène dans des différences dans la perméabilité de la paroi cellulaire pour les deux sucres ou dans des questions vagues de pression osmotique. Ici, la diastase active, la zymase, n'émigre pas dans le liquide ambiant. Il n'y a donc pas de différences dans la diffusion à invoquer. Il faut donc, pour comprendre les faits que nous venons de passer en revue, admettre 1° que la zymase ne décompose pas avec la même facilité les deux sucres constitutifs du sucre interverti, et, en général, les molécules des divers hexoses; 2° que les différences dans la stabilité des divers hexoses ne sont pas les mêmes pour les zymases de diverses levures.

Ce n'est pas tout : ces différences ne sont pas non plus constantes pour une même levure. C'est ce dont témoignent déjà les expériences de Dubourg; c'est ce qui apparaît encore mieux dans celles de Dienert. Nous avons vu que le galactose est celui de tous les hexoses qui est le plus difficilement attaquable par la majorité des levures industrielles. Si on prend celles qui l'attaquent avec le plus de facilité, et si on les fait passer par une solution de saccharose, de glucose, de lévulose, de maltose, elles en sortent moins actives pour le galactose. Il faut seulement, pour observer cette sorte de *désacclimatation*, ensemencer avec assez de levure pour qu'il n'y ait pendant la fermentation qu'un bourgeonnement très restreint, parce que les cellules nouvelles, naissant dans des liquides à chaque instant différents, changent peu à peu leurs habitudes. Une levure habituée au saccharose perd cette propriété en présence du lactose, que pourtant elle n'attaque pas. Une levure de lactose attaque naturellement facilement le galactose, qui est un des hexoses constituants du lactose. Mais elle perd cette faculté en présence du saccharose. Le moment n'est pas venu d'étudier de près les conditions de ces changements de fonction, que nous retrouverons quand nous étudierons les phénomènes d'accoutumance chez les levures; mais il était nécessaire de les viser.

En somme, non seulement nous découvrons que la faculté de faire fermenter tels ou tels hexoses n'est pas une propriété permanente de telle ou telle race de levures, mais encore que sauf quelques exceptions, et quelques résistances dont la science n'a pas encore triomphé, toutes les races paraissent avoir théoriquement les mêmes pouvoirs, et ne présentent pratiquement que ceux qu'a surtout développés leur mode de nutrition, c'est-à-dire leur mode d'emploi industriel.

Cette variabilité dans l'action ne s'accorde guère, il faut le remarquer, avec l'idée d'une zymase unique, variant seulement en quantité suivant le mode d'alimentatton, et dès lors, nous revenons à l'une des questions que nous avons posées plus haut. Faut-il admettre qu'il n'y a qu'une seule zymase décomposant avec des facilités non seulement inégales, mais encore variables, les divers hexoses fermentescibles ? Faut-il, au contraire, admettre diverses zymases, appartenant à un même genre où elles constitueraient autant d'espèces, chacune attachée spécialement à la décomposition d'un sucre ?

137. Relations des diastases avec la stéréochimie de la molécule du sucre. — C'est ici que nous retrouvons la curieuse question, soulevée par Fischer, de la relation que peuvent présenter les diastases de la levure avec la stéréochimie des sucres dont la levure se nourrit. Il y a sur ce point un certain nombre de faits, dont nous avons déjà cité quelques-uns, dans le premier volume de cet ouvrage, mais qui gagneront à être rassemblés ici.

Commençons par les hexoses. Les deux aldohexoses les plus facilement fermentescibles sont le d-glucose et le d-mannose dont les formules, en adoptant l'interprétation de Fischer, sont les suivantes, en mettant en évidence par une lettre plus grasse les carbones asymétriques :

d-glucose ou sucre de raisin	d-mannose
C O H	C O H
H **C** O H	O H **C** H
O H **C** H	O H **C** H
H **C** O H	H **C** O H
H **C** O H	H **C** O H
C H^{2}O H	C H^{2}O H

Ils ne diffèrent, on le voit, que parce que, autour du premier carbone asymétrique, les groupements de H et de OH sont de sens inverse. Le d-galactose est moins facilement fermentescible, pour la majorité des levures. Il a pour formule :

C O H	C O H
H C O H	O H C H
O H C H	O H C H
O H C H	O H C H
H C O H	H C O H
C H^{2}O H	C H^{2}O H
d-galactose	d-talose

Il diffère du d-glucose par une inversion dans le troisième carbone asymétrique, ou du d-mannose par une inversion dans le premier et le troisième. Nous avons placé à côté de lui la formule du d-talose, qui n'en diffère que par une inversion du premier carbone asymétrique, et qui est par conséquent vis-à-vis de lui exactement ce qu'est le d-mannose vis-à-vis du d-glucose. Cette inversion, qui avait un peu diminué la fermentescibilité dans le premier cas, la supprime dans le second, et le d-talose est infermentescible pour toutes les levures étudiées par Fischer dans le travail que nous avons résumé plus haut. Il est à remarquer que ce d-talose ne diffère du d-mannose que par une inversion du troisième carbone asymétrique, et que cela suffit pour supprimer toute action de zymase sur lui.

Aucun des autres hexoses n'est fermentescible, pas même les sucres symétriques des sucres fermentescibles, c'est-à-dire leurs images dans une glace ; ainsi, le l-glucose, image dans une glace du d-glucose :

C O H	O H C
H C O H	O H C H
O H C H	H C O H
H C O H	O H C H
H C O H	O H C H
C H^{2}O H	H O H^{2}C
d-glucose	l-glucose

et de même le l-mannose et le l-galactose. La zymase, dans son action, est donc sensible à des influences stéréochimiques, c'est-à-dire qu'elle tient compte de l'arrangement des

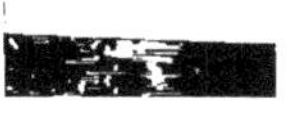

molécules dans le groupement ; elle se refuse à disloquer certains groupements, pourtant très voisins de ceux qu'elle attaque, et de plus, si on admet qu'elle est unique, elle démolit ces groupements avec des facilités diverses, dépendant non du groupement, mais de la levure qui fournit la diastase.

On trouve des faits du même ordre en étudiant l'action de la sucrase non sur les disaccharides naturels, dont la constitution est un peu incertaine, mais sur des saccharides de synthèse dont la constitution est mieux connue ; ainsi nous avons vu (t. II, p. **122**) qu'on peut préparer, au moyen du glucose, deux méthylglucosides que Fischer considérait non seulement comme isomères, mais comme stéréoisomères ou symétriques l'un de l'autre. La sucrase en hydrolysait un, en remettant en liberté l'alcool méthylique ; elle laissait l'autre intact. Depuis, Fischer a cité un autre exemple qu'il considère comme encore plus probant. Avec le l-glucose on peut faire deux dérivés, les méthyl-l-glucosides α et β, qui sont, à n'en pas douter, les images dans un miroir des deux méthyl-d-glucosides antérieurement étudiés. Or aucun d'eux n'est dédoublé ni par la sucrase qui dédoublait l'un des méthyl-d-glucosides, ni par l'émulsine qui dédoublait l'autre. C'est la répétition sur ces sucres inverses, et avec la sucrase, de ce que nous avons observé pour le d-glucose et le l-glucose avec la zymase.

Un autre exemple du même ordre est fourni par les méthyl-d-galactosides, dont l'un, α, est hydrolysé par l'émulsine et non par la sucrase, tandis que pour β c'est l'inverse. Parmi les aldosides de synthèse qu'il a étudiés, Fischer n'en a pas trouvé d'autres attaquables par la sucrase. Parmi les cétosides, l'un, un méthylfructoside non cristallisé, est hydrolysé par la sucrase.

En arrivant aux disaccharides naturels, les obscurités sont encore plus grandes, d'abord parce que les relations stéréochimiques des sucres sont moins nettes, ensuite parce que la diastase active semble être différente de l'un à l'autre. Mais des exemples nouveaux n'ajouteraient rien à la seule notion que je veuille établir, à savoir que le plus petit changement dans la structure d'un sucre peut lui conférer ou lui enlever la propriété d'être sensible à l'action d'une diastase, que cette diastase soit hydrolysante comme la sucrase ou décomposante comme la zymase. Que conclure de tout ceci ? Le maltose et le lactose sont si semblables qu'on peut les considérer comme stéréoisomères, bien que la preuve absolue de ce fait soit encore à fournir. Ils ont pourtant des diastases inversives différentes. L'α-méthyl-d-glucoside est l'image dans une glace de l'α-méthyl-l-glucoside, le d-glucose l'image dans une glace du l-glucose. Ils n'ont pourtant pas les mêmes diastases. Doit-on admettre que les d-glucose, d-mannose, et d-galactose, qui se dédoublent sous l'influence de la zymase, se dédoublent sous l'influence de la même zymase ? Cela est possible, et on a de ce fait des exemples dans l'émulsine qui dédouble des glucosides divers ; mais le contraire est possible aussi, et il n'y a au fond pas plus de raison pour faire de toutes les zymases une zymase unique qu'il n'y en a de réunir sous un même nom toutes les diastases hydrolysantes.

Avec l'hypothèse d'une seule zymase, beaucoup des faits qui précèdent, et que nous avons signalés au passage, deviennent inexplicables. S'il y en a au contraire plusieurs, on s'explique qu'elles ne soient pas toujours sécrétées en même quantité, que par exemple celle du d-glucose et du d-fructose ne soient pas toujours dans les mêmes proportions. On s'explique que la présence d'un certain sucre dans le milieu nutritif puisse développer, lorsque cela est possible à la levure mise en jeu, la quantité de la diastase ou de la zymase de ce sucre, et que, comme dans les expériences de Dienert, une certaine habitude en fasse disparaître une autre. Enfin, on entre par une autre voie dans une conception introduite par Fischer ; c'est que du moment qu'une diastase hydrolyse ou décompose certains sucres, et non d'autres isomères, elle doit avoir une constitution analogue au point de vue stéréochimique à celle du sucre qu'elle détruit. On ne voit pas bien dans cette conception, comment la structure de la zymase peut ressembler à la fois à celle des quatre hexoses qu'elle fait fermenter. Si au contraire, chaque hexose a la sienne, on comprend que la cellule qui consomme ce sucre puisse conserver tout ou partie de sa molécule dans la diastase ou la zymase qui doit dédoubler ou décomposer le même sucre, et les phénomènes prennent alors une unité qui leur manque dans l'autre explication. Puisqu'on est en présence de deux hypothèses, on a le droit de préférer celle qui est la plus compréhensive, en se souvenant que dans la science il ne suffit pas qu'une hypothèse puisse expliquer un grand nombre de faits pour qu'elle soit juste. C'est toujours à l'expérience à prononcer.

BIBLIOGRAPHIE

EMMERLING. *Ber. d. d. chem. Gesells*, t. XXXII, p. 542, 1898.
LOISEAU. *Comptes-Rendus*, t. LXXXII, p. 1058.
BAU. *Wochens. f. Brauerei*, 1894, n° 45.
POTTEVIN et Mlle NAPIAS. *Annales de la brasserie et de la distillerie*, t. I, p. 86, 1898.
BOURQUELOT. *Journ. de l'anat. et de la physiol.*, 1886, p. 162.
FISCHER. *Zeitschr. f. phys. Chemie*, t. XXVI, 1898.
FISCHER et THIERFELDER. *Ber. d. d. chem. Gesells*, 1894, p. 2031.
PASTEUR. *Ann. de chem. et de phys.*, t. LVIII, 3e S., p. 356.
FUDAKOWSKI. *Ber. d. d. chem. Gesells*, t. VIII, p. 599 ; t. IX, pp. 49, 278, 1602, et t. XI, p. 1069.
VON LIPPMANN. *Id.*, t. XVII, p. 2238.
KILIANI. *Id.*, t. III, p. 2304.
KOCK. *Pharmacie-Zeitung fur Russland*, 25e année, 1886.
HERZFELD. *Rubenzucker fabrikation d. d. Reichs*, n° 34, p. 138.
BOURQUELOT. *Comptes-Rendus*, t. CVI, p. 283.
TOLLENS et STONE. *Ber. d. d. chem. Gesells.*
DUBRUNFAUT. *Ann. de chem. et de Phys.* 3e S., t. XXI, p. 169, 1847 et t. XLII, p. 901, 1856.
KJELDAHL. *Meddelelser fra Carlsberg Laboratoriet*, 1881.
BOURQUELOT. *Ann. de ch. et de phys.* 6e S., t. IX, 1886.
C. et J. O' SULLIVAN. *Trans. of. the chem. Soc.* 1890 et 1892.
THOMPSON. *Trans. lab. Club.* t. II, p. 63.
HIEPE. *Journ. of the fed. institutes of Brewing*, 1895.
GAYON et DUBOURG. *Comptes-Rendus*, avril 1890.
DUBOURG. *Revue de viticulture*, 1897.
E. FISCHER. Die chemie der Kohlenhydrate. Berlin, 1894, Hirschwald.

CHAPITRE XIV

FORMULE DE LA FERMENTATION ALCOOLIQUE

Maintenant que nous connaissons bien les matières minérales, azotées, sucrées, qu'il faut réunir dans un flacon avec de la levure pour obtenir une fermentation alcoolique, il nous reste à étudier le phénomène en lui-même. Cette étude a passé par diverses phases. Il y a eu une époque où elle est restée purement chimique : c'est celle où on ne s'est préoccupé que du sucre et de la formule de sa transformation. Ce premier point élucidé, la question a dormi jusqu'au moment où Pasteur a mis en évidence son côté physiologique, et amorcé ainsi les immenses développements qu'elle a subis depuis. Devenue un phénomène vital, la fermentation revêtait un degré de complication qui semblait la soustraire complètement au domaine de la chimie. Pasteur a pourtant essayé de représenter par une équation d'ordre chimique l'action complexe qu'il avait découverte, en faisant un ensemble de la production de l'alcool, de l'acide carbonique, de la glycérine, de l'acide succinique, et des nouveaux tissus de la levure. Il est clair qu'on ne saurait aller très loin dans cette voie. La question s'est heureusement notablement simplifiée dès qu'à la suite de la découverte d'E. Buchner, il a été permis de distraire du phénomène complexe sa partie la plus importante, la transformation diastasique du sucre en alcool et en acide carbonique suivant la formule cherchée et trouvée au commencement du siècle. Cette transformation mise à part, il reste encore un ensemble de faits que la science est en ce moment occupée à effeuiller, et qui jusqu'ici, sont plus d'ordre vital que d'ordre chimique. Telle est la marche générale du progrès fait dans cette voie. Avec ce

fil conducteur, nous pouvons maintenant entrer un peu plus dans le détail, pour y trouver le *substratum* des développements futurs.

138. Expérience de Lavoisier. — Nous avons vu, t. I, p. 9, que Lavoisier avait soumis à la fermentation un poids donné de sucre blanc, et avait mesuré le poids de l'acide carbonique dégagé, et celui de l'alcool resté dans le vase avec une petite quantité d'acide acétique qu'il croyait, à tort, être un des produits normaux de la transformation du sucre. En ramenant ses résultats à 100 grammes de sucre blanc, on trouve qu'il avait obtenu, la fermentation terminée :

	gr.	
	60,2	d'alcool,
	36,8	d'acide carbonique,
	2,6	d'acide acétique,
soit en tout. . . .	99,6	de matériaux divers

représentant assez exactement la quantité de sucre employé. Il y avait donc, conformément à l'expression de Lavoisier, « une égale quantité de matière avant et après l'opération », ce qui prouvait qu'on en avait bien tous les termes. Mais il y avait plus. Il devait exister une relation pondérale analogue entre les poids des éléments constituants de ces diverses substances, poids que les procédés d'analyse élémentaire inaugurés par Lavoisier lui permettaient de connaître. Cette relation, vérifiée, devait servir de critérium à la fois de la justesse de ces procédés, et de l'exactitude des résultats obtenus dans l'étude de la fermentation alcoolique. Il est curieux de voir de près comment s'est faite cette vérification. En voici les éléments, ramenés à la même unité que plus haut :

gr.		Carbone	Hydrogène	Oxygène
60,2	d'alcool contiennent, d'après Lavoisier.	17,4	10,0	32,8
36,8	d'acide carbonique	10,3	»	26,5
2,6	d'acide acétique	0,6	0,2	1,8
99,6	du produit total	28,3	10,2	61,1
100	de sucre blanc	28,0	8,0	64,0
	D'où, différences	+ 0,3	+ 2,2	— 2,9

La coïncidence dans le poids des éléments est moins bonne que pour le poids des matières elles-mêmes, mais l'intuition hardie et pénétrante de Lavoisier la juge suffisante, et il tire de l'ensemble de l'étude la belle conclusion que nous avons rappelée : « les effets de la fermentation vineuse se réduisent donc à séparer en deux portions le sucre qui est un oxyde, à oxygéner l'une aux dépens de l'autre pour former de l'acide carbonique, à désoxygéner l'autre aux dépens de la première, pour en former une substance combustible qui est l'alcool, de sorte que s'il était possible de recombiner ces deux substances, l'alcool et l'acide carbonique, on reformerait du sucre ».

Remarquons qu'il n'est plus question de l'acide acétique dans cette phrase, et que le sucre n'y est plus considéré que comme « se séparant en deux portions », l'alcool et l'acide carbonique. Cela donnait au phénomène une simplicité bien faite pour séduire. Nous allons voir que cette idée de simplicité s'est imposée longtemps aux esprits et a arrêté bien des efforts, tant est grande l'influence qu'un homme de génie exerce sur ses contemporains et ses successeurs, même lorsqu'il se trompe.

La coïncidence trouvée par Lavoisier pour le poids des substances élémentaires, son *compte-éléments*, s'il nous est permis d'employer cette expression pour l'opposer à celle de *compte-matières*, ne se vérifiait que par suite d'une compensation d'erreurs. Il y a dans 100 grammes de sucre plus de carbone, moins d'hydrogène et d'oxygène que ne le croyait Lavoisier. D'un autre côté, dans les produits de la fermentation, l'acide carbonique est évalué trop bas, l'alcool trop haut, et même beaucoup trop haut, car 100 grammes de sucre de cannes ne donnent guère plus de 50 grammes d'alcool pur au lieu de 60. La différence n'est pas explicable par ce fait que l'alcool recueilli par Lavoisier était trop aqueux, car il faudrait admettre que cet alcool était au plus à 85 p. 100, et on savait, à cette époque, le déshydrater au delà de ce degré. Il y a là quelque chose d'inexplicable.

Quoi qu'il en soit, à cette erreur sur le compte-matières venait s'ajouter une erreur sur le compte-éléments. La composition de l'acide carbonique est assez exacte, mais le carbone de l'alcool est évalué trop bas, comme pour le sucre, l'hydrogène et l'oxygène trop haut. Toutes ces erreurs s'équilibrent à peu près, mais elles existent et ne pouvaient manquer d'être relevées lorsqu'en 1815 les analyses si précises de Gay-Lussac et de Thénard et les travaux de Saussure eurent fixé d'une manière définitive la composition du sucre et de l'alcool.

139. Equation de Gay-Lussac. — Il devint dès lors évident que tout était à reprendre dans le compte-matières et dans le compte-éléments de Lavoisier, que toute la base expérimentale de sa théorie faisait dès lors défaut. Mais l'idée que sa théorie était juste était dans les esprits : elle y resta, et en constatant qu'avec 2 équivalents d'alcool $C^4H^6O^2$ et 4 équivalents d'acide carbonique on retrouvait à peu près la formule du sucre, Gay-Lussac se crut autorisé à écrire la phrase suivante : « Si on suppose que les produits que fournit le ferment puissent être négligés relativement à l'alcool et à l'acide carbonique qui sont *les seuls résultats sensibles* de la fermentation, on trouvera qu'étant donnés 100 grammes de sucre, il s'en convertit pendant la fermentation 51,34 en alcool et 48,66 en acide carbonique ».

Il y a dans cette phrase, de plus que dans celle de Lavoisier, la préoccupation nouvelle de l'existence et du rôle du ferment, mais pour le reste, c'est la conception de Lavoisier qui domine. Gay-Lussac ne fait pas d'expérience nouvelle et partage simplement le nombre 100 en parties proportionnelles au poids de 4 équivalents d'acide carbonique et de 2 équivalents d'alcool.

Chose assurément singulière, les deux chiffres que lui fournit ce calcul sont, à peu de chose près, tout à fait exacts et d'accord avec les résultats les plus précis de M. Pasteur ; mais la conception qui les avait donnés n'en est pas moins inexacte, non seulement sur le terrain théorique, mais encore sur le terrain des chiffres où elle s'était placée. Avec les quantités de carbone, d'hydrogène et d'oxygène entrant dans 4 équivalents d'acide carbonique et 2 équivalents d'alcool, on ne retrouve pas la formule du sucre. Le compte-matières est juste, parce qu'il est artificiel, mais le compte-éléments ne l'est pas. Gay-Lussac l'avait bien remarqué, mais sa confiance dans l'interprétation de Lavoisier était telle qu'il aima mieux admettre une erreur sur l'analyse du sucre de cannes que d'y renoncer.

140. Equation de Dumas et Boullay. — Ce n'est qu'en 1828 que MM. Dumas et Boullay firent remarquer qu'on rétablissait l'équilibre dans le compte-éléments en admettant que le sucre de cannes avait la composition $C^{12}H^{22}O^{11}$ au lieu de la formule $C^{12}H^{24}O^{12}$ voulue par l'équation de Gay-Lussac

$$4C^2H^6O + 8CO^2 = C^{12}H^{24}O^{12}$$

Mais alors le compte-matières de Gay-Lussac ne se vérifiait plus, et 100 parties de sucre de cannes devaient, en s'assimilant 5,26 parties d'eau, donner 53,8 parties d'alcool et 51,46 parties d'acide carbonique suivant l'équation

$$C^{12}H^{22}O^{11} + H^2O = 4C^2H^6O + 8CO^2$$

Cette équation est restée dans la science. Elle résume les efforts de trois générations de grands chimistes et mérite de ce chef d'être conservée ; il importe toutefois de remarquer tout de suite qu'elle n'a aucune base scientifique. Elle n'est pas d'accord avec les résultats de Lavoisier. Ni Gay-Lussac, ni MM. Dumas et Boullay n'ont fait d'expériences pour la vérifier. Mais elle perpétue dans la science une vue de génie ; elle est simple, elle éclaire un phénomène qui, pour les contemporains de Lavoisier, était, au dire de Fourcroy, « *un des secrets les plus impénétrables de la nature* », et qui, depuis, n'a pas cessé d'avoir son côté mystérieux. Elle n'est pas très en désaccord avec la vérité. Cela explique qu'elle vive, et même que les esprits aient eu une certaine peine à y renoncer lorsque Pasteur eut rappelé l'attention sur le rôle de la levure, et prouvé que la fermentation ne pouvait plus être quelque chose d'aussi simple du moment qu'y intervenait un être vivant.

141. Liebig. — Il faut bien remarquer, en effet, que du moment que c'est comme être vivant que la levure agit, le phénomène est tout autre que ne le supposaient Liebig et son école. Liebig faisait aussi intervenir la levure dans son explication de la fermentation. Il avait même fini par lui donner un rôle plus actif que celui qu'on lui attribuait au commencement du siècle : il admettait que la levure pouvait se multiplier dans le liquide en fermentation et par là consommer à son profit une partie du sucre. Mais, pour lui, ce phénomène de nutrition et de bourgeonnement était en quelque sorte un phénomène latéral, surérogatoire, facile à distraire du phénomène de formation de l'alcool. C'était, en effet, non en se multipliant, mais en mourant, que la levure provoquait la dislocation du sucre, et elle n'agissait que pour entretenir autour d'elle un mouvement qui portait sur une autre matière qu'elle. Elle n'avait donc pas à intervenir dans l'équation caractéristique de la décomposition du sucre.

Cette équation était donc tout le phénomène, et on pouvait calculer à l'avance ce que devaient donner d'alcool et d'acide carbonique les divers sucres mis en œuvre d'après leur constitution ou leur état d'hydratation, c'est-à-dire d'après leur formule chimique. Voici, par exemple, les chiffres théoriques pour le glucose cristallisé, le glucose anhydre, et le sucre candi.

	100 parties donneraient		
	alcool	acide carbonique	total
	—	—	—
Glucose cristallisé $C^6H^{27}O^6 + H^2O$	46,46	44,40	96,86
Glucose anhydre $C^6H^{12}O^6$.	51,10	48,90	100,00
Saccharose $C^{12}H^{22}O^{11}$	53,80	51,46	105 26

L'augmentation de poids dans le cas du saccharose tient à l'adjonction d'une molécule d'eau pendant la fermentation.

142. Pasteur. — Du moment que la levure entre dans le phénomène comme partie prenante, les nombres ci-dessus doivent être inexacts. Ils le sont encore plus, s'il est bien démontré qu'il y a autre chose que de l'alcool et de l'acide carbonique produits pendant la fermentation. Dès lors, ce n'est plus au calcul qu'il faut s'adresser pour trouver la formule de décomposition, c'est à l'expérience, ou même à plusieurs expériences, car du moment que le phénomène devient physiologique, il ne peut pas avoir la stabilité d'un phénomène de l'ordre chimique. Pasteur a dépensé beaucoup d'efforts dans cette voie, et en moyenne il a trouvé que 100 parties de sucre de cannes donnent :

Alcool	51,10
Acide carbonique	49,20
Glycérine	3,40
Acide succinique	0,65
Cellulose, matière grasse, etc	1,30
	105,65

L'augmentation réelle de poids pendant la fermentation est un peu plus grande que l'augmentation théorique de tout à l'heure, 105,65 au lieu de 105,26. Nous allons trouver l'explication de ce fait dans une fixation d'eau pendant la réaction qui fournit la glycérine et l'acide succinique.

Il faut en effet remarquer que les proportions d'alcool et d'acide carbonique que l'expérience relève sont, à très peu près, d'accord avec celles que fournit l'équation de Lavoisier, ainsi qu'on peut s'en convaincre en comparant avec les chiffres théoriques établis plus haut pour le glucose anhydre. Il y a un peu d'acide carbonique excédant dans la réalité, 49,20 au lieu de 48,9, environ 0,3 0/0 d'acide carbonique en plus que celui que comporte l'équation, et nous aurons tout à l'heure à nous préoccuper de cet excédant ; mais, en le négligeant, nous pouvons dire que l'équation de Lavoisier rend compte de la production de la totalité de l'alcool et de la totalité de l'acide carbonique. Pasteur concluait donc qu'il y avait là un phénomène principal, qui se séparait de lui-même de l'ensemble, et laissait un résidu comprenant la formation de la glycérine, de l'acide succinique, et de la petite quantité d'acide carbonique excédant aux dépens de la petite quantité de sucre, 5,65, qui restait en compte, distraction faite de la partie englobée dans l'équation de Lavoisier. On voit avec quelle précision ces mesures de Pasteur se prêtent aux idées nouvelles, bien qu'elles aient été faites dans un tout autre ordre de conceptions. Que la production de l'alcool fût, comme le pensait Pasteur, un acte de vie protoplasmique, ou une action de diastase comme nous le savons aujourd'hui, la voilà sortie tout naturellement, par le jeu des chiffres, du cadre de la recherche, et Pasteur n'avait plus à se préoccuper que d'expliquer la formation de la glycérine et de l'acide succinique. Il le dit très nettement : « Je reconnais, dit-il, que des doutes s'élèveraient sur l'exactitude de mes résultats, s'il n'était pas possible d'établir une équation entre le sucre et les principales matières qui accompagnent l'acide carbonique et l'alcool, puisque, de leur côté, ces deux derniers produits paraissent former équation avec une portion de sucre. C'est à ce point de vue et avec ces réserves que l'équation suivante mérite d'être mentionnée. »

On trouve que 4 gr. 5 de sucre candi, en se détruisant selon l'équation :

$$\underset{\text{Sucre}}{49C^{12}H^{22}O^{11}} + \underset{\text{Eau}}{109H^2O} = \underset{\text{Ac. succinique}}{24C^4H^6O^4} + \underset{\text{Glycérine}}{144C^3H^8O^3} + \underset{\text{Ac. carb.}}{60CO^2}$$

fournissent

Acide succinique.........	0,760
Glycérine...............	3,607
Acide carbonique.........	0,708
Total.....	5,075

Ces nombres, en ce qui concerne la glycérine et l'acide succinique, diffèrent peu de ceux de l'expérience, pour une fermentation de 100 grammes de saccharose. Quant à la proportion de l'acide carbonique, 0,708, elle dépasse un peu celle (0,3) que nous avions trouvée en excédant dans notre calcul de moyennes. Mais il est clair que si avancés que nous soyons dans l'étude du phénomène, nous ne l'avons pas encore tout entier. Nous n'avons pas tenu compte du travail de multiplication de la levure, de la formation de cellulose, etc., et le moment n'est pas venu d'entrer plus loin dans le détail. Contentons-nous d'avoir marqué le point auquel Pasteur avait poussé l'étude de la question, et la conception très juste qu'il en avait au moment où la découverte de la zymase est venue modifier si profondément l'interprétation à donner au phénomène.

« Lorsqu'on assimilait, dit Pasteur, dans ses *Études sur la Bière*, les fermentations à des décompositions par action de contact, on devait croire et on croyait réellement qu'il existait pour chaque fermentation une équation fixe, déterminée, invariable. Aujourd'hui, il faut comprendre, au contraire, que l'équation d'une fermentation est essentiellement variable avec les conditions dans lesquelles elle s'accomplit, et que la recherche de cette équation est un problème aussi compliqué que celui de la nutrition chez un être vivant. Chaque fermentation a une équation qu'on peut assigner d'une manière générale, mais qui, dans le détail, est assujettie aux mille variations que comportent les phénomènes de la vie. En outre, autant de substances fermentescibles pourront servir d'aliment carboné à un même ferment, autant de fermentations distinctes pourront être provoquées par ce ferment, tout comme, chez un animal, l'équation de la nutrition varie avec la nature de ses aliments.

« En ce qui concerne la fermentation alcoolique, qui comporte plusieurs levures différentes, il existera, pour un sucre donné, autant d'équations générales qu'il y a de ces levures, que ce soient des cellules de levures proprement dites, ou des cellules d'organes d'êtres vivants, agissant à la manière de ces levures.

« C'est ainsi que l'équation de la nutrition n'est pas la même chez des animaux différents qui se nourrissent d'un même aliment. C'est pour cela qu'il existe un grand nombre de variétés de bières que fournit le moût de bière ordinaire, lorsqu'il est soumis aux nombreuses levures alcooliques que nous avons décrites.

« Ces remarques s'appliquent à tous les ferments : le ferment butyrique, par exemple, est capable de produire une foule de fermentations distinctes, parce qu'il peut emprunter son aliment carboné à des produits très divers : sucre, acide lactique, glycérine, mannite, etc.

« Quand on dit que chaque fermentation a un ferment qui lui est propre, il faut entendre qu'il s'agit d'une fermentation considérée dans l'ensemble de tous ses produits : cette assertion ne peut signifier que le ferment dont il s'agit ne sera pas capable d'agir sur une autre substance fermentescible, et de donner lieu à une fermentation très différente.

« Il est encore tout à fait inexact de prétendre qu'un seul des produits d'une fermentation entraîne la présence d'un ferment déterminé. Trouve-t-on, par exemple, l'alcool au nombre des produits d'une fermentation, et même tout à la fois l'alcool et l'acide carbonique, cela ne signifie point que le ferment doive être une levure alcoolique des fermentations alcooliques proprement dites. La présence de l'acide lactique n'entraîne pas davantage la présence obligée de la levure lactique. Des fermentations distinctes peuvent, en effet, donner lieu à un ou même à plusieurs produits identiques. On ne pourrait affirmer qu'on a affaire à la fermentation alcoolique proprement dite, et qu'il doit y avoir présence de la levure de bière, qu'autant qu'on aurait constaté l'existence de tous les produits si nombreux de cette fermentation, et dans les relations qui la caractérisent pour les conditions où elle aurait eu lieu. »

Toutes ces notions, lorsqu'on les prend dans le détail, sont devenues un peu caduques, mais elles continuent à être vraies dans l'ensemble, et elles marquent bien la direction dans laquelle la science marche maintenant. La découverte de la zymase n'a pas fait sortir la science de ces voies. Ce qu'elle nous a dit, c'est qu'il y avait une partie du phénomène de la fermentation alcoolique, la plus importante, qui pouvait être distraite de l'action cellulaire par ce qu'elle pouvait s'accomplir en dehors de la cellule. L'ensemble des autres actions est encore vital, en entendant par ce mot qu'on ne connaît encore aucune action extérieure à la cellule ou indépendante de la vie, et pouvant les accomplir. En tant que vitales, ces actions présentent un degré de variabilité et de contingence que nous devons étudier avec la pensée que nous en trouverons peut-être un certain nombre qui deviendront des phénomènes de diastase. C'est cette dissection de toutes les fonctions propres à la cellule de levure que nous allons commencer.

BIBLIOGRAPHIE

LAVOISIER. Mémoire sur la fermentation spiritueuse. *Œuvres complètes*, t. I.

GAY-LUSSAC. Mémoire sur la fermentation. *Ann. de chimie*, t. LXXVI, 1810, et lettre à M. Clément, Id., t. XCV, 1815.

DUMAS et BOULLAY. *Ann. de ch. et de phys.*, 2e s., t. XXXVIII, 1828.

LIEBIG. Sur les phénomènes de fermentation et de putréfaction *Ann. de ch. et de phys.*, 2e S., t. LXI, 1839.

PASTEUR. Mémoire sur la fermentation alcoolique. *Ann. de ch. et de phys.*, 3e S., t. LVIII, 1859 et *Etudes sur la bière*. Paris, 1876.

CHAPITRE XV

INFLUENCE DES AGENTS PHYSIQUES SUR LA FERMENTATION

Les notions que la science possède aujourd'hui, au sujet de l'influence des agents physiques sur la fermentation, sont des notions d'ensemble. On n'a pas séparé suffisamment, dans la recherche, l'action sur le végétal de l'action sur la diastase. On devine qu'en principe ces deux actions sont fort différentes. Le végétal est mieux défendu contre certaines influences. Sa ou ses diastases, composés chimiques, en subissent plus facilement certaines autres. Tout se mêle plus ou moins quand on se contente de rechercher l'influence de tel ou tel agent physique sur la fermentation. On peut pourtant essayer, en exposant ce qui a été fait, d'interpréter le détail des résultats dont l'expérience nous a donné l'ensemble.

143. Influence des temps et des quantités de sucre et de levure. — Nous rencontrons d'abord devant nous toute une série d'actions dont nous pouvons prévoir le résultat en partant de cette idée que, dans toute fermentation un peu active, il y a un nombre à la fois énorme et à peu près constant de centres d'action. Nous avons vu qu'il y a environ 25 à 30 milliards de cellules dans 1 gramme de levure. Toutes ces cellules ne se ressemblent pas, mais elles oscillent autour d'un état moyen qui, en vertu de la loi des grands nombres, peut être considéré comme le même pour toutes. De plus, si ce gramme de levure est employé à faire fermenter un poids de sucre pas trop élevé, de façon que la fermentation puisse être terminée en quelques heures, il n'y a pas multiplication sensible, de sorte que le nombre des centres de forces à peu près constantes est à peu près constant. Enfin, la proportion d'alcool et de produits de la fermentation restant faible, dans notre hypothèse, par rapport au poids de la levure, leur influence est négligeable, de sorte que la puissance individuelle de chaque cellule est à peu près invariable pendant toute la durée du phénomène. La seule chose qui change, c'est le degré de dilution de la matière alimentaire, du sucre. Mais, comme il s'agit ici d'une action diastasique, les lois que nous avons trouvées (t. II. ch. VIII) s'appliquent ici, et notamment celle-ci que les temps nécessaires à l'accomplissement d'une même fraction de l'action totale ou de l'action totale elle-même sont en raison inverse des quantités de diastase.

Si cette loi s'applique, nous pouvons conclure : 1° que les temps de disparition de quantités inégales de sucre, sous l'influence du même poids de levure, devront augmenter approximativement comme ces quantités ; 2° que les durées de fermentation de quantités égales de sucre par des poids différents de levure seront en raison inverse de ces poids. C'est évidemment la même loi sous deux formes différentes, accessibles toutes deux à l'expérience.

On peut prévoir une autre conséquence. La loi qui précède doit s'appliquer aussi bien à la fermentation du saccharose qu'à celle du dextrose, parce que s'il y a, dans le premier cas en plus que dans le second, l'action de la sucrase, les considérations ci-dessus s'adressent aussi bien à cette diastase qu'à la zymase. Seulement, comme la seconde ne peut commencer à agir que lorsque la première a fait du sucre interverti, c'est au fond la sucrase qui commande le phénomène, et c'est la vitesse d'interversion qui lui donne son allure.

144. Expériences de Dumas. — Sur ces divers points, nous avons des expériences de Dumas, qui, en les faisant, avait reconnu la nécessité, pour vérifier la loi, de mettre de grandes quantités de levure en présence du sucre, de façon que les centres d'action soient aussi multipliés que possible, puis, pour que les conditions de vitalité de chacun des globules ne soient pas modifiées par la présence en trop fortes quantités des produits de la réaction.

Avec le glucose, M. Dumas a reconnu, sur quatre essais simultanés, que 40 grammes de levure en avaient fait disparaître, en seize minutes au plus, 1 gramme dissous dans 200 fois son volume d'eau environ.

Avec le sucre candi, l'expérience a marché avec la même régularité, mais la transformation a demandé plus longtemps. La destruction de 1 gramme de sucre de cannes par 40 grammes de levure de bière a duré trente-quatre minutes. Comme la levure mise en usage dans les deux séries d'expériences était la même, on peut conclure que, dans les conditions où M. Dumas s'est mis, il fallait à sa levure autant de temps pour intervertir le sucre de cannes que pour le convertir ensuite en alcool et en acide carbonique.

En ajoutant alors à des liquides semblables, renfermant 10 grammes de levure dissous dans 150 cc. d'eau, des quantités de sucre représentées par 0,5 gr., 1 gr., 2 gr., 4 gr., Dumas a trouvé que les temps nécessaires à la disparition complète du sucre étaient les suivants :

Pour 4 gr. de sucre....	430 minutes
2 gr. »	215
1 gr. »	108
0,5 gr. »	55

et ces durées de fermentation sont, comme on le voit, à peu près exactement proportionnelles aux quantités de sucre.

145. Influence de la pression. — L'influence d'une pression, hydrostatique ou non, exercée sur une levure, apparaît surtout comme une influence cellulaire, ou du moins semble, *a priori*, devoir être plus puissante sur le protoplasme de la cellule que sur sa diastase, composé chimique qui semble devoir être peu sensible à l'influence de la pression. Au contraire la cellule semble pouvoir être atteinte, et il est utile de se demander théoriquement quel est le mode d'action.

La cellule est formée d'un milieu liquide ou pâteux, entouré d'une membrane en général assez fortement tendue. Si cette membrane était imperméable, comme elle est élastique, l'effet d'une pression exercée sur un globule de levure serait de comprimer le liquide intérieur dans la mesure même où est comprimé le liquide extérieur, et de lui faire subir une diminution de volume qui se traduirait par une compression de la membrane. Puis tout reviendrait à l'état primitif lorsque la pression cesserait, et la cellule, n'ayant rien perdu ni rien gagné, ne conserverait aucun souvenir de la pression subie. Mais la membrane n'est pas imperméable, et si elle reste tendue sous la pression qu'elle subit, ce ne peut être que parce qu'elle laisse pénétrer dans son intérieur un peu du liquide extérieur, de façon à conserver le même volume. De là, deux séries d'effets possibles, les uns physiques, les autres chimiques.

Au point de vue physique d'abord, si la compression est lente ou est maintenue assez longtemps pour que l'équilibre s'établisse entre l'intérieur et l'extérieur de la cellule, la décompression est souvent brusque, et l'excédant de liquide qui a pénétré à l'intérieur peut rompre la paroi en se détendant. Cet effet, toutes choses égales d'ailleurs, sera d'autant plus marqué que le rapport du volume à la surface sera plus considérable, c'est-à-dire que la cellule sera plus grande.

Au point de vue chimique, il y a un autre effet possible. Nous savons que le protoplasme cellulaire est une masse en voie d'évolution, c'est-à-dire de coagulation ou de décoagulation. De l'eau qui y pénètre brusquement peut en troubler les fonctions. Le protoplasme peut, comme nous l'avons vu, s'accommoder de ces intrusions, mais il lui faut du temps, et lorsque les compressions et les décompressions sont brusques et répétées, elles peuvent apporter des dommages plus ou moins sérieux à la vie de la cellule. Ces troubles diffèreront de ceux qu'amène la rupture de la paroi en ce qu'ils seront passagers.

146. Expériences de Melsens et Regnard. — On voit très bien quelques-uns de ces résultats dans les expériences de Regnard. De la levure mise au contact d'un liquide sucré, et portée rapidement à 600 atmosphères, est retrouvée au bout d'une heure, précipitée au fond du vase et paraissant n'avoir pas agi, alors qu'à la pression ordinaire, pendant le même temps, elle aurait fait fermenter tout le sucre. Mais elle n'est pas morte, car, quelques minutes après sa sortie de l'appareil de compression, elle commence à donner une fermentation active. Dans une autre expérience, de la levure comprimée à 1000 atmosphères pendant une heure dans de l'eau pure et mise ensuite en présence de l'eau sucrée, semble y dormir pendant quelque temps, mais bientôt se réveille et devient active. La marche de la fermentation qu'elle produit est seulement un peu plus lente au début que celle que donne le même poids de levure non traitée.

Avant M. Regnard, Melsens avait vu que la levure peut supporter des pressions encore plus élevées, allant jusqu'à 8.000 atmosphères, sans perdre son pouvoir ferment. Cela ne veut pas dire qu'une fermentation pourrait se produire sous cette pression énorme, sous laquelle l'acide carbonique serait liquide, mais seulement, comme plus haut, qu'une levure exposée à cette pression s'est montrée vivante lorsqu'on l'a ensemencée dans un liquide sucré.

La fermentation peut commencer et se poursuivre à une pression très faible. D'après Mach, elle est même plus active qu'à la pression ordinaire ; mais il peut y avoir là une influence non de la dépression, mais de l'enlèvement de l'acide carbonique, et nous retrouverons cette question à son heure. Il en est de même pour la question de la fermentation sous pression, par exemple dans la fabrication du vin de Champagne, où c'est encore probablement non l'augmentation de pression, mais l'action de l'acide carbonique qui est prédominante.

147. Influence de la température. — Nous retrouvons ici

des considérations générales du même ordre que tout à l'heure, mais un peu plus complexes. Il y a à envisager séparément l'action sur le végétal et l'action sur la diastase.

Sur le végétal, une congélation ou un échauffement peuvent amener des phénomènes de coagulation qui, comme nous le savons, sont d'ordinaire facilement réversibles quand ils ne sont pas poussés trop loin, et se traduisent alors par une débilité passagère, mais qui peuvent aussi amener la mort de la cellule. Je laisse de côté les phénomènes de pression intérieure que peut produire la congélation du protoplasma lui-même, laquelle est d'ordinaire plus tardive que celle du milieu ambiant, et qui, se faisant alors au sein d'une masse solidifiée, peut s'accompagner des phénomènes de compression que nous avons envisagés tout à l'heure. Mais ces phénomènes n'ont plus ici la brusquerie qui les rendait parfois dangereux, et nous pouvons les passer sous silence.

Sur la zymase, nous savons que le froid la contrarie, que la chaleur l'active d'abord et la détruit ensuite. Rien ne dit *a priori* que la température optima pour le végétal soit aussi la température optima pour la diastase. Nous pouvons même prévoir, avec ce que nous savons déjà, que chaque levure a sa température optima, tandis que celle de la zymase est à peu près toujours la même. L'effet de la température sur la fonction ferment de la levure végétal pourra donc être très variable sans que nous ayons le droit de nous en étonner.

Nous séparerons, autant que nous le pourrons, l'effet sur le végétal de l'effet sur la zymase. Commençons par le premier : il s'agit de savoir entre quelles limites de température peut être porté un lot de levure sans perdre la faculté de dédoubler le sucre. La logique voudrait que la question fut posée autrement : entre quelles limites de température le végétal levure conserve-t-il la propriété de bourgeonner ? Mais l'autre critérium a prévalu.

148. Action du froid. — Cette question a été abordée

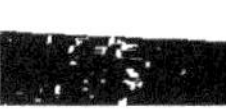

par Cagniard-Latour, qui a exposé de la levure à — 60° sans la tuer. Melsens est allé ensuite jusqu'à — 90°. M. Schumacher a trouvé plus tard qu'elle est encore vivante après avoir été soumise à — 113° dans un mélange d'acide carbonique solide et d'éther. Enfin, tout récemment, M. Pictet l'a portée à — 200° sans qu'elle manifeste d'autre trace de souffrance qu'un peu de lenteur à produire la fermentation, quand on la reportait dans un liquide sucré. De même, Doemens a porté de la levure pendant 6 minutes à — 190° sans qu'elle ait perdu sa vitalité. On peut donc dire que la levure est très résistante au froid.

149. Action de la chaleur sur la levure. — Les effets de la chaleur sont beaucoup plus marqués, mais il règne, à leur sujet, de nombreuses incertitudes, tenant, pour une faible partie, aux causes naturelles de variations que nous avons visées plus haut, et, pour le reste, à des erreurs ou à des défauts de comparabilité entre les divers résultats publiés. Lorsqu'après avoir chauffé un lot de levure, on le remet dans un liquide sucré, et qu'on attend l'apparition d'une fermentation pour savoir si quelques cellules sont restées vivantes, il faut opérer bien purement pour être assuré que ces cellules ne sont pas venues de l'extérieur, et c'est ce que pendant longtemps on n'a pas su ou on n'a pas voulu faire. Ainsi Hoffmann a vu que de la levure bien sèche pouvait être portée à 216° sans périr. Remise dans un liquide sucré, elle ne le faisait pas fermenter, mais s'y multipliait sous forme rameuse. Il a probablement pris pour de la levure une impureté de ses cultures.

Les défauts de comparabilité tiennent à ce que les expérimentateurs n'ont souvent pas assez nettement distingué le chauffage à sec et le chauffage humide, ou n'ont pas tenu compte de la présence ou de l'absence des spores, ou n'ont pas fait attention à l'influence de la composition du milieu de culture dans lequel on introduit la levure chauffée pour savoir si elle est encore vivante. Suivant que ce milieu est plus ou moins favorable, il revivifie des cellules plus ou moins malades. J'ai montré en particulier qu'il devait être très peu acide. De là des contradictions nombreuses, même dans les résultats sortis d'un même laboratoire.

Ainsi Wiessner fixe à 66°,5 la température mortelle de la levure très fraîche. De la levure qui a séjourné quelque temps dans l'eau, où elle agrandit ses vacuoles, ne meurt qu'à 70°. Les vacuoles disparaissent alors, et la masse protoplasmique prend un aspect grenu de coagulation qui, d'après Wiessner, est caractéristique de la mort du globule.

Quand la levure est bien sèche, on peut, dit-il, la chauffer des heures à 100° sans la tuer complètement. Les cellules à vacuoles périssent ; les jeunes, qui n'en ont pas encore, résistent, et, portées dans une solution sucrée, peuvent encore la faire fermenter.

Quand la levure n'est pas complètement sèche, et qu'on la chauffe sans la mettre en suspension dans un liquide, on peut provoquer, à des températures beaucoup plus basses que tout à l'heure, cette disparition des vacuoles que nous indiquions plus haut. On l'observe chez un grand nombre de cellules après un long chauffage à 35 et même à 29°, températures pourtant très favorables à la fermentation. Elle existe chez toutes à 45°.

D'autres observations faites dans le même laboratoire par Mme M. Manassein ne s'accordent pas avec les précédentes. De la levure fraîche, en masse, a pu supporter une demi-heure à trois quarts d'heure de chauffage à 45°,5, et même à 60°, sans périr.

A 70°, elle se liquéfie en laissant exsuder rapidement son eau. Enfin, chauffée quinze minutes à 70-72°, elle meurt.

Desséchée à l'air et contenant encore 13 p. 100 d'eau, elle a pu être portée à 100°, et même à 130°, pendant sept à vingt minutes, sans périr. Elle n'est tuée qu'à 140°. Un long chauffage à 115-120° conduit au même résultat. Il est vrai que Mme M. Manassein affirme que cette levure, qui lui a paru morte parce que ses vacuoles avaient disparu et qu'elle ne pouvait plus bourgeonner, pouvait encore exciter la fermentation alcoolique, et cela, même encore portée à 258°. Mais toute cette partie de son travail ne mérite aucune créance. L'alcool trouvé dans ces conditions provenait sans doute de celui que la levure apporte toujours avec elle : en outre, la réaction de Lieben, employée pour le déceler, n'est pas, comme nous l'avons dit, caractéristique de l'alcool, de sorte qu'il y a là au moins deux causes d'erreur, infirmant d'avance les résultats.

150. Expériences de Kayser. — La question était donc à reprendre en précisant non seulement les conditions du chauffage, mais encore la nature sporulée ou non des cellules traitées, la constitution du milieu d'ensemencement etc. Dans un travail spécial sur ce sujet, Kayser a adopté les dispositions suivantes.

Il a opéré d'abord sur un certain nombre d'espèces de levures pures, celles qui donnent le *pale ale* de Bass et Cie, et les bières de l'*Augustinerbrau*, du *Hofbrau* et du *Spatenbrau* de Munich, une levure de vin de Saint-Emilion, et un *Saccharomyces Pastorianus* authentique. Pour le chauffage à l'état humide des levures fraîches, on les puisait, après culture sous faible épaisseur dans des matras Pasteur, dans un tube effilé, qu'on fermait à la lampe et qu'on laissait pendant 5 minutes dans de larges bains-marie portés à des températures échelonnées de 5 en 5°. Les spores étaient obtenues en ensemençant ces levures dans une solution de lactose additionnée d'un peu de bouillon Liebig et de craie. On les chauffait de même en tubes effilés. Pour le chauffage à l'état sec, comme il faut chauffer dans un bain d'air, les évaluations de la température sont beaucoup plus difficiles : on se servait d'une spirale de fil de platine qu'on immergeait un instant dans la culture contenant des cellules jeunes ou des spores ; on laissait la dessiccation se faire à l'air ou à l'étuve, dans un large tube bouché au coton, et quand la spirale était sèche, on la laissait pendant 5 minutes dans une petite chambre enfoncée dans un bain d'huile chauffé à la température voulue, et parcourue par un courant d'air qu'un circuit assez prolongé dans le bain avait chauffé à la même température. Au sortir, elle était immédiatement introduite dans un liquide nutritif favorable, formé d'eau de touraillons sucrée et neutre. Les tableaux suivants résument les résultats trouvés ; ce sont les températures qui après 5 minutes d'action ont empêché le rajeunissement des cellules ou des spores soumises à leur influence, à l'état sec ou à l'état humide.

	Levures jeunes		Spores	
	humides	sèches	humides	sèches
	—	—	—	—
Pala-ale	65°	95-105°	65-70°	115-125°
Augustinerbrau	50-55°	»	65°	115-120°
Hofbrau	55°	85-90°	»	»
Spatenbrau	55°	100-105°	60°	115°
Neunkirchen	65°	»	»	»
St-Emilion	60°	105-110°	65°	125°
Sacch. Pastorianus	50-55	100-105°	60°	115°

On voit que, dans ces expériences, les limites sont plus basses que toutes celles qui ont été relevées antérieurement. En moyenne, les levures fraiches périssent au voisinage de 60° à l'état humide, et de 100° à l'état sec. Les spores chauffées dans le milieu de culture ont une résistance environ de 5° supérieure à celle de la levure correspondante, et il y a de même environ 15° de différence entre les températures mortelles pour la spore à l'état sec et à l'état humide. De plus, il y a entre les levures des différences saisissables, qui, dans les expériences de Kayser, s'échelonnent sur un intervalle de 15°, mais qui, d'après la remarque faite plus haut, ne peuvent pas être considérées comme constantes, attendu qu'elles dépendent, entre autres circonstances, de la nature du milieu de chauffage et de celle du milieu d'ensemencement.

Nakamura a constaté récemment en effet que l'addition de petites quantités d'extrait de viande (0,5 0/0), de chlorure de sodium (de 1 à 10 0/0), de nitrate de soude (de 1 à 10 0/0) augmentait un peu la résistance à la chaleur d'une levure qui périssait quand on chauffait ses cultures pendant 25 minutes à 50°.

Kayser a montré que la résistance dépendait d'autre chose. En étudiant un *Saccharomyces Pastorianus* datant de 15 ans et encore vivant, comparativement avec des *Saccharomyces* reportés depuis longtemps de culture en culture, il a vu que la levure vieille était plus résistante à la chaleur humide, et moins résistante à la chaleur sèche, attendu qu'elle périt par simple dessiccation à l'air libre. Il a vu aussi que les levures qu'on obtenait par réensemencement des spores chauffées à haute température ne se comportaient pas toujours comme les levures qui avaient fourni ces spores. Pour quelques-unes, les globules provenant de spores chauffées se sont montrés un peu plus résistants que les globules normaux au chauffage à l'état humide ou à l'état sec, mais ces différences ne sont pas durables. Il faut par conséquent se contenter de les viser en passant.

151. Action de la chaleur sur la fermentation. — Tous les faits qui précèdent se rapportent à l'action de la chaleur sur la levure végétal. La levure était chauffée à part, et mise ensuite en contact avec la solution sucrée. Il faudrait, comme contrepartie, étudier l'action de la chaleur sur la zymase ; puis, cela fait, étudier l'action de la chaleur sur la levure en fermentation. Malheureusement nous n'avons sur ces divers points que des renseignements un peu incertains.

Dans leurs études sur la zymase, MM. Buchner et Rapp n'ont pas encore abordé l'étude détaillée de l'influence de la température sur l'activité de cette zymase. Tout ce qu'on peut conclure de leurs essais, c'est que c'est vers 30 à 35° qu'elle se montre le plus active. C'est aussi qu'elle est plus résistante à l'état sec qu'à l'état de dissolution ; c'est aussi qu'elle est plus résistante quand elle est protégée par la cellule de levure que lorsqu'elle a été retirée des cellules et amenée au même degré de dessication.

De la première de ces notions, nous pouvons pourtant tirer la conclusion que la température optima de la zymase n'est pas la température optima des fermentations industrielles qui toutes, se tiennent aussi éloignées que possible de 30 ou 35°. C'est qu'il y a d'autres convenances ou d'autres nécessités qui apparaissent et imposent des températures plus basses. Il faut se mettre à l'abri de l'invasion des microbes ; il faut aussi songer à la saveur du produit, qui peut être compromise à ces degrés thermométriques. Ce n'est guère que dans la vinification des pays chauds qu'on se résigne, lorsqu'on ne peut pas faire autrement, à laisser la vendange fermenter à des températures supérieures à 25 ou 30°, et l'expérience apprend que l'opération est alors très périlleuse. Dans les distilleries, surtout dans les brasseries, on se tient le plus possible au-dessous de 20°, et même on cherche à ne pas dépasser 5 à 6° dans les brasseries à fermentation basse.

Tout cela fait qu'il est inutile de pousser plus loin l'examen théorique de la question. L'industrie ne cherche pas à mettre ses levures dans les conditions de production maximum, mais de leur faire rendre le plus possible dans certaines conditions données, variables d'une industrie à l'autre et indiquées d'avance. Quand ces conditions se résument dans des questions de saveur, elles peuvent devenir très étroites. C'est ainsi que deux bières faites avec les mêmes matériaux et la même levure peuvent n'avoir pas le même goût, lorsque l'une a fermenté par exemple à 5°, et l'autre à 7°. Mais nous ne pouvons évidemment nous égarer dans ces détails. Résumons seulement ce qu'on sait en gros, sur l'influence de la température sur la fermentation.

Au voisinage de 0°, la fermentation est possible, mais elle devient très lente, et les levures souffrent. Les levures dites basses, comme par exemple celles qui servent à la fabrication des bières viennoises, perdent au bout de peu de temps, à cette température, la faculté d'exciter de nouvelles fermentations, et ont besoin, comme nous le verrons, d'être revivifiées de temps en temps par la chaleur.

Les limites ordinaires des fermentations industrielles sont 2 à 3° au minimum pour les bières basses, 25 à 30° au maximum pour les distilleries. D'après M. A. Mayer, la fermentation est déjà pénible à 51-54°. MM. Blankenhorn et Moritz, qui ont soigneusement étudié l'influence de la température sur la fermentation du moût de raisin, n'ont pu rien obtenir à 55°. A 45°, il n'y avait fermentation que lorsque la température avait été amenée insensiblement à ce degré. Portée immédiatement à 45°, ou même à 40°, la levure restait inerte, et ne devenait capable d'agir que lorsqu'on abaissait la température.

J'ai trouvé depuis que cette température était même trop élevée et que quelques levures ensemencées dans un milieu neutre et très nutritif, périssaient après 24 heures de séjour dans une étuve à 38°.

152. Défaut de comparabilité de toutes les expériences faites sur ce sujet. — On voit que dans ce qui précède nous n'avons pas visé une question souvent étudiée pourtant : l'action de la chaleur sur le phénomène de la fermentation. Le rêve de beaucoup de savants a été de tracer une courbe de ce phénomène. Une fermentation étant amorcée dans telles ou telles conditions, marquer par des chiffres les variations de son activité à diverses températures. Ainsi abordée, la question ne pouvait que rester très confuse, par la faute des hommes et par celle des choses.

Les méthodes employées pour la mesurer ont d'abord été le plus souvent défectueuses. Le plus généralement on s'est contenté d'apprécier, par une mesure de volume ou par la pesée du vase, la quantité d'acide carbonique dégagé dans l'unité de temps à diverses températures. Mais nous savons qu'il intervient des phénomènes de sursaturation dont il est d'autant plus difficile de tenir compte qu'ils changent avec la température. En outre, les liquides mis en œuvre, comparables au départ, ne le sont plus lorsque l'action a marché plus vite dans l'un que dans l'autre, et l'influence de la quantité de sucre, qui est variable, se superpose à l'influence de la température, la seule qu'on veut étudier. De plus, une autre influence survient, qui prédomine encore davantage, c'est celle de la multiplication inégale de la levure dans les divers flacons sous l'influence de la température variable, inégalité à laquelle viennent se joindre d'ordinaire des inégalités dans le degré d'aération, car une levure qui marche mal, à basse température, reste plus longtemps en contact avec l'oxygène que le même poids de la même levure mis à une température favorable à la fermentation.

Si on ajoute maintenant à toutes ces causes d'inégalité celles qui viennent de la différence des levures, on comprend qu'il soit impossible de faire coïncider les courbes dressées par les divers savants, dont les résultats ont tous quelque chose de contingent.

Chudiakow a par exemple étudié l'action de la température en essayant d'éliminer l'influence de la multiplication de la levure. Pour cela, il se servait de solutions de sucre dans l'eau distillée, comptant qu'il n'y aurait pas multiplication. Il est vrai que la multiplication est faible ; mais, par contre, il y a des morts nombreuses, surtout aux températures élevées, de sorte qu'on tombe de Charybde en Scylla. A basse température, l'action est faible à cause de la zymase. A haute température, elle baisse par suite de l'action sur les globules. Il y a entre les deux un maximun artificiel, une température optima que Chudiakow évalue à 30° lorsque l'air est présent et à 35° à l'abri de l'air.

Quand, à ces solutions sucrées pures, on ajoute de la peptone, la multiplication se fait, et on trouve que la température optima ne dépend plus de la présence de l'oxygène. C'est que les conditions ont changé. Chudiakow ajoute alors plus de levure pour avoir une action rapide et éviter l'influence troublante de la multiplication. Dès lors l'oxygène disparaît rapidement à toutes les températures et ne joue plus aucun rôle. Dans ces conditions, la température optima est, dit Chudiakow, de 45°, et en représentant par le chiffre 100 la quantité d'acide carbonique dégagé à cette température on trouve, toutes choses égales d'ailleurs, les nombres suivants pour d'autres températures :

20°.....	30,7
25°.....	40,0
30°.....	51,2
38°.....	67,4
45°.....	100,0

Il est bien entendu que ces chiffres sont vrais seulement pour les conditions d'expériences de Chudiakow, et qu'il ne faudrait pas compter, comme nous l'avons vu, qu'une fermentation mise en train dans les conditions ordinaires, va marcher plus vite si on la met à 45°. Je n'ai cité ces nombres que pour donner un exemple de l'impossibilité de fondre dans une formule ou dans une courbe unique des résultats aussi différents que ceux que l'on pourrait trouver dans la bibliographie du sujet. Ils sont différents parce que les conditions dans lesquelles ils sont obtenus ne sont pas comparables.

153. Influence de l'électricité. — Nous pourrions répéter ici ce que nous avons dit, dans le tome I de cet ouvrage, au sujet de l'électricité : c'est qu'on n'a jamais observé d'effet propre à cette force, et indépendant des modifications chimiques qu'elle provoque sur son parcours. Foth a cherché à tuer par l'électricité la levure en suspension dans les liquides qu'elle a fait fermenter, et a employé pour cela les courants alternatifs, dans le but d'éviter les décompositions électrolytiques. Il n'a observé aucun effet, quel que fût le dispositif employé, à moins que ce dispositif ne laissât place à des phénomènes chimiques. L'effet produit alors lui a paru dû, non aux produits de l'électrolyse des matières en solution, car les résultats restaient les mêmes que le liquide contînt du sucre, de l'asparagine ou des sels minéraux, mais à l'ozone qui se dégage au pôle positif. De l'ozone, préparé à part avec un tube de Siemens et barbotant dans le liquide, tuait rapidement la levure. Mais ici il ne s'agit plus d'électricité.

Moller a demandé inversement à l'électricité un moyen de débarrasser la levure du ferment lactique et de ses autres impuretés. Il prétend que les diverses formes de levures et de bactéries sont inégalement sensibles à l'action des courants électriques, car ici il s'agit de véritables courants, allant jusqu'à 5 ampères, et traversant pendant 15 minutes la culture placée dans un vase de cuivre qui sert de pôle positif, le pôle négatif étant formé par une plaque d'aluminium parce que, dit-il, les sels d'aluminium sont favorables à la levure. Il se peut que les résultats annoncés par Moller soient dus à l'ozone qui se forme dans ces conditions, ou au cuivre qui entre en solution. Mais alors ce sont des actions antiseptiques, qui entrent en jeu. Ce qui confirme cette interprétation, c'est que Moller trouve que les levures s'habituent au courant électrique, comme Effront trouve qu'elles s'habituent à l'acide fluorhydrique. En prenant une levure ainsi habituée et en la mélangeant avec du ferment lactique, on peut, en faisant fermenter à nouveau sous l'influence d'un courant, tuer le ferment lactique et conserver la levure. C'est la même tactique que celle d'Effront avec l'acide fluorhydrique. Mais si l'électricité n'intervient que par ses effets chimiques, il est à la fois moins coûteux et plus prudent de les produire directement que d'employer pour cela l'électricité. Nous n'insisterons pas davantage.

154. Influence de la lumière. — Kny avait vu, en 1894, que la levure bourgeonnait, à une lumière moyenne, aussi activement que dans l'obscurité. Lohmann a étudié ensuite l'influence d'une lumière plus intense, celle d'une lampe Siemens de 15 ampères, ou celle du soleil. Il a surtout opéré avec la race II de levure de distillerie de la Station d'essai de Berlin. On répandait la levure en suspension dans l'eau sur une plaque de gélatine, ou de gélose pour les hautes températures, faite avec du moût de bière houblonné ; on répartissait uniformément la semence, et on portait les préparations, les unes sous des cloches éclairées, les autres sous des cloches noircies, à la même température et dans les mêmes conditions d'humidité. En comptant de temps en temps les cellules, on voyait quelles étaient les préparations qui prenaient les devants.

Il y a seulement des difficultés nombreuses à rendre les préparations comparables en tout, sauf en ce qui concerne l'action de la lumière. Il y a d'abord à triompher d'une difficulté d'acclimatation. Une levure transportée d'un moût liquide sur un moût gélatinisé, ou d'un moût gélatinisé sur un moût à la gélose, souffre toujours, et a besoin à l'origine d'un court repos. Il faut aussi surveiller de très près la température, et pour plusieurs raisons. D'abord il y a aussi à son sujet des questions d'habitude prise. Une levure, cultivée à la température ordinaire, ne donne de bourgeons que lorsque la température a atteint de nouveau à peu près son niveau initial. Dans la préparation éclairée, la température tend à s'élever plus que dans l'autre. On arrête le mieux possible l'échauffement en transmettant la lumière des lampes au travers d'une couche d'eau. Avec le soleil, on opérait avec des vases de Petri noyés dans l'eau jusqu'au-dessus du couvercle pour n'avoir pas de variations de température. Il fallait aussi que l'air soit également saturé d'humidité dans les deux essais comparatifs pour que les expériences marchent bien.

On trouve ainsi que les lumières intenses ont une action retardatrice, qui est surtout sensible aux hautes températures (18-24° et au-dessus). Dans un cas, on a obtenu une multiplication de 6,73 à la lumière, de 12,08 à l'obscurité. La durée de l'éclairage augmente son action.

La lumière du soleil agit de la même façon. En mai et juin, par un beau soleil, on a vu les levures périr. Quand elles poussaient, à un soleil plus faible, elles étaient irrégulières de contour, avaient un protoplasma granuleux et condensé au voisinage des pôles. Même la lumière ordinaire du jour a une influence faiblement retardatrice, que Kny n'avait pas aperçue.

La sensibilité est différente d'une levure à l'autre ; à une insolation faible et intermittente, le *S. pastorianus* s'est montré plus résistant que le *S. cerevisiæ* et une *Torula*.

Reinke a observé depuis un autre effet de la lumière, c'est d'accélérer la clarification de la bière et de rendre le dépôt de levure plus compact. Mais il reste à savoir si cet effet est constant, et ne dépend pas autant de l'action sur le liquide que de l'action sur la levure. Il semble du reste avoir une valeur pratique médiocre s'il est vrai, comme l'a dit Schultze, que la lumière est un ennemi de la bière et change sa saveur.

155. Influence du temps sur les levures. — J'ai donné, dans le tome I de cet ouvrage, au sujet de la vitalité des levures, tant à l'état sec qu'à l'état humide, quelques indications que le moment est venu de développer, à cause de l'importance théorique et pratique de ces phénomènes. Le brasseur a intérêt à savoir en effet comment et combien de temps il peut conserver une levure qui lui a réussi, pour pouvoir la retrouver à l'occasion, non seulement pure, mais encore pourvue de ses qualités originelles, non dégénérée, pour employer l'expression usuelle à ce sujet. C'est un point dont on n'a pu aborder la solution que depuis qu'on connaît et qu'on sait cultiver des levures pures. Les plus anciens matras contenant des matériaux de cette nature sont naturellement les matras ensemencés par Pasteur lui-même, dans le courant de ses études sur la bière, qui ont commencé en 1871.

Je sais bien qu'Hansen a toujours contesté que Pasteur

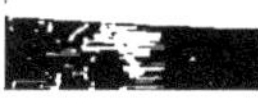

ait opéré sur des levures d'une même espèce ou d'une même race. En étudiant, après un grand nombre d'années, les ballons ensemencés dans les expériences de Pasteur, il m'est arrivé d'y trouver des mélanges, ou des levures différentes de celles que, d'après l'étiquette, on pouvait s'attendre à y retrouver. Il peut se faire que dans ces cas, la concurrence vitale et l'action du temps aient éliminé une des espèces mélangées et laissé persister l'autre. Mais il m'est arrivé aussi de trouver des ballons où la levure encore vivante avait les mêmes caractères que celle que mentionnait l'étiquette, et qu'on connaissait par la description et les dessins insérés dans le livre sur la bière. Tel est le cas pour le *S. Pastorianus*, par exemple. Il faut donc, en présence de cette ressemblance, admettre ou que l'espèce ensemencée était unique, ou si on admet qu'il y en avait à l'origine deux ou plusieurs, expliquer pourquoi ce mélange n'a pas été dissous par le temps et a résisté à toutes les tentatives que j'ai faites pour le disloquer en ses éléments, au cas où il aurait été complexe. A moins pourtant qu'on ne pose en principe qu'il n'y a de levure bien spécifiée que celle qui provient d'une seule cellule, ce qui supprimerait toute discussion en en faisant une discussion de mots, car il est certain que Pasteur n'a pas employé la méthode des cultures sur gélatine.

156. Recherches de M. Duclaux. — J'ai donc cru pouvoir étudier la vitalité de diverses levures, conservées ou non dans leur milieu de culture, en cherchant, à divers intervalles, si elles étaient encore vivantes dans les ballons ensemencés par M. Pasteur. Là où l'expérience montrait que la levure retrouvée au bout de plusieurs années était identique à celle qui avait été ensemencée, on pouvait rapporter cette vitalité au nom d'espèce. Là où il y avait des différences, on pouvait seulement conclure qu'une levure indéterminée pouvait vivre pendant tant d'années, ce qui a aussi sa signification biologique.

Il n'y a qu'une seule précaution à prendre dans ces expériences, c'est de soigner les conditions de rajeunissement. Il ne faut pour cela, du moins pour les levures que j'ai étudiées, les levures de bière, ni un liquide trop acide ni des températures trop élevées. Le milieu que j'ai trouvé le meilleur est une infusion de navets légèrement sucrée, maintenue au voisinage de 20 à 22°, ou même mieux à la température ordinaire du laboratoire. Il faut parfois cinq à six jours pour que la culture commence, et quand on l'examine à ce moment, on s'aperçoit que tous les globules ensemencés n'y prennent pas part. Peut-être ceux qui sont le plus en retard se rajeuniraient-ils à leur tour si on les séparait à ce moment de ceux qui se sont développés et leur disputent victorieusement l'oxygène et les moyens d'existence. L'expérience n'est pas facile et n'a pas été faite. Mais il n'est pas nécessaire, pour que la nôtre soit concluante, que tous les globules soient restés vivants. Il suffit qu'il y en ait un certain nombre. La mort dans une culture de microbes est graduelle, et c'est seulement lorsqu'elle a atteint les plus résistants que l'ensemencement se montre stérile.

Dans une première série d'expériences faite en 1885 sur ce sujet, j'avais trouvé 3 cas de mort sur 15 essais sur des levures âgées de 6 à 9 ans. En 1889, sur 26 essais avec des levures ayant de 11 à 17 ans, j'ai trouvé 6 cas de mort. La proportion est à peu près la même, voisine de 1/5. J'ai signalé, dans le tome I de cet ouvrage, que dans deux bières âgées de 22 et 23 ans, il y a encore des levures rajeunissables, l'une au moins sans peine apparente, en donnant des formes identiques à celles qu'on avait ensemencées, et à celles qu'on avait trouvées en 1889 dans ces bières. Enfin j'ai repris récemment, en 1899, l'étude de tous les ballons où j'avais trouvé des levures vivantes en 1889, et j'ai trouvé qu'aucune n'avait encore péri. C'est une période de 25 ans pour les ballons les plus vieux. La levure peut donc vivre au moins pendant un quart de siècle dans un liquide qu'elle a fait fermenter. Parmi les espèces les plus résis-

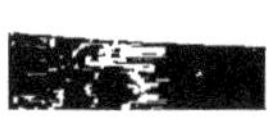

tantes, il faut noter un *Sacch. Pastorianus* identique en apparence à un de ceux de Hansen.

Il est clair, *a priori*, que cette longévité dépend des conditions de conservation, de la température, du degré d'insolation ou d'éclairement de la culture, bref, de toutes les conditions physiques que nous venons de voir jouer un rôle. Il est clair aussi qu'alors que nous aurions trouvé dans ces essais une période moins longue, notre conclusion n'aurait eu qu'une valeur relative, et qu'on aurait toujours pu penser que, autrement conservée, la levure aurait pu vivre moins longtemps, ou plus longtemps. Ce qu'il faut retenir de ces essais, et de ceux qui vont suivre, c'est que de la levure, conservée sans autres précautions spéciales que de la préserver de l'ingérence et de la concurrence vitale des autres microbes, et dans des conditions de température et d'éclairement qui sont celles de nos laboratoires et de nos habitations, continue à vivre plus de 25 ans dans son milieu de culture, en s'y émaciant de plus en plus, en consommant autour d'elle des matériaux qu'elle refuse d'ordinaire, par exemple de la glycérine, comme nous le verrons, en remplissant son protoplasma de globules gras volumineux, en s'appauvrissant en azote, mais sans y périr, ou au moins sans que tous les globules y périssent.

Les expériences que je viens de résumer n'ayant pas été disposées en vue de savoir quel était le meilleur milieu pour la conservation de la levure, il n'y a, sur ce point, pas grand'chose à tirer de mes constatations. Il m'a paru que la longévité est moins grande dans les milieux acides ou alcalins ou en l'absence d'oxygène ; elle augmente lorsqu'il y a dans le liquide une substance nutritive, dextrine ou sucre. J'ai fait voir en outre que lorsque les matières hydrocarbonées sont rares dans le milieu de conserve, la levure s'attaque aux matières azotées, les rend alcalines, et se fait un milieu qui lui est de plus en plus défavorable. En revanche, quand elle trouve un peu d'aliment autour d'elle, et quand elle a de l'air à sa disposition, elle peut vivre plus de 25 ans. C'est cette limite supérieure qui est intéressante ; les milieux ordinaires suffisent à la levure pour l'atteindre. J'avais trouvé que le moût de bière était préférable à une solution de saccharose acidulée.

157. Recherches de Hansen. — Depuis, M. Hansen a publié sur ce même sujet d'autres résultats dignes d'intérêt. Il trouve d'abord que les solutions à 10 0/0 de saccharose, sans acide, sont les milieux de choix pour la conservation des levures. Sur 42 espèces examinées, deux seulement se sont montrées fragiles : le *Sacch. Ludwigii* qui est mort au bout de un à deux ans dans quelques cultures, mais qui pourtant a persisté plus de six ans dans quelques autres, et la levure basse n° 2 de Carlsberg qui mourut dans deux cultures au bout de trois ans, tandis que dans d'autres, elle vivait encore après sept ans.

Le chapitre accidents est toujours ouvert dans cette étude ; ce qui nous intéresse, c'est la longévité maximum. M. Hansen a trouvé vivantes les espèces suivantes, dans tous ses matras d'expériences, après les durées indiquées sous la rubrique « Eau sucrée ».

	Eau sucrée	Moût de bière	Eau
Sacch. cerevisiæ I . .	11 ans	10 ans	1 an
S. *Pastorianus* I. . .	16 —	12 —	11 ans et demi
» » II. . .	16 —	10 —	4 —
» » III. . .	11 —	10 —	10 — (Sp).
S. *ellipsoïdeus* I. . .	16 —	10 —	10 —
» » II. . .	11 —	11 —	11 — (Sp).
S. *Marxianus*	8 —	8 —	»
S. *membranæfaciens* . .	10 —	7 —	»
S. *anomalus*	5 —	3 —	»
S. *exiguus*	16 —	8 —	»
S. *apiculatus*.	10 —	12 —	»

Hansen a de même trouvé des longévités de 13 et 17 ans dans ce qu'il appelle des levures sauvages ; la levure basse n° 1 de Carlsberg datait de 17 ans, trois espèces de levures hautes de distillerie étaient vieilles de 10, 11 et 16 ans. Cinq

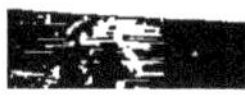

autres levures présentaient un grand intérêt, parce qu'elles provenaient de transformations de levures usuelles, amenées par un traitement convenable à ne plus former ni voiles, ni spores. Leur vitalité ne pouvait donc être attribuée à ce qu'il s'y serait formé, avec le temps, des spores plus résistantes. La variété provenant de la levure basse n° 2 de Carlsberg se trouvait conservée en 6 matras, dont trois n'ont pu être rajeunis au bout de trois ans, tandis que dans les autres la levure était encore vivante au bout de huit ans. Dans quatorze autres matras contenant les variétés asporées du *S. Cerevisiæ* I., des *S. Pastorianus* I et II, et du *S. ellipsoïdeus* I, il n'y avait aucune mort après huit ans.

Dans ce même milieu, où les levures vivent si facilement enfermées dans des matras bouchés au coton, la vie des levures est abrégée, et tombe au-dessous de deux ans quand on les enferme dans des ampoules closes.

Dans du moût de bière, la mortalité était en général beaucoup plus fréquente et se distribuait d'une façon capricieuse. C'est ainsi que le S. *cerevisiæ* I est mort dans quelques matras après cinq mois et s'est montré, dans d'autres, vivant après dix ans. De même pour le *S. Pastorianus*, mort dans quelques cas après cinq mois, dans d'autres, vivant après douze ans. En relevant les chiffres extrêmes, plus intéressants que les autres, comme nous l'avons dit, on trouve les chiffres indiqués plus haut sous la rubrique moût de bière. Ils sont du même ordre que les premiers.

Quand on arrive à la conservation dans l'eau, il y a quelques levures qui fléchissent beaucoup. Ainsi le *S. cerevisiæ* I était encore vivant après un an, mais était mort au bout d'un an et quatre mois ; le *S. apiculatus* était mort après quatre ou cinq mois. Toutes choses égales d'ailleurs, la mort survenait beaucoup plus vite lorsqu'il y avait peu de levure dans le matras de conserve. Les nombres indiqués au tableau se rapportent à des matras ensemencés de façon que l'eau se troublât légèrement quand on agitait la levure qui était déposée au fond. Quand on en mettait assez peu pour que l'eau se maintint limpide par l'agitation, la vie était beaucoup plus courte. Il est clair que là où il y a de la levure en quantité suffisante, les vieux globules nourrissent les jeunes, comme Pasteur l'a souvent observé, et la privation d'aliments n'amène la mort qu'à plus longue échéance. La longévité que manifeste la levure dans certaines conditions est donc liée à la présence d'un aliment de la levure végétal, et non transformable par la zymase. Le saccharose, dans les conditions où M. Hansen le met en œuvre, rentre dans la loi commune, car il ne fermente pas et n'est consommé qu'avec lenteur. La levure, dans ces milieux liquides additionnés de matière alimentaire peut donc persister de longues années, et se trouver dans les mêmes conditions que les cellules d'une plante vivace cultivée en terre.

158. Longévité des levures desséchées. — Si on dessèche la levure et si on suspend ainsi la vie de son protoplasma, on abrège son existence. Pasteur avait vu que des cellules de levures mélangées à de la poudre de plâtre, et conservées à 20 ou 25°, périssaient en moins d'une année. Kayser a vu depuis que cette limite d'existence pouvait être notablement dépassée.

Il plaçait des levures, sporulées ou non, sur des bandes de papier, enfermées dans des tubes à essais bouchés au coton, et qu'il exposait partie à la chaleur et à la lumière diffuse du laboratoire, partie à la demi-obscurité d'une étuve à 28°. Il a opéré sur deux levures de bière haute, une levure de vin, et un *Sacch. Pastorianus*. Tous les trois mois, on introduisait dans chaque tube une infusion stérilisée de navets, et on voyait s'il y avait fermentation et développement. Le *Sacch. Pastorianus* n'a pas résisté plus de 24 mois à l'épreuve ; mais ses spores étaient encore vivantes après 30 mois. Les trois autres levures sont restées vivantes 36 mois, et leurs spores ne sont mortes qu'après 4 ans et 3 mois.

La résistance à la dessiccation, dans ces conditions d'ex-

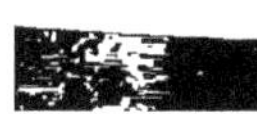

périence, est donc supérieure à celles qu'avaient révélée les expériences de Pasteur sur des levures mélangées à du plâtre.

Il est probable que la longévité de la levure desséchée peut dans quelques conditions, être encore supérieure à celle qui ressort des essais de Kayser. J'ai eu entre les mains un pain de levure chinoise qui avait au moins dix ans d'existence lorsque j'ai essayé pour la dernière fois s'il contenait des cellules vivantes, en allant chercher ma semence au centre du pain.

Will s'est occupé de ce sujet en vue de la conservation des levures et de leur facile envoi dans toutes les régions du globe. Il a opéré sur une levure de brasserie de Munich prise telle quelle, et sur des levures pures de race unique. On les desséchait de façon à les amener sous forme de pains, et on les mélangeait avec diverses substances pulvérulentes : silice pulvérulente (Kieselguhr), amiante, plâtre, charbon de bois, pâte de bois, pâte de papier à filtrer, etc. On desséchait ensuite en montant peu à peu jusqu'à 40°, et on conservait en boîtes métalliques hermétiquement closes, à l'abri de l'air et de la lumière : quelques-unes étaient conservées dans la glace, d'autres au laboratoire. La conclusion générale de ces expériences est que la durée de conservation à l'état sec de quelques espèces de levures peut être très longue, et dépasser neuf ans. Les levures sauvages semblent plus vivaces que les levures cultivées, bien que, dans le charbon de bois, il y ait eu beaucoup de levures cultivées très persistantes. Le groupe du *S. apiculatus* présente aussi une grande résistance à la dessiccation. La durée de la vie est aussi augmentée par la conservation à basse température.

C'est la quantité d'eau qui reste dans la levure qui semble jouer le rôle principal dans cette longévité de la levure desséchée. Hansen a repris ensuite l'étude de ce sujet, et de la comparaison de ses résultats avec ceux qui précèdent, il semble qu'on puisse conclure que les levures à l'état sec ne résistent longtemps que lorsque pendant la dessiccation, elles ont pu donner des spores. Placées sur du papier à filtrer qui permettait de les dessécher en quelques jours à la température ordinaire, elles meurent d'ordinaire en moins d'un an quand il ne s'y est pas formé de spores. Dans les mêmes conditions, les spores vivent un ou deux ans de plus. Même résultat sur le coton, où elles ne vivent guère plus d'un an lorsqu'elles ne donnent pas de spores. Etalées à la surface d'un fil de platine, où elles ne forment qu'une couche mince et facile à dessécher rapidement dans un exsiccateur, elles meurent rapidement, quelquefois en moins de 10 jours. C'est là un autre exemple de l'action qu'avait découverte M. Hansen en 1885, et qu'il avait invoquée (49) pour expliquer comment le *S. apiculatus* disparaît si vite de la surface des fruits et des végétaux à fruits sucrés, alors qu'il se conserve si facilement dans la terre.

Si donc, dans le cas de la dessiccation, la longévité tient à l'existence des spores, elle ne doit plus étonner. Malgré sa consistance molle et son aspect fragile, le spore est l'analogue du fruit et participe de sa vitalité.

BIBLIOGRAPHIE

DUMAS. *Ann. de chim. et de phys.*, 1872.

P. REGNARD. Recherches sur la vie dans les eaux, Paris, Masson, 1891.

MELSENS. *Comptes rendus*, 1870, p. 630.

DOEMENS. *Jahresb d. Munch. Brauerakad.*, 1897-1898.

CAGNIARD-LATOUR. *Ann. de ch. et de phys.*, 1838.

HOFFMANN. *Bot. Zeitung*, 1869, p. 223.

WIESSNER. *Mikroskop. Untersuchungen*, Stuttgard, 1872.

M. MANASSEIN. Id., 1871.

NAKAMURA. *Bull. of. Imp. Coll. of agriculture in Tokio*, t. III, p. 227.

KAYSER. *Ann. de l'Institut Pasteur*, t. III, p. 513, 1889.

AD. MAYER. *Landwirthschaftliche Versuchsstationen*, 1873.

BLANKENHORN et MORITZ. *Ann. des Œnologie*, t. III.

DUCLAUX. *Ann. de chim. et de phys.*, 6e s., t. V, 1885.

CHUDIAKOW. *Landwirths. Jahrbuche*, t. XXXIII, 1894.

FOTH. *Woch. f. Brauerei*, t. III, p. 51, 1890.

MOLLER. *Œster.-Ungar. Zeitschrift f. Zuckerindustrie*, 1894, p. 569.

KNY. *Ber. d. botan. Gesells*, 1894, Heft 3.
LOHMANN. Inaug. Dissertation Rostock, 1896.
REINKE. *Woch. f. Brauerei*, p. 400, 1896.
DUCLAUX. *Ann. de l'Institut Pasteur*, 1889.
HANSEN. *Meddelelser*, t. IV, 3e liv., 1897.
WILL. *Zeitschr. f. d. ges. Brauwesen*, 1896, p. 453.

CHAPITRE XVI

INFLUENCE DE L'OXYGÈNE SUR LA FERMENTATION

La question de l'influence de l'oxygène sur la fermentation a été longuement étudiée, tant à cause de son intérêt pratique que de l'intérêt théorique qu'on lui a longtemps attribué. Son intérêt pratique est évident. Son intérêt théorique est né du jour où Pasteur a rattaché les phénomènes de fermentation aux phénomènes de la vie sans air, et trouvé, précisément à propos de la levure, que tout ce qui gênait ses rapports avec l'oxygène exaltait son pouvoir ferment. Il appelait ainsi, nous l'avons vu, le rapport entre le poids de sucre disparu et le poids de levure à la fin de la fermentation, dans un milieu où il n'en avait ensemencé qu'une trace, c'est-à-dire le rapport $\frac{S}{L}$ dans l'équation

$$S = mL + alt\ ;$$

d'où on tire, en appelant b le rapport $\frac{l}{L}$, c'est-à-dire le rapport entre ce que nous avons appelé (**33**) le poids moyen de la levure et le poids final

$$\frac{S}{L} = m + abt.$$

159. Pouvoir ferment, énergie du ferment, et expressions similaires. — Malheureusement Pasteur s'était arrêté à la détermination, par l'expérience, du rapport $\frac{S}{L}$, et n'avait pas poussé plus loin l'analyse du phénomène. Bien plus, il ne voulait pas admettre que ce pouvoir ferment dépendît du temps, sous prétexte que le travail chimique de la décompo-

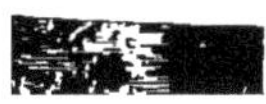

sition de 100 gr. de sucre était le même « qu'il s'accomplisse en un jour, ou un mois, ou une année ». Schutzenberger, le premier, lui avait reproché de ne pas évaluer de préférence ce pouvoir par la quantité de sucre décomposé par l'unité de poids *dans l'unité de temps*. Il appelait *énergie du ferment* la quantité ainsi déterminée, et telle a été l'origine d'une longue discussion restée toujours confuse, parce que la confusion existait à ses débuts et dans les termes dont se servaient tous ceux qui y prenaient part.

Ces termes eux-mêmes ont varié. A côté du pouvoir ferment de Pasteur que traduisait assez bien l'expression allemande de *Gæhrvermogen*, et de l'énergie du ferment de Schutzenberger qui correspondait à l'expression *Gæhrkraft*, sont venus se placer le *Triebkraft* de Marcker, qui représentait pour ce savant l'activité avec laquelle la fermentation se déclare après le mélange de la levure avec la liqueur sucrée, c'est-à-dire une force évidemment en relation avec le *Gæhrkraft*, mais dépendant d'autres circonstances. Puis Korff, renchérissant encore, a introduit l'*énergie de multiplication* qu'il définit par le rapport du nombre de cellules existant au bout de quatre jours dans le liquide en fermentation au nombre des cellules ensemencées, et le *pouvoir de multiplication* qui est ce même rapport à la fin de la fermentation, soit après quatorze jours dans ses expériences. Ceci est relatif à la levure végétal. Pour la levure ferment, on a de même l'*énergie de fermentation* et le *pouvoir de fermentation*, qui sont les poids de sucre détruit par l'unité de poids de levure au bout de quatre jours et de quatorze jours.

Il est évident qu'à compliquer ainsi les noms et à y renfermer des phénomènes d'ordre différent, la question ne pouvait que perdre de sa clarté, et la discussion devenir de plus en plus confuse. La façon dont nous l'avons envisagée dans cet ouvrage permet heureusement de la simplifier. L'énergie du ferment envisagée par Schutzenberger est, en effet, donnée par l'expression $\frac{S}{Lt}$ que l'équation ci-dessus permet d'écrire :

$$\frac{S}{Lt}=m+ab.$$

Pour l'interpréter simplement, il suffit de se mettre dans les conditions théoriques implicitement admises par Schutzenberger, la quantité de sucre détruite dans l'unité de temps par l'unité de poids de levure qu'on introduirait dans un liquide sucré, et qui en ressortirait, au bout de l'unité de temps, sans avoir subi de variation de poids, c'est-à-dire sans avoir rien cédé ni emprunté au liquide pour son compte. Dans ces conditions $m=0$, et $b=1$. On a donc $\frac{S}{Lt}=a$, c'est-à-dire que l'*énergie du ferment* de Schutzenberger ou le *Gæhrkraft* des Allemands est identique à ce que nous avons appelé *activité* de la levure. En résumé, l'équation

$$S=mL+abLt$$

établit entre le *pouvoir ferment* et l'*énergie du ferment*, entre le *Gæhrkraft* et le *Gæhrvermogen*, la relation nécessaire qui résulte de leurs définitions respectives. Comme nous l'avons déjà fait remarquer, l'énergie ou l'activité du ferment est une vitesse. Le pouvoir ferment, quand on néglige la petite quantité de sucre distraite de la production de l'alcool pour servir à la construction des tissus de la levure, est un espace parcouru, dépendant à la fois de la vitesse et du temps, et l'équation ci-dessus réconcilie Pasteur et Schutzenberger, qui n'en avaient envisagé chacun qu'un seul des termes.

160. Intervention de la zymase. — La découverte de la zymase est venue du reste donner à chacun de ces termes un sens nouveau qui n'en modifie pas les relations. L'activité a de la levure est devenue l'activité a de sa zymase. L'action sur le sucre, que Pasteur considérait comme vitale et qui, en la supposant uniforme, était proportionnelle dans ses effets à la durée de la vie, c'est-à-dire à t, est restée proportionnelle au temps quand elle est passée au compte

d'une diastase. Les deux termes du second membre de l'équation ci-dessus, qui correspondaient tous deux, dans les idées de Pasteur, à un acte de végétation et de vie, se sont différenciés dans les idées nouvelles. Le premier, qui aboutit à une synthèse, à la formation des tissus nouveaux pour la levure, est resté un acte végétatif. Le second, qui aboutit à la dislocation du sucre, est devenu une action diastasique. Mais comme tous deux ont le sucre comme matière première, ils restent liés par notre équation, qui revient à dire que la totalité des quantités de sucre qu'ils mettent en œuvre l'un et l'autre est égale à la quantité de sucre disparu.

Cette notion nouvelle de la zymase a en outre donné une physionomie théorique nouvelle à l'étude des rapports de l'oxygène avec la levure. Du moment que le pouvoir ferment est en rapport avec la vie sans air, comme Pasteur l'a montré par des expériences dont on peut contester l'interprétation, mais dont les résultats restent, et du moment que ce pouvoir ferment est la propriété d'une diastase, la question revient à se demander : quelle est l'action de l'oxygène sur la formation de la zymase? Quand on cherche une réponse à cette question, on constate que la science n'en fournit pas, non seulement parce que la découverte de la zymase est toute récente, mais surtout parce que toutes les études faites sur le pouvoir ferment et l'énergie du ferment, sur le *Gæhrkraft* et le *Gæhrvermogen*, sont restées trop confuses pour qu'on puisse en déduire une solution de la question précise que nous pouvons nous poser aujourd'hui. Au lieu d'entrer dans le détail de la longue discussion qui a porté sur ces points, faisons-en une critique générale, pour n'en retenir que les faits qui peuvent nous servir aujourd'hui.

161. Considérations théoriques. — Les expériences faites sur ce sujet ont consisté en général à comparer la marche de la fermentation dans deux liquides identiques, contenant la même quantité de levure, et l'un aéré, ou parcouru par un courant d'oxygène, et l'autre laissé en repos, ou parcouru par un courant d'azote ou d'hydrogène. Il est facile de voir ce que ce procédé a de défectueux.

Beaucoup de ceux qui l'ont employé ne se sont pas rendu compte de ce qu'il fallait d'oxygène à la levure pour assurer son aération. Dans un flacon d'un litre contenant 2 gr. de levure sèche, ce qui est peu, il faudrait mettre par jour à la disposition de cette levure, pour qu'elle mène une vie aussi aérobie que dans les expériences de Pasteur, 6 gr. d'oxygène ou environ 4 litres, et pour qu'il se dissolve 4 litres d'oxygène avec son coefficient de solubilité, il faut amener au contact du liquide 160 litres de ce gaz ou 800 litres d'air par 24 heures. Or beaucoup de savants se sont contentés d'aérer une fois ou deux le liquide par jour pendant la durée de leurs expériences comparatives. En réalité, elles ne l'étaient pas, ou l'étaient peu, la quantité d'oxygène introduite ne créant que de faibles différences entre les deux liquides aéré et non aéré.

A côté de cette cause d'erreur, il faut placer cette autre que toutes les levures ne commencent pas leur vie aérobie ou anaérobie pour les mêmes doses d'oxygène. Il y a une influence protoplasmique, prédominant celle de la composition du milieu gazeux. La levure de lactose que j'ai étudiée donne une fermentation active, avec dédoublement du lactose en alcool et en acide carbonique, dans des milieux aérés où les levures de bière subiraient surtout un travail de multiplication. Cela revient à dire que la zymase des diverses levures redoute inégalement la présence de l'oxygène. Une aération suffisante pour ralentir la fermentation et activer la multiplication de telle levure sera donc sans effet sur telle autre, et de là des contradictions possibles, qui, dans l'espèce, n'ont pas manqué.

L'aération de l'un des vases a, en outre, en dehors de son effet chimique, des effets physiques sur lesquels l'attention s'est rarement portée. Il y a d'abord l'agitation : il n'est évidemment pas indifférent que la levure repose au fond du vase ou qu'elle soit constamment flottante dans le liquide. Il y a aussi la différence de température. Un liquide à la température de l'étuve de fermentation, et qu'on fait parcourir par un courant d'air, se refroidit. Sous ce rapport, les expériences dans lesquelles les deux liquides mis en comparaison sont parcourus l'un par l'air, l'autre par un gaz inerte, sont préférables aux autres, le refroidissement étant à peu près pareil dans les deux.

Enfin, toutes ces causes d'erreur supposées éliminées, il faut encore tenir compte de ce que l'aération, si elle est un peu abondante, amène une prolifération de la levure. Il y a donc plus de levure dans le flacon aéré que dans l'autre, et si le sucre y a disparu plus vite, cela peut tenir tout aussi bien à l'augmentation de poids de la levure qu'à l'augmentation de son activité. Cela peut tenir aussi à ce qu'une portion plus grande du sucre disparu a servi à l'édification des cellules de levure. Il ne faut donc pas comparer brutalement les quantités de sucre disparu ou d'alcool produit dans les deux fermentations, il faut distinguer.

Revenons pour cela à la formule qui nous a si souvent servi, sous la forme que nous venons de lui donner :

$$S = m\mathrm{L} + ab\mathrm{L}t.$$

Le produit mL est la quantité de sucre utilisée par la levure, et distraite de la production d'alcool. La quantité de sucre, seule entrée en fermentation sous l'action de la zymase, est donc

$$S - m\mathrm{L} = ab\mathrm{L}t$$

et l'aération a été jugée par les expérimentateurs favorable ou nuisible suivant que la quantité de sucre fermentée par l'unité de poids de levure dans l'unité de temps était supérieure ou inférieure dans le liquide aéré à ce qu'elle est dans l'autre. Or, cette quantité est :

$$\frac{S - m\mathrm{L}}{\mathrm{L}t} = ab,$$

et on voit que ce que l'expérience a apprécié, c'est le produit ab, et non la quantité a qu'on voulait évaluer.

Si la quantité *b* était constante ou peu variable, on pourrait passer par dessus cette difficulté : mais *b* représente, nous l'avons vu, le rapport du poids moyen de levure au poids final. Ce rapport est de 1 à 3 dans le cas où l'aération est poussée à son maximum, et où la fermentation est très réduite. Il est à peu près égal à l'unité dans le cas où la vie est anaérobie dès l'origine. Il varie donc dans le rapport de 1 à 3, et ses variations se mélangent et se superposent, sans qu'on puisse faire le départ, à celles qu'on cherche et qui sont à peu près du même ordre. On conçoit donc que toutes ces études, prétendues comparatives, n'aient rien donné de définitif : elles confondaient des actions diverses, et que nous devons envisager à part.

162. Influence de l'oxygène sur la zymase. — Nous connaissons déjà l'influence de l'oxygène sur la levure végétal. Nous allons étudier son influence sur la levure ferment, ou pour spécifier de suite, sur la zymase. Sans que nous sachions encore bien pourquoi, une levure fortement aérée ne sécrète pas de zymase, ou sa zymase est très peu active. Peut-être cela est-il dû à ce que la zymase est une substance facilement oxydable, comme l'a montré M. Buchner. En échange, elle est très active pendant la vie anaérobie, et c'est là qu'elle est intéressante.

L'expérience de Cochin (**19**) montre qu'à l'abri de l'air il n'y a ni multiplication de la levure ni travail de sa zymase. Les deux phénomènes sont liés l'un à l'autre dans la vie anaérobie, puisque la dislocation du sucre est la seule source d'énergie à laquelle la levure puisse s'adresser pour la construction de ses nouveaux tissus. Lorsqu'une fermentation faite originairement à l'abri de l'air languit, les cellules actives perdent de plus en plus le souvenir de l'action de l'oxygène : leur zymase se ralentit de plus en plus, et il est curieux de voir l'effet produit à ce moment par l'arrivée d'une trace d'oxygène.

C'est ce que Pasteur a observé le premier dans des fermen-

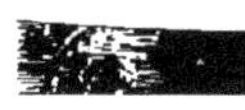

tations en liquide artificiel et dans les conditions que nous avons signalées plus haut (18). Ces fermentations peuvent aisément durer des mois, et la quantité de levure y est toujours très faible.

Le dégagement d'acide carbonique se fait par bulles de plus en plus petites et de plus en plus rares, et finit par cesser complètement. Si alors, en ouvrant le robinet qui ferme le col du ballon de la figure 14, p. 35, on fait arriver au haut du tube une bulle d'air imperceptible, grosse comme un grain de millet, l'oxygène qu'elle contient se dissout rapidement et se diffuse dans le liquide. Moins d'une heure après, dans ce liquide saturé d'acide carbonique, le dégagement de gaz a repris de l'activité et dure pendant quelques jours, puis s'arrête de nouveau pour être réveillé par une nouvelle bulle aussi petite que la première. Rien ne témoigne mieux que cette expérience à la fois de l'influence de l'air sur l'action de la zymase et des petites quantités d'oxygène suffisantes pour cela.

Allons maintenant jusqu'au bout de l'action de l'oxygène, nous trouvons qu'elle est de nouveau nulle sur la zymase, peut-être parce qu'elle la détruit, quand l'oxydation est exagérée. Nulle en l'absence totale d'oxygène, nulle quand il y en a trop, cette action passe donc par un maximum, pour des doses d'oxygène très faibles, et se comporte ainsi comme nous verrons que le font tous les excitants cellulaires dont le rôle est bien connu, aussi bien que les antiseptiques. De plus, nous voyons que ce maximum d'action de l'oxygène sur la zymase correspond à des doses très différentes de celles qui exaltent l'action de la levure végétal. Il y a donc péril à étudier à la fois l'action de l'oxygène sur deux phénomènes si disparates.

Malheureusement, cette dichotomisation n'ayant pas été faite par les savants qui se sont occupés de ce sujet, nous ne pouvons qu'étudier en gros les phénomènes. La meilleure manière de les passer en revue est de se demander comment ils vont se succéder à partir du moment où la semence de levure est introduite dans le liquide sucré, et quelle influence ont sur eux l'aération du liquide et l'aération de la semence.

163. Aération du liquide. — Un instant de réflexion montre que dans un liquide disposé pour une fermentation, c'est-à-dire mis en vases clos, les conditions de culture de la levure sont les mêmes au début que s'il était exposé au contact de l'air. Il en est à peu près ainsi tant que la provision d'oxygène en dissolution n'est pas épuisée. Malheureusement cette provision est faible, environ de 5 à 6 cc. par litre aux températures ordinaires de la fermentation. La rapidité avec laquelle elle disparait dépend de la quantité de levure introduite comme semence et de la température. Les expériences de MM. Calmette et Grenet ont montré qu'après l'ensemencement d'un moût de bière, ensemencé à la dose de 100 gr. environ de levure pressée par hectolitre, à la température de 6°, tout l'oxygène en solution dans le moût disparaissait en 12 heures. A ce moment, la levure n'avait pas encore commencé à bourgeonner. Elle avait subi seulement, dans son protoplasma, des changements visibles au microscope, et sur lesquels nous allons revenir tout à l'heure.

Il faut seulement quelques minutes pour désaérer un moût à la température ordinaire et avec une plus grande quantité de levure, et certainement, à ce moment, il n'y a encore aucun travail de bourgeonnement. C'est que l'aération commence avant la multiplication, et, en échange, la multiplication se continue encore lorsque tout l'oxygène a été absorbé. C'est le pendant du phénomène que nous avons signalé plus haut, de cette suractivité que l'absorption d'une petite bulle d'oxygène communique à la levure.

Entre tous les exemples à citer à l'appui de ce fait, je prendrai des nombres fournis par Hansen, qui indiquent les progrès de la multiplication de la semence dans un liquide laissé en repos et dans un liquide parcouru par un courant d'air. Ils ont été déterminés à l'aide des procédés employés pour la

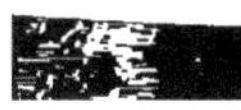

numération des globules du sang, en opérant à diverses époques sur un volume constant du liquide en fermentation.

	Dates	Nombre de cellules		Différence en faveur de la liqueur aérée
		Liqueur non aérée	Liqueur aérée	
I.	à l'origine	41	41	»
	1er jour	169	387	208
	2e jour	375	1274	809
II.	à l'origine	55	55	»
	1er jour	279	800	621
	2e jour	405	1498	1094

Dans un liquide en repos, la multiplication est donc beaucoup plus lente que dans un liquide soumis à un courant d'air. La liqueur non aérée de M. Hansen renfermait pourtant de l'air, ainsi qu'en témoigne la prolifération assez active de l'origine ; mais la multiplication est devenue ensuite plus lente, et la différence avec la liqueur non aérée a été en s'exagérant dans les deux cas.

Partant de là, on peut prévoir que lorsqu'on déposera, comme on le fait d'ordinaire pour mettre en train une fermentation alcoolique, de la levure dans un liquide sucré, il y aura à l'origine, aux dépens de l'air resté dans le flacon ou dissous dans le liquide, une prolifération active qui ira en se ralentissant peu à peu. La durée de cette prolifération rapide sera plus grande à basse température qu'à température élevée ; par contre, son activité sera moindre, de sorte qu'au bout de quelques jours l'équilibre sera à peu près rétabli, et que la proportion de levure formée pour une même quantité de liquide nourricier, et pour des circonstances extérieures identiques, sauf la température, sera à peu près la même dans tous les cas.

164. Limitation de la prolifération des globules. — C'est une conclusion que M. Pedersen a pu déduire de ses expériences sans en avoir, à ce qu'il semble, bien compris la cause. En évaluant par les procédés ordinaires de numération des globules du sang, l'accroissement du nombre des cellules de levure basse par unité de temps à diverses températures, il a trouvé les nombres suivants :

Température	Augmentation du nombre des cellules	
	Le premier jour	Le second jour
—	—	—
4°	8	19
14°	24	52
23°	70	20

Le maximum, à 23°, est atteint le premier jour ; le second, à 13°, mais, dans les deux cas, les différences du début étaient effacées au bout de huit jours, et le nombre des cellules était devenu environ 20 fois plus grand qu'à l'origine.

Le raisonnement fait plus haut peut être recommencé dans une autre direction. Si nous mettons peu de semence, l'oxygène du liquide et celui qui peut arriver par diffusion, lorsque le vase n'est pas hermétiquement clos, ne seront pas absorbés de suite, et la période de prolifération sera longue. Mettons au contraire beaucoup de semence, l'absorption d'oxygène sera rapide et la période de prolifération active sera courte. On comprend donc en gros qu'il pourra se faire une sorte de compensation, et que dans un liquide non aéré ni agité, la quantité de levure présente, à la fin de la fermentation, sera indépendante, pour un même milieu, de la quantité de semence.

C'est une conclusion que valident les expériences de Brown, qui a suivi, par les méthodes de numération des globules, la multiplication de la levure dans les bières de Burton. Il a vu que la quantité de semence n'a pas d'influence sur le nombre final des globules, qui reste à peu près le même par unité de volume, et est même indépendant de la richesse du liquide en éléments nutritifs, tant que cette richesse, mesurée par sa densité, ne tombe pas au-dessous d'un certain niveau. Dans ces moûts les choses se passent d'ailleurs comme nous l'avons vu plus haut, la fermentation continue lorsque la multiplication a cessé.

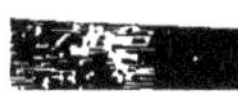

Hayduck, avant Brown, était arrivé sur ce même point aux mêmes conclusions. Mohr et Schönfeldt ont précisé davantage. D'après Mohr, la multiplication de la levure ne se fait qu'au début dans la cuve du brasseur, et elle s'arrête lorsqu'il n'y a que 3,75 à 3,85 0/0 de l'extrait fermenté. Le nombre maximum des cellules ne dépasse guère 80.000 par centimètre cube, et ne dépend quasi pas du nombre des cellules ensemencées. Schönfeldt est arrivé aux mêmes résultats avec des nombres inférieurs, parce que ces nombres dépendent de la nature du moût et des conditions de l'expérience. La facilité avec laquelle le liquide s'aére par sa surface supérieure joue aussi un rôle.

Si on aére beaucoup, les conclusions peuvent changer, et, l'oxygène devenant abondant, la prolifération est surtout commandée par le caractère nutritif du liquide. Le moût de bière, bouilli et houblonné, est devenu moins favorable à la multiplication, peut-être parce qu'il a perdu des matières coagulables nutritives. Le rapport de la récolte à la semence, le rendement en levure peut passer par toutes les valeurs croissantes depuis l'unité jusqu'à des nombres très grands. Delbruck a vu que pour les moûts de bière sur lesquels il opérait, l'augmentation était au maximum lorsqu'on mettait 10 gr. de levure par litre de moût. Il a vu aussi que les races qui donnent les plus beaux rendements sans aération ne conservent pas leurs rangs quand on aére.

Korff a fait depuis sur ce sujet un travail d'ensemble, dont les principales conclusions sont en parfait accord avec ce qui précède. Il a opéré en mettant ses liquides dans des vases coniques effilés vers le bas, et se terminant de ce côté par un col de cygne, par lequel on faisait arriver des gaz divers, air, oxygène, hydrogène. Ces gaz, en barbotant, maintenaient les liquides levurés dans un état continu d'agitation. On retenait, à l'aide de réfrigérants et de laveurs, l'alcool qu'ils auraient pu emporter, et à l'aide de tubes à chlorure de calcium, et à chaux sodée, l'eau et l'acide carbonique. La fermentation avait lieu à 25°, avec de la levure récemment rajeunie dans un liquide identique à celui qu'elle faisait fermenter, de façon à ne pas lui imposer de changement de vie au moment du transfert. Malheureusement, au lieu de se servir de moûts naturels, Korff employait une solution de saccharose dans de l'eau de levure additionnée d'asparagine.

Nous avons dit plus haut que l'auteur appelait *énergie de multiplication* et *pouvoir de multiplication* les rapports du nombre des cellules existant au bout de quatre jours et à la fin de la fermentation au nombre des cellules ensemencées. Si nous nous bornons à cette face de la question, nous trouvons que c'est avec l'hydrogène que la multiplication est la plus lente : elle devient plus rapide sous l'influence du courant d'air, encore plus rapide sous l'influence d'un courant d'oxygène, mais il y a des cas et des levures pour lesquelles une aération modérée produit plus d'effet qu'un courant d'oxygène. Les deux quantités envisagées ci-dessus ne varient pas toujours de la même façon. Ainsi l'énergie de multiplication pendant les quatre premiers jours à l'air est plus indépendante des circonstances extérieures que le pouvoir de multiplication, ce qui se comprend sans peine, si on se souvient que l'effet de l'absorption d'oxygène n'est pas immédiat. Une levure dont la semence a été bien aérée, pourra, dans les premières heures ou dans les premiers jours de la fermentation, vivre aux dépens de l'oxygène emmagasiné, et se montrer peu sensible aux influences extérieures dont l'effet se manifeste plus tard et seulement sur le pouvoir de multiplication. Ainsi un courant d'hydrogène ne diminue l'énergie de multiplication des premiers jours que pour les levures Saaz et Logos, et est sans action apparente sur la levure Frohberg, tandis qu'il diminue le pouvoir de multiplication pour les 3 levures. S'il avait envisagé la question sous ce point de vue, Korff aurait peut être pu simplifier ses conclusions en évitant ses néologismes.

Nous en dirons autant de la partie de son travail relative à l'influence exercée par divers gaz sur la fermentation. Il la caractérise en étudiant séparément l'*énergie* et le *pouvoir*

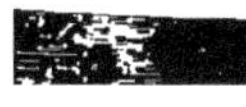

de fermentation, qui sont de même les quantités de sucre fermentées après 4 et 14 jours. Sur ce point, malgré cet appareil de mots nouveaux, il ne sort guère des conclusions antérieurement trouvées par Delbruck, qui avait trouvé que les levures obtenues sous l'influence de l'aération sont un peu affaiblies au point de vue de leur pouvoir ferment. Nous avons vu au chapitre XI (**133**), que cela tenait peut-être à ce que ayant eu à se partager en plus grand nombre l'azote assimilable du liquide nutritif, chacune d'elles en contient moins : la zymase devient alors moins active. Quoi qu'il en soit, Korff trouve ainsi que la fermentation est plus lente en présence de l'oxygène. Pour pousser plus loin l'étude du phénomène, il aurait fallu faire des mesures plus précises, tenir compte de la perte en sucre due à la création des tissus de la levure, de la perte en sucre due à la combustion totale exercée éventuellement par l'oxygène, de la portion de sucre devenue de l'alcool, bref, faire un départ d'actions différentes que Korff ne fait pas, et que les nombres qu'il fournit ne permettent pas de faire.

165. Résumé. — En résumé, nous voyons que l'aération du liquide au début favorise toujours la multiplication de la levure, et assure en même temps et la prise de possession du liquide et une fermentation plus rapide à cause de la multiplication survenue, à la condition qu'à un moment donné, la zymase puisse agir et ne soit pas contrariée par un excès d'oxygène. Ce sont là évidemment les conditions industrielles les plus favorables pour le fabricant d'alcool, celles qu'il recherche, et qu'il réalise d'autant plus facilement qu'il se trouve aidé, ainsi que nous venons de le voir, par la nature même des choses. On peut, par des artifices, détourner ces choses de leur cours naturel, augmenter le rendement en levure et diminuer le rendement en alcool, au moyen d'un courant d'air, réduire la multiplication de la levure et rendre la fermentation très longue, en supprimant l'accès de l'oxygène, produire tous les cas intermédiaires en mélangeant par des moyens convenables ces deux cas extrêmes. Il n'en restera pas moins ceci, c'est que, dans un liquide nutritif, par suite du jeu normal de l'aération, le nombre des cellules de levure qui président à la fermentation est à peu près indépendant du poids de la semence, que la multiplication du début, assez active pour défendre le liquide contre les espèces étrangères, n'est cependant pas assez considérable, *in globo*, pour amener une perte sensible de sucre, et que c'est la presque totalité de ce corps qui devient de l'alcool. La fermentation alcoolique est un phénomène naturel et stable, et voilà pourquoi il est connu et utilisé depuis si longtemps.

166. Aération de la semence. — Il y a encore une condition à laquelle l'expérience a appris à donner de l'importance, c'est l'aération de la semence, plus importante que celle du liquide, parce qu'ici l'oxygène absorbé est emmagasiné, et suffit, comme nous l'avons vu, à donner de suite au protoplasme une activité plus ou moins durable. Le brasseur sait par exemple depuis longtemps que, lorsqu'il fait un levain avec une levure sortant d'une fermentation, c'est-à-dire d'un contact plus ou moins long avec l'acide carbonique, ou bien encore lorsqu'il délaie dans de l'eau de la levure pressée, plus ou moins affaiblie par la privation d'oxygène et par l'inanition, il y a avantage à faire tomber à plusieurs reprises en pluie, d'une certaine hauteur, ce liquide chargé de levure, et de l'aérer ainsi avant de le transporter dans un nouveau brassin. Cette aération de la levure se superpose avec avantage à celle du liquide. Quand le liquide est désaéré, ou, en général, défavorable à la culture, il y a avantage à ce que la levure soit aérée.

L'influence de cet état d'aération et de jeunesse correspondante a été bien étudiée par Pasteur. En faisant, dans un liquide en fermentation, des prises de levure correspondant à peu près à des poids égaux ou à des nombres égaux de cellules, à partir du moment où la fermentation est

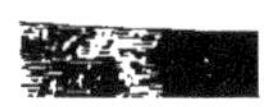

apparente jusqu'à celui où elle cesse, et en ensemençant dans une série de flacons tous identiques, on constate deux choses.

La première est que dans ces flacons la fermentation commence d'autant plus tôt que la semence était plus voisine de l'époque de sa formation dans le flacon d'origine. Ceci correspond en gros à cette autre notion qu'une levure se multiplie, toutes choses égales d'ailleurs, d'autant plus rapidement qu'elle est plus jeune.

Ce qu'il y a de curieux, c'est que cet état de jeunesse correspond à quelque chose de visible dans le protoplasma de la cellule. Ici, nous pouvons citer textuellement Pasteur :

« Compare-t-on au microscope l'état des prises successives de la levure, on reconnaît facilement que les cellules changent progressivement de structure. La première prise, faite tout au début de la fermentation mère, montre des cellules en général un peu plus volumineuses qu'elles ne seront plus tard, d'une tendreté remarquable. Leurs enveloppes sont d'une minceur extrême, leur protoplasma d'une consistance et d'une mollesse voisines de la fluidité, les granulations sous forme de points à peine visibles. Bientôt les contours des cellules deviennent plus fermes, preuve d'un épaississement de leurs enveloppes ; leur protoplasma s'épaissit également, les granulations s'accusent. Les cellules d'un même organe, chez l'enfant et chez le vieillard, ne doivent pas différer plus que les cellules dont nous parlons, prises dans leurs états extrêmes. Ces changements progressifs dans les cellules, après qu'elles ont acquis leur forme et leur volume, démontrent l'existence d'un travail chimique d'une intensité remarquable, pendant lequel leur poids s'accroît, quoique leur volume ne change pas sensiblement, fait que j'ai appelé souvent : « la vie continuée des globules déjà formés. » C'est ce qu'on pourrait qualifier de travail d'avancement en âge des cellules, à peu près comme on voit les être adultes continuer de vivre longtemps, même après qu'ils sont devenus impuissants à se reproduire et que leur volume ne change plus.

« Cela posé, on constate, je le répète, que, pour se multiplier dans un milieu fermentescible, hors de toute présence de gaz oxygène, les cellules de levure doivent être extrêmement jeunes, pleines de vie et de santé, encore sous l'influence de l'activité vitale qu'elles doivent à l'oxygène libre, qui a servi à les former, que peut-être elles ont emmagasiné pour un temps. Plus vieilles, elles ont beaucoup de peine à se reproduire sans air et elles vieillissent de plus en plus ; si elles se multiplient, c'est sous une forme bizarre et monstrueuse. Plus vieilles encore, elles restent absolument inertes dans un milieu dépourvu d'oxygène libre. Ce n'est pas qu'elles soient mortes ; en général, elles peuvent se rajeunir merveilleusement bien dans ce même liquide, si on les y sème après l'avoir aéré. Je ne serais pas surpris que, dans l'imagination d'un lecteur attentif, surgissent en ce moment certaines vues préconçues au sujet des causes et de l'explication de ces grands mystères de la vie des êtres, que notre ignorance cache sous les expressions de jeunesse et de vieillesse ; mais je n'ose m'y arrêter. »

Nous aurons à montrer bientôt combien cette intuition était vraie et pénétrante. Mais nous avons d'abord à examiner ce qui se passe au point de vue de la levure dans un liquide en fermentation. Ce sera l'objet du prochain chapitre.

BIBLIOGRAPHIE

PASTEUR. *Comptes rendus*, t. CII, p. 1260, et *Études sur la bière*, Paris, 1876
SCHUTZEMBERGER. Les fermentations. Paris, 1876.
PRIOR. *Chemie u. Physiol. des Malzes und Bieres*, Leipzig, 1896.
BREFELD. *Landwirth. Jahrbuch*, t. III.
NŒGELI. *Abhandl. d. K. b. Akad. d. Wiss*, 1897.
PEDDERSEN. *Meddelelser fra Carlsberg Laboratoriet*, 1878.
MAYER. *Gahrungschemie*, Heidelberg, 1895.

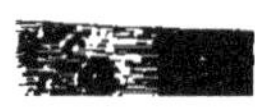

CHUDIAKOW. *Landwirth. Jahrbuch.* n° 23, p. 391.
BROWN. *Handbuch f. Brauwinenschaft*, p. 276.
GILTAY et ABERSON. *Jahrb. f. wiss. Botanik*, t. XXVI, p. 543.
BROWN. *Trans. of the Laboratory club*, 1890, n° 4.
HAYDUCK. *Zeitschr. f. Spiritusindustrie*, 1889.
SCHONFELDT. *Woch. f. Brauerei*, 1896, n° 18, p. 421.
DELBRUCK. *Zeits. f. Spiritusindustrie*, 1890.
KORFF. *Centralbl. f. Bakt*, IIe p., t. IV, p. 465.

CHAPITRE XVII

AUTOPHAGIE DE LA LEVURE

Ce que nous avons vu au chapitre précédent témoigne que lorsque la levure est mise dans un vase clos en présence d'une solution sucrée, et dans des conditions telles qu'elle y amène une fermentation, ses relations avec l'oxygène sont rapidement coupées. Elle en contient, si elle a été aérée, une petite provision intérieure qu'elle va dépenser peu à peu ; si elle en trouve dans le liquide, elle va pouvoir réparer ses pertes, mais cette source est peu abondante et d'autant plus tôt épuisée qu'une partie de l'oxygène est entraînée par l'acide carbonique dès que celui-ci se dégage. A partir de ce moment, il n'y a plus de respiration dans le sens ordinaire du mot, et l'oxygène ne reparaît dans le liquide qu'une fois la fermentation terminée, lorsque la diffusion a peu à peu permis à l'air extérieur, s'il ne rencontre pas d'obstacle absolu, de pénétrer dans le vase.

Nous allons voir qu'à ce moment la levure retrouve et reprend les propriétés qu'elle avait avant la fermentation. Dès lors, il est raisonnable d'admettre qu'elle ne les a jamais perdues, et qu'elle est restée la même au travers de tout le phénomène. Seulement, pendant qu'elle a été soustraite au contact de l'air, elle a été le siège d'un phénomène qu'on pourrait appeler surérogatoire, s'il n'avait pas une importance industrielle aussi considérable. Une de ses sécrétions, la zymase, est intervenue et a dédoublé le sucre. Puis, le sucre disparu, cette action a cessé, et chaque cellule de levure s'est retrouvée ce qu'elle était au départ. Nous pouvons donc faire abstraction pour le moment de cette action

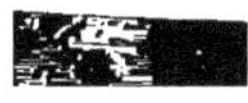

diastasique. Nous y reviendrons quand nous aurons terminé l'étude que nous faisons en ce moment de la cellule ferment.

167. Continuité de la vie aérobie et de la vie anaérobie. — Nous avons déjà vu la façon dont la cellule passe de sa vie de végétal à la vie de ferment. Les conditions sont la présence du sucre et l'absence de l'oxygène. De même, pour repasser de la vie de ferment à la vie de végétal, les conditions sont l'absence du sucre et la présence de l'oxygène. Cette seconde transition n'est pas plus brusque que la première. L'oxygène emmagasiné sert au passage entre la vie aérobie et la vie anaérobie. Le glycogène emmagasiné sert au passage entre la vie anaérobie et la vie aérobie. C'est ce dont nous allons nous apercevoir en étudiant ce que Pasteur appelait vie prolongée des globules de levure.

168. Vie prolongée des globules de levure ferment. — Lorsque, dans la mise en train d'une fermentation alcoolique, la quantité de levure fraîche employée ne dépasse pas 40 p. 100 du poids du sucre, la fermentation s'arrête toujours franchement. Tant qu'il se dégage une bulle de gaz, même à intervalles éloignés, on peut être sûr qu'il reste encore du sucre, facile à mettre en évidence par la liqueur de Fehling. Sitôt le dégagement arrêté, on peut être sûr qu'il n'y a plus de sucre. Il ne faut pour cela que mettre le liquide dans des conditions convenables de température.

Les choses se passent tout autrement quand le poids de levure devient plus voisin du poids de sucre. La fermentation, caractérisée par un dégagement de bulles gazeuses, continue après la disparition complète du sucre, et pendant un temps d'autant plus long que le poids de levure employée a été plus grand. Le volume d'acide carbonique recueilli dans ce cas dépasse le volume normal, dépasse même celui qui résulterait d'une transformation complète du sucre suivant la formule de Lavoisier et Gay-Lussac ; et dans une expérience dans laquelle M. Pasteur avait fait fermenter du sucre avec environ vingt fois son poids de levure sèche, le volume d'acide carbonique dégagé a été égal à environ trois fois le volume théorique.

Lorsque, dans un liquide ainsi composé, on étudie la disparition du sucre, on constate qu'elle se fait à l'origine, ainsi qu'on pouvait s'y attendre. Si on interrompt la fermentation lorsqu'il s'est dégagé un volume d'acide carbonique égal ou très peu supérieur à celui qui correspond au poids de sucre employé, on ne trouve plus de sucre dans la liqueur. La levure exerce donc tout d'abord son action sur le sucre.

Mais, et surtout lorsque la dose de levure est exagérée, rien n'avertit, dans la marche du dégagement, que le sucre a disparu, et qu'une nouvelle action a commencé ; ce n'est que peu à peu, quelquefois seulement au bout de vingt-quatre heures, qu'on aperçoit des traces de ralentissement. Si la levure est pure, si rien d'étranger n'intervient, la production de bulles gazeuses, tout en diminuant beaucoup, peut durer des mois entiers.

Le gaz, si la levure est pure, est et reste de l'acide carbonique pur. On est dès lors conduit à se demander si ce phénomène, consécutif à la fermentation principale, ne serait pas le résultat d'une véritable fermentation alcoolique s'exerçant sur les matériaux de la levure. Il n'y a qu'à faire pour cela un dosage soigneux d'alcool. Dans l'expérience à laquelle nous avons fait allusion plus haut, faite avec 0 gr. 421 de sucre candi, M. Pasteur a obtenu 0 gr. 6 d'alcool absolu, c'est-à-dire un poids supérieur à celui du sucre, et, en outre, en rapport avec le volume d'acide carbonique total, qui était, comme nous l'avons dit, à peu près le triple du nombre théorique.

Ainsi, la production d'alcool et d'acide carbonique, dans des proportions relatives qui ne sont sans doute pas exactement les proportions ordinaires, mais qui s'en éloignent peu, paraît jusqu'à un certain point indépendante de la présence du sucre dans le liquide qui baigne la levure. Ceci doit

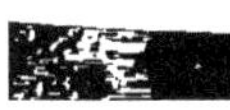

faire naître un scrupule. On doit se demander si, dans les fermentations que nous avons étudiées jusqu'ici, ce phénomène n'est pas intervenu. On peut diminuer beaucoup la dose de levure nécessaire à la fermentation de 100 grammes de sucre, l'amener à 1 gramme à l'état sec, ce qui, si la levure est pure, n'a d'autre effet que d'augmenter la durée du phénomène. Or, nous avons presque toujours dépassé cette dose minima ; n'est-il pas à craindre, dès lors, qu'à la fin de la fermentation, il ne soit resté dans la levure un peu d'activité, lui permettant de vivre sur elle-même, et d'augmenter ainsi la proportion normale d'alcool et d'acide carbonique ?

Il n'en est heureusement rien. En portant le poids de levure sèche à 8 p. 100 du poids du sucre, ou celui de levure en pâte à 40 p. 100, M. Pasteur n'a pas obtenu un volume de gaz supérieur à celui qu'indique un calcul rigoureux, tenant compte de l'acide succinique et de la glycérine. Or, nous n'avons jamais atteint ce chiffre. Ceci doit nous rassurer sur nos conclusions. Nous y trouvons encore, ce qui est intéressant au point de vue théorique, que pour agir sur elle-même, la levure ne doit pas avoir eu à faire fermenter trop de sucre.

169. Autophagie de la levure. — La fermentation initiale, à l'aide de très petites quantités de sucre, que nous déterminions tout à l'heure, joue pour ainsi dire le rôle d'amorce, et c'est dans ces conditions que les phénomènes de vie continuée ont leur maximum d'intensité ; mais cette fermentation préliminaire n'est pas nécessaire, ainsi que le montre une observation déjà ancienne que les faits précédents vont nous permettre d'interpréter.

Tous ceux qui ont manipulé de la levure savent que, délayée dans l'eau pure et abandonnée à elle-même, surtout pendant les chaleurs de l'été, cette matière laisse dégager des bulles de gaz, qui sortent péniblement de la masse et remontent à la surface du liquide qui la baigne, en entraînant avec elles un paquet de levure qui retombe lorsque la bulle a crevé. On expliquait ce phénomène par un commencement d'altération, de putréfaction, et on paraissait d'autant plus autorisé à porter ce jugement que la levure, ainsi conservée, présente en effet au bout de quelques jours une odeur putride, et donne quelquefois un dégagement gazeux de plus en plus abondant.

Cette explication est pourtant inexacte. De la levure pure se comporte comme celle du commerce, et avec encore plus d'intensité. De la bonne levure de brasserie qu'on préserve un peu de l'envahissement des ferments de la putréfaction, au moyen d'un peu d'acide phénique, suivant le procédé employé à l'origine par M. Béchamp, a une activité plus grande et plus durable que la levure abandonnée simplement à elle-même. Enfin, même dans celle-ci, le mouvement gazeux de l'origine peut être très vif sans que le microscope y décèle la moindre trace de ferments étrangers. De l'acide carbonique pur se dégage, ce qui est encore une preuve de pureté, les gaz putrides renfermant presque toujours de l'hydrogène, dont une portion devient de l'hydrogène sulfuré. Enfin, la proportion d'alcool ordinaire augmente de jour en jour. C'est un phénomène en tout semblable extérieurement à celui que nous envisagions tout à l'heure comme se produisant à la suite d'une fermentation de courte durée, et les deux faits doivent être rapprochés l'un de l'autre et rapportés à une origine commune.

170. Expériences de MM. Schutzenberger et Destrem. — Mais avant d'arriver à une interprétation des phénomènes, nous devons d'abord chercher à caractériser les modifications qui se produisent dans les tissus de la levure abandonnée ainsi à elle-même.

MM. Schutzenberger et Destrem les ont étudiés en comparant la composition initiale et finale de deux poids égaux de levure laissés pendant le même temps, vingt-quatre heures, dans une étuve à 30°, l'un abandonné à lui-même, l'autre en présence de deux fois son poids de sucre. Ce dernier, ainsi que nous l'avons vu plus haut, était déjà dans des conditions où la fermentation du sucre est suivie d'une fermentation subséquente.

Les nombres obtenus dans les expériences très soignées de MM. Schutzenberger et Destrem pouvant nous servir à vérifier et à préciser quelques-unes des notions que nous possédons déjà, et à nous en donner de nouvelles, nous allons les reproduire en leur donnant une disposition différente. Dans le mémoire original, les compositions centésimales sont rapportées à la matière organique non privée de ses cendres. Celles-ci doivent être éliminées quand il s'agit d'étudier les mutations des tissus.

Chacun des lots de levure a été traité par l'eau bouillante, d'où pour chacun un résidu insoluble et un résidu soluble qui ont été tous deux analysés. Les tableaux suivants donnent pour chacun de ces lots :

Dans la colonne I et la colonne III, le poids total des éléments fournis par l'analyse organique pour les deux résidus ;

Dans la colonne V, la somme de ces poids ;

Dans les colonnes II et IV, la composition centésimale du résidu correspondant, cendres déduites, à chacun des deux résidus.

Tous les nombres sont supposés rapportés à un poids égal à 100 de la levure initiale.

100 parties de levure fraîche, contenant

	Résidu insoluble		Résidu soluble		Somme
	I	II	III	IV	V
	gr.	gr.	gr.	gr.	gr.
Cendres	0,21	»	2,02	»	2,23
Carbone	10,60	51,0	3,16	68,4	13,76
Hydrogène	1,48	7,1	0,35	7,6	1,83
Azote.	2,20	10,6	0,61	13,2	2,81
Oxygène	6,50	31,3	0,50	10,8	7,00
	20,99	100,0	6,64	100,0	27,63

donnent, après avoir agi vingt-quatre heures sur 200 grammes de sucre :

	Résidu insoluble		Résidu soluble		Somme
	I	II	III	IV	V
	gr.	gr.	gr.	gr.	gr.
Cendres	0,25	»	1,84	»	2,09
Carbone	9,27	49,8	7,75	45,2	17,02
Hydrogène.	1,34	7,2	1,30	7,5	2,64
Azote.	1,50	8,0	1,20	7,0	2.70
Oxygène	6,64	35,0	7,91	40,3	14,50
	19,00	100,0	20,00	100,0	38,95

et, après avoir été abandonnées vingt-quatre heures sans sucre :

	Résidu insoluble		Résidu soluble		Somme
	I	II	III	IV	V
	gr.	gr.	gr.	gr.	gr.
Cendres	0,28	»	1,94	»	2,15
Carbone	9,18	52,8	2,86	44,3	12,04
Hydrogène.	1,41	8,2	0,48	7,4	1,89
Azote.	1,62	10,2	0,88	13,6	2,63
Oxygène	5,04	28,8	2,24	34,7	7,15
	17,53	100.0	8,40	100,0	25,86

Ces tableaux nous fournissent plusieurs indications intéressantes.

Si nous examinons d'abord les colonnes V des deux premiers tableaux, nous reconnaissons :

1° Dans les dernières lignes de chacune d'elles, l'augmentation notable du poids de cellules vivantes qui résulte de la fermentation, ou plutôt de la vie en présence du sucre ;

2° Dans l'augmentation proportionnellement très grande des chiffres relatifs au carbone, à l'hydrogène et à l'oxygène, le fait, que nous connaissions déjà, de la fixation sur les tissus de la levure d'un élément hydrocarboné ;

3° Dans la diminution faible du chiffre de l'azote, un fait en relation avec ce que nous savons sur l'élimination de ce

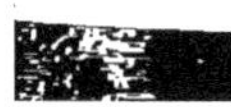

corps pendant la fermentation. Le phénomène est seulement ici peu marqué, la fermentation ayant été courte et rapide ; mais la proportion d'azote dans la levure a notablement diminué pendant la fermentation, par suite de la fixation des éléments du sucre, signalée plus haut.

La comparaison des chiffres centésimaux relatifs à l'azote dans les colonnes II et IV des deux mêmes tableaux montre que cet appauvrissement en azote a porté également sur les substances insolubles et les substances solubles dans l'eau bouillante, mais plus spécialement sur celles-ci. C'est encore un fait en rapport avec l'appauvrissement en azote de la levure et l'enrichissement du liquide dans les fermentations.

La comparaison des mêmes chiffres dans les colonnes I et III prouve ce que nous avions déjà signalé, que l'effet de la fermentation est de rendre soluble l'azote déposé à l'état insoluble dans les tissus de la levure.

Enfin il nous reste encore à signaler, comme résultat intéressant et imprévu, l'augmentation notable de la proportion et de la quantité absolue d'oxygène dans le résidu soluble, après la fermentation. Ce résidu est plus oxydé après qu'avant.

Si nous comparons maintenant, sous les mêmes points de vue, le premier et le dernier tableau, nous voyons d'abord, en rapprochant les derniers chiffres des colonnes V, qu'au lieu d'augmenter de poids, comme elle le faisait tout à l'heure, quand il y avait du sucre, la levure a diminué pendant la macération. La perte, ainsi qu'il est facile de s'en assurer, a porté surtout sur le carbone, et s'est à peu près également répartie sur le carbone du résidu soluble et sur celui du résidu insoluble. Ce fait est d'accord avec le dégagement constaté d'acide carbonique. Quant à l'oxygène, il a été fourni par l'air, et peut-être par la levure elle-même.

Une petite erreur dans les chiffres de l'oxygène de l'une des colonnes I, III ou V, dans le dernier tableau, empêche une conclusion plus précise ; tout ce qu'on peut dire, c'est que la partie soluble, après fermentation et macération, est moins riche en carbone et plus riche en oxygène, plus brûlée par conséquent que la partie insoluble, tandis que c'est l'inverse dans la levure fraîche. L'effet de la vie, dans cet organisme microscopique comme dans les autres, est donc d'oxyder une portion des matériaux qui, à raison de leur solubilité, sont précisément les matériaux d'élimination.

Envisagés en eux-mêmes, les deux phénomènes, si différents en apparence, de macération et de fermentation, reviennent à oxyder la portion soluble dans l'eau chaude du globule aux dépens de l'autre partie. Ils se ressemblent donc sous ce point de vue.

Ils paraissent différer du tout au tout en ce qui concerne l'azote ; ce corps ne paraît jouer aucun rôle actif dans le phénomène de la macération. C'est ce que la façon dont nous avons calculé les nombres des colonnes II et IV met tout à fait en évidence. Ces nombres se retrouvent à peu près identiques pour l'azote dans le premier et le troisième tableau, dans la composition centésimale des résidus. Ils diffèrent au contraire notablement dans le second tableau, mais il faut tenir compte de l'augmentation de poids due à l'adjonction en proportion notable des éléments du sucre, comme nous l'avons indiqué. Si l'on consulte la distribution pondérale de l'azote, pour éviter cette difficulté, on constate, malgré une petite erreur de chiffre qui est encore à signaler ici, que le passage de l'azote de la partie insoluble à la partie soluble est plus notable dans le cas de la fermentation que dans le cas de la macération, ce qui est encore d'accord avec ce qu'on aurait pu prévoir de la vie plus active de la levure dans le premier cas.

En résumé, le travail que nous analysons prouve par des chiffres quelques-uns des résultats et est d'accord avec quelques-unes des conceptions de nos études antérieures sur la fermentation. Il établit en outre entre les mutations qui se produisent chez la levure abandonnée à elle-même, ou mise

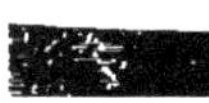

en présence du sucre, des rapports bien dignes d'intérêt. Des deux grands phénomènes d'assimilation et de désassimilation qu'exige le maintien de la vie, le premier l'emporte chez la levure en présence du sucre, et entraîne le second dans son accroissement. Ce second phénomène est à son tour plus marqué dans la levure abandonnée à elle-même ; et bien que le premier ne disparaisse pas totalement, car l'un ne peut aller sans l'autre, comme le prouve d'ailleurs la prolifération des cellules, parfois visible au microscope, son influence et ses résultats sont complètement masqués par ceux du premier. Mais dans tous les cas, c'est la même vie qui continue, la même cellule qui assimile et désassimile. Sa fonction protoplasmique pendant qu'il y a du sucre est la même que ce qu'elle est après, et même on peut remarquer que le glycogène, aliment intérieur, remplace pendant quelque temps le sucre, aliment extérieur, lorsque celui-ci a disparu. De même nous pouvons nous attendre à voir les gommes ou les celluloses tendres, que nous savons passer par des transitions insensibles au glycogène et peut-être en provenir, se substituer au glycogène quand celui-ci manquera.

Il est bien entendu que si, au lieu d'employer dans ces expériences de la levure fraîche sortant d'une brasserie, on la soumet d'abord à un lavage à l'eau, de façon à éliminer une partie de ses éléments solubles, on l'affaiblit, et on lui rend la vie sans sucre et la vie au contact du sucre un peu plus difficiles. Dans le premier cas, la chose est évidente, car en éliminant les parties solubles, on a enlevé un peu de l'aliment hydrocarboné. Pour le second cas, il suffit de remarquer qu'on a enlevé aussi un peu de l'aliment azoté, et que les nouveaux globules dont la présence du sucre va activer la formation puiseront dans une moindre réserve d'azote. Mais cette levure affaiblie se comportera encore comme l'autre, donnera de l'acide carbonique, de l'alcool, et s'épuisera dans ce travail, quelquefois plus que ne l'a fait la première.

171. Produits de l'autophagie de la levure. — Ce que

nous avons appelé autophagie de la levure est donc l'exagération du phénomène normal. Les mutations que nous constatons dans la levure laissée en macération, ne sont que l'exagération de celles qui se produisent dans une levure en fermentation, ce qui revient à dire que les produits de l'autophagie sont des produits normaux. On peut même conclure que pour étudier ces produits normaux, on pourra s'adresser à de la levure autophagiée ou macérée, qui les fournit en plus grande quantité. Nous allons donc abandonner de la levure à elle-même, comme l'ont fait M. Béchamp d'abord, M. Schutzenberger ensuite, pendant un temps suffisant pour que son épuisement physiologique soit porté à ses dernières limites, et nous étudierons les produits qu'elle aura laissés passer en dissolution dans le liquide qui la baigne ou qu'elle a exsudés. Il faudra seulement éviter l'intervention de cellules étrangères à celles de la levure ; c'est un point sur lequel il faut dire tout de suite que ni M. Béchamp ni M. Schutzenberger n'ont assez insisté. M. Béchamp a compté, pour arriver à ce résultat, sur l'action de l'acide phénique, qui n'empêche pas, d'une façon absolue, des êtres nouveaux de s'implanter dans une masse de levure, mais qui surtout n'empêche pas d'agir les cellules de diverse nature que renferme toujours la levure de brasserie employée par ce savant. M. Schutzenberger employait aussi de la levure du commerce, mélangée quelquefois, comme il l'indique lui-même, de ferment lactique. Il ne la protégeait par aucun antiseptique, et se contentait de vérifier qu'à la fin de l'expérience la levure n'avait pas d'odeur putride. Mais l'envahissement d'une masse de levure par les ferments peut être complet avant que la putréfaction se développe, et même sans qu'il se développe aucune putréfaction. Toutefois, si ces causes d'erreur ont pu intervenir dans certains cas, et peuvent servir à expliquer certaines affirmations trop absolues, elles laissent intacts, croyons-nous, les faits que nous avons maintenant à résumer.

172. Travaux de M Béchamp. — M. Béchamp a signalé dans les produits d'épuisement de la levure, outre l'alcool, de l'acide acétique, de l'acide carbonique, et aussi de l'azote dont l'existence normale nous paraît très douteuse :

1° Une albumine différente de l'albumine des œufs et se rapprochant de la caséine, soluble comme elle dans le carbonate de soude après sa coagulation, précipitée de cette solution par l'acide acétique, comme la caséine ;

2° De la sucrase, qui était déjà connue ;

3° Une substance gommeuse fournissant de l'acide mucique sous l'action de l'acide nitrique, mais qui diffère de la gomme arabique en ce qu'elle est dextrogyre. Elle est saccharifiable par l'action de l'acide sulfurique étendu, mais plus difficilement que la gomme arabique. Elle ne réduit pas plus que la gomme le réactif cupropotassique, mais elle donne avec lui un coagulum volumineux, qui se contracte en une combinaison cuivrique bleue dès que l'on chauffe. Dans les mêmes conditions, la gomme ne donne rien de semblable. M. Béchamp a vainement cherché ce corps dans les produits de fermentation du sucre, et dans l'eau de levure fraîche. Il est probable qu'il faut le rapprocher des matières solubles dans l'eau chaude que nous avons rencontrées, au chapitre VIII, dans les analyses de M. Nægeli. C'est un produit de la liquéfaction et de la désassimilation de l'enveloppe extérieure du globule de bière sous l'influence de l'inanition, ce qui explique son absence, toute relative, remarquons-le, dans les circonstances signalées par M. Béchamp ;

4° De la leucine et de la tyrosine qui avaient déjà été signalées par MM. Muller et Hesse dans les produits de la levure putréfiée, mais non dans les produits de la cellule de levure abandonnée à elle-même ;

5° Enfin un résidu sirupeux incristallisable qui a été soigneusement étudié par M. Schutzenberger.

173. Travaux de M. Schutzenberger. — La levure sur laquelle M. Schutzenberger a opéré contenait, fraîche, 29 à

30 p. 100 de matière solide. Elle abandonnait au lavage à l'eau bouillante de 8 à 9 p. 100 de matériaux divers. Elle en abandonnait 17 à 18 p. 100, c'est-à-dire environ 10 p. 100 en plus, après avoir été abandonnée sous l'eau, pendant douze à quinze heures, à une température de 35° à 40°.

Ce dernier liquide de lavage est concentré au bain-marie à consistance sirupeuse, et se prend, par refroidissement, en un magma cristallin qu'on fait bouillir pendant quelque temps, dans un ballon, avec un grand excès d'alcool à 92 degrés. Il se sépare une masse poisseuse foncée qui se colle aux parois du vase, et qui contient de la tyrosine et une matière gommeuse identique à celle de M. Béchamp. La solution alcoolique évaporée donne, par refroidissement, un abondant dépôt de leucine, mélangée d'un peu d'une matière sulfurée et de tyrosine.

Lorsque, par une nouvelle évaporation, il ne se dépose plus de leucine, on distille les eaux-mères au bain-marie pour chasser l'alcool, on étend d'eau le résidu, et on l'additionne d'eau de baryte pour éliminer les phosphates. On enlève l'excès de baryte dans le liquide filtré, au moyen d'acide carbonique. On fait ensuite bouillir avec un excès d'acétate de cuivre. Il se forme un précipité floconneux. On filtre, on ajoute de l'alcool en excès et au besoin de l'acétate de cuivre ; on obtient ainsi un nouveau précipité blanc bleuâtre soluble dans l'eau, et qu'il faut laver avec de l'alcool étendu. Ce précipité, traité par l'hydrogène sulfuré qui sépare le cuivre, fournit encore un peu de gomme.

Le liquide qu'on en a séparé par filtration est distillé pour en chasser l'alcool, traité par l'hydrogène sulfuré pour en séparer le cuivre, concentré et repris par l'alcool, qui ne laisse qu'un résidu de leucine, probablement mélangée d'un peu de butalanine. Le liquide alcoolique ne laisse à son tour, comme résidu, qu'un sirop incristallisable azoté et de saveur sucrée, dont l'étude n'a pas été poussée plus loin.

C'est le précipité floconneux que nous avons obtenu tout à l'heure par ébullition avec de l'acétate de cuivre, qui est le plus riche en éléments nouveaux, et fait l'intérêt du travail de M. Schutzenberger. On le lave à l'eau chaude, et on le traite à chaud par l'acide chlorhydrique étendu, où il se dissout presque complètement, à l'exception de flocons noirs de sulfure de cuivre. La solution chlorhydrique filtrée chaude dépose, par refroidissement, une grande partie de la combinaison cuivrique qu'elle avait dissoute.

Le dépôt, lavé et décomposé par l'hydrogène sulfuré, fournit de la carnine qu'on purifie par dissolution dans l'eau chaude, et cristallisation par refroidissement, en décolorant au besoin par un peu de charbon animal lavé. Cette carnine avait été découverte par Weidel dans l'extrait de viande Liebig, ce qui prouve qu'elle est le résultat de la vie d'autres cellules vivantes que celles de la levure. Elle se transforme en sarcine sous l'influence de l'acide azotique ou de l'eau de brome.

Aussi, lorsqu'on dissout, dans de l'acide nitrique, au lieu d'acide chlorhydrique, le précipité floconneux fourni par l'acétate de cuivre, et qu'on précipite ensuite par l'ammoniaque et le nitrate d'argent, on obtient, en lavant d'abord avec de l'eau ammoniacale le précipité blanc produit, et en le faisant ensuite cristalliser par refroidissement dans de l'acide nitrique bouillant à 12° B., un corps blanc qu'il suffit de décomposer en présence de l'eau par l'hydrogène sulfuré pour en isoler la sarcine. Le liquide filtré est concentré après addition d'ammoniaque ; la sarcine se sépare en fines aiguilles quand l'excès d'ammoniaque est parti. Mais cette base est sans doute le résultat de l'oxydation qu'a subie pendant l'opération, sous l'influence de l'acide nitrique, la carnine, qui est toujours prédominante dans le précipité cuivrique, et elle ne doit pas être comptée, jusqu'à plus ample informé, parmi les éléments de désassimilation du globule de levure.

Il n'en est pas de même de deux autres bases qu'on trouve dans l'eau-mère chlorhydrique qui a déposé la combinaison cuivrique de carnine. Privée de cuivre par l'hydrogène sulfuré et concentrée, cette eau-mère fournit, d'abord, des cristaux bien caractérisés de chlorhydrate de xanthine, puis, par concentration du liquide décanté à froid, des cristaux de chlorhydrate de guanine, d'où on extrait la guanine, en précipitant par l'ammoniaque, qui dissout l'excès de xanthine pouvant encore s'y trouver.

M. Schutzenberger n'a pas décelé d'autres bases que celles que nous venons d'énumérer. Il n'a réussi à trouver ni urée, ni acide urique, ni créatine, ni créatinine. Il n'a pas recherché la présence de l'inosite ni de l'acide inosique.

Nous sommes donc obligés de borner là notre étude sur les produits cristallisés de l'épuisement de la levure. Pour en compléter les enseignements, nous aurions encore à examiner la filiation des produits que nous avons découverts, et la façon dont on peut les faire dériver les uns des autres. Mais c'est là une notion que nous n'avons pas encore assez d'éléments pour développer. Elle trouvera plus naturellement sa place à la fin de l'étude sur les ferments des matières azotées, et la conclusion à laquelle elle nous conduira sera, comme nous le verrons, tout à fait d'accord avec celle à laquelle nous a amenés, dans le présent chapitre, notre discussion des résultats de l'analyse élémentaire, à savoir, que les produits d'autophagie de la levure sont le résultat d'oxydations successives, avec adjonction, dans certains cas, des éléments de l'eau, subies par les matériaux constitutifs de la cellule.

174. Relation des phénomènes d'autophagie avec les phénomènes de vie normale. — En somme, tout ce que nous découvrons assure les analogies entre la vie de la cellule pendant la fermentation et celle qu'elle mène avant et après. Elle passe insensiblement de l'un à l'autre, sans qu'on puisse observer, dans l'aspect de la levure et son mode de prolifération, rien qui traduise à l'œil le changement d'existence. Nous avons vu aussi que les produits étaient les mêmes partout, et que pendant l'autophagie les proportions d'alcool et d'acide carbonique étaient très voisines des proportions normales. Enfin les corps dont nous venons de constater la formation pendant l'autophagie se retrouvent presque tous dans les liquides de fermentation normale ; et si nous ne les y avons pas recherchés, c'est qu'ils y sont en somme moins abondants et, par suite, moins faciles à isoler.

Une seule différence paraît séparer ces deux modes d'existence, c'est la nature de la source à laquelle ils puisent. Dans la fermentation normale, c'est évidemment le sucre qui est consommé. Mais quel est l'aliment dans l'autophagie ? Dans ses premiers travaux sur ce sujet curieux qu'il avait découvert, M. Pasteur avait cru pouvoir attribuer les proportions assez notables d'acide carbonique et d'alcool qu'il avait observées, à la consommation et à la destruction d'une portion de la cellulose des vieux globules, que les jeunes détruiraient en vertu de la puissante activité vitale inhérente à la jeunesse. Cette explication n'était ni imprévue, ni isolée ; quand un noyau de datte germe, il y a certainement une partie de sa cellulose liquéfiée pour servir à la nutrition de la jeune plante.

Dans sa critique des travaux de M. Pasteur, Liebig confirma d'abord le fait de la production d'alcool pendant l'autophagie, et trouva même au phénomène une activité dont il nous faut prendre une idée en lui empruntant quelques-uns de ses nombres :

I. 1500cc de levure délayée avec soin dans de l'eau et équivalant à 147 gr. de levure sèche ont donné, au bout de dix-huit heures, 11 gr. 98 d'alcool anhydre.

II.	1200cc =	48,9 de levure sèche	donnèrent au bout de	36 heur.	6,28 d'alcool.
III.	1200cc =	91,5 —	—	24 —	8,23 —
IV.	1000cc =	78,2 —	—	18 —	6,66 —
V.	1000cc =	100,6 —	—	36 —	13,90 —

Mais il fit observer que ces proportions d'alcool atteignaient presque et dépassaient quelquefois la proportion d'alcool que pouvait donner la totalité de la cellulose de la levure employée, en admettant que la proportion de cellulose dans cette levure fût celle qu'admettait M. Pasteur, 18,76 p. 100. Or la raison et l'observation disaient que les globules, après l'expérience, avaient tous conservé leur enveloppe de cellulose.

Mais cet argument a cessé de porter depuis que nous savons qu'en dehors de la cellulose, il y a, dans le globule de levure, du glycogène dont la proportion peut parfois s'élever très haut, et en outre les matières gommeuses de Nægeli. Il faudrait une étude plus approfondie pour connaître le rôle individuel de chacune de ces formes de la matière hydrocarbonée. Ce qui n'est pas douteux, c'est qu'elles sont consommées peu à peu, et qu'elles sont parfois assez abondantes (117) pour expliquer les proportions considérables d'alcool trouvées par Liebig pendant l'autophagie.

Mais cette conception, à son tour, nous permet d'établir, entre l'autophagie et les phénomènes normaux de la vie de la levure, des rapprochements bien dignes d'intérêt. Elle va droit, en effet, à supprimer la seule différence que nous signalions tout à l'heure entre ces deux modes d'existence : la différence dans la nature de l'aliment.

Tout ce que nous savons, en effet, sur les phénomènes de vie végétale et animale, nous prouve que c'est dans le protoplasma des cellules que se produisent les phénomènes profonds de nutrition. Nul doute que le sucre que la cellule de levure met physiologiquement en œuvre ne doive d'abord pénétrer par voie d'endosmose au travers de la paroi de la cellule, et ne soit utilisé qu'au moment où il commence à faire partie, sous une forme quelconque, des sucs intérieurs. La seule différence de cette cellule avec celles du tissu intérieur d'une betterave, est que ces dernières ont su se faire, à un certain moment de leur existence, leur provision de sucre, tandis que la cellule de levure a dû le recevoir de l'extérieur. Mais dans les deux cas, ce n'est sans doute qu'au moment où il fait partie de la masse protoplasmique que ce sucre est employé comme aliment, c'est-à-dire, brûlé en partie, pendant qu'une autre portion sert à la construction et à l'aménagement de tissus nouveaux.

Or, lorsque prenant de la levure en pleine fermentation, on la tue rapidement par un moyen quelconque, de façon à immobiliser autant que possible sa masse protoplasmique sous son état actuel, on n'y trouve par l'analyse que des quantités de sucre très faibles, et dont il faut encore attribuer une partie au liquide baignant l'extérieur les globules, liquide qu'on ne peut pas éliminer complètement, à cause de la nécessité de conduire l'opération assez vite pour que la levure ne puisse pas épuiser sa réserve. En revanche dans cette levure jeune et active, on trouve proportionnellement plus de glycogène et plus de la masse mucilagineuse signalée par Næegeli, et moins de cellulose absolument insoluble dans les acides ou les alcalis étendus.

On est donc conduit tout naturellement à assimiler les phénomènes de nutrition de la levure à ceux qu'on rencontre dans d'autres tissus vivants, par exemple dans la betterave, et beaucoup d'autres végétaux supérieurs, dont la vie profonde nous apparaît, peut-être à tort, mais enfin nous apparaît comme moins mystérieuse que celle de la levure. Le globule de levure devient un végétal ordinaire, se faisant d'une façon continue une masse protoplasmique alimentaire, et la consommant d'une façon continue. La source à laquelle il puise est le sucre, au lieu d'être l'acide carbonique de l'air, car il n'a pas de chlorophylle, et ne peut créer de la matière organique. Mais il peut la transformer, l'élaborer, c'est-à-dire la digérer avant de la mettre en œuvre. La matière première de son évolution, le sucre, lui fait-elle défaut, il vit aux dépens de la masse protoplasmique qu'il est dans sa nature de s'être créée, et donne ses produits ordinaires, tissus nouveaux, alcool, acide carbonique, produits d'excrétion et de sécrétion, jusqu'au moment où cette réserve s'épuise à son tour. A partir de ce moment, l'attaque portant peut-être sur des matériaux de plus en plus résistants, la vie devient de plus en plus lente et plus difficile jusqu'à ce qu'enfin elle s'éteigne.

Telle est la synthèse à laquelle nous voulions arriver. Elle rassemble sous une formule unique et dans une explication commune tous les phénomènes de nutrition de la cellule de levure que nous avons envisagés jusqu'ici. Nous allons pouvoir la pousser encore plus loin dans le prochain chapitre.

BIBLIOGRAPHIE

BÉCHAMP. Sur l'acide acétique dans la fermentation alcoolique. *Comptes rendus*, t. LVI, p. 969, 1086, 1231, et t. LVII, p. 496, 1863.

— Note sur la fermentation alcoolique. *Comptes rendus*, t. LVIII, p. 601.

— Sur l'épuisement physiologique et la vitalité de la levure de bière. *Comptes rendus*, t. LXI, p. 689.

— Sur la cause de la fermentation alcoolique par la levure de bière, et sur la formation de la leucine et de la tyrosine dans cette fermentation. *Comptes-rendus*, t. LXXIV, p. 184.

— Recherches sur la théorie physiologique de la fermentation alcoolique de la levure de bière, *Comptes rendus*, t. LXXV, p. 1036.

SCHUTZENBERGER. Faits pour servir à l'histoire de la levure de bière, *Comptes rendus*, t. LXXVIII, p. 493, 1874, et *Bulletin de la Société chimique*, t. XXI, p. 304.

BÉCHAMP. Nouvelles recherches sur l'épuisement physiologique de la levure de bière. *Comptes rendus*, t. LXXVIII. p. 645.

SCHUTZENBERGER. Réponse à une réclamation de priorité de M. Béchamp. *Comptes rendus*, t. LXXVIII, p. 698.

CHAPITRE XVIII

COMPARAISON DE LA LEVURE ET DES AUTRES VÉGÉTAUX

Arrivés au point où nous en sommes, et avant d'entrer dans le détail du phénomène de la fermentation, il importe de résumer tout ce que nous avons appris sur la levure, et sur ses différences et ressemblances avec les cellules des autres végétaux. Nous nous bornons, bien entendu, aux questions de fonction physiologique, laissant de côté les questions de forme qui sont tout à fait secondaires.

175. Absorption d'oxygène. — La levure nous est apparue d'abord comme un agent puissant d'absorption de l'oxygène, pouvant en consommer par jour six fois son poids sec, et même davantage. Ce chiffre peut sembler élevé. Il n'est pas hors de proportion, cependant, avec ceux qu'on relève pour d'autres végétaux. Dans la germination de l'orge, la quantité d'oxygène consommé par jour ne dépasse pas, il est vrai, 2 0/0 du poids de la graine. Mais dans l'orge, il n'y a guère que les cellules de la plantule qui soient vivantes et respirent. Les autres sont des cellules mortes. Or l'embryon ne représente guère, au moment où les expériences de mesure ont été faites, que 1/50 environ du poids de la graine. Les cellules vivantes de l'embryon d'orge consomment donc environ leur poids d'oxygène en 24 heures.

On trouve pour d'autres plantes des poids plus élevés. En rapportant à une durée de 24 heures des chiffres donnés par Aubert, on trouve, pour les poids d'oxygène consommés à 12-13° par les feuilles ou les tiges de diverses plantes, les chiffres suivants :

Cereus macrogonus	0,1 gr.
Picea excelsa	1,5
Faba vulgaris	3,2
Triticum sativum	9,6

Il s'agit ici de feuilles. Avec les fleurs, organes arrivés à l'état de repos végétatif, nous trouvons des chiffres encore variables, mais parfois encore élevés. C'est ainsi que l'expérience a relevé pour beaucoup de fleurs des consommations d'oxygène représentant, en 24 heures, de 12 à 24 fois le volume de la fleur, ce qui donne, par gramme, des poids d'oxygène compris entre 30 et 60 milligr. seulement ; mais d'après Garreau et Kraus, le spadice de l'*arum italicum* en consomme par heure 30 fois son volume, ce qui donne environ, par 24 heures, 1,3 gr. d'oxygène pour 1 gr. de plante. La consommation d'oxygène diminue pour les fruits, aussi pour les tubercules, pour tous les organes de la plante arrivés à l'état de repos. Mais elle reste très active pour les cellules en voie de multiplication, et se rapproche alors, quand elle ne la dépasse pas, de celle de la levure.

Il ne faut pas oublier en effet, dans l'interprétation des nombres ci-dessus, qu'ils sont donnés pour les organes frais. Il faudrait pour les rapporter à ces organes secs, des nombres qui ne sont pas fournis dans les mémoires auxquels je les emprunte. En moyenne on peut dire qu'il faudrait les quintupler pour les ramener à la même échelle que ceux de la levure. On voit alors qu'ils sont du même ordre, parfois inférieurs, parfois de beaucoup supérieurs.

176. Production d'acide carbonique. — A cette consommation d'oxygène, tant par la levure que par les plantes vertes placées à l'obscurité, correspond une production d'acide carbonique qui est en rapport à peu près constant avec l'oxygène consommé. Le rapport $\frac{CO^2}{O}$ est ce qu'on nomme le *quotient respiratoire*. Il est naturellement très mal défini physiologiquement, parce qu'il représente le résumé de l'action respiratoire sans nous en donner le détail. Or le détail, qui seul nous intéresse, peut être très différent et le total rester le même. Dans la plupart des plantes, les aliments respiratoires, sur lesquels se porte l'oxygène absorbé, sont des hydrates de carbone, dans lesquels l'hydrogène et l'oxygène sont dans les mêmes proportions que dans l'eau et peuvent être considérés comme se suffisant l'un à l'autre dans un procès de combustion, de sorte que le carbone est seul disponible. Si celui-ci devient uniquement de l'acide carbonique, c'est-à-dire si la formule suivante se réalise

$$C^6H^{12}O^6 + 12\,O = 6\,CO^2 + 6\,H^2O$$

le volume d'acide carbonique produit est égal au volume d'oxygène absorbé, et le quotient respiratoire est égal à l'unité. Mais dans le cas où le sucre donne de l'acide oxalique dans une combustion incomplète, ce qui n'est pas rare, comme nous le savons, on a pour toute la partie du sucre entraînée dans cette réaction :

$$C^6H^{12}O^6 + 9\,O = 6\,CO^2H + 3H^2O$$

et le quotient respiratoire est nul, puisqu'il n'y a pas d'acide carbonique produit.

En échange, pendant la combustion de l'acide oxalique produit

$$6\,CO^2H + 3\,O = 6\,CO^2 + 3H^2O$$

le coefficient respiratoire sera 4, et ceci montre en passant combien est artificielle cette notion du quotient respiratoire, car, en passant par le terme acide oxalique, on arrive au même résultat que par combustion directe, et on devrait retomber sur un quotient respiratoire égal à l'unité en superposant un quotient respiratoire égal à 0 avec un autre égal à 4.

Quoi qu'il en soit, comme la combustion complète de l'aliment hydrocarboné est la règle, on comprend que le coefficient respiratoire sera voisin de l'unité chez les plantes consommant de l'amidon ou du sucre, surtout lorsqu'elles seront arrivés à l'état d'équilibre, car, pour les organes en voie d'accroissement, la création de matériaux nouveaux peut exiger plus ou moins d'oxygène. Mais à l'état d'équilibre, le quotient sera différent pour les plantes qui consomment des aliments gras. La combustion de la glycérine :

$$C^3H^8O^3 + 7\,O = 3\,CO^2 + 4H^2O$$

nous donne un quotient respiratoire égal à 0,86 environ. Celle de l'acide oléique :

$$C^{18}H^{34}O^2 + 51\,O = 18\,CO^2 + 17\,H^2O$$

donne un quotient respiratoire de 0,7.

Par contre, la combustion complète de l'acide tartrique.

$$C^4H^6O^6 + 5\,O = 4\,CO^2 + 3\,H^2O$$

donne un quotient égal à 1,6. On voit donc combien d'actions différentes peuvent se trouver masquées les unes par les autres dans le quotient respiratoire, et pourtant je n'ai pas encore fait entrer en ligne de compte les formations d'acide carbonique résultant de l'action de la zymase sur le sucre, qui correspondent à un quotient respiratoire égal à l'infini.

Pour le moment, la seule chose qui nous intéresse est ceci : ce quotient respiratoire, pour des plantes respirant dans des conditions normales, est variable avec les différentes espèces, mais en général plus petit que l'unité. Il est aussi à peu près indépendant de la pression et de la température. Ceci montre qu'à des quantités égales d'oxygène absorbé, correspondent des quantités proportionnelles et voisines d'acide carbonique produit, de sorte que la parité que nous avons relevée entre les cellules de levure et les cellules végétales au point de vue de l'oxygène absorbé se retrouve au point de vue de l'acide carbonique produit pendant la vie aérobie de la levure.

177. Respiration intramoléculaire. — Cela posé, l'expérience apprend que des plantes ou des organes de plante peuvent, lorsqu'ils sont brusquement transportés dans un milieu débarrassé d'oxygène, continuer à y donner de l'acide carbonique. Les expériences de Lechartier et Bellamy (24) ont montré que ce phénomène pouvait durer des semaines et des mois, et, depuis, les recherches de Brefeld, Wortmann, Moller, Pfeffer, et de nombreux autres savants, ont confirmé le fait de cette respiration normale en l'absence d'oxygène, et montré qu'elle n'était pas un phénomène de décomposition et de mort, puisqu'une plante qui n'a pas été laissée trop longtemps dans un milieu désoxygéné peut, lorsqu'on la ramène à l'air, reprendre sa respiration normale. On a donné d'un commun accord, à cet ensemble de phénomènes, le nom étrange de respiration intra-moléculaire. Seulement on y a confondu deux ordres de faits différents, et qu'il est, je crois, important de distinguer.

Lorsqu'on plonge dans une atmosphère d'hydrogène pur une graine, un fruit, une feuille, un organe quelconque d'une plante, il se fait tout d'abord un dégagement d'acide carbonique qui va en s'affaiblissant peu à peu, et qui, d'ordinaire, n'est pas durable. Puis, et dans certains cas seulement, commence un nouveau dégagement d'acide carbonique qui va en s'accélérant, passe par un maximum, et se ralentit ensuite à son tour. Celui-là peut durer très longtemps, comme nous l'avons vu dans les expériences de Lechartier et Bellamy. Ces deux phénomènes peuvent se pénétrer l'un l'autre, et devenir difficiles à distinguer et à séparer. Ils sont pourtant d'origine différente. Le dernier est le résultat de l'existence d'une zymase et aboutit à la formation de l'alcool, avec un quotient respiratoire théoriquement égal à l'infini, comme nous l'avons vu plus haut, parce que dans l'équation

$$C^6H^{12}O^6 = 2C^2H^6O + 2CO^2$$

il y a production d'acide carbonique sans absorption concomitante d'oxygène. L'autre, le premier, est la continuation de la respiration normale à l'aide de l'oxygène faiblement combiné de la cellule : il s'éteint quand cette réserve est épuisée. La levure peut les manifester tous deux avec une grande puissance. Les végétaux n'accusent un peu que le premier, et très peu le second. Etudions-les séparément pour les bien connaître.

178. Respiration dans un gaz inerte. — Les études les plus soigneuses faites sur ce point sont dues à M. Chudiakow, qui a mesuré à la fois, et sur les mêmes plantes, à la même température, les quantités d'acide carbonique produites dans le même temps, quand elles respiraient dans l'air et dans de l'hydrogène. Le premier nombre correspondait à la respiration normale, le second à ce qu'il appelait la respiration intramoléculaire, et on pouvait en conclure le rapport R que nous envisagerons tout d'abord.

Prenons comme exemple l'une des plantes les plus intéressantes sous ce point de vue, des plantules de *vicia faba*. On trouvera, dans le tableau suivant, les quantités d'acide carbonique fournies par 1 gr. de plante, pendant un intervalle de temps que nous supposerons de 24 heures, pour les ramener à la même unité que plus haut. Il va sans dire que dans l'hydrogène, la respiration ne durerait pas aussi longtemps. En fait, au bout d'une heure on voit qu'elle commence à faiblir. Les nombres ci-dessous sont les nombres moyens de la première heure multipliés par 24. L'expérience de respiration dans l'hydrogène était encadrée entre deux expériences de respiration dans l'air qui devaient donner à peu près les mêmes chiffres pour que l'expérience fût jugée bonne. La température a été de 20°, 35°, 40°.

Température. . . .	20°	35°	40°
CO^2 dans l'hydrogène.	4,5 mgr.	7,4 mgr.	8,9 mgr.
CO^2 dans l'air. . . .	5,0 mgr.	8,2 mgr.	9,6 mgr.
Rapport R	0,90	0,90	0,92

Ce tableau montre deux choses, qu'ont confirmées les autres expériences faites.

1° La respiration dans l'hydrogène est moins active que dans l'air. C'est même pour le *vicia faba* que le rapport entre les quantités d'acide carbonique émis dans les deux respirations est le plus voisin de l'unité. Voici en effet quel est ce rapport moyen pour les autres plantes étudiées par M. Chudiakow :

Valeurs de R	à 20°	à 35°	à 40°
Zea mais	0,76	0,76	0,76
Triticum vulgare	0,52	0,54	0,57
Helianthus annuus	0,40	0,41	0,40
Pisum sativum	0,93	0,92	»
Id. autres plantules	0,86	0,86	»
Id. graines gonflées	0;76	»	0,74

On voit que partout la respiration dans un gaz inerte est plus faible que dans l'air. Mais ces chiffres montrent autre chose, c'est que le rapport est à peu près constant et indépendant de la température. Ceci établit évidemment entre ces deux respirations un lien qui permet de leur attribuer la même origine. Si elles étaient commandées par des forces différentes, on ne comprendrait pas en effet que variant individuellement du simple au double, comme dans le cas de *vicia faba* exposé plus haut, elles varient proportionnellement l'une à l'autre, de façon que le rapport reste constant. J'ajoute que la courbe de variation de la respiration dans un gaz inerte, telle qu'elle a été relevée par M. Chudiakow pour *Vicia faba*, *Zea maïs*, *Brassica napus*, et *Triticum vulgare*, est à peu près la même pour ces plantes ou ces graines très différentes.

179. Réserve d'oxygène. — Nous avons trouvé plus haut un cas dans lequel la levure absorbait la même quantité d'oxygène, qu'elle fût dans un liquide sucré ou dans un liquide sans sucre. Nous avons expliqué ce fait en admettant que la levure vivait de la même façon dans les deux cas, en présence du glycogène qu'elle tenait en réserve. Voyons s'il n'en serait pas de même ici, et si ce parallélisme entre la respiration des premières heures dans un gaz inerte et la respiration normale ne tiendrait pas à ce que, dans un gaz inerte, la plante continue à vivre aux dépens de l'oxygène faiblement combiné, ou même simplement dissous à l'intérieur de ses tissus.

Cette hypothèse conduit de suite à une conclusion, c'est que cette provision est limitée et que la respiration ne doit pas être durable. C'est en effet ce qu'on observe. Au bout de quelques heures, 6 à 7 pour le *vicia faba* à la température de 20°, 3 ou 4 à la température de 35°, la production d'acide carbonique faiblit. Si à ce moment on ramène la plante à l'air, elle ne donne plus son quotient respiratoire normal. On en a conclu qu'elle commençait à mourir. Il faudrait voir si elle ne travaille pas seulement à reconstituer ses réserves, et n'absorbe pas tout autant d'oxygène, tout en donnant moins d'acide carbonique. Quoi qu'il en soit, nous voyons que cette respiration dans un gaz inerte ne dure pas longtemps.

Elle ne consomme pas non plus des quantités d'oxygène disproportionnées à celles que peut contenir la plantule ou la graine. En marchant au taux qu'indiquent les nombres cidessus, 100 gr. de plantules de *vicia faba* ne consommeraient en 8 heures que ce qu'il faut d'oxygène pour donner 150 mgr de CO^2, c'est-à-dire environ 110 mgr. d'O, un peu plus de 1 millième du poids de la plante verte. Pour des plantules dont les racines avaient 3 à 4 cent. de long, c'est une proportion tout à fait acceptable.

Enfin, cette notion de la réserve d'oxygène existe déjà dans la science. Alph. Edwards avait montré, il y a longtemps, que des escargots, mis brusquement dans un gaz inerte, continuaient à dégager de l'acide carbonique sans absorber d'oxygène. Mais dans leur intestin pouvaient se produire des actions microbiennes qui, lorsqu'on les a connues, ont jeté quelque doute sur l'origine de cet acide carbonique. J'ai ensuite dissocié, en opérant sur des œufs de ver à soie, le phénomène de la consommation de l'oxygène gazeux et celui de la production d'acide carbonique, en montrant que, mis

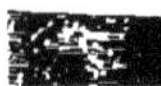

dans un espace clos, ces œufs absorbaient tout l'oxygène qu'ils remplaçaient par un volume moindre de CO^2 ; puis que, cet oxygène disparu, ils continuaient à dégager de l'acide carbonique. Ils s'étaient fait, au commencement de l'expérience, une réserve qu'ils consommaient à la fin.

C'est le même cas que les plantules étudiées plus haut ; elles ont continué à vivre dans l'hydrogène aux dépens de leur provision d'oxygène, et se sont ralenties à mesure que cette provision s'épuisait. La régularité de la transition nous avertit seulement d'une chose, c'est que dans la respiration normale, à l'air, il y a une part, plus ou moins importante suivant la plante, qui se fait aux dépens de la réserve d'oxygène des tissus. Cette réserve, dont nous découvrons la présence, n'est évidemment pas faite une fois pour toutes au milieu de tissus tous en voie de changement : elle s'épuise et se renouvelle à mesure, de sorte qu'en résumé la respiration végétale ressemble un peu à celle des tissus animaux aux dépens de l'oxygène faiblement combiné des globules du sang.

Ce qui ressort aussi de cette conception, c'est l'inanité physiologique du rapport $\frac{CO^2}{O}$. Ce rapport pouvait représenter quelque chose quand on croyait que l'oxygène qui pénétrait dans un tissu en ressortait de suite sous forme d'acide carbonique. Le rapport entre le volume entré et le volume sorti donnait alors la mesure des besoins de l'organisme à ce moment. Maintenant que nous voyons que l'acide carbonique qui sort à un moment quelconque provient, en grande partie, d'oxygène antérieurement emmagasiné, le rapport respiratoire ne signifie plus grand chose. Il montre, quand il est constant, que le grenier, le magasin d'oxygène, est en balance quant aux entrées et aux sorties, mais il ne nous dit rien de ce qui s'y passe. Nous savons ce qui entre dans l'usine, nous savons ce qui en sort, mais nous ne savons pas, au moins par cette voie, ce qui s'y fabrique.

180. Fermentation intracellulaire. — Arrivons maintenant au second phénomène, d'ordinaire confondu avec le premier dans le nom commun de respiration intra-moléculaire. Il a des caractères tout différents. D'abord il ne commence pas de suite dès que le fruit ou l'organe végétal est transporté dans un gaz inerte. Il y a une période plus ou moins longue pendant laquelle on n'aperçoit rien. Puis un dégagement commence, qui s'accélère, et redevient insensible. La durée du phénomène, au lieu d'être courte, peut être de quelques semaines ou même de quelques mois, comme on peut le voir dans les expériences de Lechartier et Bellamy relatées au chapitre III. Enfin il y a de l'alcool formé, en proportions à peu près équivalentes pondéralement à celles de l'acide carbonique, de sorte que tout révèle ici l'action d'une zymase tout à fait analogue, sinon identique à celle de la levure. La seule chose qui diffère, c'est que dans les végétaux ordinaires, cette zymase n'est pas toujours présente à tous les moments, qu'elle est d'ordinaire peu abondante ou peu active, tandis que dans les levures on en trouve toujours. Mais comme correctif à cette différence, nous avons à rappeler que toutes les levures n'en contiennent pas la même quantité, et qu'il y a des blastomycètes morphologiquement identiques aux levures qui n'en contiennent pas. Il y a donc toutes les transitions entre les cellules végétales les plus inertes et les levures les plus actives.

Il y a un autre caractère différentiel entre la respiration à l'abri de l'air et la fermentation intracellulaire. La première ne fournit jamais que de l'acide carbonique, c'est ce qui résulte des études concordantes de Bonnier et Mangin, de Muntz, de Sachsse. Quand on avait cru trouver d'autres gaz, c'est que des microbes étaient intervenus. Au contraire dans la fermentation intracellulaire, Muntz et de Luca ont observé la production d'hydrogène par des plantes contenant de la mannite $C^6H^{14}O^6$, qui ne peut en effet donner de l'alcool qu'en vertu de l'équation

$$C^6H^{14}O^6 = 2C^2H^6O + 2H + 2CO^2$$

Peut-être se dégage-t-il parfois aussi de l'azote, car les mutations survenues dans les tissus ne se bornent pas à la formation d'alcool, et Palladin et Clausen ont observé la formation d'acides amidés. En tout cas, ce n'est pas ici un acte de respiration et d'oxydation, c'est un acte de dédoublement intérieur avec toutes ses conséquences.

Ici, il n'y a donc plus, à proprement parler, de quotient respiratoire. Dans le dédoublement de la mannite dont nous venons d'écrire la formule, dans le dédoublement classique du sucre, le rapport de l'acide carbonique exhalé à l'oxygène absorbé est infini, puisqu'il n'y a pas absorption d'oxygène. Au reste les volumes d'acide carbonique dégagés dans l'unité de temps sont même ordre dans la respiration confinée et dans la fermentation intramoléculaire, ainsi qu'on peut s'y attendre en remarquant que c'est la même cellule qui intervient par ces deux voies différentes pour satisfaire ses besoins. Mais il ne faut pas rapprocher les phénomènes assez pour les confondre.

En résumé, malgré sa dissemblance apparente avec les autres cellules végétales, la levure leur ressemble beaucoup par toutes ses propriétés. Elle s'en distingue seulement en ce qu'elle supporte plus longtemps la vie anaérobie, et qu'elle secrète plus de zymase ou une zymase plus active. Quand on se rappelle que le dédoublement du sucre par la zymase est une source d'énergie, remplaçant celle qui résulte de la combustion directe du sucre, les deux différences que nous venons de signaler se réduisent à une, c'est que la levure ou plutôt certaines levures peuvent secréter de la zymase. Mais l'apparition d'une sécrétion, si importante qu'elle soit, ne suffit pas à déclasser un végétal. L'amandier à amandes douces et l'amandier à amandes amères n'en sont pas moins des amandiers. De même nous n'avons aucune différence essentielle à faire entre les *Saccharomyces* qui sont de purs agents de combustion, comme le *Saccharomyces mycoderma*, et ceux qui sont de purs agents de fermentation comme les levures usuelles. De sorte que nous pouvons dire pour conclure : la levure est une cellule végétale ordinaire sécrétant en abondance de la zyamase.

BIBLIOGRAPHIE

AUBERT. *Revue gén. de botanique* 1892, p. 375.
GARREAU. *Ann. des sc. nat.*, 1884, t. XVI, p. 254.
KRAUS. *Abhandl d. Naturf. Gesells. zu Halle*, t. XVI.
DE SAUSSURE. *Ann. des sci. nat.*, 1834, 2e sec., t. II p. 272.
LECHARTIER et BELLAMY. *Comptes rendus*, 1869, t. LXIX, pp. 356 et 466.
BREFELD. *Landw. Jahrbucher*, 1876, t. V, p. 281.
WORTMANN. *Arb. d. bot. Institut in Wurzburg*, 1880, t. II, p. 510.
MÖLLER. *Ber. d. d. bot. Gesells.* 1884, t. II, p. 507.
PFEFFER. *Unters. a d. bot. Institut zu Tübingen*, 1885, t. I p. 636.
CHUDIAKOW. *Landwirths. Jahrbucher*, 1894, p. 333.
DUCLAUX. *Ann. de l'Ecole norm. sup.*, t. VI, 1869.
BONNIER et MANGIN. *Ann. des sc. nat.*, 1884, t. XVII, XVII et XIX.
MUNTZ. *Ann. de ch. et de phys.* 1876, V, s., t. VIII, p. 67.
SACHSSE. Keimung von Pisum sativum, 1872, p. 19.
PALLADIN. *Ber. d. d. bot. Gesells*, 1888, t. VI, p. 205 et 296.
CLAUSEN. Beitrage z. Kentniss des Athmung, Diss., 1890, p. 24.

CHAPITRE XIX

THÉORIES DE LA FERMENTATION ALCOOLIQUE

Arrivés au point où nous en sommes, nous avons un regard à jeter en arrière sur les faits acquis. Avant de commencer l'étude des produits de la fermentation alcoolique, nous avons à nous demander ce qu'est le phénomène en lui-même, et à tâcher d'en faire la théorie. Sur ce point, comme dans toutes les questions qui ne sommeillent pas, la science a beaucoup varié dans ces dernières années, à partir du moment où Pasteur a renversé l'ancienne théorie du mouvement communiqué, dont nous avons dit quelques mots au chapitre XIV. Sur les faits nouveaux qu'il avait découverts, Pasteur avait établi une théorie nouvelle dont, ainsi qu'il arrive toujours, une partie reste, tandis qu'une autre a disparu par suite des découvertes faites depuis, en particulier de celle de la zymase. Pour bien préciser nos idées actuelles, le meilleur moyen est de rappeler les faits découverts par Pasteur, et qui restent, d'y souder la théorie admise par Pasteur en montrant les points défectueux de la soudure, et de dire en quoi les découvertes nouvelles modifient ces défectuosités.

181. Notions apportées par Pasteur. — L'idée nouvelle, apportée ou plutôt imposée par Pasteur, est que la levure est un être vivaint, et ne fonctionne comme levure que parce qu'elle est vivante et cherche à satisfaire à ses besoins nutritifs. Ceci était la condamnation de toutes les théories antérieures. Ce premier point bien démontré, Pasteur s'est posé une question plus étroite : pourquoi le mode de vie de la levure en fait-il un ferment, capable de dédoubler le sucre, tandis que tant d'autres cellules végétales vivent aux dépens du sucre et sans le faire fermenter? Il avait cru pouvoir répondre à cette question par sa découverte d'une vie aérobie chez la levure, et de sa transition insensible à une vie anaérobie. Résumons et précisons ce qu'il nous a appris à ce sujet.

La levure, librement et largement exposée au contact de l'air dans un moût sucré, bourgeonne et se reproduit avec activité. Elle vit alors à la manière des cellules des animaux et des végétaux supérieurs. Avec elle, la formation de tissus nouveaux s'accompagne encore nécessairement de la destruction d'une certaine quantité de matière organique, qu'elle brûle à l'aide de l'oxygène qu'elle puise dans l'air, et pour lequel elle manifeste une avidité très grande. La seule différence apparente est qu'avec elle, la matière organique, le sucre, est prise à l'extérieur, dans le liquide qui la baigne, tandis que dans les végétaux, dans la feuille de cactus qui pousse, ou la jacinthe qui sort de son bulbe, ou la betterave qui fleurit, la matière organique vient des sucs cellulaires; mais cette différence n'est pas essentielle, et nous l'avons déjà vu s'effacer à propos du sucre, qui devient du glycogène dans les tissus. Ce qui est identique en revanche, c'est le mode de respiration, car nous connaissons certaines espèces de levures qui, dans ces conditions, ne donnent pas d'alcool, et transforment en acide carbonique tout le sucre qu'elles n'utilisent pas pour la production de leurs tissus.

Si, à de la levure placée dans ces conditions, on mesure l'air disponible, on voit, à mesure que l'oxygène devient rare, diminuer à la fois la puissance de prolifération et la quantité d'acide carbonique produit aux dépens d'une certaine quantité de sucre. En même temps apparaît, en plus ou moins grande abondance, un élément nouveau, l'alcool, rare ou même absent dans les conditions précédentes d'existence, et dont la proportion, pour une quantité déterminée de sucre, augmente d'autant plus que l'on a davantage ménagé à la levure le contact de l'air libre ou dissous.

Cette proportion tend rapidement, à raison de la facilité avec laquelle la levure se crée une existence anaérobie, vers une limite maximum qui se trouve atteinte précisément lorsque, par un dispositif convenable, on a complètement désaéré le liquide d'ensemencement. La reproduction est alors lente, pénible et faible, juste au moment où aucune portion apparente de l'acide carbonique produit ne provient d'une combustion directe. Nous avons même vu que la levure dans ces conditions avait besoin, pour bourgeonner et agir, d'avoir subi le contact de l'air par elle-même ou par ses ascendants immédiats ; et il pourrait, à raison de ce fait, rester quelques doutes sur la possibilité de son développement en l'absence complète d'oxygène, si on ne connaissait des êtres tout pareils pouvant vivre et se développer tout à fait en dehors du contact de ce gaz, « par exemple, disait Pasteur, ceux que j'ai découverts et auxquels j'ai donné le nom de *ferment butyrique* ».

Ce passage de la vie aérobie, où la cellule est presque un pur agent de combustion et se multiplie avec activité, à la vie anaérobie pendant laquelle elle est ferment et se reproduit avec lenteur, s'accomplit dans la cuve du brasseur par des transitions insensibles, sans que rien dans la forme, l'aspect, le mode de prolifération des globules, avertisse du changement survenu dans leur mode d'existence, et de la suppression du seul élément qui, présent et abondant à l'origine, soit devenu rare ou absent à la fin, l'oxygène.

182. Théorie de Pasteur. — Cela bien établi, la question que s'était naturellement posée M. Pasteur est la suivante : Faut-il admettre que la levure, si avide d'oxygène qu'elle l'enlève à l'air atmosphérique avec une grande activité, n'en a plus besoin quand on l'en prive, alors que dans le liquide fermentescible, il y a une matière, le sucre, qui peut le lui présenter à profusion, non à l'état libre, il est vrai, mais à l'état combiné. Là est tout le mystère de la fermentation ; car si l'on répond à cette question en disant : « Puisque la levure assimile le gaz oxygène avec énergie lorsqu'il est libre, cela prouve qu'elle en a besoin pour vivre, et elle doit conséquemment en prendre à la matière fermentescible quand on lui refuse ce gaz à l'état de liberté, » aussitôt la levure nous apparaît comme un agent de décomposition du sucre en vertu de son avidité pour l'oxygène, c'est-à-dire, nous le répétons, pour le seul aliment dont la disparition provoque chez elle l'apparition du caractère ferment.

Notons tout de suite, ajoutait Pasteur, que cette conclusion ne s'applique pas au seul globule de levure. Il y a un grand nombre d'espèces vivantes, appartenant au monde des infiniment petits et à celui des êtres supérieurs, qui obéissent à un mécanisme analogue, et deviennent ferments alcooliques lorsque, vivant au contact d'une solution sucrée, l'oxygène vient à être rare ou à leur manquer.

« En résumé, disait M. Pasteur en 1861, à côté de tous les êtres connus jusqu'à ce jour, et qui sans exception (au moins on le croit) ne peuvent respirer et se nourrir qu'en assimilant du gaz oxygène libre, il y aurait une classe d'êtres dont la respiration serait assez active pour qu'ils puissent vivre hors de l'influence de l'air en s'emparant de l'oxygène de certaines combinaisons, d'où résulterait pour celles-ci une décomposition lente et progressive. Cette dernière classe d'êtres organisés serait constituée par les ferments, de tout point semblables aux êtres de la première classe, vivant comme eux, assimilant à leur manière le carbone, l'azote et les phosphates, ayant, comme eux, besoin d'oxygène, mais différant d'eux en ce qu'ils pourraient, à défaut de gaz oxygène libre, respirer avec du gaz oxygène emprunté à des combinaisons peu stables. »

183. Objections faites à la théorie de Pasteur. — A cette théorie on a fait beaucoup d'objections, dont l'examen n'a plus grand intérêt aujourd'hui· Chose singulière, elles ont surtout porté sur une question de mots, et n'allaient pas au fond des choses. Sous le prétexte que le pouvoir ferment, tel que l'avait défini Pasteur, ne tenait pas compte du temps, on a voulu lui contester sa place dans une théorie

23

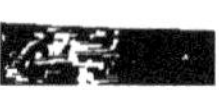

de la fermentation ; c'est plutôt au nom de la pratique qu'il aurait fallu le condamner, car pour le brasseur le temps compte. Mais dans la conception de Pasteur, ce mot était la traduction rapide d'un fait, c'est que la quantité de sucre que peut faire fermenter un gramme de levure est d'autant plus grande que cette levure est plus privée d'air. C'était à ce fait nouveau qu'il fallait s'attaquer pour ruiner la théorie de Pasteur, et non à l'expression, un peu énigmatique il est vrai, (**159**) qui le représentait.

Beaucoup de savants se sont en effet proposé de vérifier si, en sortant des conditions des expériences de Pasteur, et en se rapprochant des conditions de la pratique, la quantité de sucre décomposé par un poids déterminé de levure augmentait à mesure que diminuait la facilité d'accès de l'oxygène. Sur ce terrain, les causes d'erreur sont si multiples qu'il est difficile de leur échapper. La plus grave vient de ce que l'on ne s'est pas rendu compte de ce qu'il faut d'oxygène à la levure pour qu'elle mène une vie aérobie. Une, deux, trois aérations par jour, dans un liquide en fermentation, changent à peine les conditions d'existence de la levure, et il ne peut pas y avoir de différences sensibles entre le liquide aéré et le liquide non aéré. L'évaluation du poids de levure trouvé à la fin de la fermentation, et auquel on rapportait le quantum de sucre disparu, ou d'alcool formé, a donné carrière à une autre série d'erreurs (**161**).

Lorsqu'on ensemence un liquide nutritif dans les conditions ordinaires de la pratique, c'est-à-dire avec 1 à 5 gr. de levure par litre, la levure commence par se multiplier comme nous l'avons vu, et atteint, comme poids et comme nombre de globules, un certain maximum dépendant des conditions d'expérience. Ce maximum croît avec la quantité de sucre, mais moins rapidement que lui, parce que la proportionnalité n'a lieu que pour la vie aérobie. Sitôt que l'oxygène manque, la multiplication devient plus lente et ne se continue ensuite que faiblement, tant qu'il y a du sucre, grâce à l'oxygène emmagasiné, qui joue, comme nous l'avons vu, le rôle d'excitant. Le nombre des globules va en croissant lentement jusqu'à la fin de la fermentation, mais le poids maximum est toujours atteint avant la fin, parce que lorsque la matière nutritive devient rare, les globules se vident de leurs réserves, laissent s'exosmoser leur contenu. Le poids de levure trouvé à la fin d'une fermentation ne dit rien sur le poids maximum des globules entrés en action, et la disproportion devient évidemment plus grande si on laisse, la fermentation terminée, la levure s'épuiser et s'autophagier dans son milieu de culture. Il eût fallu dans toutes les expériences de vérification de la doctrine de Pasteur, étudier les fermentations avant la fin, comme il l'avait fait lui-même, et non les fermentations terminées depuis plus ou moins longtemps.

Il y a un moyen, en apparence suffisant, d'échapper à ces incertitudes, c'est d'introduire dès l'origine, dans le liquide à faire fermenter, une dose de levure telle que la fermentation soit courte, et que grâce à cela, et aussi à ce que la vie anaérobie se déclare tout de suite, la multiplication n'ait pas lieu. Elle a lieu en réalité, et on ne peut pas l'éviter par ce moyen. Mais ses effets sont masqués par la diminution de poids qui provient de la macération des globules, et le poids de levure qu'on trouve à la fin est, à très peu près le même que celui qu'on a ensemencé. Mais alors quelles différences peut on attendre de l'aération dans des fermentations si rapides?

Si on avait pris très peu de levure, et si on avait comparé la fermentation aérée et la fermentation non aérée, on aurait vu que dans la première le poids de levure eût été plus grand et la fermentation plus rapide, mais alors on fut retombé sur les résultats de Pasteur.

Cette critique générale nous dispense d'entrer dans le détail, et nous pouvons conclure, d'une manière générale, qu'aucun des faits apportés et signalés comme contradictoires avec ceux que Pasteur avait établis, n'est en réalité en désaccord avec eux. Tous, convenablement étudiés, rentrent dans le cadre des formules que j'ai établies (**33**), et dans lesquelles j'ai essayé de rendre concrète cette notion du pouvoir ferment, que Pasteur n'avait pas creusée autant qu'elle méritait de l'être, mais qui était tellement adéquate aux faits qu'elle a supporté sans faiblir la découverte de la zymase. Nous avons vu en effet que le coefficient *a* qui entre dans l'expression du pouvoir ferment de Pasteur, sous le nom d'activité de la levure, n'est autre chose que l'activité de la zymase de cette levure dans les conditions de l'expérience (**159**). De sorte que, avec l'interprétation que je lui ai donnée, le pouvoir ferment peut rester dans la science.

Mais, chose singulière, tandis qu'on s'acharnait ainsi contre une expression un peu indécise, on omettait de faire à la doctrine de Pasteur deux objections de principe plus graves.

En premier lieu, la décomposition du sucre, si elle résultait d'un besoin respiratoire, était un acte protoplasmique. Le protoplasma, on le sait, consomme ses aliments pour présider à l'édification de nouveaux tissus. Son activité est surtout grande quand il prolifère. Or, ici, c'était précisément quand la multiplication de la levure était quasi arrêtée que la quantité d'aliment détruit était la plus considérable. Comment une mutation aussi rapide que celle qui se traduisait par le passage dans le protoplasma d'aussi grandes quantités de sucre pouvait-elle ne pas se traduire à l'extérieur?

Cette disproportion entre les moyens d'action et le résultat était encore plus apparente quand on examinait le côté respiration. Comment pouvait-il falloir tant de sucre pour donner la petite quantité d'oxygène dont pouvait avoir besoin un poids de levure représentant seulement 1/200 du poids du sucre? Et cet argument devenait d'autant plus fort que l'on pouvait l'appuyer de cet autre : il n'y a pas place pour un dégagement d'oxygène libre dans la formule classique du dédoublement du sucre :

$$C^6H^{12}O^6 = 2C^2H^6O + 2CO^2$$

ni dans la formule de la p. 270, qui représente la transformation du sucre en glycérine et en acide succinique.

Je sais bien qu'il y a une formule due à F. Monoyer, et qui, tout en faisant la place voulue aux produits divers de la fermentation, laisse une petite quantité de l'oxygène du sucre disponible pour la levure. Mais on peut écrire à peu près tout ce qu'on veut dans une formule, et il faut bien se garder, quand on l'a écrite, de considérer comme réelle la réaction qu'elle représente. Nous aurons tout à l'heure l'occasion de revenir sur cette idée. Pour le moment concluons seulement que les formules proposées par Pasteur ne laissaient apparaître aucune trace d'oxygène.

184. Théorie de la zymase. — La découverte de la zymase a fait disparaître, en partie, ces objections et ces obscurités. Il lui a suffi pour cela de montrer que le phénomène du dédoublement du sucre est extra-protoplasmique, et s'accomplit sous l'action d'une zymase dont l'origine, il est vrai, est protoplasmique, mais qui devient indépendante dès qu'elle est formée, et peut même agir en dehors de la cellule. Voilà le fait nouveau qui exige la révision du procès ; il est antérieur au jugement porté, mais il n'était pas connu au moment du premier jugement. Pasteur l'avait pourtant cherché : D. Cochin l'avait encore plus activement cherché après lui sans le trouver. Beaucoup de savants, Traube, Cl. Bernard, Berthelot, avaient trouvé des arguments en faveur de son existence. C'est sa découverte seule, par E. Buchner, qui permet de répondre aux deux objections signalées plus haut.

La disproportion entre le poids de sucre détruit et le poids de levure, qui est au fond de ces deux objections, s'explique tout de suite, du moment que l'action devient diastasique. Nous savons au moins que cette disproportion entre l'effet et la cause existe dans toutes les actions diastasiques. Soit que la diastase ait une durée d'action indéfinie, soit qu'elle se détruise au contraire et se reforme d'une façon continue, la disproportionnalité entre l'effet et la cause est une des lois de sa puissance, et il n'est pas plus surprenant de voir une

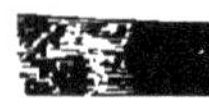

levure fabriquer d'énormes quantités d'alcool qu'il ne l'est de voir sa sucrase transformer en sucre incristallisable d'énormes quantités de saccharose. Théoriquement, une levure peut être en parfait repos pendant une fermentation, et non seulement ne pas bourgeonner, mais encore aboutir à la dégradation cellulaire et à la mort. Il suffit qu'avant ou pendant ce procès de destruction, elle ait sécrété de la diastase pour que le procès de fermentation s'accomplisse autour d'elle, et même sans profit pour elle. Le sucre qui disparaît comme sucre, et dont partie se retrouve à l'état d'alcool, n'a pas besoin de passer par ses tissus.

Voilà évidemment un grand pas de fait, mais cela n'explique pas tout. Il reste à comprendre la liaison entre la production de cette diastase et la vie anaérobie, car les faits apportés par Pasteur restent. La levure semble ne pas faire de zymase quand elle vit au contact de l'air. A quoi cela est-il dû ? La zymase est très facilement oxydable, nous le savons. Est-elle détruite par l'oxygène de la vie aérobie ? C'est là une question qui ne peut manquer d'être bientôt élucidée, mais à laquelle il est en ce moment impossible de répondre d'une façon précise.

185. Synthèse des phénomènes. — Il est permis pourtant de tenter l'esquisse d'une solution : je rappelle pour cela des notions sur lesquelles j'ai insisté à cet effet. D'abord l'analogie étroite que nous avons signalée entre l'activité respiratoire de la levure et celle des parties de la plante chez lesquelles la vie est la plus active, les premiers organes de la plantule qui sort de sa graine, la feuille sur le végétal adulte, et à un degré moindre, la fleur et le fruit. La respiration de la levure obéit au même rythme. Elle est très active quand la levure se multiplie au contact de l'air, elle se ralentit lorsque la multiplication s'arrête, et chez le globule dont le bourgeonnement est arrêté, elle s'accomplit uniquement aux dépens de l'oxygène faiblement combiné : c'est une respiration d'asphyxie.

Rappelons-nous maintenant que non seulement chez la levure, mais chez tous les végétaux, lorsque l'asphyxie survient, on voit apparaître de l'alcool lorsqu'il y a un sucre consommé. Rappelons que dans les expériences de M. Mazé (30) cette production d'alcool peut même devenir très abondante, et égaler celle de certaines levures, lorsqu'on opère sur des organes en voie de rapide croissance, et où la vie est intense, par exemple sur des plantules de légumineuses. De sorte qu'il n'y a aucune différence physiologique entre la levure et des cellules de plantes supérieures au point de vue de la formation de l'alcool, aux dépens du sucre ou du maltose provenant de la saccharification de l'amidon.

On ne saurait douter, bien que la preuve n'en ait pas encore été faite, que cette production d'alcool dans la vie végétale ne résulte aussi de l'intervention d'une zymase, et nous découvrons que là aussi, cette zymase n'apparaît, ou plutôt ne devient manifeste par ses effets que lorsqu'on modère ou qu'on supprime le contact de l'air et des cellules qui en réclament. De sorte que nous élargissons beaucoup le problème créé par l'étude de la levure, et nous nous trouvons en présence d'un fait général qui est le suivant : la zymase intervient toutes les fois qu'une cellule est asphyxiée pendant qu'elle consomme du sucre ou des matériaux pouvant en fournir.

Rapprochons maintenant cette notion de cette autre, également fournie par M. Mazé. En asphyxiant une partie de la tigelle d'un embryon qui se développe, on y produit de l'alcool. La partie supérieure de la tigelle, si elle a le contact de l'air, pousse comme à l'ordinaire. Toutes les parties du végétal sont pourtant en communication vasculaire et solidaires les unes des autres. De là à conclure que l'alcool est un aliment physiologique il n'y a qu'un pas. Il faut seulement qu'il soit brûlé aussitôt formé. Dans cette conception, la zymase fonctionnerait constamment, dans la vie aérobie comme dans la vie anaérobie. Seulement pendant la première, l'alcool serait brûlé au fur et à mesure. Il s'accumulerait dans les tissus quand ceux-ci peuvent mener la vie anaérobie. Cette conception simplifie tout. Elle donne une réponse aux questions que nous nous sommes posées plus haut, mais il faut se garder de la prendre pour une réalité avant que l'expérience ait prononcé sur elle.

Si j'insiste sur ce point, c'est que ces notions, que je crois nouvelles, et qui reposent surtout sur les faits découverts par M. Mazé, existent déjà dans la science, appuyées sur des hypothèses, et représentées par des formules. Dans ses études sur la respiration intramoléculaire que nous avons visées au chapitre précédent, Wortmann avait été conduit à penser que dans cette respiration, la molécule de sucre ou d'hydrate de carbone subissait la dislocation classique, qu'il écrivait de la façon suivante :

$$(1) \qquad 3C^6H^{12}O^6 = 6C^2H^6O + 6CO^2$$

c'est une fermentation alcoolique. Si la plante n'a pas d'oxygène à sa disposition, le procès s'arrête là. Ce sont les expériences de Lechartier et Bellamy ou de Pasteur. S'il y a de l'oxygène, la plante s'en sert pour brûler l'alcool, et refaire des hydrates de carbone ou du sucre dans un phénomène de respiration normale :

$$(2) \qquad 6C^2H^6O + 12O = 2C^6H^{12}O^6 + 6H^2O$$

On peut évidemment admettre maintenant que ces deux phénomènes sont constamment superposés, et que par conséquent la vie normale s'accompagne du dédoublement du sucre employé à la construction des tissus. On peut d'autant plus l'admettre que la superposition des deux formules nous fait retrouver ce que nous savons sur le quotient respiratoire. On a en effet, en les ajoutant et en simplifiant :

$$C^6H^{12}O^6 + 12O = 6H^2O + 6CO^2$$

formule où le rapport de l'acide carbonique produit à l'oxygène absorbé est égal à l'unité, comme c'était le cas avec la *vicia faba* étudiée par Wortmann.

Pour les végétaux avec lesquels ce rapport est plus petit que l'unité, l'interprétation proposée est très plastique. Puisqu'on a séparé, hypothétiquement, le phénomène de production d'acide carbonique et le phénomène d'absorption d'oxygène, il n'y a qu'à les mélanger dans des proportions convenables pour expliquer tous les cas, et il n'y a pour en trouver la formule qu'à additionner les formules (1) et (2) après les avoir multipliées par des coefficients convenables.

Mais il est clair que tout cela, ce sont jeux de formules, dénués de toute réalité objective, jusqu'au moment où l'expérience a prononcé. Or, ce sont les expériences de M. Mazé qui, les premières, ont laissé entrevoir le caractère physiologique de la formation de l'alcool, et ce que nous avons dit plus haut au sujet de la distinction à établir entre la vie aux dépens de l'oxygène mis en réserve et la fermentation intracellulaire nous montre où est peut-être placé l'engrenage qui relie ensemble les phénomènes de la vie aérobie et de la vie anaérobie. C'est à l'expérience à voir si ces inductions sont exactes.

De quelque façon qu'elle parle, il y a désormais une liaison, c'est-à-dire une discontinuité entre deux phénomènes que la théorie de Pasteur supposait liés et connexes, la dislocation du sucre et le besoin d'oxygène. Le besoin d'oxygène reste lié à la sécrétion de la zymase : il n'est plus lié à l'effet que cette zymase peut produire. De ce côté-là, le problème s'est aussi un peu éclairé par les études faites sur la réserve d'oxygène du protoplasma, et par cette démonstration que même lorsqu'il vit à l'abri de l'air, le protoplasma n'en consomme pas moins de l'oxygène. La faiblesse de son évolution à ce moment est précisément en rapport avec la faiblesse de la source où il puise, de sorte qu'on peut dire, si on fait abstraction de l'activité de la zymase produite par la cellule, que la vie protoplasmisque de la levure végétal est à toutes les périodes de son existence en parfait rapport avec la quantité d'oxygène qu'on lui fournit. La levure est donc essentiellement un végétal aérobie. Voilà la conclusion, d'apparence paradoxale, à laquelle nous arrivons comme conclusion de tout ce qui précède. Seulement ce végétal aérobie peut résister mieux qu'un autre à la vie anaérobie, et sécrète à ce moment une zymase qui lui donne une importance industrielle exceptionnelle. C'est cette fonction que nous avons à étudier maintenant.

BIBLIOGRAPHIE

PASTEUR. *Comptes rendus*, t. LII, 1861, et Etudes sur la bière, Paris, 1876.

— Examen d'un écrit posthume de Cl. Bernard sur la fermentation alcoolique. Paris, 1879.

PASTEUR et BERTHELOT. Discussion sur la fermentation alcoolique, *Comptes rendus*, t. LXXXVII et LXXXVIII.

D. COCHIN. Recherche du ferment alcoolique soluble. *Ann. de ch. et de phys.* 5e S., t. XXI, 1880.

CHAPITRE XX

DOSAGE DES PRINCIPAUX PRODUITS DE LA FERMENTATION ALCOOLIQUE

Dans un liquide en fermentation, deux ordres d'action se manifestent à la fois : une action protoplasmique du végétal, une action diastasique de ses diastases et de sa zymase. Toutes ces actions sont simultanées et superposées. Nous avons pu, jusqu'ici les supposer isolées pour les étudier séparément. Dans la réalité, leurs produits se confondent. L'acide carbonique qui se dégage vient à la fois du végétal et de la zymase. L'alcool reste mélangé dans le liquide aux produits volatils et non volatils de la vie cellulaire.

Si l'action de la zymase était mieux connue, elle permettrait sans doute de distraire du phénomène total sa partie la plus importante. S'il était bien démontré que le dédoublement se fait suivant la formule classique

$$C^6H^{12}O^6 = 2\,C^2H^6O + 2\,CO^2$$

on pourrait, en admettant encore que tout l'alcool a cette origine, conclure du dosage exact de l'alcool la quantité totale d'acide carbonique produit par cette réaction, et en la comparant avec la quantité trouvée directement, mesurer l'excédant et avoir de ce fait un élément pour juger de la nature et de l'intensité de la fonction cellulaire. De même, s'il était bien prouvé que la glycérine et l'acide succinique ne proviennent pas de l'action d'une diastase, zymase ou autre, et sont attribuables en entier à la vie protoplasmique, on pourrait, connaissant la quantité de sucre soustraite au dédoublement par la zymase, chercher entre le sucre excédant, la glycérine et l'acide succinique produits, l'acide carbonique dégagé en dehors de la formation de l'alcool, une relation pondérale et chimique qui ne serait plus troublée que par la part que la levure prend sur la masse pour se faire de nouveaux tissus. Cette part peut être très réduite, comme nous le savons, et pourrait à son tour être l'objet d'une nouvelle étude, portant sur une fraction du sucre ne représentant pas plus de 1 p. 100 du sucre total. On arriverait ainsi, par une analyse patiente et des approximations successives, à connaître par le détail le phénomène tout entier.

Nous n'en sommes pas encore là, et nous en sommes réduits à des inductions auxquelles nous essaierons de faire serrer de plus en plus près la réalité. Mais on voit que les seuls fondements que nous puissions leur donner sont des analyses précises. Notre première préoccupation, en abordant le phénomène chimique de la fermentation, est donc d'indiquer les meilleures méthodes de dosage des produits fixes et volatils qu'elle fournit, à savoir l'acide carbonique, l'alcool et les autres produits volatils, la glycérine, l'acide succinique, les acides gras.

186. Dosage de l'acide carbonique. — D'abord, l'acide carbonique qui se dégage est-il pur ? Lavoisier avait déjà vu qu'il était parfaitement absorbable par la potasse, mais il avait opéré sur un volume de gaz trop faible pour que ses résultats fussent bien concluants. Ramené à l'étude de cette question par les nécessités de son travail, M. Pasteur pensa à étudier l'acide carbonique qui se dégage en grand dans les fermentations industrielles. Il s'est servi pour cela de l'appareil, fig. 31, composé d'un entonnoir renversé E qu'on enfonce dans la cuve de fermentation, et qui conduit le gaz qu'il recueille au sommet d'un ballon B, de 1/2 litre à 1 litre, rempli d'une solution très concentrée de potasse caustique. Le flacon F du bas sert à recevoir la potasse du ballon pendant l'arrivée des bulles d'acide carbonique, dont la dissolution n'est pas immédiate. Le robinet R est fermé au commencement de l'opération, alors que la potasse remplit tout le tube de verre jusqu'à l'orifice. De son côté, l'entonnoir et le tube de caoutchouc dont il est muni sont remplis du liquide fermentant, et c'est seulement alors que l'on adapte le caoutchouc au robinet. Les gaz se réunissent en haut du

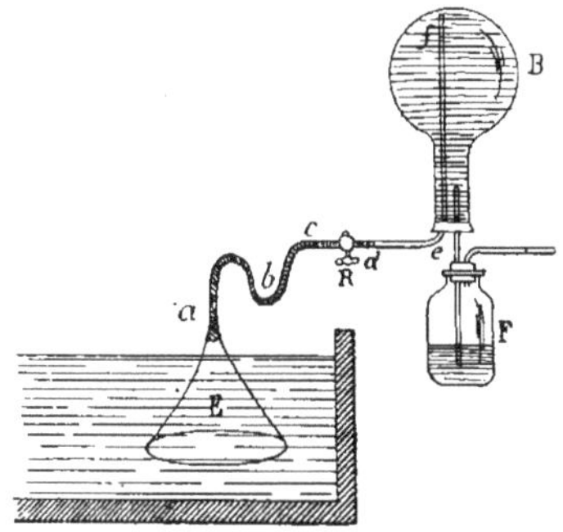

Fig. 31.

ballon et sont absorbés. Le poids d'acide carbonique est déterminé très exactement par la différence de poids de tout l'appareil avant et après l'expérience. Quant aux gaz non absorbables, qu'on trouve dans le ballon, on les mesure et on les étudie comme à l'ordinaire.

En opérant ainsi, M. Pasteur a trouvé que les gaz de ces fermentations industrielles, accomplies en présence de sels ammoniacaux présents dans les liqueurs, ne contenaient pas plus de 1/10.000 environ de leur volume d'azote. 60 à 70 litres de gaz laissent un résidu de 7 à 8 centimètres cubes non absorbables par la potasse, et provenant sans doute de l'air primitivement dissous dans les liquides.

On doit donc admettre que le gaz de la fermentation alcoolique est de l'acide carbonique pur, sans mélange sensible de gaz étrangers.

Un autre fait le prouve. Quand on ensemence un moût de bière refroidi à l'abri du contact de l'air, il n'est pas rare de voir que lorsque la fermentation est en pleine marche, et que l'acide carbonique passe pour sortir par un barboteur largement exposé à l'air, cet acide s'absorbe en entier dans l'eau du barboteur, si cette eau peut d'un autre côté se débarrasser assez vite de ce gaz par diffusion dans l'air. Il est très singulier de voir une fermentation très active se produire sans qu'une seule bulle de gaz sorte en apparence du tonneau en fermentation. Cette solution rapide de l'acide carbonique serait impossible si ce gaz contenait autre chose que des traces d'azote, d'oxygène, d'hydrogène ou d'un gaz peu soluble dans l'eau.

Ce premier point une fois constaté, il fallait doser l'acide carbonique provenant d'un poids déterminé de sucre.

Bien plus qu'on ne serait disposé à le croire, ce dosage rigoureux est difficile. M. Pasteur a essayé bien des méthodes : une seule lui a réussi, c'est celle qui consiste à faire fermenter le sucre dans un vase jaugé, primitivement plein de mercure, où l'on introduit successivement les matériaux de la fermentation. Malheureusement elle exige que l'on opère sur un poids de sucre assez minime, par la difficulté de manier sur le mercure des vases d'une grande capacité. Ceux dont M. Pasteur s'est servi n'avaient qu'un volume de 350 à 450 centimètres cubes, le col compris, et ne pouvaient guère recevoir que 1 gramme à 1 gr. 5 de sucre. Les nouveaux appareils, dont la science s'est enrichie depuis le travail de M. Pasteur, permettent des essais plus en grand. On peut, en adaptant la tubulure de dégagement du gaz d'un flacon à fermentation à une pompe de Sprengel ou une machine pneumatique à mercure, recueillir au fur et à mesure qu'il se dégage, et faire passer dans des vases jaugés tout le gaz de la fermentation. On peut faire le vide aussitôt après l'ensemencement. On peut aussi laisser le flacon rempli d'air, si on le juge convenable, et mesurer l'acide carbonique dégagé, par le volume du gaz absorbable par la potasse. A la fin de l'opération seulement, on fait le vide pour recueillir tout l'acide carbonique resté dissous dans le liquide. On peut ainsi séparer, conduire dans un ou plusieurs vases gradués, dans les conditions des mesures de gaz ordinaires, ou faire passer dans des tubes à absorption *tout* le gaz acide carbonique provenant d'une fermentation accomplie sur des quantités théoriquement quelconques de sucre et de levure. Je n'insiste pas sur les précautions à prendre en pareil cas, elles sont du domaine de la chimie générale. Bien qu'il soit facile, ce travail n'a pas été fait, et cela est regrettable, parce que, comme nous l'avons dit plus haut, il pourrait servir de base à une étude de la fermentation, plus précise que toutes celles que nous connaissons jusqu'ici.

187. Dosage de l'alcool. — Il est évidemment inutile d'insister ici sur les moyens de doser l'alcool présent dans la liqueur. Je me bornerai à remarquer que quand on veut l'obtenir en entier, il y a deux précautions à prendre : la première, c'est de disposer à la suite du vase, dans lequel se fait la fermentation, un ou deux flacons laveurs maintenus dans de l'eau très froide, de façon à arrêter autant que possible les petites quantités de vapeur alcoolique entraînées par le courant de gaz ; la seconde, c'est, quand on distille, de pousser la distillation au moins jusqu'aux 6/10 et de ne pas s'arrêter, comme on le fait trop souvent, au tiers ou à la moitié du liquide. Je me suis assuré que l'on perd, en agissant ainsi, une trace d'alcool, qui est négligeable dans la pratique, mais qui, dans la balance de la réaction, pèse d'un certain poids, parce qu'elle correspond à une quantité double de sucre.

Il est bon aussi, comme l'a recommandé M. Maumené, de saturer le liquide qu'on distille, de façon à éviter le passage dans le récipient d'une petite portion des acides volatils dont nous verrons que la fermentation s'accompagne nécessairement, ou, éventuellement, d'un peu d'aldéhyde.

Quant au dosage de l'alcool dans le liquide distillé, il faut le faire par une mesure de densité, et pour cela laisser l'alcool aussi concentré que possible. Les alcoomètres sont toujours incertains et très souvent infidèles. Leurs indications dépendent, dans une trop large mesure, du mode de gra-

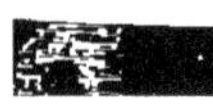

duation qui est presque toujours défectueux, et surtout de la tension superficielle du liquide qui, dans les degrés inférieurs de l'échelle, peut conduire à des erreurs notables que le procédé par la mesure des densités évite totalement.

L'alcool et l'acide carbonique, en leur qualité de produits *volatils*, sont généralement faciles à reconnaître et à doser. Il n'en est pas de même de deux autres produits dont il nous reste à parler, et que M. Pasteur a découverts dans tous les liquides fermentés, la glycérine et l'acide succinique.

Je donne presque textuellement ici la méthode de dosage employée par M. Pasteur dans ses recherches sur la fermentation alcoolique, et qui embrasse l'étude de la totalité du liquide de fermentation. Nous y trouverons certains faits qui nous seront utiles plus tard.

188. Analyse du liquide fermenté. — Le liquide fermenté est filtré sur un filtre dont la tare a été faite avec un autre filtre de même papier. Après dessiccation à 100 degrés, une pesée donne le poids, à l'état sec, du dépôt de levure qui s'est rassemblé peu à peu au fond du vase où s'est opérée la fermentation.

Le liquide filtré est soumis à une évaporation très lente dont je donnerai à peu près la mesure en disant qu'il faut douze à vingt heures pour évaporer 1 demi-litre d'eau. Lorsqu'il reste environ 10 à 20 centimètres cubes de liquide, on achève l'évaporation dans le vide sec.

Si l'évaporation est plus rapide et se termine à feu nu, on perd infailliblement une quantité très sensible d'acide succinique et de glycérine. Après vingt-quatre heures de vide sec, le résidu sirupeux de la capsule est traité, à diverses reprises, par un mélange d'alcool et d'éther, formé de 1 partie d'alcool à 90 ou 92°, et de 1 partie et demie d'éther rectifié. Pour plus de sûreté, on jette chaque portion de ce mélange éthéré sur un filtre, bien que généralement le résidu insoluble reste en une masse plastique au fond de la capsule ; mais, à mesure que les lavages se répètent, le résidu, perdant son eau de plus en plus, devient dur et quelquefois se divise en grumeaux, ce qui peut souiller le liquide de lavage de matières solides en suspension. Quoi que l'on fasse, le résidu insoluble offre une très faible réaction acide au papier de tournesol bleu. C'est sa nature. Après sept ou huit lavages, il n'y reste plus d'acide succinique ni de glycérine.

Nous reviendrons sur la composition de ce résidu insoluble dans le mélange alcoolique éthéré. Disons seulement ici que, pour en déterminer le poids total, il suffit de le reprendre par l'eau et de l'évaporer dans une capsule tarée, d'abord au bain-marie, puis dans l'étuve à eau, à 100 degrés, jusqu'à ce que son poids soit invariable.

Occupons-nous maintenant du liquide alcoolique éthéré. Le flacon même où on l'a recueilli est placé dans un bain-marie tiède pour chasser la plus grande partie de l'éther. On peut alors, en ajoutant de l'eau, évaporer dans une capsule de porcelaine, sans craindre que le grimpement du liquide éthéré donne lieu à des pertes. Cette évaporation doit se faire également à un feu très doux et se terminer dans le vide sec.

Alors on ajoute de l'eau de chaux pure bien limpide jusqu'à neutralité aussi exacte qu'il est possible de l'atteindre. On évapore de nouveau avec les mêmes précautions, et on reprend le résidu par le mélange alcoolique éthéré, qui ne dissout que la glycérine.

Le succinate de chaux reste à l'état cristallin, souillé d'une petite quantité de matière extractive ou d'un sel de chaux à acide incristallisable. Il est facile de débarrasser le succinate de chaux de cette impureté en le faisant digérer, dans la capsule même où il se trouve, avec de l'alcool à 80°, durant vingt-quatre heures ; l'alcool dissout les matières étrangères et laisse intact, cristallisé, presque incolore, le succinate de chaux, qui peut être regardé alors comme suffisamment pur. Recueilli ensuite sur un filtre taré, il est desséché et pesé.

Quant à la glycérine, elle est également pesée après évaporation très lente, dans une capsule tarée, du liquide alcoolique qui la tient en dissolution. Cette évaporation s'achève encore dans le vide sec, où la glycérine ne doit être maintenue que deux ou trois jours, car elle y diminue de poids, même à la température ordinaire, lorsqu'elle est privée d'eau.

On obtient ainsi toute la glycérine du liquide fermenté sans perte sensible, et elle peut être regardée comme pure si elle provient d'un liquide fermenté sous l'influence d'une quantité suffisante et non exagérée de levure de bière. Lorsque l'on emploie trop de levure, beaucoup plus qu'il n'en faut pour la proportion de sucre mise en expérience, la pureté de la glycérine s'en ressent, parce que la levure renferme une très petite quantité de principes qui sont solubles dans le mélange d'alcool et d'éther. La saveur de la glycérine en avertit bien vite. Il faut extrêmement peu de ces produits étrangers pour lui donner une saveur amère et piquante. Elle doit également se dissoudre sans résidu dans l'alcool absolu ou dans un mélange d'alcool et d'éther. Je le répète, l'impureté ne provient que des matières dont je viens de parler, et on est en quelque sorte maître de les diminuer autant que l'on veut, et dans tous les cas de les doser à part pour les défalquer du poids total de glycérine obtenue. La fermentation ne donne par elle-même aucun produit qui puisse altérer la pureté de la glycérine extraite comme je viens de le dire.

189. Procédés de M. Macagno. — Quand il s'agit non plus d'un liquide de fermentation, mais d'un vin où il faut rechercher la glycérine et l'acide succinique, le procédé précédent fournit toujours de la glycérine assez impure, mélangée de matière colorante, de glucose, et d'acides remis en liberté pendant l'évaporation, malgré la saturation par la chaux à laquelle on a dû soumettre le vin avant de commencer. Dans ce cas, le procédé imaginé par M. Macagno donne de meilleurs résultats.

On mélange à un demi-litre de vin 10 ou 15 grammes d'oxyde de plomb récemment précipité. En remuant le tout à chaud, on obtient un précipité gris très abondant, et, en filtrant, on a un liquide très limpide contenant la glycérine, le glucose, quelques sels solubles de plomb, et toutes les bases solubles, primitivement combinées aux acides du vin, et que l'oxyde de plomb a séparées. On évapore ce liquide au bain-marie, et on mélange le résidu avec de l'oxyde de plomb hydraté, en suspension dans l'alcool. L'oxyde de plomb sature les acides libres qui se sont encore formés pendant l'opération, et si on le laisse en contact un temps suffisant, il forme avec le glucose un composé insoluble. L'alcool, de son côté, dissout la glycérine. On filtre, on traite la liqueur filtrée par un courant d'acide carbonique, qui précipite le plomb en excès, et transforme la potasse, mise en liberté par l'oxyde de plomb, en carbonate de potasse insoluble dans l'alcool. Le liquide filtré, évaporé au bain-marie, abandonne la glycérine pure.

La seule cause d'erreur de ce procédé est l'acide acétique ordinairement contenu dans les vins, qui passe à l'état d'acétate de plomb. Ce corps se retrouve à la fin de l'opération dans la glycérine. Pour éviter cette cause d'erreur, M. Macagno recommande d'éliminer l'acide acétique en réduisant à un tiers de litre le demi-litre de vin employé ; mais nous savons qu'on n'élimine ainsi qu'une très petite partie de l'acide acétique. Le procédé est donc défectueux sur ce point.

Pour la recherche de l'acide succinique, d'après M. Macagno, on reprend le précipité gris qui s'est formé dans l'opération précédente, quand on a traité le vin par la quantité d'oxyde de plomb nécessaire pour y faire disparaître toute trace de couleur. Seulement comme tous les vins renferment du tanin, qui passe dans ce précipité à l'état de tannate de plomb, et qui gênerait pour le dosage de l'acide succinique, il faut, quand on veut doser ce corps en même temps que la glycérine, traiter tout d'abord le vin par de la gélatine ou de la peau fraîche en quantité suffisante pour en éliminer tout le tanin. C'est ensuite, et sur ce vin filtré, qu'on ajoute l'oxyde de plomb récemment précipité. On sépare le précipité, on le fait bouillir longtemps dans de l'eau additionnée de 10 p. 100 de nitrate d'ammoniaque, qui dissout plus facilement le succinate de plomb ; on filtre de nouveau, et on fait passer dans le liquide un courant d'acide sulfhydrique. Le liquide filtré contient en liberté les acides fixes du vin et en particulier l'acide succinique. On le chauffe pour chasser l'acide sulfhydrique en excès, on le concentre au volume de 100 centimètres cubes environ, on le neutralise par l'ammoniaque, on le fait bouillir pour chasser l'ammoniaque en excès et on ajoute quelques gouttes de perchlorure de fer tenu en contact avec du sesquioxyde de fer, pour être bien assuré de l'absence de l'acide chlorhydrique libre. Le succinate de fer qui se forme est recueilli, lavé et calciné. Le poids de sesquioxyde restant, multiplié par le facteur 1,978, donne le poids de l'acide succinique.

Cette méthode est longue et compliquée. De plus, sans qu'on puisse savoir pour quelle raison, elle est un peu incertaine, car deux dosages sur le même vin ne donnent que rarement les mêmes résultats. Comme le problème de l'étude analytique d'un vin, ou en général d'une boisson fermentée présente, à côté de son importance théorique, une grande importance pratique, attendu que l'analyse est souvent la seule qui mette sur la trace des adultérations ou des falsifications, on a cherché de tous côtés des méthodes donnant des garanties sur les conclusions à tirer des nombres qu'elles fournissent.

Les méthodes recommandées en Autriche et en Allemagne par les commissions d'unification de analyses des vins ne s'écartent pas beaucoup de celles qui précèdent. Dans les deux pays, on ajoute au vin qu'on évapore de la chaux éteinte et finement pulvérisée, de façon à rendre la masse un peu alcaline, et on évapore à siccité. On reprend le résidu par de l'alcool à 96 0/0, et c'est le liquide alcoolique évaporé au bain-marie qu'on reprend par l'alcool et l'éther. La seule différence avec la méthode de Pasteur, c'est qu'on commence par dissoudre le résidu dans l'alcool absolu auquel on ajoute ensuite une fois et demie le volume d'éther : c'est cette solution devenue limpide par le repos, qu'on évapore. Le résidu est desséché jusqu'à ce qu'il n'y ait plus qu'une différence de 1 millig. entre deux pesées séparées par un intervalle d'une demi-heure. Mais on n'est jamais sûr que, préparé par cette méthode, il ait cédé au liquide surnageant toute sa glycérine et tout son acide succinique.

Tous ces procédés de dosage de la glycérine s'appliquent, soit aux liquides artificiels servant aux expériences de laboratoire, soit aux vins bien fermentés. Lorsque ces vins contiennent plus de 0,5 à 1 0/0 de sucre, ou bien encore lorsqu'on a affaire à des bières très dextrineuses, ces mêmes méthodes deviennent très incertaines. On s'expose soit à laisser de la glycérine dans le résidu d'évaporation, soit, si on insiste, à dissoudre en même temps quelle des substances sucrées qui en faussent le poids. La méthode recommandée alors est d'obtenir par les mêmes procédés que ci-dessus un premier résidu qu'on traite à nouveau par la même méthode et une moins grande quantité de liquide. Mais comme on table alors sur des différences de solubilité, et non, comme il serait souhaitable, sur la solubilité de la substance qu'on cherche au milieu d'une substance insoluble, on opère au petit bonheur, et les nombres obtenus ne méritent qu'une confiance limitée.

190. Méthode de Laborde pour le dosage de la glycérine. — L'épuisement du résidu d'évaporation du vin ou de la liqueur fermentée donne toute garantie à ce sujet, mais il est délicat, à cause de la formation de grumeaux. Pour le faciliter M. Laborde emploie la méthode suivante. On introduit 50 cc. de vin dans un matras de 250 cc. avec 100 gr. environ de grains de plomb n° 4, et un peu de limaille de zinc pour favoriser l'ébullition. On distille : grâce à ses matières extractives et à son acidité naturelle, le vin retient très bien sa glycérine à l'ébullition. Quand il a n'y plus que 2 à 3 cc. de liquide dans le matras, on laisse refroidir, on ajoute par fractions 2 à 3 gr. de chaux éteinte en poudre fine, et on agite de façon à avoir une masse très divisée enrobant les grains de plomb. On verse alors dans le matras 75 cc. d'un mélange de deux volumes d'éther pour un d'alcool et on imprime au plomb un mouvement d'agitation pour détacher les parcelles calcaires attachées aux parois et aux grains, et les mettre en suspension dans le liquide. On décante sur un filtre sans plis, on lave une ou deux fois avec le même mélange, et on a une dissolution de glycérine à peu près pure, qu'on évapore pour peser le résidu.

Cette pesée de la glycérine présente à son tour de grandes difficultés, et je ne sais pas si elle a jamais été faite correctement. Si l'on dessèche à température ordinaire, dans un exsiccateur, il faut prendre beaucoup de précautions pour que la glycérine, qui attire l'humidité de l'air avec une puissance presque égale à celle de l'acide sulfurique, ne prenne pas d'eau pendant la pesée. Il faudrait même voir si elle se débarrasse complètement de son humidité dans un exsiccateur à acide sulfurique. Si on dessèche au bain-marie, la glycérine est volatile à 100°, et il y a des pertes d'autant plus grandes que le chauffage dure plus longtemps. En faisant des pesées à intervalles réguliers, on s'aperçoit assez bien du moment où la glycérine distille ; tant qu'il y a de l'eau les pertes sont assez sensibles. Puis brusquement elles tombent à 1 milligr. environ en un quart d'heure ou une demi-heure, et à partir de ce moment, elles sont à peu près constantes. La pesée au début de cette période donne le poids de la glycérine à 1 ou 2 mgr. près.

Pour éviter ces incertitudes, M. Laborde a proposé de

remplacer la pesée de la glycérine par celle du charbon qu'on en tire au moyen de l'acide sulfurique, en vertu de la réaction suivante :

$$C^3H^8O^3 + SO^4H^2 = SO^2 + 5H^2O + 3C,$$

qui, d'après ses essais, est d'accord avec l'expérience. Seulement, pour que cette réaction se fasse bien, il faut quelques précautions que voici résumées d'après le travail de M. Laborde.

La solution de glycérine fournie par le procédé d'extraction qui précède, et contenant 1 gr. au plus et 0 gr. 1 au moins de ce corps, est introduite dans un matras de 250 cc. à fond plat, *mais peu étendu et très régulier*, avec 10 gouttes d'acide sulfurique, et concentrée au bain de sable. Pendant cette opération, la glycérine est *entièrement retenue* par l'acide sulfurique ; il n'y a pas de pertes par volatilisation ou entraînement, si l'on évite, bien entendu, les projections dues à une ébullition trop vive.

Lorsqu'il ne reste plus que 2 cc. environ de liquide dans le matras, on ajoute 6 cc. d'acide sulfurique concentré ; on ferme avec un bouchon de caoutchouc portant un tube de 50 centim. environ de hauteur, effilé et ouvert à son extrémité supérieure, taillé en biseau à l'autre extrémité, et l'on chauffe au bain de sable, de façon que, en une minute au plus, la température du liquide ait atteint 150 degrés au moins. A ce moment, une réaction vive commence dans le liquide, qui a noirci fortement ; il se dégage de l'acide sulfureux et des vapeurs blanches d'eau et d'acide sulfurique. La température monte aux environs de 200 degrés et s'y maintient à peu près fixe, grâce à l'eau condensée qui retombe dans l'acide, où elle entretient l'ébullition et favorise la décomposition de la glycérine. Dès que la réaction est bien en train, il n'est pas nécessaire de chauffer aussi fortement qu'au début ; on peut baisser le feu ou porter le matras sur une partie moins chaude du bain de sable. On arrête l'attaque au bout de quelques minutes, lorsque le charbon obtenu se présente en grande partie sous forme de grumeaux, baignant dans l'acide, plus ou moins gros suivant la quantité produite ; on laisse ensuite refroidir.

Il faut s'attacher à la bonne formation de ces grumeaux, qui est essentielle pour la réussite du dosage ; on les obtient avec d'autant plus de facilité que l'on opère sur un poids plus important de matière. Ainsi, lorsque ce poids est voisin de 0 gr. 3 ou supérieur, vers la fin de la décomposition, le liquide noir se fige sous forme de coagulum d'aspect caséeux, que l'on réduit en grumeaux par l'agitation.

Après refroidissement du matras, on y introduit 5 cc. d'acide chlorhydrique dilué de moitié, et l'on chauffe de nouveau au bain de sable, jusqu'à commencement de réapparition des vapeurs blanches acides. Cette opération détermine une décomposition plus complète du magma charbonneux et une séparation parfaite des grumeaux et de l'acide qui devient alors à peu près incolore. Il n'y a plus ensuite qu'à procéder à la pesée du charbon.

On commence par le laver dans le matras lui-même ; à cet effet, on remplit presque complètement celui-ci d'eau distillée, et l'on porte à l'ébullition ; on décante sur un filtre, qui retient les fines particules en suspension ; sur le résidu, on verse de nouveau de l'eau distillée et on fait passer tout le charbon sur le filtre. Sans s'attacher à un lavage plus parfait, on perce le filtre, pour faire tomber le charbon dans une capsule de platine avec un jet d'eau chaude, et, après addition de quelques centimètres cubes d'ammoniaque, on évapore l'eau au bain de sable ou à l'étuve à 110 degrés. Le charbon, qui reste dans la capsule, est en grains plus ou moins gros, durs et à cassure brillante, assez semblables à des grains de poudre. La dessiccation de ces grains de charbon doit être lente vers la fin, pour éviter qu'ils n'éclatent et ne soient projetés en partie hors de la capsule.

Avant de peser ce charbon, il faut le débarrasser des gaz

et des sels ammoniacaux qu'il retient. Pour cela, on le chauffe dans la capsule à une température voisine du rouge mais sans l'atteindre, afin d'éviter sa combustion. Il ne s'enflamme pas facilement, à moins qu'il ne soit en poudre très fine, et, dans ce cas, le dosage n'est pas bien réussi. L'opération se fait en promenant la capsule dans la flamme d'un bec Wiesnegg avec couronne à jet vertical, jusqu'à ce que toute odeur piquante ait disparu et que le poids reste constant.

En multiplant par le coefficient 2,56 le poids de ce charbon, dont on déduit les cendres après incinération, on a le poids de glycérine correspondant.

La méthode est un peu longue et délicate, mais les vérifications auxquelles elle a été soumise ont montré qu'elle était exacte, à quelques milligrammes près, pour des poids de glycérine variant de 0,1 gr. à 1 gr.

191. Méthode de Laborde pour le dosage de l'acide succinique en présence d'acides fixes. — Comme nous l'avons vu, les incertitudes du dosage de l'acide succinique, quand il y a des acides fixes, sont telles que beaucoup d'opérateurs y ont renoncé, et que les chiffres qu'ils donnent pour l'acide succinique, dans leurs tableaux d'analyse, sont d'ordinaire fictifs, et obtenus en partant de la dose de glycérine, en lui appliquant le coefficient moyen du rapport entre l'acide succinique et la glycérine dans les expériences de Pasteur. Je n'ai pas besoin de dire la vanité des chiffres ainsi obtenus.

Ch. Girard avait essayé d'une autre méthode qui consiste à traiter par l'éther le résidu d'un vin évaporé dans le vide en présence du sable, et à déterminer par un titrage acidimétrique l'acide extrait de cette façon ; mais, pour peu que le vin contienne d'acides volatils, acide acétique ou autres, comme ces acides ne sont pas chassés par l'évaporation, ils se retrouvent dans l'éther et comptent comme acide succinique. L'éther peut de même dissoudre un peu d'acide tartrique, s'il y en a de libre.

En étudiant à nouveau cette question, M. Laborde est arrivé à une solution satisfaisante. Il a d'abord recherché d'où provenaient les pertes d'acide succinique, signalées par Pasteur, lorsqu'on évapore, comme on est toujours obligé de le faire à un moment quelconque de l'opération, les liquides qui en contiennent.

Il n'y a pas d'acide dans le produit de la distillation. La perte n'est donc due ni à une volatilisation, ni à un entraînement mécanique. M. Laborde a vu qu'elle provenait d'une éthérification avec la glycérine qui existe dans toutes les liqueurs fermentées, et que l'éther formé n'était pas non plus volatil.

Dès lors on peut retrouver, par une saponification, l'acide succinique qu'il a masqué, et voici comment on opère quand il s'agit d'un vin ou d'un liquide quelconque à peu près complètement fermenté, c'est-à-dire ne contenant pas plus de 10 gr. de sucre par litre.

On prend 50 ou 100 cc. de liquide, suivant sa richesse présumée d'après l'alcool qu'il contient, et on les évapore à sec, au bain-marie bouillant, dans une capsule de porcelaine à fond plat, en présence de 20 grammes de sable blanc, un peu grossier, lavé à l'acide chlorhydrique et calciné, en ayant soin de bien mélanger le sable et l'extrait pendant que celui-ci est encore sirupeux. Par refroidissement, la masse durcit et serait difficile à épuiser, si on ne la laissait pas se ramollir à l'air avant de continuer l'opération.

L'humidité de l'air qu'elle a absorbée au bout de quelques heures permet de la détacher ensuite facilement de la capsule ; on l'introduit dans un matras de 250 cc. environ, en rinçant la capsule avec un peu de sable neuf et d'éther ; puis on ajoute dans le matras 100 grammes de grains de plomb n° 4 et 30 cc. d'éther.

Par l'agitation du plomb, on arrive à un épuisement complet de la masse après trois nouvelles additions d'éther, en décantant chaque fois, sur un filtre plat.

On chasse l'éther par distillation, on dissout le résidu avec un peu d'eau bouillante, et on ajoute une liqueur décime de potasse en présence de phénolphtaléine. Lorsque le virage est atteint, on ajoute un excès de potasse correspondant à la moitié environ du volume déjà employé, de façon à faire un nombre entier de cc., et on procède à la saponification des éthers glycériques. Pour cela, il suffit d'évaporer à sec au bain-marie le liquide contenu dans un vase de Bohême cylindrique, de reprendre ce résidu par l'eau, et de titrer la potasse libre qu'il contient, en ajoutant un excès d'acide sulfurique décime, faisant bouillir un instant pour chasser l'acide carbonique, et déterminant l'excès d'acide par la liqueur décime de potasse. Il est alors facile de calculer le volume de cette dernière liqueur qui correspond à l'acide succinique total contenu dans l'essai.

Le chiffre ainsi obtenu est un peu trop fort ; l'erreur est de 1 à 2 décigr. par litre pour les vins ordinaires sains, et correspond à un peu d'acidité volatile qui n'est pas complètement chassée pendant l'évaporation. Pour l'éliminer, on reprend le liquide saturé par la potasse, on remet en liberté les acides volatils par distillation, et on les dose comme nous allons le dire tout à l'heure.

On élimine tout aussi facilement la cause d'erreur qui provient de ce que, quand il y a un peu d'acide tartrique libre en présence de l'acide succinique, l'éther le dissout en partie. On ajoute un peu d'acétique et de l'alcool à la liqueur restant dans la cornue après le titrage des acides et on évapore. La crème de tartre cristallise ; on la purifie par des lavages à l'alcool à 80°, et on la dissout dans l'eau chaude. Puis on titre son acidité. Il faut retrancher le double de cette acidité de l'acidité trouvée pour l'acide succinique.

Lorsque la proportion de sucre dans le liquide dépasse celle que nous avons indiquée, l'extraction de l'acide succinique par l'éther est difficile. Il faut commencer d'abord par le séparer grossièrement de l'excédent de sucre ; voici comment on peut s'y prendre.

On évapore le liquide à consistance sirupeuse ; on y ajoute 10 à 20 cc. d'alcool suivant la quantité de sucre contenue dans l'essai, et du plomb comme précédemment. Puis on introduit dans le matras 50 cc. d'éther, par petites fractions au début, en agitant vivement le plomb pour favoriser le contact de l'éther avec le liquide sirupeux qui se précipite sous forme d'émulsion blanche. Après repos de quelques instants, on décante l'éther sur un filtre, on ajoute de nouveau un peu d'alcool pour redissoudre le sirop, et on recommence sa précipitation par l'éther. Avec 3 ou 4 lavages de ce genre, on a enlevé tout l'acide succinique et d'autres éléments du liquide fermenté. Le liquide d'extraction est alors distillé pour éliminer l'éther, puis le résidu alcoolique, introduit dans une capsule à fond plat avec du sable, est traité comme s'il s'agissait d'un liquide non sucré, c'est-à-dire qu'on l'évapore à sec au bain-marie, et qu'on l'épuise par l'éther seul en présence du plomb.

L'erreur maxima à laquelle on est exposé par ce procédé ne dépasse pas 1 à 2 décigrammes par litre. Quand il n'y a pas de sucre, l'erreur est très faible et le procédé peut passer pour très bon.

192. Produits volatils. — Il n'est pas certain, comme nous le verrons plus loin (**220**), qu'il se forme des alcools supérieurs dans les fermentations avec des levures pures. Mais il peut s'y former des éthers composés avec l'alcool et les acides produits ou préexistants, et la quantité de ces éthers peut augmenter avec le temps, puisqu'ils se forment en dehors de la levure, et par voie purement chimique. Enfin, surtout dans les bières, il se forme, on ne sait pas encore bien par quel mécanisme, du furfurol en quantités variables. Tous ces produits sont en proportion très faible, mais ils ont, dans l'odeur et la saveur du produit, une part si importante qu'il peut être utile de les doser. Nous verrons dans le quatrième volume de cet ouvrage, les procédés qu'on peut employer quand on opère sur des quantités suffisantes de ces substances. Ici, où elles sont à l'état de traces, on peut se contenter de méthodes approximatives, dont la meilleure est celle d'Allen, modifiée par Chapman. Elle repose sur l'extraction des alcools supérieurs au moyen du tétrachlorure de carbone, leur oxydation pour les amener à l'état d'acides gras, qu'on titre avec une solution alcaline. Voici maintenant le mode opératoire ;

Le vin ou la bière, en volume variant de 4 à 8 litres, sont distillées de façon à ramener l'alcool au volume de 2 à 300 cc. qu'on divise en trois parties, l'une pour les alcools supérieurs, l'autre pour les éthers, la dernière, la plus petite, pour le furfurol.

193. Alcools supérieurs. — On dilue 100 cc. de l'alcool distillé avec une solution saturée de sel marin, de façon à donner un mélange ayant une densité de 1,10, et on agite quatre fois de suite avec 25 cc. de tétrachlorure de carbone pur, ce qui fait en tout 100 cc. Après avoir séparé ce chlorure, on le lave une fois avec un peu de solution saturée de sel, deux fois avec une solution saturée de sulfate de sodium, et on filtre. On ajoute alors une quantité suffisante de bichromate de potassium et d'acide sulfurique dilué, et on fait bouillir huit heures sous un condenseur à reflux. Puis on distille, on rajoute de l'eau quand la distillation s'achève, et on la pousse en dernier lieu jusqu'à ce qu'il ne reste plus que 5 cc. de liquide dans la cornue. Le produit distillé, qui mesure environ 200 cc. et qui consiste en une couche d'eau surnageant le tétrachlorure, est titré avec une solution alcaline décime de chaux ou de baryte, en se servant d'abord du méthylorange, et ensuite de la phénolphtaléine comme indicateurs. Le méthylorange n'est pas affecté par les acides organiques, il est destiné uniquement au dosage de la petite quantité d'acide chlorhydrique qui a pu se former et distiller pendant l'opération. Quand le virage a eu lieu, on rajoute la phénolphtaléine pour le dosage des acides volatils. Les sels formés se dissolvent dans l'eau qu'on peut séparer, évaporer. La pesée du résidu, dans lequel on connaît la quantité de baryte ou de chaux, permet de se faire une idée de leur poids moléculaire.

194. Éthers composés. — Une seconde portion de 100 cc. de l'alcool distillé est neutralisée par une solution décime de soude caustique, en se servant de la phénolphtaléine. On ajoute ensuite une quantité déterminée, 20 cc. par exemple de cette solution de soude, et on fait bouillir pendant une heure sous un condenseur à reflux. On détermine à ce moment l'excès de soude par titrage avec une solution acide décime. On en conclut la quantité saturée pendant la saponification, et on l'évalue en éther acétique.

195. Furfurol. — Quant au furfurol, la meilleure manière de le doser est la suivante : Dans un tube à essai, contenant 10 cc. de l'alcool à éprouver, on verse une solution de 1 cc. d'aniline, récemment distillée, dans 2 cc. d'acide acétique cristallisable. A côté, on dispose un autre tube, contenant 10 cc. d'alcool pur à 80°, la solution d'aniline, et on y verse goutte à goutte une solution de furfurol dans l'eau à 1/1000 ou à 1/2000 jusqu'à lui donner une teinte rouge orangé, identique à celle du premier tube. Le dosage est évidemment approximatif, mais il est suffisant. Il faut seulement tenir compte de ce que la teinte se fonce avec le temps. Il faut donc que les deux expériences soient simultanées.

196. Aldéhydes. — Toutes les levures donnent, comme nous le verrons, un peu d'aldéhyde acétique. La levure de lactose en donne beaucoup, les mucors encore davantage. Il est donc utile de pouvoir doser ce produit. Il existe plusieurs méthodes pour celà. Je citerai seulement les deux suivantes :

La méthode de Schiff est basée sur la coloration violacée que donne l'aldéhyde à une solution de fuchsine décolorée par l'acide sulfureux. Pour donner à cette réaction toute sa sensibilité, M. Gayon recommande d'opérer de la façon suivante. On mélange successivement :

Solution aqueuse de fuchsine à 1/1000.	1.000 cc.
Bisulfite de soude à 30° B	20 »
Acide chlorhydrique pur et concentré	10 »

on verse le bisulfite dans la solution de fuchsine, puis, au bout d'une heure, quand la décoloration est à peu près complète, on ajoute l'acide chlorhydrique, et on conserve en flacons bouchés.

Pour faire un essai, on ramène, par dilution ou concentration, l'alcool à essayer à 50° G. L., et on mélange 2 cc. de cet alcool à 1 cc. de réactif dans un tube qu'on agite et qu'on laisse ensuite reposer. Le mélange, d'abord incolore, présente bientôt une teinte violacée qui devient de plus en plus intense. On la compare, pour le dosage, avec une gamme de teintes obtenues en traitant de la même façon des alcools purs additionnés de quantités croissantes et connues d'aldéhyde éthylique.

2° M. Rieter a indiqué un procédé de dosage volumétrique qui consiste à faire agir un volume déterminé d'une solution d'acide sulfureux sur la solution d'aldéhyde à titrer. On partage, quand la réaction est terminée, le mélange en deux parties égales. Dans l'une on titre l'acide sulfureux libre, au moyen d'une solution décime d'iode. Dans l'autre, on dose de la même façon l'acide sulfureux total. en remettant en liberté celui qui est combiné à l'aldéhyde. La différence entre les deux dosages donne la quantité d'acide sulfureux combiné. On en déduit l'aldéhyde, en sachant qu'une molécule d'aldéhyde (44) se combine à une molécule (64) d'acide sulfureux. Cette méthode a été étudiée et modifiée par M. X. Rocques, qui opère ainsi.

On prépare les solutions suivantes : dans 400 cc. d'eau, on fait dissoudre 12,6 gr. de sulfite de soude pur et sec, et on ajoute 100 cc. d'acide sulfurique normal. Puis on complète à 1 litre avec de l'alcool pur à 96° ; on filtre le lendemain pour séparer les cristaux de sulfate de soude ; on titre cette liqueur par une solution normale décime d'iode dans l'iodure de potassium. Si le sulfite est pur, 10 cc. de la liqueur exigent 20 cc. de solution d'iode.

Pour faire un dosage, on introduit 10 cc. de l'alcool à étudier dans un ballon jaugé de 100 cc. : on ajoute 50 cc. de la liqueur à sulfite, et on complète à 100 cc. avec de l'alcool à 50° pur. On prépare un second ballon contenant aussi 50 cc. de la solution bisulfitée, ramenée à 100 cc. à l'aide d'alcool pur, et après avoir bien bouché les deux ballons, dont le col doit être assez long pour se prêter à la dilatation du liquide, on les laisse quatre heures dans un bain-marie chauffé à 50°. Au bout de ce temps on les enlève, on les fait refroidir et on procède au titrage par la liqueur d'iode. Il est bon d'étendre le liquide à doser de son volume d'eau, puis d'ajouter l'amidon, qui alors se colore d'un beau bleu dès qu'il reste de l'iode libre. Si l'alcool à étudier contient moins de 1 0/0 d'aldéhyde, on dilue les liqueurs. Ainsi, par exemple, quand la proportion d'aldéhyde ne sera que de 1/1000, on diluera la liqueur à acide sulfureux au dixième, avec de l'alcool, et on emploiera la solution centinormale d'iode. Comme il est rare que dans les liquides de fermentation normale, et même les alcools de tête, dans les colonnes distillatoires, le titre de l'aldéhyde monte à 1/1000, la méthode de Schiff est d'un emploi plus fréquent que la méthode volumétrique.

La réduction du nitrate d'argent ammoniacal peut être employée pour déceler rapidement la présence de l'aldéhyde dans un liquide distillé, mais il faut qu'il y en ait des quantités sensibles.

197. Acides volatils. — Les acides volatils produits par la fermentation sont en général en quantité négligeable au point de vue pondéral. Quand un vin contient des quantités sensibles d'acide acétique, par exemple, on peut affirmer qu'il est acétifié. Mais, ces acides ont de l'importance parce qu'ils semblent provenir du travail vital de la levure, et peuvent dès lors varier suivant les races et suivant les conditions de la fermentation pour chaque race. Par les éthers odorants qu'ils forment avec l'alcool, ils contribuent à former le parfum et le goût de la boisson fermentée. Leur dosage est malheureusement assez long, lorsqu'ils ne sont pas isolés, et exige certaines précautions. Il faut donc entrer dans quelques détails sur ce sujet.

198. Principe de la méthode. — Le principe de la méthode est le suivant : supposons une solution à 1 ou 2 0/0, au maximum, d'un acide volatil quelconque ; amenons-la à un volume constant, par exemple de 110 cc., et distillons-la dans un ballon de 250 à 300 cc., en relation avec un réfrigérant ordinaire. Recueillons, dans cette distillation, 10 prises successives, chacune de 10 cc., exactement mesurés. Chacune de ces prises est saturée à part, à l'aide d'une solution alcaline quelconque, et on inscrit à la suite des unes des autres les lectures faites successivement sur la burette, à la suite de ces opérations partielles. Supposons que la quantité totale d'acide introduite dans le ballon exige 100 cc. de la solution alcaline employée. Les lectures successives représenteront alors, en centièmes, les proportions de cet acide existant dans les 10, 20, 30 et 40, etc., premiers centimètres cubes passés à la distillation. Cela posé, on peut considérer comme démontrées les trois lois suivantes :

1° La marche des nombres dans cette série d'opérations est caractéristique de l'acide volatil employé.

2° Il existe un rapport constant entre la quantité d'acide introduite dans le ballon et la quantité qui a distillé à un moment quelconque, de sorte que de la quantité passée dans les 10, 20, 30, 40, etc., premiers cc., on peut conclure à la quantité d'acide total introduit dans le ballon de distillation.

3° S'il y a deux acides mélangés, chacun se comporte

comme s'il était seul et suit les lois de sa distillation propre.

Voyons maintenant comment on peut utiliser ces lois dans la pratique.

199. Cas d'un seul acide. — Examinons d'abord le cas où il n'y a qu'un seul acide présent dans le liquide à distiller. L'opération marche alors toute seule. On mesure exactement **110** cc. On distille assez vite pour que l'opération ne dure pas plus de 40 ou 45 minutes. Chacune des prises de 10 cc., reçue dans un flacon jaugé à col étroit, est saturée à son tour avec de l'eau de chaux. Quand on se sert de teinture de tournesol, il faut arriver au bleu franc, et le virage est facile à saisir, même avec les acides gras comme l'acide butyrique et l'acide valérianique, pour lesquels le bleu définitif est précédé pendant longtemps d'une teinte violette, tenant à ce que les sels de chaux de ces acides sont un peu alcalins. Si on cherche le rapport des volumes d'eau de chaux nécessaires pour saturer les 10, 20, 30.... premiers cc. au volume nécessaire pour saturer l'acide total du ballon, on trouve les rapports suivants pour les acides volatils les plus habituellement rencontrés dans les fermentations,

Première table

	Acide formique	Acide acétique	Acide propionique	Acide butyrique	Acide valérianique
10 cc.	3.5	5.9	11.5	17.3	30.5
20 —	7.2	12.2	22.8	32.7	53.0
30 —	11.3	18.7	33.5	47.0	69.5
40 —	15.5	25.6	44.0	58.5	81.0
50 —	20.2	32.7	54.0	68.8	88 5
60 —	25.5	40.4	63.3	77.5	93.5
70 —	31.1	48.7	72.5	84.3	96.5
80 —	38,5	57.5	81.0	90.5	98.3
90 —	48.0	67.5	88.5	94.6	99.5
100 —	59.0	80.0	95.0	97.5	100.0

La marche de ces distillations se traduit dans les courbes suivantes (fig. 32), et on voit que les acides divers passent d'autant plus facilement dans les premières portions du liquide distillé qu'ils sont moins volatils. Avec l'acide formique et l'acide acétique, le titre des diverses prises augmente constamment : pour les autres, il y a décroissance plus ou

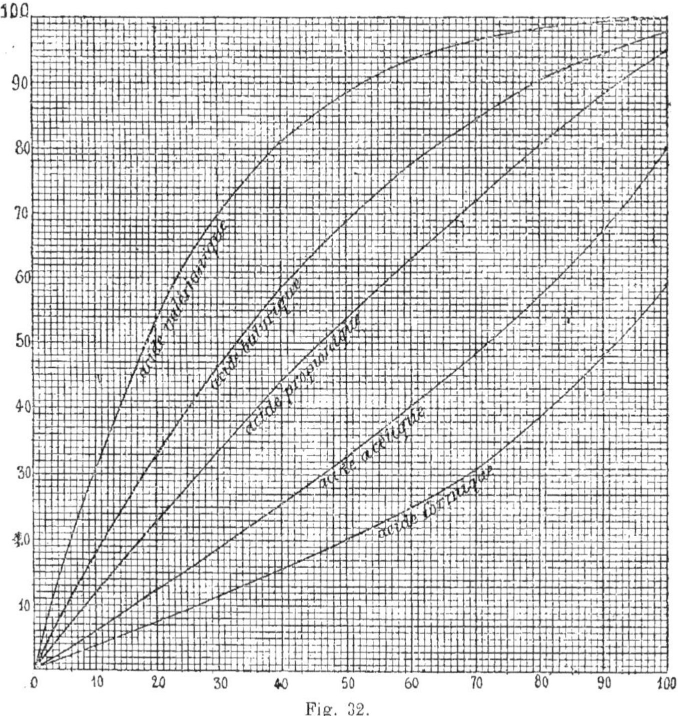

Fig. 32.

moins rapide du titre acide. Ils se concentrent dans le liquide distillé, tandis que les acides acétique et formique se concentrent au contraire dans le liquide resté dans la cornue.

Il résulte de cela que la marche des chiffres d'une prise à l'autre suffit souvent pour indiquer l'acide auquel on a affaire, et une fois qu'on est assuré de sa nature, on peut, en s'arrêtant à une prise quelconque, et en cherchant dans le tableau ci-dessus le facteur correspondant, savoir la quantité d'acide volatil existant dans le liquide du ballon. Par exemple, si on a fait dix prises, et que la marche des nombres coïncide avec celle de l'acide acétique, il suffira, le facteur correspondant à 100 cc. recueillis étant 80,0, de multiplier par 100/80 ou plus simplement par 5/4 le poids d'acide trouvé dans les 10 prises pour avoir le poids de l'acide de la liqueur distillée.

Le *nom* de l'acide est donc fourni par la marche des nombres fournis par les diverses prises successives. Au lieu d'évaluer ces nombres en centièmes de l'acide du ballon, sur lequel on ne sait rien à l'avance, il est plus commode de les évaluer en centièmes de l'acide passé dans les 100 cc. du liquide recueilli. Cela revient à prendre le rapport des nombres contenus dans les colonnes du tableau ci-dessus au nombre du bas de la colonne, et on a alors un autre tableau, qui est le suivant :

DEUXIÈME TABLE

	Acide formique	Acide acétique	Acide propionique	Acide butyrique	Acide valiéranique
	—	—	—	—	—
10 cc.	5.9	7.4	12.1	17.6	30.5
20 —	12.2	15.2	24.0	33.6	53.0
30 —	19.0	23.4	35.3	47.5	69.5
40 —	26.4	32.0	46.2	60.0	81.0
50 —	34.4	40.9	56.8	70.6	88.5
60 —	43.2	50.5	66.7	79.5	93.5
70 —	52.8	60.6	76.2	86.5	96.5
80 —	64.6	71.9	85.0	92.5	98.3
90 —	79.6	84.4	93.0	97.0	99.5
100 —	100.0	100.0	100.0	100.0	100.0

Les courbes ci-dessous (fig. 33) traduisent encore la marche de ces nombres. On voit qu'elles se séparent moins que les précédentes, car, parties du même point 0, elles doivent aboutir au même point 100, mais elles sont encore assez distinctes pour bien différencier les acides. Il est donc facile, en comparant aux nombres des tableaux ceux que fournit l'expérience, de savoir à quel acide on a affaire, avec la deuxième table, et de conclure ensuite, à l'aide de la première, de la quantité qui en a passé à la distillation à la quantité totale contenue dans le liquide distillé.

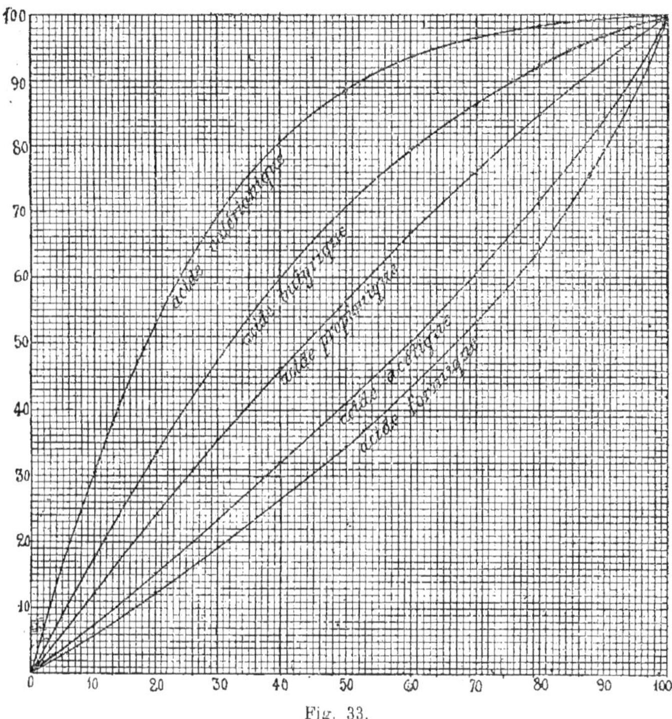

Fig. 33.

200. Cas d'un mélange de deux acides. — Le cas d'un mélange de deux acides volatils est un peu plus compliqué. J'ai dit plus haut que chacun d'eux se comporte comme s'il était seul, et suit la marche de sa distillation. Si par exemple nous avons un mélange à équivalents égaux d'acide acétique et d'acide butyrique, la marche des nombres correspondant à la distillation de ce mélange sera la moyenne des nombres correspondant à chacun des deux acides dans l'un quelconque des tableaux, et la courbe de la distillation sera celle qui, dans chacune des figures qui précèdent, se tiendrait à égale distance, dans le sens vertical, de la courbe de l'acide acétique et de l'acide butyrique. S'il y a au contraire deux molécules d'acide butyrique contre une d'acide acétique, il faudra, pour avoir les nombres de la distillation, ajouter deux fois le nombre correspondant à l'acide butyrique au nombre correspondant à l'acide acétique, et prendre le tiers de la somme obtenue.

Réciproquement, étant donnés les nombres fournis par l'expérience, on peut, en les ordonnant ou en les traduisant sous forme de courbe, voir s'ils coïncident avec l'une des courbes de la figure 33, et s'il n'y a pas coïncidence, voir entre quelles courbes de la figure la courbe trouvée vient se placer.

Si la courbe résultante a une courbure régulière, convexe vers le haut, comme celles de l'acide formique ou de l'acide acétique, elle ne peut qu'appartenir à un mélange des deux acides. De même si elle est régulière et convexe vers le bas, elle correspond à un mélange de deux des trois autres acides. Si au contraire elle correspond, par exemple, à un mélange d'acide acétique et d'acide butyrique, les nombres ont une marche irrégulière, décroissante au début, au moment du passage de l'acide butyrique, croissante à la fin, au moment où l'acide acétique passe à son tour en plus grande abondance à la distillation. La courbe prend alors une double courbure comme celles de la fig. 34, qui correspondent à des mélanges d'acide valérianique et d'acide formique. Les titres des prises décroissent au début, parce que c'est à ce moment que l'acide valérianique distille : ils croissent à la fin, à cause de l'acide formique, et le point d'inflexion de la courbe varie avec la proportion des acides mélangés.

Une courbe à double courbure, si peu accentuée qu'elle soit, ou une marche non régulièrement croissante ni décroissante des nombres relatifs à chaque prise, indique donc un mélange d'un acide supérieur à l'acide propionique avec de l'acide acétique ou formique, et il reste à chercher quelle est la combinaison d'acides qui, distillée, donne les chiffres les plus voisins des chiffres trouvés. Généralement, il n'y a pas d'ambiguités. La composition qualitative et quantitative des acides recherchés apparaît nettement. Pour éviter les tâtonnements qu'exige la recherche de la combinaison qui raccorde le mieux la théorie à l'expérience, il suffit de faire

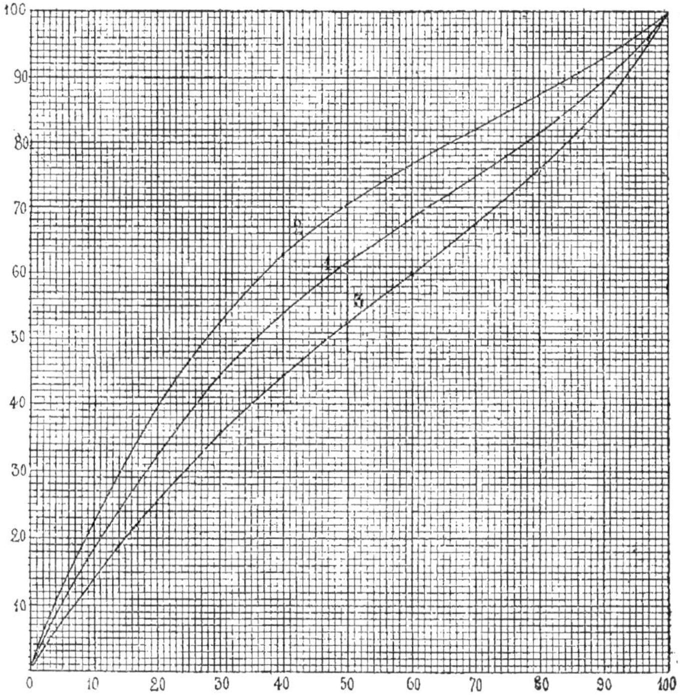

Fig. 34. — Courbes de distillation de mélanges d'acide formique et d'acide valérianique. — 1. Poids atomiques égaux ; — 2, Deux d'acide val. pour un d'acide formique ; — 3, Deux d'acide formique pour un d'acide val.

par avance un certain nombre de schémas de distillation avec des acides différents, mélangés en proportions diverses, et à chercher lequel de ces schémas représente le mieux les nombres fournis par l'expérience. Voici un certain nombre de ces schémas de distillation pour des mélanges divers des acides les plus fréquemment rencontrés dans les fermentations. On ne s'est astreint, pour tous ces mélanges, qu'à calculer les rapports pour la région dans laquelle les courbes s'écartent le plus, et où les mesures sont les plus précises. Cette région est variable d'un mélange à l'autre, et indiquée par le volume des prises pour lesquelles elle commence et elle finit.

201. Tables de distillation. — Voici quels sont, dans ces limites, pour les mélanges d'acides dont les proportions sont indiquées dans la première colonne, les rapports de distillation qu'on peut déduire des nombres de la page 388.

MÉLANGES D'ACIDE VALÉRIANIQUE ET D'ACIDE ACÉTIQUE

	20	*30*	*40*	*50*	*60*	*70* cc.
Acide valérianique pur	53.0	69.5	81.0	88.5	93.5	96.5 —
20 ac. Val. : 1 ac. Ac	51.2	67.3	78.6	86.2	91.4	94.8 —
10 — 1 —	49.5	65.3	76.5	84.2	89.6	93.3 —
8 — 1 —	48.8	64.4	74.4	83.2	88.7	92.5 —
6 — 1 —	47.6	62.9	74.0	81.7	87.3	91.4 —
5 — 1 —	46.7	61.8	72.8	80.6	86.1	90.6 —
4 — 1 —	45.4	60.2	71.2	79.0	84.9	89.4 —
3 — 1 —	43.5	58.0	68.8	76.6	82.8	87.6 —
2 — 1 —	40.4	54.1	64.7	70.1	79.2	84.6 —
1 — 1 —	34.1	46.4	56.5	64.7	77.0	78.7 —
1 — 2 —	27.8	38.8	48.3	56.8	64.8	72.8 —
1 — 3 —	24.6	34.4	44.4	52.8	61.2	69.8 —
1 — 4 —	22.8	32.6	41.8	50.4	59.1	67.8 —
1 — 5 —	21.5	31.1	40.1	48.8	57.7	66.8 —
1 — 6 —	20.6	30.0	39.0	47.7	56.6	66.0 —
1 — 8 —	19.4	28.5	37.4	46.2	55.3	64.8 —
1 — 10 —	18.6	27.6	36.4	45.2	54.4	64.1 —
1 — 20 —	17.0	25.1	34.3	43.1	52.5	63.1 —
Acide acétique pur	15.2	23.4	32.0	40.9	50.5	60.9 —

MÉLANGES D'ACIDE BUTYRIQUE ET D'ACIDE ACÉTIQUE

	30	*40*	*50*	*60*	*70*	*80* cc.
Acide butyrique pur	47.5	60.0	70.6	79.5	86.5	92.5 —
10 ac. But. : 1 ac. Ac.	45.3	57.5	67.9	76.9	84.2	90.6 —
5 — 1 —	43.5	55.3	65.6	74.7	82.2	89.1 —
4 — 1 —	42.6	54.4	64.6	73.7	83.0	88.4 —
3 — 1 —	41.5	53.0	63.2	72.2	80.1	87.3 —
2 — 1 —	39.5	50.8	60.7	69.8	78.0	85.6 —
1 — 1 —	35.2	46.0	55.7	65.0	73.7	82.2 —
1 — 2 —	31.4	41.3	50.8	60.2	69.4	78.8 —
1 — 3 —	29.4	39.0	48.8	57.7	67.3	77.0 —
1 — 4 —	28.2	37.6	46.8	56.3	66.0	76.0 —
1 — 5 —	27.4	36.7	45.8	55.3	65.2	75.3 —
1 — 10 —	25.6	34.5	43.6	53.1	63.2	73.8 —

MÉLANGES D'ACIDE PROPIONIQUE ET D'ACIDE ACÉTIQUE

	30	*40*	*50*	*60*	*70*	*80* cc.
Acide propionique pur	35.3	46.2	56.8	66.7	76.2	85.0 —
5 ac. Prop. : 1 ac. Ac.	33.3	43.8	54.2	64.0	73.6	82.8 —
4 — 1 —	32.9	43.3	53.6	63.4	73.0	82.2 —
3 — 1 —	32.3	42.6	52.8	62.6	72.4	81.7 —
2 — 1 —	31.2	41.1	51.9	61.3	71.1	80.6 —
1 — 1 —	29.3	39.1	48.9	58.6	68.5	78.5 —
1 — 2 —	27.4	36.7	46.2	55.9	66.0	76.3 —
1 — 3 —	26.4	35.5	44.9	54.5	64.7	75.2 —
1 — 4 —	25.8	34.8	44.1	53.7	64.0	74.5 —
1 — 5 —	25.4	34.4	43.6	52.2	63.5	74.0 —

MÉLANGES D'ACIDE VALÉRIANIQUE ET D'ACIDE BUTYRIQUE

	10	*20*	*30*	*40*	*50*	*60* cc.
Acide valérianique pur	30.5	53.0	69.5	81.0	88.5	93.5 —
10 ac. Val. : 1 ac. But.	29.3	51.2	67.5	79.1	86.9	92.2 —
5 — 1 —	28.3	49.8	65.8	77.5	85.5	91.2 —
4 — 1 —	27.9	49.1	65.1	76.8	84.9	90.7 —
3 — 1 —	27.3	48.1	64.0	75.8	84.0	90.0 —
2 — 1 —	26.2	46.5	62.2	74.0	82.5	88.8 —
1 — 1 —	24.1	43.3	58.5	70.5	79.5	86.5 —
1 — 2 —	21.9	40.1	54.8	67.0	76.6	84.2 —
1 — 3 —	20.8	38.4	52.8	65.2	75.1	83.0 —
1 — 4 —	20.2	37.5	51.9	64.2	74.2	82.2 —
1 — 5 —	19.8	37.0	51.2	63.5	73.6	81.8 —
1 — 10 —	18.8	35.4	49.5	61.8	75.2	80.8 —
Acide butyrique pur	17.6	33.6	47.5	60.0	70.6	79.5 —

MÉLANGES D'ACIDE VALÉRIANIQUE ET D'ACIDE PROPIONIQUE

	20	*30*	*40*	*50*	*60*	*70* cc.
Acide valérianique pur	53.0	69.5	81.0	88.5	93.5	96.5 —
10 ac. Val. : 1 ac. Prop.	50.4	66.4	77.8	85.5	91.0	94.6 —
5 — 1 —	48.2	63.8	75.2	83.2	89.0	93.2 —
4 — 1 —	47.2	62.6	74.0	82.2	88.1	92.4 —
3 — 1 —	45.7	60.9	72.3	80.6	86.8	91.4 —
2 — 1 —	43.3	58.1	69.4	77.9	84.6	89.7 —
1 — 1 —	38.5	52.4	63.6	77.6	80.1	86.3 —
1 — 2 —	33.7	46.7	57.8	66.7	75.6	83.0 —
1 — 3 —	31.2	43.8	54.8	64.7	73.4	81.3 —
1 — 4 —	29.8	42.1	53.2	63.2	72.1	80.2 —
1 — 5 —	28.8	41.0	52.2	62.1	71.0	79.6 —
1 — 10 —	26.6	38.4	48.4	59.7	69.1	78.0 —
Acide Propionique pur	24.0	35.3	46.2	56.8	66.7	76.2 —

MÉLANGES D'ACIDE BUTYRIQUE ET D'ACIDE PROPIONIQUE

	20	30	40	50	60	70 cc.
Acide Butyrique pur	33.6	47.5	60.0	70.6	79.5	86.5 —
8 ac. But. : 1 ac. Prop.	32.5	46.1	58.5	69.1	78.1	85.3 —
4 — 1 —	31.7	45.0	57.2	67.8	77.0	84.4 —
3 — 1 —	31.2	44.4	56.5	67.1	76.3	83.9 —
2 — 1 —	30.4	43.4	55.4	66.0	75.1	83.3 —
1 — 1 —	28.8	41.4	53.1	63.7	73.1	81.3 —
1 — 2 —	27.2	39.4	50.8	61.2	71.0	79.6 —
1 — 3 —	26.6	38.3	49.6	60 2	69.9	78.8 —
1 — 4 —	25.9	37.7	49.0	59.5	69.2	78.2 —
1 — 8 —	25.0	36.7	47.7	58.3	68.1	77.3 —
Acide Propionique pur	24.0	35.3	46.2	56.8	66.7	76.2 —

Ces tables facilitent singulièrement le travail. Une fois calculée la série des rapports centésimaux pour la fermentation soumise à l'étude, on est averti tout de suite, quand on a un peu d'habitude, soit par la marche des nombres, soit par l'odeur des premières ou des dernières prises, des acides auxquels on a affaire, et on contrôle cette première indication en cherchant sur les tables si la marche des nombres trouvés par l'expérience coïncide avec une des séries calculées. Cette coïncidence n'est naturellement jamais parfaite : les incertitudes de la méthode des distillations, les irrégularités inévitables dans la mesure des prises et dans les dosages ne le permettent pas. Il faut se déclarer satisfait quand la coïncidence a lieu à une ou deux unités du dernier chiffre près, en plus ou en moins. Quand la série trouvée se confond avec ce degré d'approximation avec une des séries du tableau, ce tableau indique de suite la nature et la proportion des acides mélangés. Quand elle se place entre deux séries consécutives du tableau, suivant qu'elle est à égale distance des deux, ou plus près de l'une que de l'autre. On juge aisément, rien que par un calcul mental, du rapport des deux acides dans le mélange.

Avec ces moyens de dosage, nous pouvons aborder de plus près que nous l'avons fait au chapitre XIV l'étude de la fermentation alcoolique, et dresser le bilan de partage du sucre qui fermente entre la zymase qui en prend d'ordinaire la plus grande partie, et la levure qui utilise l'autre pour la construction de ses tissus, pour sa respiration, et pour la production de ses résidus vitaux, glycérine, acide succinique, acides volatils, etc. C'est ce que nous allons faire dans le prochain chapitre.

BIBLIOGRAPHIE

PASTEUR, Mémoire sur la fermentation alcoolique, *Ann. de chim. et phys.* t. LVIII.
MACAGNO. Lavori eseguiti alla R. Staz. di Asti, 1888.
LABORDE. *Annales et revue de chimie analytique*, 15 mars et 5 avril 1899.
LABORDE et MOREAU. *Ann. de l'Inst. Pasteur*, 1899.
DUCLAUX. *Ann. de l'Institut Pasteur*, avril et juillet 1895.
GAYON. *Comptes rendus*, t. IV, 1887.
RIETER. *Schw. Wochens. f. Chemie u. Pharmacie*, 1896, p. 238.
X. ROCQUES. *Ann. de la brasserie et de la distillerie*, t. I, 1898.

CHAPITRE XXI

BILAN DE LA FERMENTATION ALCOOLIQUE

L'ensemble complexe de phénomènes qu'embrasse le mot de fermentation alcoolique ne peut évidemment être représenté par une équation unique. Mais chacun d'eux est une transformation chimique pouvant être mise en équation, et si nous pouvions, à l'aide d'une analyse fine, les séparer et les étudier après les avoir isolés, on reconstituerait l'équation totale du phénomène en faisant la somme de toutes les équations élémentaires de chacun de ses éléments constituants. C'est une voie dans laquelle nous ne sommes pas très avancés, mais il est utile de montrer jusqu'où la science va en ce moment.

202. Bilan d'une fermentation. — Etablissons d'abord le bilan numérique d'une fermentation en disant ce qui y entre et ce qui en sort. Opérons par exemple sur 100 gr. de sucre candi, qui, après hydratation par la sucrase, donneront 105,26 gr. de sucre interverti : voilà la colonne des entrées. Dans la colonne des sorties, mettons tous les éléments que nous savons doser avec quelque sûreté. Si leur poids est inférieur à 105,26 gr., c'est qu'il y en aura que nous aurons négligés et qu'il faudra rechercher. Si leur poids dépasse ce chiffre, c'est qu'il y aura eu, pendant l'opération, intervention d'une matière qui, non comptée aux entrées, figurera dans les sorties. Dans l'espèce ce ne peut être que de l'eau, l'addition de carbone, d'oxygène ou d'azote étant exclue par les conditions de l'expérience.

Cette étude exige des dosages aussi précis que possible. Il n'y a aucune difficulté pour le sucre et pour l'alcool. Pour l'acide carbonique, celui qui se dégage à l'état de gaz est facile à mesurer, mais il en reste toujours dans le liquide, d'ordinaire à l'état de solution sursaturée, et cette partie du gaz est toujours évaluée un peu trop bas, quand on la considère comme donnée par les lois ordinaires de la solubilité. Il faudrait, pour avoir tout l'acide carbonique, faire l'extraction dans le vide, ce qu'aucun savant, à ma connaissance, n'a encore fait. Nous serons donc obligés de nous contenter des déterminations de Pasteur, en nous rappelant qu'elles sont probablement un peu inférieures à la réalité.

Pour l'acide succinique et la glycérine, on ne les dose facilement, comme nous l'avons vu, que dans un liquide où il y a peu de levure et peu de matière organique. Nous ferons donc une fermentation dans laquelle nous ne mettrons que de l'eau pure, du sucre, et juste ce qu'il faut de levure pour que la fermentation puisse marcher. Ces conditions sont bien remplies dans une expérience installée par Pasteur, et faite en mettant 100 gr. de sucre candi, dissous dans 700 cc. d'eau, en présence de 6,254 gr. de levure, représentant 1 gr. 198 de matière sèche. Cette fermentation a duré longtemps, parce qu'il y avait très peu de levure. Quand elle a été terminée, on en a analysé les produits suivant la méthode indiquée au chapitre précédent.

Occupons-nous d'abord de la glycérine et de l'acide succinique. Le liquide alcoolique éthéré qui a servi à les dissoudre, évaporé avec les précautions indiquées, se remplit de cristaux feuilletés d'acide succinique. La cristallisation de cet acide n'a lieu que dans des cas exceptionnels, lorsqu'on a employé très peu de levure, parce que celle-ci cède alors au liquide une très petite quantité de principes solubles.

Ce résidu sirupeux et cristallin a été repris par l'eau, et saturé par l'eau de chaux. Il a exigé pour sa saturation 0 gr. 350 de cette base. S'il n'y avait que de l'acide succinique, cette proportion de chaux en accuserait 0 gr. 737.

Le liquide saturé, évaporé, est repris par le mélange éthéro-alcoolique qui, cette fois, ne dissout que la glycérine. Desséchée dans le vide, celle-ci pèse 3 gr. 640. Son poids est donc plus du double de celui de la levure employée. Elle provient du sucre, et le sucre qui l'a fournie est perdu pour la production d'alcool et d'acide carbonique suivant la formule connue.

Le résidu resté insoluble, quand on a dissous la glycérine, est du succinate de chaux souillé d'une matière cornée, hygrométrique, qu'on enlève en laissant digérer le mélange pendant une nuit avec de l'alcool à 80°. Le succinate de chaux, resté insoluble, avait un poids de 0 gr. 890, ce qui correspond à 0 gr. 673 d'acide succinique.

Ce n'est pas tout. La levure, dont le poids sec était 1,198 gr. à l'origine, atteignait à la fin un poids de 1,700 gr. De plus, pendant la durée du phénomène elle avait laissé se dissoudre dans le liquide extérieur un poids de 0,631 gr., représentant la différence entre le poids total de l'extrait sec du liquide évaporé et le poids total de la glycérine et de l'acide succinique qu'on y a dosés. Cette exsudation organique est évidemment le fait de la levure. La somme des poids de levure déposée après la fermentation et de la partie soluble extractive restant dans la liqueur fermentée est donc égale à 2,331 gr., en excédant de 1,133 gr. sur le poids sec de la levure introduite. Cet excédant ne peut évidemment pas avoir d'autre origine que le sucre, avec, éventuellement, introduction d'un peu de l'eau du flacon. La partie du sucre qui a servi à fournir le carbone contenu dans cet excédant est perdue pour la fermentation alcoolique.

Faisons le total des pertes provenant de ces divers chefs, nous trouvons :

	gr.
Glycérine..........	3,640
Acide succinique....	0,673
Excédent de levure..	1,133
Total..........	5,446

c'est-à-dire environ 5,5 0/0 du sucre qui sont représentés, la fermentation terminée, par des produits autres que l'alcool et l'acide carbonique. Cette proportion est naturellement un peu variable. Pasteur, qui l'a mesurée dans un grand nombre d'expériences, la donne comme comprise, en moyenne, dans les limites suivantes :

	gr.		gr.	
Glycérine.........	3,2	à	3,6	0/0 du poids du sucre
Acide succinique...	0,6		0,7	»
Matière organique..	1,2		1,5	»
Soit en tout.......	5,0		5,8	»

Cette perte à la fermentation est donc très sensible. Elle est compensée, il est vrai, pondéralement au moins pour le fabricant qui fait fermenter du sucre cristallisé, par l'augmentation de poids de 5,26 0/0 que celui-ci subit pendant l'interversion. Mais pour le chimiste, elle ne saurait passer inaperçue.

203. Formation d'alcool et d'acide carbonique. — Cherchons maintenant du côté de l'alcool et de l'acide carbonique. Pasteur a fait peu de dosages d'alcool. On trouve pourtant une expérience dans laquelle 10 gr. de sucre candi ont donné 5,100 d'alcool, ou 51,0 0/0 du poids du sucre. D'un autre côté, une autre expérience, dans laquelle on a dosé l'acide carbonique, montre que dans une fermentation où les proportions de glycérine et d'acide succinique étaient à peu près les mêmes que dans celle dont nous avons détaillé plus haut l'analyse, il y avait pour 100 gr. de sucre, 49,1 d'acide carbonique produit. En admettant que tous ces nombres se rapportent à une fermentation comme celle de tout à l'heure, nous aurons donc comme bilan terminal :

	gr.
Alcool....................	51,0
Acide carbonique...........	49,1
Levures et produits solubles.	5,5
Soit en tout................	105,6

c'est-à-dire un chiffre un peu supérieur au chiffre de 105,26

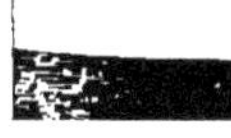

qui figure à la colonne des entrées pour la quantité de sucre interverti correspondant à 100 gr. de sucre candi. Il y a donc sûrement un peu d'eau intervenant dans la réaction, environ 0,4 0/0 du poids du sucre.

Ce n'est pas tout, et ces chiffres se prêtent encore à une autre remarque. Dans l'équation classique

$$C^6H^{12}O^6 = 2C^2H^6O + 2CO^2$$

l'acide carbonique produit représente 95,6 0/0 de l'alcool formé. Or, il en fait 96 0/0 dans les nombres de Pasteur. Il y a donc un peu moins d'alcool produit réellement que d'après la proportion trouvée d'acide carbonique, ou inversement un peu plus d'acide carbonique produit qu'on ne devrait en trouver d'après la proportion d'alcool. Cette dernière interprétation est évidemment la plus naturelle, et Pasteur l'avait déjà tirée avant de savoir que la production de l'alcool était le résultat de l'action d'une diastase. Cet excédent d'acide carbonique, en proportion de 0,4 0/0 du poids du sucre, mérite d'autant plus d'entrer en ligne de compte, que nous savons qu'il est probablement évalué par défaut ; en somme nous trouvons, en nous bornant aux éléments que nous avons envisagés cidessus, deux conclusions très importantes :

1° Une partie des éléments de l'eau entre dans la réaction physiologique et chimique qui constitue la fermentation alcoolique. L'excédent est d'environ 0,4 0/0 du poids du sucre ;

2° La quantité d'acide carbonique dégagé dépasse d'environ 0,4 0/0 du poids du sucre celle qui résulte de la décomposition diastasique exercée par la zymase sur le sucre.

Voilà pour le bilan brut de la réaction. Voyons maintenant si, chimiquement, nous pouvons assigner une origine à ces excédents que nous venons de découvrir.

204. Formation de glycérine et d'acide succinique. — Etudions d'abord l'excédent d'eau. L'intervention de la zymase dans le phénomène est exclue par notre hypothèse ; c'est un phénomène chimique, n'impliquant aucune addition d'eau sur le sucre interverti, et ne pouvant pas produire d'excédent dans l'un quelconque des deux corps formés. Cherchons du côté de la glycérine et de l'acide succinique. Ces corps proviennent sûrement du sucre. Or, on ne peut les considérer comme provenant d'une même molécule de sucre, par un dédoublement tel, par exemple, que celui qui est théoriquement représenté par l'équation

$$7\,C^6H^{12}O^6 = 6\,C^3H^8O^3 + 6\,C^4H^6O^4$$

car ces deux corps ne sont pas produits à poids atomiques égaux, comme l'exige l'équation, et même nous verrons plus tard (p. 425 et 430) que leur proportion est constamment variable, non seulement d'une fermentation à l'autre, mais aussi dans la même fermentation. Il faut donc les envisager comme résultant de deux réactions séparées, et alors, nous avons pour nous guider l'équation théorique :

$$7C^6H^{12}O^6 + 6H^2O = 12C^3H^8O^3 + 6CO^2$$

qui fait dériver la glycérine du sucre avec fixation d'eau et dégagement d'acide carbonique, et l'équation :

$$7C^6H^{12}O^6 + 6CO^2 = 12C^4H^6O^4 + 6H^2O$$

qui fait dériver l'acide succinique d'une réaction dans laquelle interviendraient du sucre et tout ou partie de l'acide carbonique provenant de la formation de la glycérine. Nous connaissons déjà ces équations, et il est presque inutile de faire remarquer qu'en les ajoutant, on retombe sur l'équation complète écrite quelques lignes plus haut.

Ces deux équations séparées présentent l'avantage qu'on peut, en les combinant, leur faire représenter les proportions de glycérine et d'acide succinique trouvées par l'expérience. Si, par exemple, ainsi qu'en témoignent les nombres inscrits plus haut au bilan, il y a six molécules de glycérine formées contre une d'acide succinique, il suffira

d'ajouter six fois la première équation à une fois la seconde, et on aura :

$$49C^6H^{12}O^6 + 36H^2O + 6CO^2 = 72C^3H^8O^3 + 12C^4H^6O^4 + 36CO^2 + 6H^2O;$$

ou, en simplifiant

$$49C^6H^{12}O^6 + 30H^2O = 72C^3H^8O^6 + 12C^4H^6O^4 + 30CO^2$$

équation que nous connaissons déjà (**142**). Elle avait été trouvée par Pasteur en dehors de toutes ces considérations qui précèdent, comme une sorte de formule empirique, qui s'accordait suffisamment avec les faits. Envisagée au point de vue théorique, elle nous montre que la formation de glycérine et d'acide succinique, dans les proportions où la fermentation les donne, ne peut se faire sans qu'il y ait fixation sur la molécule de sucre d'une petite quantité d'eau et dégagement d'une petite quantité d'acide carbonique.

Voilà peut-être l'explication des deux faits qui nous ont été révélés par l'étude détaillée de notre bilan. Mais avant d'aller plus loin nous devons faire une vérification. L'équation précédente nous montre que pour une molécule d'eau entrée dans la réaction, il y a une molécule d'acide carbonique produite. Or, les excédants d'eau et d'acide carbonique relevés au bilan, et comptés en centièmes du poids du sucre, sont à peu près égaux, comme nous l'avons vu. Notre équation nous montre au contraire que le poids moléculaire de l'acide carbonique étant 44, et celui de l'eau 18, l'excédent d'acide carbonique est plus du double de celui de l'eau. Concluons que si elle représente bien l'excédent d'eau, elle donne corrélativement trop d'acide carbonique.

C'est ici que nous pourrons rappeler utilement que nos dosages d'acide carbonique sont sûrement évalués par défaut. Dans la seule expérience de dosage d'acide carbonique que cite Pasteur, l'erreur commise sur l'acide carbonique en solution dans le liquide, dépasse notablement le petit excédent d'acide carbonique trouvé par le calcul, et la fermentation donne par suite un excédent d'acide carbonique supérieur à 0,4 0/0 du poids du sucre. On peut donc dire qu'il n'y a pas contradiction entre la théorie et l'expérience, et que la perte au dosage de l'acide carbonique, non seulement explique celle que nous signale l'équation, mais encore permet de faire une place à l'acide carbonique respiratoire et protoplasmique de la levure pendant la période de fermentation.

Si maintenant que nous avons étudié séparément les deux faits principaux de la production d'alcool d'un côté, de glycérine et d'acide succinique de l'autre, nous voulons tous les enfermer dans une formule unique, il nous suffira de superposer les deux équations dans la mesure même où l'expérience les montre réalisées en fait. Si, par exemple, on admet qu'il n'y a pas d'autre phénomène en jeu que ceux qu'elles traduisent, comme il y a 5 0/0 du sucre environ, ou 49 pour mille, qui donnent de la glycérine et de l'acide succinique, on écrira simplement, en profitant de ce que le nombre 49 se trouve être le facteur du premier terme dans l'équation relative à la formation de ces corps, les deux équations suivantes :

Prod. de l'alcool....... $951C^6H^{12}O^6 = 1902C^2H^6O + 1902CO^2$
Prod. de glyc. et ac. succ. $49C^6H^{12}O^6 + 30H^2O = 72C^3H^8O^3 + 12C^4H^6O^4 + 30CO^2$

D'où, en ajoutant, on a pour les deux actions superposées dans des proportions très voisines de celles que donne l'expérience :

$$\underset{\text{sucre}}{1000C^6H^{12}O^6} + \underset{\text{eau}}{30H^2O} = \underset{\text{alcool}}{1902C^2H^6O} + \underset{\text{glycérine}}{72C^3H^8O^3} + \underset{\text{ac. succ.}}{12C^4H^6O^4} + \underset{\text{ac. carb.}}{1932CO^2}$$

Le calcul montre, en effet, que cette équation complexe serre d'assez près la réalité. Mais il est inutile de pousser l'approximation plus loin, car il est certain que malgré sa complication, l'équation est incomplète, attendu qu'elle ne tient pas compte de la partie du sucre qui se fixe à l'état vivant sur les matériaux de la levure, ou qui sert à faire l'aldéhyde et les acides volatils dont nous savons qu'une fermentation s'accompagne toujours.

205. Remarques générales. — Il n'est donc pas besoin de dire que l'équation que nous venons d'écrire ne saurait prétendre à être l'équation générale de la fermentation alcoolique. Elle ne représente tout au plus, et encore d'une façon approximative, que l'ensemble des deux ou trois fermentations, toutes faites dans des conditions analogues, et sur lesquelles Pasteur a fait ses dosages. L'équation serait différente dans d'autres conditions. Nous verrons bientôt qu'elle serait différente aussi si au lieu d'étudier la fermentation terminée, Pasteur les avait étudiées en pleine marche.

Chaque fermentation alcoolique a donc son équation, même lorsqu'on la borne aux transformations que nous avons étudiées jusqu'ici. Tout ce que j'ai voulu faire dans l'analyse qui précède, c'est de montrer l'origine et les relations mutuelles des divers corps qui figurent dans l'équation, et les relations numériques entre les coefficients qui doivent y figurer, si les hypothèses dont je suis parti sont vraies. Elles sont vérifiées pour les expériences de Pasteur; il serait souhaitable de les vérifier sur d'autres. Mais on voit, par les détails dans lesquels nous sommes entrés, que toute vérification soigneuse devra commencer par un dosage plus précis de l'acide carbonique produit. C'est à cette nécessité que j'ai déjà fait allusion (**186**); on la comprend maintenant, et avec ce que nous savons de la fermentation alcoolique, l'étude devrait être conduite ainsi.

De l'acide carbonique total, exactement dosé, il faudrait commencer par retirer tout celui qui correspond à l'alcool, formé sous l'action de la zymase, d'après l'équation connue du dédoublement du sucre. De ce résidu, il faudrait encore retirer tout celui qui correspond à la formation de glycérine et d'acide succinique, en se rappelant que pour 2 de glycérine, il y aurait toujours 1 d'acide carbonique, si la production de l'acide succinique ne diminuait pas cet acide carbonique dans la proportion d'une molécule d'acide carbonique pour deux molécules d'acide succinique. Cette seconde soustraction faite, il resterait sûrement un résidu, imputable seulement à la partie de la respiration protoplasmique aboutissant aux autres opérations de la cellule, création de nouveaux matériaux, élimination des anciens, etc. Il serait curieux de voir à ce moment ce dernier excédent être de l'ordre de grandeur de cette respiration que nous avons étudiée sous le nom de respiration intramoléculaire, et qui est celle de la levure mise en suspension dans de l'eau non sucrée.

Quoi qu'il en soit, c'est à l'étude de ces actions protoplasmiques que nous arrivons maintenant.

206. Intervention de la levure. — Or nous entrons là dans une série de phénomènes peu étudiés, et dans lesquels une équation est encore impossible à écrire. Il faut donc se borner à dire en gros ce qu'on sait à ce sujet.

Nous savons qu'on peut obtenir une fermentation dans un liquide sucré dans lequel on n'introduit que des sels minéraux, un sel ammoniacal comme seule nourriture azotée, et une trace de levure. Cette levure se multiplie et on en recueille, à la fin de l'expérience, notablement plus qu'on n'en a semé. De plus, cette levure a sa complexité de structure ordinaire : il y a l'enveloppe de cellulose, des matières grasses, des substances albuminoïdes, dont une partie s'est diffusée ou a été excrétée dans le liquide ambiant. Il n'est pas douteux que toute cette matière organique se soit formée aux dépens du sucre, ou, du moins, c'est sûrement à lui qu'elle a emprunté son carbone, car son hydrogène et son oxygène peuvent, à la rigueur, provenir de l'eau ou du sel ammoniacal, lequel a en outre sûrement fourni l'azote.

Il y a donc sûrement création de matière organique exigeant une dépense de sucre. Il n'est pas certain, faisons-le remarquer de suite, que cet ensemble de phénomènes se suffise à lui-même. Il est possible qu'il se relie à la formation de glycérine et d'acide succinique que nous venons d'étudier tout à l'heure. Mais, en fait, il en est distinct et peut être étudié à part. Voilà donc une perte de sucre provenant

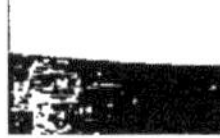

de ce fait, et tout à fait comparable à celle qui a pour cause la production de glycérine et d'acide succinique.

On a pensé longtemps, et même on peut dire encore qu'il n'en est pas toujours de même, et que, dans les fermentations industrielles, la nécessité de cette création de tissus aux dépens du sucre est moins apparente, les milieux de culture offrant à la levure des matériaux tout faits qu'elle n'a qu'à utiliser. Mais nous allons voir que partout les choses se passent de même ; elles sont seulement un peu plus difficiles à débrouiller.

La chose est d'abord presque évidente pour la matière grasse. Il y en a, il est vrai, dans le moût de vin et de bière, mais ce n'est pas elle qui entre dans la cellule de levure, parce qu'elle est insoluble ; celle de la levure est certainement formée sur place. On peut du reste prouver que la quantité qui s'en forme est supérieure à celle qu'on rencontre dans le liquide de fermentation. Mais la chose est tellement évidente que ce n'est pas la peine d'insister.

207. Formation de la cellulose. — Nous allons arriver à la même conclusion pour la cellulose. Le problème est ici un peu plus difficile à cause de la difficulté qu'on éprouve à doser cette substance. On pourrait éluder cette difficulté en opérant comme précédemment, en ensemençant une trace de levure dans un liquide convenable, et en procédant au dosage approximatif de la cellulose dans la levure résultant de la fermentation. Toute celle qu'on trouverait serait évidemment de création récente.

M. Pasteur a abordé le problème autrement. Avec un poids de levure représentant 2 gr. 526 à l'état sec, il fait fermenter 100 grammes de sucre dissous dans 750 cent. cubes d'eau pure, et recueille à la fin de la fermentation 2 gr. 965 de levure sèche. Il fait alors bouillir de six à sept heures, dans de l'acide sulfurique étendu de 20 fois son poids d'eau, d'un côté, ces 2 gr. 965 de levure sèche ; de l'autre, un poids de levure fraîche égal à celui qu'il avait employé dans son expérience, c'est-à-dire à 2 gr. 626.

L'acide sulfurique laisse un résidu insoluble azoté et transforme en sucre la cellulose. Le résidu est desséché et pesé, le sucre dosé par la liqueur de Fehling. Voici les nombres trouvés :

	Poids de levure	Poids du résidu azoté	Proportion pour 100	Poids de sucre (cellulose)	Proportion pour 100
	gr.	gr.		gr.	
Avant fermentation.	2 626	0 391	14,8	0 532	20,2
Après fermentation.	2 965	0 634	21,4	0 918	31,9

On voit non seulement que la quantité totale de cellulose a augmenté dans la fermentation, mais aussi que sa proportion dans la levure est devenue plus grande.

Nous retrouverons bientôt l'étude de ce second fait et aussi de ceux qui se rapportent au résidu azoté. Pour le moment, le premier seul nous intéresse. Il nous prouve que dans la fermentation de 100 grammes de sucre avec 2 gr. 626 de levure, il s'est fixé sur celle-ci environ 0,4 gr. de matière hydrocarbonée, transformable par l'acide sulfurique étendu en sucre fermentescible.

C'est donc encore le même résultat que dans les fermentations accomplies avec une trace de levure ensemencée dans un milieu purement azoté et minéral ; et comme il est manifestement impossible de faire de la cellulose des globules, à la fin de notre fermentation, deux parts ayant chacune une origine distincte, on trouvera naturel d'admettre comme extrêmement probable, sinon comme certain, que la cellulose de tout globule de levure est constituée par les éléments du sucre.

208. Formation des matières albuminoïdes. — Nous voici arrivés à un point plus délicat. A propos des matières grasses et de la cellulose, nous avons pu affirmer que les choses se passaient de la même façon quand le sucre fermente en présence d'un sel ammoniacal ou des matières albu-

minoïdes. Nous l'avons pu, parce que les matières grasses et la cellulose sont des individualités chimiques assez bien définies pour qu'on puisse les séparer, les doser et montrer qu'elles augmentent dans un cas comme dans l'autre.

Avec les matières albuminoïdes, cela ne nous est plus permis ; et lors même que nous constaterions que leur poids augmente pendant les fermentations ordinaires comme dans celles d'un liquide minéral et azoté, nous ne pourrions pas en conclure que les éléments du sucre sont intervenus dans leur formation, parce que ces matières sont en général des mélanges complexes de substances mal connues, et que rien ne prouverait que leur augmentation de poids n'est pas due à ce qu'elles se sont mélangées, pendant la fermentation, d'un ou plusieurs corps particuliers, dont aucun n'aurait de relation avec la matière azotée proprement dite. La glycérine et l'acide succinique, par exemple, si on ne les avait pas isolés, ou bien encore le glycogène, s'il y en avait à la fin de la fermentation, compteraient comme résidu azoté, et il suffit d'appliquer dans ces conditions le raisonnement que nous supposons fait plus haut, pour voir combien il est vicieux pour la matière albuminoïde, après avoir été excellent pour les matières grasses et la cellulose.

Nous sommes donc obligés de laisser de côté la question de savoir si le sucre doit se fixer sur les matériaux albuminoïdes offerts aux globules pour les rendre de nouveau assimilables ; en d'autres termes, si le sucre entre dans la constitution de la matière azotée du globule. Si nous songeons à ce qui se passe dans les fermentations avec un sel ammoniacal, où le sucre intervient nécessairement, nous sommes conduits à résoudre cette question dans le sens affirmatif ; mais il nous manque pour cela, dans le cas général, des preuves solides.

Quoi qu'il en soit, nous n'avons pas besoin d'entrer aussi intimement dans la connaissance du phénomène pour atteindre le but que nous poursuivons, et qui est d'établir une sorte de balance de comptes entre les phénomènes de la fermentation. Nous n'avons qu'à nous demander s'il y a pendant la fermentation une augmentation du poids des matériaux de la levure autres que ceux pour lesquels nous venons d'en constater ; en d'autres termes, si l'augmentation totale du poids de la levure dépasse celle de la cellulose et des matières grasses.

209. Augmentation de poids de la levure pendant la fermentation. — Le fait de l'augmentation de poids de la levure, quand elle produit une fermentation dans un liquide organique approprié, est de connaissance ancienne et vulgaire. On retire du vin de grandes quantités de lie sans avoir visiblement introduit aucune trace de levure. Dans la fabrication de la bière, où le brasseur est obligé d'ajouter de la levure pour éviter que la fermentation ne dévie, il en recueille 5 ou 6 fois plus qu'il n'en a semé ; et il pourrait, à la rigueur, en récolter proportionnellement bien davantage, car théoriquement sa semence pourrait être composée d'une seule cellule vivante.

Mais on a cru longtemps que les choses étaient tout autres quand la levure produisait une fermentation sur du sucre dissous dans de l'eau pure. Les résultats de Thénard, que nous avons signalés plus haut, avaient montré dans un cas 20 parties de levure réduites à 10, après avoir produit deux fermentations successives. On croyait que ce fait était le fait général, et on l'exprimait en disant que, dans ce cas, la levure agit en se détruisant, tandis qu'elle agit et se reproduit dans le cas de la fabrication de la bière.

Ce que nous savons déjà nous autorise à repousser l'établissement de cette différence théorique. La levure que nous mettons en présence d'une dissolution de sucre dans l'eau pure ne reste pas dans de l'eau pure. Aussitôt après son introduction, et plus rapidement si le liquide extérieur a des propriétés osmotiques, nous savons qu'elle cède au milieu environnant une partie de ses matériaux azotés et minéraux ; de sorte que les globules nouveaux qui se forment se déve-

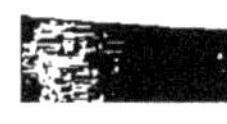

loppent à l'intérieur d'un liquide organique approprié à leurs besoins, comme s'ils étaient plongés dans de l'eau de levure. Ce liquide peut être plus ou moins chargé qu'un autre, permettre un développement plus ou moins facile, plus ou moins abondant, mais il est partout de même nature, et la différence fondamentale que nous admettions tout à l'heure n'existe pas.

Voyons maintenant si la diminution de poids, qu'on dit avoir constatée dans ces conditions, est réelle. Pour le savoir, pesons la levure à l'entrée et à la sortie. Seulement, comme, pendant son séjour dans ce qui était primitivement de l'eau pure sucrée, elle a laissé se dissoudre des matériaux divers, albuminoïdes et salins, il sera juste de mettre à son actif le poids de l'extrait que nous trouverons dans le liquide, débarrassé de l'acide succinique et de la glycérine que nous savons provenir du sucre. Le reste viendra évidemment de la levure, ou au moins, si on ne veut pas accepter cette distinction, sera à ajouter au poids de la levure, pour que la différence entre le poids total de la levure à la sortie et le poids de la levure à l'entrée nous donne la quantité de sucre qui s'est fixée sur les matériaux de la levure pendant la fermentation.

En opérant ainsi, nous allons nous convaincre que, dans la fermentation des sucres en présence de l'eau pure, la levure se reproduit et augmente de poids comme dans tous les autres cas.

Voici sur ce sujet le résumé des observations de M. Pasteur :

	Poids du sucre candi, cristallisé bien pur.	Poids de levure lavée, à l'état frais en pâte plus ou moins molle.	Poids de levure desséchée à 100 degrés	Poids de levure déposée après la fermentation, desséchée à 100 degrés	Poids de l'extrait, partie soluble de la levure restant dans le liquide fermenté, et insoluble dans le mélange d'alcool et d'éther.	Somme des poids de la levure déposée après la fermentation et de l'extrait resté dans la liqueur fermentée.	Excès de cette somme sur le poids de la levure mise en fermentation.	Rapport des poids avant et après la fermentation.
		gr.	gr.	gr.	gr.	gr.	gr.	
A	100	20,000	4,626	3,230	2,320	5,550	0,924	1,2
B	50	10,000	2,213	2,001	0,819	2,820	0,607	1,2
C	100	16,000	4,604	4,385	non déterminé	»	»	»
D	100	10,000	2,313	2,486	1,080	3,566	1,253	1,5
E	100	13,700	2,626	2,965	0,964	3,929	1,303	1,5
F	100	6,254	1,198	1,700	0,631	2,331	1,133	1,9
G	16	3,159	0,699	0,712	non déterminé	»	»	»
H	4	1,474	0,326	0,335	*id.*	»	»	»
I	20	1,878	0,476	0,590	0,133	0,723	0,247	1,5

Il résulte des nombres de ce tableau que dans le cas où on emploie une quantité de levure en pâte, s'élevant à environ 15 ou 20 p. 100 du poids du sucre, on recueille après la fermentation moins de levure qu'on n'en avait mis : A, B, C. C'est précisément dans ces conditions que Thénard s'était placé ; il avait employé 20 parties de levure en pâte pour 100 parties de sucre.

Mais lorsqu'on descend à un poids de levure en pâte qui n'est plus que 10 p. 100, et au-dessous, du poids du sucre, on recueille plus de levure qu'on n'en a employé : D, E, F, G, H, I.

Et, *dans tous les cas*, si on a soin de déterminer le poids de matière extractive azotée, provenant de la levure, qui est en dissolution dans la liqueur fermentée, on trouve qu'ajouté au poids de la levure après fermentation, il dépasse très sensiblement le poids total de levure primitif. Le rapport des poids varie de 1,2 à 1,9. Il peut par conséquent devenir presque double.

La disparition de la levure dans l'expérience de M. Thénard et dans toutes celles qu'on lui assimilait n'est donc qu'une

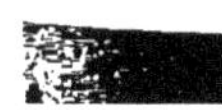

disparition apparente. On a recueilli moins de levure qu'on n'en avait semé, parce qu'on en avait semé beaucoup, et que ce qui s'en était dissous avait été supérieur au poids des nouveaux globules formés. De là, et en ne tenant aucun compte du poids de la matière dissoute, la diminution apparente observée.

Mais l'augmentation est la règle ; et au lieu d'être plus faible quand on ajoute moins de levure en présence de plus de sucre, et que cette levure se trouve par conséquent dans un liquide plus appauvri en éléments albuminoïdes nutritifs, c'est alors qu'il s'en forme proportionnellement le plus. La fermentation F qui, dans le tableau précédent, a fourni le chiffre le plus élevé pour le rapport des poids de la levure avant et après fermentation, est précisément cette fermentation avec épuisement de la levure, dont nous avons donné plus haut (**202**) les résultats numériques.

210. Relations du sucre avec la levure. — Nous revenons maintenant à la question que nous nous étions posée tout à l'heure. Nous avons vu le sucre servir à la création de la cellulose et de la matière grasse de la levure. Intervient-il aussi dans la production de la matière azotée des globules, ou plutôt, pour mieux dire, de tout ce qui dans le globule n'est ni cellulose ni corps gras ?

Pour le savoir, nous n'avons qu'à comparer l'augmentation de poids, telle qu'elle résulte du tableau précédent, avec celle qui résulte de l'augmentation que nous avons trouvée dans la cellulose et les matières grasses ?

L'augmentation de la cellulose a été, dans le cas que nous avons cité (**207**), et qui peut être considéré comme typique, de 0 gr. 4 pour 2 gr. 626 de la levure employée, soit de 15 p. 100 du poids de la levure et de 0,4 p. 100 du poids du sucre. Celle de la matière grasse, dont les globules ne contiennent pas plus de 4 p. 100 et qui entre à peine en dissolution, est négligeable. Or, nous trouvons dans le tableau précédent des augmentations de 20 à 90 p. 100 du poids de la levure à l'origine, et de 1,2 à 1,5 p. 100 du poids du sucre.

Nul doute par conséquent que le sucre n'intervienne aussi dans la formation de la masse protoplasmique enfermée à l'intérieur du globule, ou des matériaux solubles que la cellule de levure abandonne au milieu où elle produit une fermentation. Nous ne savons pas, comme nous l'avons dit plus haut, si c'est une pénétration réelle des éléments du sucre dans la construction de la matière albuminoïde. Bien que cela soit rendu très probable par le fait de l'organisation de ces matériaux quand la levure est dans un milieu où elle n'a à sa disposition que du sucre, des matières minérales et un sel ammoniacal, nous ne pouvons pas l'affirmer scientifiquement, et nous avons vu pourquoi. De plus une partie de l'augmentation de poids de la levure pendant la fermentation peut être due à ce qu'il y reste du glycogène en excédent à la sortie sur ce qu'il y en avait à l'entrée. Mais qu'une partie du sucre soit employée à édifier les matériaux contenus dans le sac cellulosique du globule de levure, c'est ce que nous pouvons affirmer maintenant avec toute assurance.

211. Acides gras. — Les acides gras sont en général formés en quantités si faibles dans la fermentation alcoolique qu'ils ne tiennent pour le moment aucune place dans les équations relatives à ce phénomène. Les variations, d'une fermentation à une autre, sont de plus de 1 0/0 pour les principaux produits, et les équations ne peuvent pas dépasser ce degré d'approximation. Les proportions des acides gras sont d'ordinaire de l'ordre des millièmes.

Ces corps méritent pourtant de trouver place ici, parce que la question de leur origine peut être serrée de plus près que pour les autres produits de la fermentation alcoolique que nous avons étudiés jusqu'ici. Tous ces produits, acides gras compris, ont pour source de carbone le sucre, mais ils en proviennent par des voies différentes. Le sucre

qui fournit l'alcool n'a pas besoin, nous le savons, de faire partie du protoplasma de la cellule. Il suffit qu'il entre dans la cellule pour y rencontrer la zymase et s'y dédoubler. Au contraire, ainsi que nous allons le voir, les acides gras sont des produits de sécrétion ou d'excrétion du travail protoplasmique. Ils ont été matière vivante ou faisant partie d'une matière vivante avant de se rencontrer à l'état soluble dans le liquide ambiant. Ils sont le produit d'une action vitale, au même titre que l'alcool est le produit d'une action diastasique.

La distinction que nous faisons ainsi est-elle bien profonde ? N'arrivera-t-il pas un jour où les produits que nous considérons comme d'essence vitale, par exemple l'urée, l'acide carbonique de la respiration cellulaire, nous apparaîtront comme des produits de dédoublement, pouvant se former en dehors de l'organisme par un mécanisme propre, que l'organisme utilise, mais qui peut fonctionner en dehors de lui? Peut-être. Il est possible que la respiration soit une action d'oxydases, et, au lieu d'être un acte cellulaire, ne soit qu'une fonction d'une sécrétion cellulaire. Quoi que nous réserve l'avenir à ce sujet, nous n'en avons pas moins intérêt aujourd'hui à séparer ce qui nous paraît l'action du protoplasma de ce qui semble l'action d'une sécrétion de ce protoplasma. Posons-nous donc la question pour les acides gras.

212. Production d'acides gras pendant la fermentation alcoolique. — Nous avons vu que Lavoisier avait considéré l'acide acétique comme un produit normal de la fermentation alcoolique. Il s'était trompé : celui dont il avait observé la formation provenait certainement, nous le savons aujourd'hui, de l'intervention de quelque chose d'étranger au phénomène. Il s'en produit pourtant, mais en quantités très faibles. M. Béchamp l'a signalé le premier. M. Pasteur a confirmé l'observation, en la dégageant de l'incertitude que pouvait laisser sur elle la présence possible de ferments étrangers, dont M. Béchamp ne s'était pas assez préoccupé. J'ai montré à mon tour que cet acide acétique, et les traces d'acides homologues qui l'accompagnent d'ordinaire, sont de véritables produits d'excrétion de la levure.

Il s'en produit, en effet, dans la levure abandonnée à elle-même, sans l'intervention d'aucun aliment sucré. La levure du commerce en contient des quantités variables de 0 gr. 5 à 2 grammes par kilogramme. Si on l'en dépouille par un lavage soigné, et si on l'étudie à nouveau au bout de quelques heures, on trouve qu'il s'y en est formé de nouvelles quantités, de poids comparable aux premières.

C'est que, comme nous le savons déjà, la levure privée du sucre ne meurt pas de suite. La vie des cellules se continue pendant un temps plus ou moins long, aux dépens des matériaux du globule lui-même. C'est précisément pendant ces mutations intracellulaires des tissus que l'acide acétique se forme, et les quantités produites sont assez exactement en rapport avec l'activité de la vie dans ces conditions.

Lorsque la quantité de levure est exagérée vis-à-vis de celle du sucre, la disparition du sucre devient très rapide; et, au moment où elle est complète, les globules, amorcés pour ainsi dire à une vie active, la continuent longtemps après que le sucre a disparu, et ne la laissent s'éteindre que peu à peu. On constate alors que la quantité d'acide acétique formé, faible pendant qu'il y a du sucre, s'accroît beaucoup à partir du moment où la fermentation proprement dite a cessé, et où ont commencé les mutations intracellulaires qui lui succèdent. Dans une expérience où j'avais mis à fermenter 200 grammes de sucre avec 1 kilogramme de levure, j'ai trouvé 1 gr. 20 d'acide acétique dans la levure initiale, 1 gr. 30 après la disparition complète du sucre, 2 gr. 10 dans le liquide abandonné à lui-même pendant deux jours, pendant lesquels il s'était dégagé constamment de l'acide carbonique. La levure était restée pure pendant l'opération.

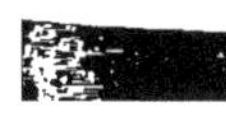

Nous avons vu au chapitre XI (106) que la présence du tartrate d'ammoniaque dans un liquide fermentescible artificiel imprime à la fermentation une activité remarquable, en rapport avec une rapidité, très grande aussi, dans la mutation des tissus. Corrélativement, on observe que la quantité d'acide acétique produite est plus grande dans ces conditions que lorsqu'on ne met pas de tartrate, et qu'elle augmente aussi beaucoup pendant la fermentation subséquente, qui succède à la vie accomplie aux dépens du sucre de la liqueur.

Ceci nous conduit à penser qu'il doit y avoir de l'acide acétique produit pendant la fermentation normale, car nous savons que, même dans des conditions très favorables, il y a toujours vie de la levure, c'est-à-dire mutation et désintégration de tissus. Mais les quantités sont variables, plus grandes, pour un poids donné de sucre ou de levure, lorsque le milieu est peu favorable que lorsqu'il est très nutritif, ce qui est d'accord avec l'interprétation proposée pour les phénomènes.

Cet acide acétique et ces acides gras sont des termes relativement stables de la désintégration des molécules complexes vivantes, azotées et non azotées. Cette stabilité relative les fait apparaître, comme termes tantôt définitifs tantôt intérimaires, dans beaucoup d'actions de fermentation de substances ternaires et quaternaires. Ceci nous permet de prévoir que nous devons trouver, dans les produits d'une fermentation, d'autres corps de la même catégorie.

Les acides gras peuvent être remplacés parfois, par exemple, chez les ferments des matières azotées, par les acides de la série de l'acide oxalique. Nous avons déjà signalé l'oxalate de chaux comme produit de l'action de certaines mucédinées sur des éléments azotés et non azotés. Or M. Lermer en a signalé la présence dans les produits de la fermentation. On le trouve quelquefois en beaux octaèdres dans la levure pressée et dans la levure de bière.

Les ferments des matières azotées produisent aussi d'une

façon constante de l'ammoniaque plus ou moins mélangée d'ammoniaques composées. Nous avons déjà signalé l'ammoniaque dans l'eau de levure, et Oser a signalé de même, dans les produits de la fermentation, un alcaloïde en très petites proportions, que sa trop facile décomposition l'a empêché d'étudier.

En résumé, tout nous invite à considérer la cellule de levure de bière comme une cellule vivante ordinaire, traduisant par les mêmes produits que les autres les phénomènes de mutation intime de tissus dont elle est le siège, et ressemblant, par exemple, aux ferments des matières azotées, quand on la force à vivre dans un liquide non sucré. Elle produirait alors de la leucine, de la tyrosine, de l'acide acétique, un peu d'ammoniaque, en détruisant les matériaux albuminoïdes mis à sa disposition. Placée en présence du sucre, elle prendrait en outre, sans discontinuer son premier mode d'existence, et même en l'activant, une fonction nouvelle, celle qui l'a fait connaître et apprécier, et dont les produits l'emportent de beaucoup en importance et en poids sur ceux de la première, mais sans rien leur enlever de leur valeur au point de vue de la philosophie naturelle.

BIBLIOGRAPHIE

PASTEUR. Mémoire sur la fermentation alcoolique. *Ann. de Ch. et de Phys.* t. LVIII.

BÉCHAMP. Sur l'acide acétique dans la fermentation alcoolique. *Comptes rendus,* t. LVI, p. 969, 1036, 1231, et t. LVII, p. 96, 1863.

DUCLAUX. Sur la production d'acides gras pendant la fermentation alcoolique. *Annales de l'Ecole normale supérieure,* t. I, 1865.

BÉCHAMP. Nouvelles recherches sur l'épuisement physiologique de la levure de bière. *Comptes rendus,* t. LXVIII, p. 645.

LERMER. *Dinglers polytech. Journal,* t. II.

OSER. *Sitzungsberichte der Wiener Akademie der Wissenschaften,* 1867.

CHAPITRE XXII

VARIATIONS DES PRINCIPAUX PRODUITS DE LA FERMENTATION

L'argument qui nous a servi à découvrir l'origine protoplasmique et vitale des acides gras, réduit à ses éléments essentiels, est le suivant : la marche de la production des acides gras ne suit pas celle de la consommation du sucre ; il s'en forme lorsqu'il n'y a pas de sucre consommé, en quantités même parfois plus abondantes qu'en présence du sucre ; la production est augmentée quand la levure vit plus longtemps aux dépens de ses propres tissus, ce qui lui fait toujours une vie pénible. Cela posé, nous devons nous demander si ces arguments ne seraient pas bons aussi pour les autres produits de la fermentation alcoolique, et ne pourraient pas nous servir à éclairer la question de leur origine. Dans cet ordre d'idées, nous voyons tout de suite qu'ils ne s'appliquent pas à l'alcool, dont la production est toujours parallèle à la consommation du sucre, soit du sucre de la liqueur, soit du sucre accumulé dans les tissus sous forme de glycogène. Mais nous pouvons nous la poser à propos de la glycérine et de l'acide succinique. Voyons d'abord les faits récoltés sur ce point par la science.

213. Variations de la glycérine et de l'acide succinique — Dans les fermentations de sucre de canne, faites sous l'influence de la levure de bière, les proportions de glycérine peuvent varier, d'après Pasteur, de 2,5 à 3,6 p. 100 du poids du sucre, et celui de l'acide succinique, de 0,5 à 0,7. Le rapport entre les poids de ces deux substances est à peu près constant, et égal environ à 5,5 ; mais les poids individuels varient, comme on le voit, proportionnellement davantage que les poids d'alcool fournis par un même poids de sucre.

Il serait intéressant de démêler les causes de ces variations. Tout ce que Pasteur nous avait appris de général à leur sujet se résume dans les quelques propositions suivantes.

Il se forme d'autant plus de glycérine et d'acide succinique et, par suite, d'autant moins d'alcool, que la fermentation est plus longue, qu'elle se fait avec de la levure plus épuisée, moins jeune, ayant peu d'aliments et des aliments mal appropriés à la multiplication des globules.

Les fermentations par ensemencement, en présence d'une quantité plus que suffisante de matières albuminoïdes et minérales appropriées à la nature des globules, fournissent moins de glycérine et d'acide succinique et plus d'alcool.

Une faible acidité de la liqueur semble diminuer également les proportions de glycérine et d'acide succinique. Le contraire arrive si le milieu est neutre.

Mais ces conclusions, en admettant leur généralité, ne s'appliquent qu'au cas du sucre candi fermentant avec la levure de bière, c'est-à-dire aux conditions dans lesquelles on installe d'ordinaire les fermentations de laboratoire. Si on s'adresse aux fermentations industrielles, par exemple à celle qui fournit le vin, on trouve des résultats sensiblement différents.

C'est ainsi que les deux dernières propositions que nous énoncions plus haut ne sont plus vraies ; et bien que la fermentation du raisin s'accomplisse dans un milieu acide et en présence de matières albuminoïdes et minérales qui paraissent on ne peut mieux appropriées à la nutrition du ferment, les proportions de glycérine et d'acide succinique qu'on trouve dans les vins sont d'ordinaire supérieures à celles que fournit la fermentation d'un liquide artificiel, sucré au même degré.

Voici quelques nombres qui le prouvent. Les premiers ont été obtenus par M. Pasteur par la méthode analytique que nous avons indiquée dans le chapitre XX (188). Toutefois les nombres relatifs à l'acide succinique n'ont pas été trouvés directement, ils ont été calculés au moyen du nombre trouvé pour la glycérine, et en admettant que ces deux nombres sont dans le rapport de 5 à 1.

	Glycérine dans 1 litre	Acide succinique dans 1 litre	Alcool en poids dans 1 litre
	—	—	—
Vin vieux de Bordeaux (bonne qualité)..	7gr,41	1gr,48	74gr
Vin de Bordeaux ordinaire............	7 ,97	1 ,59	73 ,5
Vin de Bourgogne vieux (bonne qualité)...........................	7 ,34	1 ,47	81
Vin de Bourgogne ordinaire...........	4 ,34	0 ,87	78
Vin d'Arbois vieux (bonne qualité)......	6 ,75	1 ,35	90

On voit que la proportion de glycérine trouvée dans ces diverses espèces de vins, mise en rapport avec la teneur en alcool, de laquelle on peut déduire approximativement le poids primitif de sucre du moût de raisin, paraît indiquer qu'il se forme bien plus d'acide succinique et de glycérine que dans les fermentations ordinaires. Le vin de Bourgogne ordinaire se rapprocherait seul de ces fermentations. Mais M. Pasteur croit que celui qu'il a étudié avait été additionné d'eau et d'alcool, ce qui rend toute comparaison illusoire.

A quoi tient ce résultat ? M. Pasteur s'est assuré qu'on ne pouvait pas l'attribuer à une différence de propriétés entre la levure de bière et celle du raisin. Celle-ci, employée à faire fermenter du sucre candi dans de l'eau de levure, y a donné des proportions d'acide succinique et de glycérine qui se rapprochent tout à fait de celles que fournit la levure des brasseries.

214. Influence de la nature des sucres. — La différence dans la nature des sucres est également impuissante à expliquer les différences que nous signalons. Voici en effet les résultats obtenus par M. Pasteur, en faisant fermenter, dans les mêmes conditions, des poids, autant que possible égaux, des divers sucres fermentescibles.

	9gr,948 de galactose	9gr,814 de glucose	9gr,976 de sucre incristallisable en sirop	9gr,399 de sucre candi
Poids de levure formée.	0gr,192	0gr,170	0gr,136	0gr,152
Poids d'acide succinique	0 ,075	0 ,066	0 ,058	0 ,068
Poids de glycérine....	0 ,338	0 ,297	0 ,280	0 ,288

Toutes ces fermentations avaient été mises en train avec 20 centimètres cubes d'eau de levure renfermant 0 gr. 354 de matière albuminoïde et minérale, et ensemencées avec une trace de levure.

Les poids d'acide succinique sont un peu forts, ayant été calculés d'après le poids de chaux nécessaire pour la saturation.

Le galactose provenait de l'action des acides sur le sucre de lait. Celui-ci était cristallisé et perdait 2,8 p. 100 d'eau, à 100°.

Le glucose provenait du sucre de cannes interverti par les acides ; il était cristallisé et a perdu 9,03 p. 100, après quatre jours à 100°.

Le sucre incristallisable provenait du sucre de cannes interverti par les acides. Le sucre abandonné à lui-même en sirop, après avoir éliminé l'acide, a donné du glucose cristallisé déviant à droite, et du sirop incristallisable déviant à gauche. Les 9 gr. 976 de sirop renfermaient 6 gr. 98 de sucre $C^{12}H^{12}O^{12}$. On voit pourtant qu'ils ont fourni autant de glycérine que les autres essais, et on peut en conclure que c'est ce sucre qui en fournit le plus et le sucre candi le moins. Mais le sucre de raisin se rapproche trop du sucre candi pour qu'il puisse nous servir à nous expliquer ce qui se passe dans les vins.

215. Influence de la nature du liquide. — Nous ne pouvons donc guère recourir qu'à des différences dans la composition élémentaire du liquide. Ce qui est d'accord avec cette manière de voir, c'est que, avec le même sucre et la même levure, les vins des différents pays présentent de

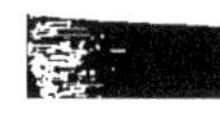

grandes variations dans les proportions de glycérine et d'acide succinique.

Seulement, ici, nous devons regarder de près aux nombres qu'on rencontre dans les mémoires scientifiques. Le rapport moyen entre la glycérine et l'alcool est d'environ 7 0/0 d'après les chiffres moyens trouvés par Pasteur dans ses expériences. Or, quand on étudie à ce point de vue les analyses publiées, on trouve que, tant pour les vins que pour les bières, ce rapport est notablement plus élevé. Il y a une analyse d'un vin d'Allemagne (Ihringer Weissherbst, 1867) et pour lequel ce rapport est de 15 0/0 : c'est peut-être un cas analogue à ceux que nous allons trouver signalés dans les travaux de M. Laborde : c'est peut-être aussi que la glycérine n'était pas pure. Nous avons vu, en effet, qu'il est très difficile parfois de la retirer de certains vins, surtout des vins sucrés et des bières. Le mélange alcoolique éthéré, qui sert à son extraction, dissout en même temps des matières sucrées qui augmentent son poids et dont il est très difficile de la débarrasser. Quand on s'adresse uniquement aux mémoires dans lesquels cette cause d'erreur a été visée, et où on s'est mis en garde contre elle, les variations énormes qu'on avait signalées à une certaine époque entre le poids de la glycérine et le poids de l'alcool ont diminué, mais n'ont pas encore disparu.

Voici, par exemple, les nombres relevés par M. Macagno, à l'aide de la méthode que nous avons indiquée plus haut (**189**). Je ne cite pas les chiffres fournis par ce savant pour l'acide succinique, parce qu'ils sont fictifs comme du reste la plupart de ceux qui ont été publiés, et qui ont été obtenus simplement en divisant par 5 le poids trouvé de glycérine. Je les remplace par le rapport entre le poids de glycérine et le poids d'alcool par litre :

	Alcool en vol.	Alc. en poids.	Glycérine	Rapport 0/0
	—	—	—	—
Vin de table commun..	11	88	4,69	5,3
Grignolino 1871.......	12	96	5,31	5,5
Montepulciano 1873...	13	104	5,53	5,5
Barbera..............	14	112	5,96	5,3
Aléatico..............	14	112	5,94	5,3
Tokay................	14	112	5,95	5,3
Malvoisie.............	14	112	5,98	5,4
Muscat blanc..........	14	112	5,99	5,4

On voit que tous ces rapports sont voisins les uns des autres, et même présentent une constance qui peut paraître singulière, quand on songe que quelques-uns des vins de ces crûs sont souvent vinés, c'est-à-dire additionnés d'alcool après fermentation. Comparons le rapport trouvé par Macagno et qui est voisin de 5, avec ceux qui résultent des analyses de Pasteur, nous voyons qu'il en est très différent, attendu que pour le premier des vins étudiés par Pasteur, le rapport dépasse 10. Seul le vin de Bourgogne ordinaire donne le chiffre 5,5, voisin de ceux de M. Macagno.

M. Laborde a trouvé pour une série de vins de Bordeaux blancs, peu sucrés, que le rapport de la glycérine à l'alcool est en moyenne voisin de 10, ce qui implique des cas où il est supérieur. Mais voici encore des chiffres plus élevés.

M. Laborde a eu occasion d'étudier, au point de vue de leur glycérine, des vins de Sauternes provenant de raisins plus ou moins atteints de *pourriture noble*, c'est-à-dire plus ou moins envahis par le *Botrytis cinerea*, qui favorise, après maturation, la dessiccation du grain et, par suite, la concentration du jus. Ces moûts sucrés fermentent péniblement, et s'arrêtent avant que tout le sucre en ait disparu ; c'est là ce qui explique la forte alcoolisation de quelques-uns de ces vins, coïncidant avec leur richesse en sucre. Voici quelques analyses faites par M. Laborde, et le rapport de la glycérine à l'alcool.

Années	Sucre restant par litre	Alcool en volume	Alcool en poids	Glycérine par litre	Rapport 0/0
1869	185,2	110	88	16,6	19
1874	70,0	132	105	16,6	16
1888	18,0	140	111	12,0	11
1889	5,0	152	120	10,9	9
1890	50,5	128	103	13,8	13
1892	25,0	140	111	16,4	15
1893	90,0	140	111	19,1	18
1893	445,6	68	52	13,0	25
1893	40,0	140	111	16,9	16
1893	100,0	130	104	18,6	18
1894	75,0	124	99	10,5	10
1894	5,0	126	101	8,7	9

On voit que les rapports de la glycérine à l'alcool dépassent de beaucoup tous les chiffres indiqués plus haut. On pourrait croire que cela est dû à ce que le *Botrytis cinerea*, en envahissant le grain, y a fabriqué de la glycérine qui se retrouve dans le vin et élève la grandeur du rapport. Mais M. Laborde s'est assuré, en faisant fermenter le sucre restant dans quelques-uns de ces vins, que la fermentation de ce sucre fournissait, pour le rapport de la glycérine à l'alcool, des nombres très voisins de ceux qui précèdent, et qu'ainsi la fermentation dans ces jus donnait une proportion de glycérine deux ou trois fois supérieure à la proportion normale dans les fermentations en moûts artificiels, et double de celle que donne d'ordinaire le moût de raisins ordinaires.

Des différences du même ordre, constatées sur des vins d'Allemagne et d'Autriche, avaient déjà conduit Muller-Thurgau à nier la relation établie par Pasteur entre la production de glycérine et celle de l'alcool, et à admettre que la glycérine était non un produit de fermentation, mais un produit de nutrition. Cette distinction, qui manquait de netteté à l'époque où elle a été produite, peut être un peu mieux précisée aujourd'hui et traduite ainsi : la glycérine ne provient pas du travail diastasique qui donne l'alcool, elle dépend du procès même de nutrition du protoplasma.

C'est à M. Effront qu'est dû ce premier argument sérieux en faveur de cette conception. En étudiant, à divers moments de la fermentation, la quantité de levure produite par une levure dont nous retrouverons l'étude, et qu'il avait habituée à vivre en présence de l'acide fluorhydrique, il a trouvé les chiffres suivants pour les quantités de glycérine et d'acide succinique produit par 100 gr. de sucre.

	Glycérine	Acide succinique	Alcool formé
	—	—	—
Après 24 h. de ferm.	0,150	0,025	9,4
48 h. »	0,351	0,047	10,8
72 h. »	0,399	0,068	11,1
96 h. »	0,910	0,092	11,5

On voit deux choses : la première est qu'il se forme peu de glycérine au début de la fermentation, et que c'est surtout lorsque le sucre commence à s'épuiser que la glycérine apparaît dans le liquide. La seconde est que la marche des nombres relatifs à l'acide succinique n'est pas la même que pour la glycérine, attendu qu'elle est presque régulière et plutôt décroissante, tandis que pour la glycérine, elle est nettement croissante. Ces remarques dissocient les trois phénomènes, production de l'alcool, production de la glycérine, production de l'acide succinique, et montrent qu'ils peuvent être indépendants. Remarquons pourtant qu'ici, les poids de glycérine et d'acide succinique étant faibles, et sans doute comparables, bien qu'aucun nombre à ce sujet ne soit donné, aux poids de levure obtenus, il pourrait se faire que les différences trouvées dans la marche des nombres, tant pour la glycérine que pour l'acide succinique, tiennent non à des différences de production, mais à des différences de diffusion dans le liquide ambiant. Nous allons revenir dans un instant sur cette question.

Sauf cette réserve, nous pouvons admettre qu'il n'y a aucun parallélisme entre la production de l'alcool et celle de la glycérine et de l'acide succinique.

C'est une confirmation des idées que nous avons développées

déjà (**204**) au sujet de l'indépendance des deux phénomènes. C'est aussi un des arguments que nous avons fait valoir plus haut en faveur de l'origine protoplasmique des acides gras.

Voici une autre analogie. Nous avons vu que les acides gras existaient dans le protoplasma de la levure et y augmentaient en dehors de la présence du sucre. Udransky a trouvé qu'il en était de même pour la glycérine. De la levure bien lavée contenait 33,3 0/0 de matière sèche et 0,035 0/0 de glycérine. On en a fait trois lots qu'on a abandonnés 23 jours, à la température de 16 à 18°, dans de l'eau et dans deux liquides contenant 6 et 12 0/0 d'alcool. Dans l'eau, la proportion de glycérine a décru de 66 0/0, sans doute à la suite d'un travail de nutrition ou même de putréfaction commençante. Dans les liquides alcooliques, elle avait au contraire augmenté de 116 et de 137 0/0 sur son poids initial, ce qui ne peut évidemment provenir que du travail protoplasmique effectué par les cellules. Dans une autre expérience faite avec 1170 gr. de levure pressée, conservée six mois dans de l'alcool à 12°, l'augmentation de la glycérine a été de 173 0/0, et après 13 mois de 355 0/0. Les glycérines obtenues dans ces conditions ne doivent pas être très pures, mais l'augmentation observée est telle qu'elle ne semble pas douteuse. On peut donc dire que la formation de la glycérine et de l'acide succinique est indépendante de la présence du sucre et, par conséquent, de la fermentation alcoolique.

L'ensemble de ces résultats permet de rapprocher la production de la glycérine, et probablement celle de l'acide succinique, de celle des acides gras que nous avons étudiés à la fin du chapitre précédent. On peut en effet les résumer en disant que la quantité de glycérine produite augmente quand la nutrition de la levure devient plus pénible. Il ne faut pourtant pas qu'elle soit trop affaiblie, auquel cas on tombe sur des phénomènes d'inanition ; mais, quand la levure vit péniblement en présence du sucre, elle donne plus de glycérine. C'est pour cela qu'il s'en produit proportionnellement davantage à la fin d'une fermentation. C'est pour cela aussi que, suivant l'observation de Pasteur, il y a plus de glycérine quand il y a moins de levure pour une même quantité de sucre transformé.

216. Influence de la levure. — Si les choses sont ainsi, il ne faut pas s'étonner de voir entrer en action la nature de la levure, et nous devons nous attendre à voir, dans un même liquide fermentant dans les mêmes conditions, des levures diverses donner diverses quantités de glycérine.

Wortmann a apporté les premiers exemples de ce fait dans la fabrication du vin. Je citerai seulement les deux expériences suivantes : Un moût a été fermenté pour la production de vin mousseux avec quatre sortes de levure, deux levures de Johannisberg I et II, une levure de Kreuznach et une levure de Walporzheim. Voici les chiffres trouvés et les rapports de la glycérine à l'alcool correspondant :

	Alcool en vol.	Alcool en poids	Glycérine	Rapport
Levure de Johannisberg n° I..	115	92	6,41	7,0
» II.	119	95	5,91	6,2
Levure de Kreuznach	120	96	5,45	5,7
Levure de Walporzheim......	121	97	5,82	6,0

Dans une autre expérience, un même moût a donné les poids suivants de glycérine par litre avec diverses levures :

Levure	Glycérine
Levure d'Ahrweil	5,05
» de Johannisberg	5,43
» de Wurtzbourg	5,71

Effront a apporté dans cette question des documents à la fois plus probants et plus précis par sa comparaison de deux levures de même origine, l'une habituée à l'acide fluorhydrique, l'autre laissée telle quelle, et mises à fermenter dans le même moût de bière, additionné d'acide fluorhydrique :

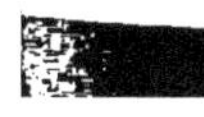

	Alcool	Glycérine	Rapport	Acide succin.
	—	—	—	—
Levure ordinaire	12,5	0,750	6,0	0,132
Levure acclimatée	12,7	0,065	0,5	0,011

Dans ce milieu antiseptisé, la levure ordinaire donne ses proportions ordinaires d'acide succinique et de glycérine, mais la levure acclimatée en donne au contraire très peu. Ce fait met non seulement en évidence l'influence de la levure, mais encore l'influence de l'accoutumance sur la même espèce de levure. Il montre que deux levures identiques peuvent ne pas se ressembler, puisque chacune d'elles porte, plus ou moins profondément renfermé en elle, le souvenir du liquide d'où elle sort et des traitements qu'elle a pu subir antérieurement au moment où on la remet en œuvre.

217. Influence des conditions générales de la fermentation. — Après avoir vérifié une fois de plus que la quantité de glycérine n'est pas proportionnelle à la quantité d'alcool, Kulisch a fait rechercher par Kauschke l'influence de diverses autres conditions. Il a vu que la quantité de glycérine s'élève quand on donne à l'azote un bon aliment azoté, ce qui est un peu en contradiction avec ce que nous avons dit plus haut. Mais il faudrait savoir ce que l'auteur appelle un bon aliment azoté. L'aération et l'élévation de température augmentent aussi faiblement la quantité de glycérine. L'influence de l'augmentation de la semence n'est plus douteuse. La présence de l'acide acétique, de l'acide sulfureux, des acides organiques fixes, de l'alcool, diminue un peu la quantité de glycérine, mais moins qu'on ne le croyait.

218. Travaux de M Laborde. — Le décousu qu'on peut relever entre les résultats que nous venons d'énumérer tient à ce que les travaux qui les ont fournis n'avaient pas tous le même objet, et n'employaient pas tous les mêmes procédés de dosage. On doit à M. Laborde un travail étendu portant exclusivement sur les variations de la production de glycérine, et fait à l'aide de la méthode déjà décrite (190). En voici les principales conclusions :

L'influence des variétés de levure a été étudiée en ensemençant avec diverses levures pures un moût de raisin blanc à 180 gr. de sucre par litre. La quantité de glycérine a varié de 2,50 à 7,75 0/0 de sucre, ou de 5 à 15,50 0/0 du poids de l'alcool. La majorité des levures a donné une moyenne voisine de 3 0/0. Une levure de Sauternes a donné 5,60 0/0. Le chiffre de 7.75 0/0 est celui d'une levure de la Martinique, prise dans une fermentation de vesou. Les levures qui donnaient les chiffres les plus forts étaient celles qui donnaient le moins d'alcool.

L'influence du milieu a été étudiée en ensemençant une même levure dans des milieux de même richesse saccharine. La glycérine est d'autant plus abondante que la fermentation apparaît plus pénible, et varie à peu près en sens inverse de ce que nous avons appelé *activité de la levure*. Les chiffres extrêmes observés ont été de 2,50 0/0 pour l'eau de levure sucrée, de 5,46 0/0 pour un milieu minéral contenant du tartrate d'ammoniaque comme unique aliment azoté. La levure employée était une levure de Médoc, très active dans le moût de raisin. Certaines matières nutritives, surtout azotées, comme le bouillon Liebig, l'extrait de levure, la peptone, augmentent un peu la production de glycérine quand on les ajoute à un milieu très bien approprié, et la diminuent quand on les ajoute à un milieu minéral. Elles sont gênantes dans le premier cas, favorisantes dans le second.

L'augmentation du sucre augmente le rendement en glycérine, qui passe de 2,90 à 4,95 et à 6,10 0/0 quand le sucre passe de 180 à 300 et à 400 gr. par litre. Cette variation dépend du reste de la levure, et est moindre pour des levures habituées à vivre dans des moûts concentrés.

L'addition d'acide tartrique au moût naturel augmente aussi le rendement en glycérine. Quand l'acidité naturelle, qui était de 0,5 0/0 évaluée en acide sulfurique, a été élevée à 1 et à 2 0/0, la quantité de glycérine a passé de 2,90 à 4,52 et à 7,43 0/0 du sucre fermenté. Les diverses races de levure se sont montrées plus ou moins sensibles aux variations de l'acidité. Après qu'on a eu neutralisé le moût, la production de glycérine a augmenté un peu et est restée ensuite stationnaire pour une légère acidité ; l'expérience a été faite avec une levure de bière et une levure de vin.

La glycérine augmente généralement avec la température pour les diverses levures. Pour certaines, on a constaté des variations du simple au double pour des fermentations faites à 15° et à 35°.

La nature du sucre qui fermente intervient aussi, contrairement aux conclusions de Pasteur, qui, du reste, n'étaient pas absolument d'accord avec ses chiffres. Avec une levure de vin, le galactose et le lactose intervertis ont donné le chiffre de 3,15 0/0, tandis que le glucose, le lévulose, le saccharose, le maltose, ont donné le chiffre constant de 2,45 0/0. Pour d'autres levures, parmi lesquelles une levure de bière, le maltose n'a donné que 2,27 0/0, tandis que le lévulose et le saccharose en ont donné 2,84. Avec une levure de lactose très active, les chiffres ont été de 3,16 avec le sucre interverti et de 1,75 0/0 avec le lactose. Ceci confirme ce que nous savons, que tous les sucres fermentescibles ne sont pas égaux vis-à-vis de toutes les levures.

Les chiffres varient aussi dans le courant de la fermentation, mais en sens inverse du sens indiqué par M. Effront. M. Laborde a relevé les chiffres de 5,46 0/0 après la disparition de 60 grammes de sucre par litre dans un moût qui en renfermait 180, de 4,42 0/0 après disparition de 120 gr. de sucre, et de 3,35 0/0 après fermentation complète. La proportion de glycérine fournie va donc en diminuant à mesure que la fermentation s'avance.

L'influence de l'alcool formé est pour quelque chose dans cette diminution. En alcoolisant un moût à 8 0/0, M. Laborde a vu le taux de glycérine tomber de 3.73 à 3,07 0/0

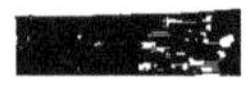

avec la même levure. Mais la diminution semble surtout attribuable à ce que le bourgeonnement et la multiplication de la levure se ralentissent à mesure que la fermentation s'avance. Tout ceci s'accorde bien avec la conclusion que la glycérine résulte du travail cellulaire et non du travail diastasique.

219. Variations de l'aldéhyde. — On a peu de renseignements sur les conditions et les causes de variations de l'aldéhyde. C'est Magnes-Lahens qui, en 1854, a le premier constaté avec précision l'existence de l'aldéhyde éthylique dans le vin et les eaux-de-vie. On l'a retrouvée et signalée bien souvent depuis dans les produits de diverses fermentations industrielles ou de laboratoire.

Aucune de ces fermentations n'était sûrement exempte de toute impureté microbienne, et on pouvait douter que l'aldéhyde soit un produit normal de la cellule de levure. Mais j'ai trouvé qu'une levure de lactose en culture pure donnait de l'aldéhyde, et même en quantités plus notables que les autres levures du laboratoire fonctionnant dans les mêmes conditions, ce qui prouvait à la fois que les levures donnaient de l'aldéhyde, et n'en donnaient pas toutes la même quantité. Plus tard, MM. Linossier et Roux observaient aussi la présence de l'aldéhyde dans la fermentation alcoolique du glucose sous l'influence de ce qu'ils appellent la forme levure du champignon du muguet, lequel est, du reste, un ferment alcoolique peu actif.

M. Roeser, qui a étudié la question en se servant comme moyen de mesure du procédé colorimétrique de Schiff (**196**), a examiné sous ce point de vue 30 échantillons de vins naturels, 31 fermentations de laboratoire faites avec des moûts de raisin ou des moûts de pressurage, largement additionnés de cultures de levure pure, 77 fermentations de laboratoire faites avec des moûts stériles ensemencés avec des cultures pures de diverses levures, et 42 fermentations de glucose dans des milieux artificiels variés. Partout il a trouvé de

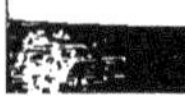

l'aldéhyde, mais en proportions variables, dont les chiffres suivants peuvent donner un exemple. Ils se rapportent à des vins du commerce :

Vin des environs de Paris.	160 mgr.	d'aldéhyde	par litre
Sauterne.	1	»	»
Banyuls (vin piqué).	1	»	»
Graves.	100	»	»
Algérie (Guelma).	20	»	»

Quelle est dans cette variation la part de la race de levure et quelle est celle du milieu ? Pour le savoir, M. Roeser a ensemencé dans des moûts de raisins variés et dans de l'eau de levure sucrée, le tout placé dans des matras Pasteur, 5 espèces de levures, et a cherché ce qu'il y avait d'aldéhyde après la fin de la fermentation. Les chiffres suivants sont des milligr. par litre.

	Champagne	Santenay	Thann	Jurançon	Vougeot
Raisin blanc	170	140	135	135	»
Raisin noir	»	160	40	35	»
Chasselas	110	»	»	»	90
Raisin noir (très acide)	55	50	30	40	95
Chasselas	38	»	»	80	50
Eau de levure	55	60	»	35	120

La quantité d'aldéhyde varie donc d'une façon très notable pour un même moût d'une race à l'autre, et pour une même levure d'un moût à l'autre.

L'aération était ici à peu près la même pour tous les lots, et il est possible qu'elle ait un rôle dans ce phénomène. Pour savoir à quoi s'en tenir sur ce point, M. Roeser a fait des cultures des mêmes levures dans les mêmes moûts, dans des matras Pasteur et des matras scellés dans lesquels on avait fait le vide, et qu'on ouvrait de temps en temps de façon à diminuer la pression due au dégagement d'acide carbonique. Je ne donnerai qu'une seule série de ses expériences. Un moût de raisin noir, après 12 à 15 jours de fermentation à 25° avec diverses levures, a donné les nombres suivants, qui ont la même signification que plus haut. A côté se trouvent les poids de levure trouvés, en milligr.

	Aldéhyde		Levure formée	
	air	vide	air	vide
Levure de Champagne......	190	40	104	37
» Santenay........	220	40	90	25
» Jurançon........	160	60	86	15
» Tokay..........	60	30	131	45
» St-Emilion.......	260	80	118	22
» Algérienne.......	70	30	102	25

On voit que partout il y a de l'aldéhyde formée à l'abri de l'air : c'est un fait que M. Durin avait déjà constaté. Mais on voit aussi que c'est dans les cultures les plus aérobies qu'il y a le plus d'aldéhyde, comme si l'aldéhyde résultait d'un commencement d'oxydation de l'alcool. On trouve en effet que de la levure, ensemencée dans de l'eau de levure faiblement alcoolisée et privée de sucre, y donne des quantités sensibles d'aldéhyde par litre, à la condition d'être au préalable acclimatée à ce milieu. Cinq levures, ensemencées dans de l'eau de levure additionnée de 4 0/0 d'alcool environ, et ayant séjourné 20 jours dans ce milieu, ont donné les nombres suivants de milligr. d'aldéhyde par litre :

Levure de Champagne..........	120
» Vougeot............	160
» Saint Emilion........	180
» Algérienne..........	50
» Pale-ale............	50

Un témoin, laissé pendant le même temps dans les mêmes conditions, mais non ensemencé, n'a donné que des traces d'aldéhyde. Il semble donc que la formation de l'aldéhyde soit le résultat d'une oxydation commençante de l'alcool. Et cette conclusion doit être rapprochée de celle que nous avons tirée à la fin du chapitre XIX, au sujet du rôle nutritif de l'alcool pour les cellules de la levure et les cellules végétales.

220. Variations des alcools supérieurs. — Arrivés en ce point, nous rencontrons la difficile question de la formation des alcools supérieurs dans la fermentation alcoolique normale. La levure pure donne-t-elle d'autres alcools que l'alcool éthylique ? MM. Le Bel et Henninger, Maumené, Bouchardat, Ordonneau, ont trouvé, cela n'est pas douteux, des alcools supérieurs, et en particulier de l'alcool amylique dans les produits de la distillation des vins et dans les eaux-de-vie qui en proviennent, c'est-à-dire dans des conditions où la fermentation n'a aucun des caractères que présente celle des moûts amylacés de distillerie, dans lesquels l'alcool amylique est si fréquent que c'est de là qu'il a tiré son nom. Or, personne ne doute que, dans les moûts de pomme de terre, il ne doive son origine aux ferments autres que la levure. En est-il de même dans les vins ? Il est certain que dans le chapeau d'une vendange, la fermentation est aussi impure qu'elle peut l'être dans aucune distillerie. Il fallait donc, pour résoudre la question, faire une fermentation de laboratoire en vases clos avec une grande quantité de sucre. C'est ce qu'ont fait MM. Claudon et Morin qui ont opéré sur 100 k. de sucre, dissous dans l'eau de levure. On a ensemencé avec une levure de vin elliptique sur laquelle MM. Claudon et Morin ne donnent malheureusement aucune garantie de pureté, de sorte que la question n'est pas absolument résolue par leurs recherches. Quoi qu'il en soit, après avoir fait l'analyse minutieuse du mélange alcoolique obtenu par distillation, ils ont trouvé les chiffres suivants, qui représentent des grammes :

100 k. de sucre ont donné	alcool éthylique	50 615,0 gr.
—	glycérine	2.120,0
—	acide succinique	452,0
—	acide acétique	205,3
—	isobutylglycol	158
—	alcool amylique	51
—	alcool propylique normal	2
—	alcool isobutylique	1,5

Ces chiffres, considérés comme normaux, indiquent une

proportion d'alcool amylique égale à 1/1000 environ de l'alcool éthylique. De leur côté, Rayman et Kruis, sur 14 essais, portant sur des levures pures ensemencées dans du moût de bière non houblonné, en ont trouvé huit où il y avait de l'alcool amylique en proportions variant de 1 à 14,5 0/00 de l'alcool éthylique. Les autres essais n'en contenaient pas du tout, bien qu'ensemencés avec les mêmes levures. Cette inconstance ne témoigne pas que la production d'alcool amylique soit régulière, et en cherchant d'où elle peut provenir, on remarque que les lots les plus pauvres, dans les essais de Rayman et Kruis, sont ceux où la levure est restée le plus longtemps en contact avec le liquide fermenté, de sorte qu'on est amené à conclure que l'alcool amylique est formé pendant les premiers jours de la fermentation et disparaît ensuite.

Sur cette question des bières, Chapman a apporté quelques documents qui, sur quelques points, sont en parfait accord avec ceux qui précèdent. Il a d'abord étudié, par la méthode que nous avons déjà décrite (**193**), la richesse en alcools, en éthers composés et en furfurol de diverses bières anglaises A, B, C, D, E, et d'un whisky d'Ecosse F. Les nombres fournis sont calculés en parties pour 1000 parties d'alcool absolu, de sorte qu'ils sont comparables, et indépendants de la richesse alcoolique des liquides étudiés.

	A	B	C	D	E	F
Alcools supérieurs.	4,5	2,4	2,6	1,6	1,3	0,9
Éthers composés...	0,6	0,8	0,9	0,7	0,4	0,4
Furfurol.........	0,04	0,01	0,04	0,03	0,01	traces

Ces nombres augmentent à mesure que les bières vieillissent. Voici les nombres fournis par l'analyse d'une ale douce analysée à la sortie de la cuve à fermentation, et après 3 mois de conservation en bouteille en présence de la levure.

	Jeune	Ap. 3 mois
	—	—
Alcools supérieurs....	1,5	1,8
Ethers composés	0,4	0,6
Furfurol............	0,01	0,015

Les alcools supérieurs étaient surtout formés d'alcool amylyque. Enfin, l'élévation de la température de fermentation augmente aussi la quantité de ces produits secondaires, comme le montre le tableau suivant de l'analyse de deux bières A et C, bières dont les moûts ont été partagés en 2 lots, qu'on a ensemencés avec la même quantité de levure, et qu'on a mis à fermenter en maintenant la température basse dans un cas, en la laissant s'élever dans l'autre. Les bières A et C étaient de petites bières. Les températures maxima atteintes sont indiquées dans le tableau.

	A		B		C	
	17°	23°	17°	22°	17°	23°
	—	—	—	—	—	—
Alcools supérieurs...	2,4	4,1	2,6	4,0	2,8	3,5
Ethers composés.....	0,6	1,1	0,4	0,7	0,4	0,3

L'échantillon B a été prélevé sur la bière C, au moment où elle était à moitié fermentée, cela pour voir si c'était dans la première ou la seconde moitié de la fermentation qu'il se produisait le plus d'alcool supérieur. S'il fallait accorder une foi absolue aux nombres trouvés, on voit que les alcools supérieurs auraient augmenté à 17°, par rapport à l'alcool produit, et diminué au-dessus de 22°. Il vaut mieux accuser de ce résultat les incertitudes du procédé opératoire. Dans l'ensemble pourtant, on voit que la production des alcools va de pair avec la fermentation. Ce n'est pas la conclusion de Rayman et Kruis.

Cette conclusion est aussi en contradiction avec les observations de M. Lindet. Ce savant avait déjà montré en 1891, que la proportion d'alcools supérieurs, dont le plus important est l'alcool amylique, allait en augmentant constamment depuis le commencement jusqu'à la fin de la fermentation, et même après la fermentation terminée, de sorte que le maximum de la production d'alcools supérieurs coïncidait avec le minimum d'action de la levure. C'est ce dont témoignent les chiffres suivants, qui donnent les quantités d'alcool ordinaire et d'alcool supérieur formés dans un moût d'orge, ensemencé avec de la levure d'Alfort. Les prélèvements ont été faits après 14, 20, 38 heures : à ce moment la fermentation tirait vers sa fin et on a fait un prélèvement 24 heures après.

		Alcools supérieurs	
	Alcool formé dans 100[lit] de moût	formés dans 100[lit] de moût	pour 100 de l'alcool formé
	lit.	cc.	cc.
De 0 h. à 14 h................	1,84	6,62	0,36
De 14 à 20..................	1,60	8,69	0,54
De 20 à 38..................	2,83	25,13	0,88
24[h] après la fin de la fermentation	0,28	39,82	14,07

En face de ces résultats, il est impossible d'admettre que les alcools supérieurs soient uniquement produits par la fermentation normale du sucre, et M. Lindet attribue la formation de la majeure partie de ces alcools aux bactéries, dont l'action, gênée ou impossible tant que la levure fonctionne, reprend dès que celle-ci a terminé son œuvre.

Il est certain que toutes les irrégularités et les contradictions que nous avons signalées en passant dans les travaux qui précèdent s'expliquent mieux si on admet qu'il y a eu des fermentations concomitantes, qui, suivant qu'elles auront apparu ici ou là, au commencement ou à la fin de la fermentation principale, suivant qu'elles auront été plus ou moins actives, ont pu introduire toutes les singularités observées. On ne voit pas bien une fermentation alcoolique donner tantôt, et tantôt ne pas donner d'alcools supérieurs.

Schwarz a en effet montré que le kirsch des Vosges est dépourvu d'alcools supérieurs, et Gentil a fait voir de son côté qu'une fermentation de sucre raffiné ensemencée avec une levure pure, n'avait donné au bout de 10 jours de fermentation aucune trace sensible d'alcools supérieurs.

Enfin, M. Durin, étudiant en 1890 l'ensemble des phénomènes que nous venons de passer en revue, attribuait aussi à des fermentations secondaires les alcools butylique et amylique trouvés dans les moûts fermentés.

Il semble donc que l'on ait le droit d'attribuer l'alcool amylique et les alcools supérieurs, partout où on les a rencontrés, à des microbes autres que la levure. Il faudrait pourtant, pour avoir à ce sujet toute assurance, faire des fermentations pures, avec diverses races de levures, et des quantités de sucre telles qu'on puisse saisir les alcools supérieurs contenus dans l'alcool formé. Jusqu'ici l'attention s'est surtout portée sur l'alcool amylique, qui est le plus facile à séparer et à doser. Il ne faudra pas oublier les alcools propylique et surtout butylique, qu'on rencontre plus fréquemment que l'alcool amylique dans les produits des actions microbiennes, et on pourra se servir pour cela des procédés que j'ai publiés pour le dosage des alcools supérieurs.

221. Produits sapides et odorants de la fermentation. — A côté de ces matériaux dont on connaît la nature, et dont on peut mesurer, approximativement au moins, la quantité, il faut en envisager d'autres dont la présence ne se traduit qu'à la saveur ou à l'odorat, et sur lesquels on n'a que des renseignements organoleptiques.

C'est Pasteur qui a remarqué le premier que toutes les levures ne se ressemblent pas, au point de vue du goût qu'elles communiquent à la bière. Sans doute, on savait, avant lui, que les bières basses ne ressemblent pas aux bières hautes, et on pouvait penser et dire que cela tenait à la différence des levures qui servent à les fabriquer. Mais outre que cette différence entre levures basses et hautes n'était pas bien certaine, on pouvait penser et dire aussi que si les bières hautes ne ressemblaient pas aux bières basses, c'est qu'elles étaient faites à une température plus élevée, avec du malt autrement traité et des moûts d'une toute autre composition. C'est Pasteur qui a vu le premier que, semées dans des moûts identiques, des levures différentes donnaient des bières jusqu'à un certain point différentes, et portant en quelque sorte la marque de fabrique de la levure qui avait servi à les produire.

Il y a plus. Pasteur avait reconnu aussi que le mauvais goût de certaines bières tenait d'ordinaire à l'intervention, dans la fabrication, de bactéries de nature et de propriétés diverses, mais qu'il pouvait tenir aussi à ce que la fermentation principale ou la fermentation secondaire s'accomplissait en présence d'une levure, ferment alcoolique authentique, mais donnant au produit une saveur ou une odeur fâcheuse, ou bien encore restant obstinément en suspension, et empêchant la clarification. En d'autres termes, il avait vu qu'il y avait de bonnes et de mauvaises levures, mauvaises par les saveurs ou les odeurs qu'elles développaient, ou encore parce qu'elles empêchaient la *cassure* de la bière. C'est ce qui résulte des passages suivants.

222. Bonnes et mauvaises levures. — « J'ai reconnu, dit Pasteur, p. 218 de ses *Etudes sur la bière*, qu'il existe diverses sortes de bières correspondant chacune à une levure spéciale qui donne à la bière son goût, son arôme, tout ce qui, en un mot, fait sa valeur aux yeux du consommateur. Or il arrive très souvent, surtout dans les brasseries mal tenues et spécialement dans celles où l'on fabrique plusieurs bières, que les levains sont des mélanges de diverses levures. L'inconvénient de ces mélanges se fait sentir déjà dans la fabrication, et plus encore dans la bière après sa fabrication. Les brasseurs des bonnes brasseries à fermentation basse, qui fabriquent dans les mois d'hiver la bière dite *de garde*, qu'on consomme en été jusqu'en août et septembre, redoutent beaucoup le développement d'un goût vineux dans ces bières. D'après mes observations, ce goût vineux paraît dû principalement à un mélange, avec la levure de fabrication, du *saccharomyces pastorianus* ou de ses variétés, dont le propre est de donner aux bières, avec le temps, un goût vineux prononcé. Si cette levure n'existe pas à l'état de mélange, et je parle ici d'une absence absolue, mathématique, si j'ose ainsi dire, la bière obtenue vieillit avec le temps dans les caves de garde, sans prendre le goût vineux proprement dit ».

« Ce goût vineux est surtout développé dans les bières anglaises conservées. Or il est facile de se convaincre que dans les bières anglaises, après leur fabrication, le *saccharomyces pastorianus* et la levure que j'ai appelée caséeuse, qui donne également un goût particulier, se forment presque exclusivement, quoique la levure de fabrication des bières anglaises soit une levure essentiellement distincte du *saccharomyces pastorianus* ».

« La fermentation complémentaire qui prend naissance dans les bières haute et basse, logées en fût après fabrication, est due très souvent à cette même levure, reconnaissable à ses articles allongés, quelquefois plus ou moins rameux, et le goût de la bière en est modifié...

« On doit redouter, dans certains cas, les mélanges de levure presque à l'égal des ferments de maladie lorsque ceux-ci n'ont pas pris beaucoup d'extension », ce qui signifie qu'il peut y avoir parité entre des bières fermentées en présence de mauvaises levures, et des bières qui commencent à être malades par des ferments étrangers. Enfin, au sujet des troubles de clarification que peuvent amener certaines levures, voici aussi ce que disait Pasteur :

« Nous avons reconnu que l'emploi de certaines levures rend la clarification des bières difficile, extrêmement lente, et la *cassure* de la bière à peu près impossible à la fin de la fermentation. Ces levures donnent aussi à la bière un goût *sui generis*, un goût de levure qui ne disparaît pas, même après un long séjour en fût... Ce sont des variétés de levures qu'il faut se hâter de sacrifier et de remplacer par d'autres ».

Ainsi le problème de ne laisser entrer dans la fabrication non seulement que de la levure, mais encore que de la levure convenablement choisie, avait été posé par Pasteur. Mais il faut reconnaître qu'il n'avait aucune méthode régulière pour le résoudre. Il y était arrivé en profitant d'ensemencements spontanés, ou encore par des pratiques qui, tout en conduisant à séparer les diverses races d'un mélange, n'aboutissaient pas nécessairement à isoler celle qu'on cherchait (**55**). C'est la méthode des dilutions employée par Lister (**57**), ou mieux encore celle des cultures sur gélatine qui a donné la première solution régulière du problème de séparation des diverses races d'un mélange, et c'est à Hansen qu'on doit d'en avoir montré la fécondité. Hansen a aussi, à juste raison, insisté plus que ne l'avait fait Pasteur sur les défauts de fabrication qui pouvaient provenir de l'emploi d'une mauvaise levure. C'est ainsi par exemple que son *Saccharomyces Pastorianus* I donne à la bière un goût amer et un parfum désagréable. De ces levures fâcheuses au point de vue organoleptique, Hansen a rapproché, comme l'avait fait Pasteur, d'autres levures qui, comme le *S. Pastorianus* III et le *S. ellipsoïdeus* II, rendent la bière trouble parce qu'elles ne se déposent pas, ou forment un dépôt que le moindre mouvement du liquide remet en suspension. C'est cet ensemble de levures, empêchant une bonne fabrication, que Hansen a désigné sous le nom de levures sauvages (*Wilde Hefen*) parce qu'en effet ces levures sont largement répandues dans la nature, où elles se reproduisent dans les milieux les plus variés. Elles sont constamment dans l'air, toujours prêtes à envahir les liquides de fermentation qu'on ne protège pas obstinément contre elles.

Les observations de Hansen sur ce sujet ont été confirmées et étendues par une foule de savants, et ont été partout vérifiées. C'est ainsi que Bavay a attribué à un *saccharomyces* la maladie des bières connue en Australie sous le nom de *summer-cloud*, ou trouble d'été. Jorgensen a trouvé de même des races du *Sacch. anomalus*, comme cause du trouble de bières hautes anglaises.

On peut dire qu'en ce moment les méthodes de Hansen forment le fond des pratiques de la brasserie dans toutes les régions du globe où on se préoccupe de fournir au consommateur une bière toujours semblable à elle-même, et irréprochable au point de vue de la saveur et de la conservation. Partout on arrive à ce résultat en choisissant convenablement la semence et en ne laissant se développer qu'elle.

223. Levures pures dans la fabrication des vins. — Mais c'est surtout du côté des vins que cette question des levures a pris de l'importance. La première observation sur ce point a été faite dans mon laboratoire, où une levure isolée d'un vin de Champagne apparût avec un triple caractère : 1° elle se retrouvait dans tous les vins des bons crûs de la région ; 2° elle tombait en grumeaux au fond du liquide, qu'elle laissait parfaitement limpide après la fermentation ; 3° elle donnait à ce liquide une odeur plus suave et un montant plus marqué que les levures ordinaires, si bien qu'on pouvait rapporter à cette levure, non seulement les pratiques de la fabrication du vin de Champagne, mais aussi quelques-unes des qualités organoleptiques du liquide obtenu.

L'année suivante, M. G. Jacquemin, puis successivement MM. Marx, Rommier, Rivière, Martinand et Rietsch, Perraud, Kayser, Rosenstiehl en France, Muller Thurgau, Wortmann en Allemagne, et une foule d'autres savants, ont poussé de plus en plus avant la solution du problème qui consiste à trouver, pour chaque cépage ou chaque moût, la levure qui fait le meilleur vin. Nous n'avons évidemment pas à faire ici le détail de ces tentatives. Nous n'avons à en indiquer que l'enseignement général.

Ce qu'on a cherché tout d'abord, naturellement, était de donner à des vins médiocres le plus possible des propriétés des grands crûs, en les faisant fermenter avec les levures de ces grands crûs. On oubliait ainsi que la fermentation n'est pas tout dans un vin, que la levure n'est pas tout dans la fermentation, et que la différence profonde initiale des vins est dans les moûts dont ils proviennent.

L'expérience faite dans cette direction s'est heurtée tout de suite à une première difficulté. Presque toujours les raisins apportent, nous le savons, dans la cuve de vendange, des levures autonomes, habituées aux conditions moyennes du vignoble, qui se développaient concurremment avec les levures ajoutées et souvent les dépassaient, de sorte que les résultats de l'expérience restaient confus. On n'a connu pendant longtemps d'autres moyens d'éviter les causes d'illusion provenant de cette origine, qu'en ensemençant largement la vendange, de façon à assurer le plus possible la prédominance des levures artificielles ; mais cela même n'était pas toujours suffisant.

Il eût fallu, pour pouvoir conclure avec assurance, avoir une vendange ou un moût stérile. Or, on ne pouvait songer à la filtration au travers de la porcelaine, et l'emploi de la chaleur dans les conditions ordinaires amène parfois dans le moût des changements de saveur et un goût de cuit qui ne permet plus d'en faire du vin marchand. Les causes de ce changement de goût ou de saveur sont encore obscures. MM. Kayser et Barba disent avoir chauffé à plusieurs reprises des moûts colorés sans modifier leur couleur ou leur goût. Ils disent même avoir aéré des moûts chauffés à 65° sans avoir altéré leur matière colorante. On est là au voisinage d'une température limite, dont l'effet doit dépendre de conditions dont on n'est pas toujours absolument maître, ce qui rend les expériences périlleuses. M. Rosenstiehl leur a donné de la sécurité en chauffant la vendange au contact de l'acide carbonique à une température suffisante pour détruire ou au moins pour rendre inertes les levures qu'elle contient. Il a choisi celle de 50°, appliquée trois fois, d'après la méthode de Tyndall.

Ce chauffage à l'abri de l'air a plusieurs avantages : 1° il ne donne pas de saveur de cuit, et conserve au vin son goût frais ; 2° il ne détruit pas et ne rend pas plus fragile la matière

colorante : au contraire, comme tout chauffage, il en assure la dissolution en tuant la cellule, de telle façon que si on soumet de suite à la presse, avant toute fermentation, la vendange chauffée, on obtient un moût plus coloré que le vin qu'on en tirerait par les procédés ordinaires. De plus, grâce à la macération à chaud des cellules, la presse épuise davantage le marc et donne à la fois plus de rendement et un moût plus sucré ; 4° ce moût est pratiquement stérile, c'est-à-dire qu'il ne fermente pas seul, et que, additionné de levure, il ne laisse se développer que la levure ajoutée.

On peut donc faire avec lui des expériences comparatives qui sont déjà nombreuses, mais qui, faites naturellement sur le terrain pratique, n'ont abordé que très obliquement les questions qui nous préoccupent ici, et dont nous ne dirons dès lors qu'un mot. Ainsi nous passerons sur l'augmentation du titre alcoolique par l'addition de levure. Deux moûts identiques doivent donner des boissons alcooliques au même degré à très peu près, quelle que soit la levure qui les peuple. Les petites différences peuvent tenir à ce que la levure se multiplie plus ou moins, et prend pour elle une portion plus ou moins considérable du sucre. Mais les variations de ce côté ne dépassent pas 1 0/0 du poids du sucre ou 2 0/0 environ du poids de l'alcool. C'est une variation de 2 dixièmes de degré dans un vin à 10 0/0 d'alcool, et on a relevé des différences de 1°,5, 2°, qui doivent tenir soit à ce que la fermentation n'était pas terminée dans le vin de comparaison, soit à ce que les moûts n'étaient pas identiques à l'origine.

De même, on ne peut tenir compte de ce fait, souvent affirmé par les dégustateurs, qu'au bout de quelque temps, le vin traité était supérieur au vin témoin, parce que ce dernier était envahi par diverses maladies, tandis que l'autre était resté sain. Il est clair que si, pratiquement, la chose est de très grande importance, scientifiquement, les deux vins qu'on compare ne sont pas comparables.

La question qui se pose est uniquement celle-ci : le vin traité a-t-il gagné quelque chose comme saveur, comme bouquet,

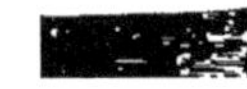

sur le vin témoin fabriqué avec le même moût, mais fermenté avec les levures du crû. Si oui, il y a utilité à faire intervenir des levures exotiques, et à rechercher les meilleures. Si non, on peut se borner à laisser fonctionner, en régularisant seulement leur action, les levures propres de la contrée où se fait la vendange.

Je ne connais encore aucun document qui permette de répondre à cette question avec quelque assurance. Une commission de dégustation très compétente, convoquée pour juger comparativement des vins d'un crû ordinaire, faits par le procédé de M. Rosenstiehl, et fermentés avec des levures de Romanée-Conti, de Moulin-à-vent, du Clos Vougeot, de Chambertin, de Corton et de Volnay, a classé, il est vrai, les vins dans l'ordre ou j'ai rangé les levures, ce qui montrait qu'ils n'étaient pas tous les mêmes, mais a ajouté qu'aucune de ces levures n'avait apporté le caractère du crû dont elle provenait. « Les deux types ayant le plus attiré l'attention comme parfaite réussite sont ceux opérés par les levures de Moulin-à-vent et de Romanée, mais sans qu'ils puissent pour cela être comparés à de véritables Moulin-à-vent, ou à de véritables Romanée ». On ne leur en demandait sans doute pas tant, et les traits de ressemblances avec de véritables Romanée eussent été plus utiles à accuser que les différences.

D'un autre côté, les expériences de Perraud, de Kayser et Barba sur les vins, de Wortmann sur les cidres, ne laissent pas douter que quelque chose de la levure ne passe dans le produit, au moins dans certaines circonstances qu'il faut s'attacher à préciser. Il est probable qu'une même levure ne fera pas partout la même chose ; qu'il y aura des cépages et des degrés de maturation qui exalteront ses qualités, d'autres qui les éteindront. Il y a des mariages à tenter qui tous ne réussiront pas, mais dont quelques-uns donneront de bons résultats. Seulement tout cela n'est pas fait, tout cela est à faire, et c'est pour cela que nous n'insistons pas davantage.

224. Bouquet des vins. — Ce qui manque pour cette étude, c'est qu'on ignore les éléments complexes dont se compose le bouquet des vins. Il y en a une partie provenant du cépage, apportée par le raisin, et pouvant même, comme l'a prouvé Muller-Thurgau, être introduit par les feuilles de la vigne. Il y en a une part qui provient de la fermentation, c'est-à-dire de l'espèce de levure qu'on fait intervenir. Entre des éléments si divers, il peut y avoir l'équivalent de ce qu'on appelle en physique des interférences. Il y en a qui peuvent s'aider ; il y en a qui peuvent se combattre ou se détruire. L'expérience ou plutôt l'empirisme est jusqu'ici le seul moyen que nous ayons de nous renseigner sur ce point. Peut-être y aurait-il avantage à se servir des méthodes de dosage et d'appréciation en gros des matières constituant le bouquet des vins, que M. Rocques a mises en œuvre de la façon suivante :

Un litre de vin est distillé, et l'extrémité du serpentin réfrigérant plonge dès l'origine dans un peu d'eau, de façon à éviter les pertes d'alcool et d'aldéhydes. On arrête à 500 cc. et on redistille à nouveau, très lentement, de façon à avoir une solution alcoolique à 50° en partant d'un vin à 10° environ. Pour cela, on place d'abord au fond du vase destiné à recevoir le liquide distillé, 10 cc. d'alcool pur à 96°, dans lequel plonge l'extrémité du serpentin. On distille doucement, on arrête la distillation quand on a atteint le volume qui théoriquement doit, avec tout l'alcool du vin, et celui qu'on a ajouté, donner à l'alcool à 50°.

Les eaux-de-vie retirées de vins différents conservent, ainsi traitées, leurs bouquets originels, c'est-à-dire, par définition, les matières qui sont sensibles à l'odorat. Sur ces matières on applique les procédés de dosage des aldéhydes, éthers et alcools supérieurs au sujet desquelles nous avons donné quelques indications. Pour les vins soufrés, le dosage des aldéhydes par la méthode de Schiff ne donne rien : il faut employer la méthode de dosage à l'iode.

Voici quelques résultats de l'étude de vins rouges et blancs, de diverses origines.

Dans le tableau ci-dessous, l'alcool est exprimé en grammes par litre, les autres produits en milligr. par litre. La colonne Q donne la quantité totale de matières volatiles pour 100 cc. d'alcool pur.

		Alcool	Aldéhydes	Ethers	Alc. sup.	Q
Rouges	St Estèphe	76,4	traces	260	295	652
	Rauzan cassé (Médoc)	75,2	3	233	344	618
	Pomard	104,0	3	437	260	539
	Cher	86,0	11	83	289	359
	Hérault	65,6	7	151	141	365
	Algérie	95,2	5	129	276	344
	Tunisie	91,2	4	160	205	324
Blancs	Sauternes (1890)	112,0	43	246	206	489
	Chablis (1893)	84,8	45	191	105	342
	Montrachet 1889	103,2	40	292	185	518
	Hérault 1898	69.6	19	186	129	329
	Algérie 1898	81,8	18	154	129	302
Liquoreux	Xerès	144,0	199	431	192	470
	Xerès amontillado	151,0	383	342	195	488
	Madère	145,0	140	579	192	507
	Madère (8 ans)	146,0	112	652	245	564
	Porto	151	31	264	184	254
	Marsala	138	71	440	194	413

On voit, en ce qui concerne les aldéhydes, que les vins liquoreux en contiennent plus que les vins ordinaires, mais qu'ils contiennent en moyenne moins d'alcools supérieurs. Ceci est d'accord avec notre conclusion qui attribue l'aldéhyde à la fermentation ordinaire, et les alcools supérieurs aux bactéries. L'augmentation des éthers avec le temps est une notion qui date des travaux de MM. Berthelot et de Luca. Ce qu'il faudrait faire maintenant, ce serait de comparer, par les méthodes qui précèdent, du moût de raisin, du moût naturel fermenté avec une levure, et une fermentation de cette même levure en moût artificiel : on tirerait peut-être de cette comparaison des notions qui manquent aujourd'hui sur les matériaux volatils apportés par le moût et la levure.

BIBLIOGRAPHIE

PASTEUR. *Ann. de ch. et de phys.*, 3e S. t. LVIII.
EFFRONT. *Comptes rendus*, t. XCII.
LABORDE. *Mém. de la Soc. des Sc. phys. et nat. de Bordeaux*, 1895.
UDRANSKY. *Centralbl. f. Bact.* 1890, t. I, p. 474.
WORTMANN. *Mittheil. uber Weinbau u. Kellerwirthschaft*, 1893, n° 6, et *Landwirth. Jahrbucher*, t. XXIII, 1894, p. 535.
KULISCH. *Jahresbericht von Geisenheim*, 1895-1896.
BIOURGE. *La Cellule*, t. XI, 1895.
ROESER. *Ann. de l'Institut Pasteur*, t. VII, p. 41, 1893.
RAYMAN et KRUIS. *Woch. f. Brauerei*, t. XIII, p. 161.
CHAPMAN. *Journal of federated Institutes of Brewing*, t. III, avril 1897.
LINDET. *Comptes rendus*, t. CVII, p. 182.
PASTEUR. Études sur la bière.
DUCLAUX. *Ann. de ch. et de phys.*, 1885 et *Ann. de l'Institut Pasteur*, 1889.
HANSEN. *Meddelelser fra Carlsberg Laboratoriet*, 1883.
DUCLAUX. *Ann. de l'Institut Pasteur*, 1887.
G. JACQUEMIN. *Comptes rendus*, 5 mars 1888.
L. MARX. *Moniteur Scientifique*, nov. 1888.
ROMMIER. *Comptes rendus*, juin 1889.
MARTINAND et RIETSCH. *Id.* 1889.
ROSENSTIEHL. *Revue de viticulture*, t. IX, p. II, et t. XI, p. 509,
LOIR. *Bulletin de la dir. de l'agr. de la régence de Tunis*, 15 janvier 1899, p. 147.
X. ROCQUES. *Revue de viticulture*, t. XII, p. 95, juillet 1899.

CHAPITRE XXIII

VIE DE LA LEVURE APRÈS LA FERMENTATION

Lorsque la fermentation principale est terminée, commence pour la levure un mode d'existence qu'on considérait autrefois comme tout à fait anormal et nouveau, et que nous sommes conduit à envisager autrement aujourd'hui. C'est, en effet, l'action de la zymase sur le sucre, c'est-à-dire le fait d'être ferment, qui prend le caractère d'un fait intérimaire, passager, non nécessaire, et sitôt qu'il est terminé, par disparition de la substance qui le subit, la levure se retrouve dans les conditions où elle était avant la fermentation. C'est sa vie physiologique qui recommence. Si elle se trouve alors dans une bière, elle ne vit plus aux dépens du sucre, ou plutôt ne le fait plus fermenter. Mais elle continue à vivre aux dépens de la dextrine, aux dépens aussi d'autres matériaux présents, et c'est pour cela qu'elle peut vivre si longtemps dans ce milieu. Si elle se trouve dans un vin, nous allons voir qu'elle consomme une partie des acides organiques. Si elle se trouve dans un liquide fermenté artificiel, où il n'y avait à l'origine que du sucre et de la levure, elle vit aux dépens des matériaux qu'elle a produits pendant la fermentation, glycérine, acide succinique, peut-être l'alcool.

Nous savons, en effet, que très souvent les matériaux résultant de la fermentation n'ont qu'un caractère intérimaire. Ils représentent, nous l'avons vu, des produits relativement stables de la dislocation de la molécule primitive, mais dont la stabilité n'est pas absolue ; ils peuvent être repris en sous-œuvre par le microbe qui les a formés, et qui peut ensuite les détruire, surtout s'il peut se servir de l'oxygène de l'air. Rappelons-nous que le microbe qui transforme l'alcool en acide acétique peut brûler ultérieurement cet acide si on le laisse manquer d'alcool. Voyons si la levure se comporte de même, et si elle peut détruire de même les matériaux qu'elle a formés.

225. Alcool. — Le plus intéressant, à ce point de vue, est l'alcool. Le problème, il est vrai, n'a pas beaucoup d'intérêt pratique. On ne laisse pas d'ordinaire la levure au contact des liquides qu'elle a fait fermenter; on se hâte au contraire de la séparer pour clarifier le liquide. De plus, si l'utilisation de l'alcool exige la présence de l'oxygène, l'air manque le plus souvent, et ce n'est que péniblement et lentement qu'il entre par diffusion. Pratiquement les pertes d'alcool provenant de ce chef ne sont pas à redouter, mais théoriquement le problème a quelque importance, et en l'envisageant à ce point de vue, nous avons à rappeler : 1° que l'aldéhyde se forme à la fois pendant la fermentation et après la fermentation, même dans le vide ; 2° que la levure en donne lorsqu'elle vit en présence de l'alcool. Sans doute il n'y a pas là des éléments de conviction absolue, car l'aldéhyde pourrait provenir d'un travail protoplasmique portant sur de toutes autres matières que l'alcool. Mais si on rapproche ces notions de cette autre, que l'alcool est peut-être un aliment commun aux cellules végétales, on est amené à conclure que la levure consomme et détruit péniblement l'alcool par oxydation, en commençant à le faire passer par l'état d'aldéhyde.

226. Glycérine. — Nous avons vu que la glycérine figure parmi les corps auxquels la levure peut emprunter son carbone dans une vie aérobie. Ce fait est tout à fait distinct de celui-ci, que la levure après fermentation peut consommer la glycérine qu'elle a produite. Mais cette opération est lente. Pour la bien constater, j'ai été obligé de m'adresser à des bières restées sur leur lie pendant plusieurs années, et conservées dans des ballons à col effilé et recourbé, qui, tout en les protégeant assez efficacement contre l'aération, y permettaient l'accès de l'oxygène. Une partie de l'alcool s'était pourtant évaporée, et je ne pouvais calculer par suite ce qu'elles avaient à l'origine contenu de maltose, et par conséquent ce qui s'y était formé de glycérine et d'acide succinique. Mais j'ai trouvé des ballons où la quantité d'acide succinique était voisine de la quantité normale, c'est-à-dire de celle qu'on trouve dans les bières ordinaires, et où la glycérine avait presque totalement disparu. Le rapport entre la glycérine et l'acide succinique avait donc notablement diminué. Deux autres ballons, ayant contenu à l'origine de l'eau sucrée à 10 0/0 contenaient, au bout de 15 ans, des liquides ayant la composition suivante :

Glycérine	Acide succinique	Rapport
2,03	0,75	2,7
0,20	0,88	0,2

La quantité d'acide succinique est encore très voisine de la proportion normale, la quantité de glycérine est au contraire beaucoup plus faible : il ne semble pas douteux qu'elle ait été brûlée.

227. Acide succinique. — La diminution anormale de la proportion d'acide succinique dans quelques-uns de mes ballons laisse penser aussi que cet acide est très lentement détruit dans ces conditions. Cette question a été reprise depuis, et reliée à une question plus générale, l'étude des variations d'acidité que subit un liquide fermenté comme le vin, dans lequel il y a des acides fixes apportés par le moût de raisin, et des acides fixes et volatils, produits par la fermentation, acide succinique et acides gras. Il aurait été évidemment très utile de suivre séparément la production et la disparition de ces divers acides.

Ce que nous savons au sujet de la fermentation montre que la production de l'acide succinique ou celle des acides gras ne marche pas parallèlement à la destruction du sucre, car elle provient d'un mécanisme différent. Elle suit de préférence la fermentation, au lieu de l'accompagner, et de là résulte qu'il peut y avoir production d'acide, et augmentation d'acidité de la liqueur, après que la fermentation du sucre a cessé, ou au moins lorsqu'elle n'est plus perceptible. D'un autre côté, si ces acides provenant de la levure sont destinés à être brûlés ensuite, il peut y avoir ultérieurement des variations d'acidité, au sujet desquelles on peut dire, *a priori*, qu'elles ne porteront pas également sur l'acide fixe et sur les acides volatils. Enfin, au cas où le moût aurait contenu des acides fixes, tartrique, malique, citrique, il y aura des différences de résistance qu'il serait intéressant de suivre de près.

Le problème est bien posé théoriquement, mais pratiquement, il n'est pas toujours commode à résoudre. En premier lieu le dosage précis de l'acide succinique en présence des acides fixes qui l'accompagnent dans le vin n'était pas facile avant la méthode de MM. Laborde et Moreau, et aucun de ceux qui ont étudié la question n'a fait cette séparation. A plus forte raison ne s'est-on pas préoccupé d'ordinaire d'étudier la combustion séparément pour chacun des acides fixes du moût raisin. On a même négligé de distinguer la variation de l'acide fixe de celle de l'acide volatil, et c'est un travail tout récent de M. Kayser qui a comblé cette lacune. Il y a pourtant quelque chose à tirer des travaux antérieurs, que nous allons passer en revue.

228. Diminution d'acidité des boissons fermentées. — Les diminutions d'acidité qui surviennent dans un liquide fermenté ont été observées depuis longtemps par divers savants, et elles peuvent avoir diverses origines : 1° L'éthérification d'une partie des acides ; 2° le dépôt de la crème de tartre dans les vins, entraînant une diminution de l'acide tartrique libre ; 3° la présence à la surface du liquide de voiles de mycodermes comburants ; 4° la présence, dans le liquide, de ferments de maladies, amenant des augmentations ou des diminutions d'acidité. Ce sont là des actions physiologiques ou chimiques que nous n'avons pas à envisager dans ce livre. C'est Kulisch, qui, en 1890, a montré le premier qu'une partie de ces variations d'acidité était attribuable à la levure. Il en avait, en effet, observé dans des bouteilles de vin complètement remplies et à l'abri de l'air. Il avait constaté qu'elles s'arrêtaient lorsqu'il séparait la levure par filtration ou qu'il la tuait par la chaleur. Ces preuves n'éliminaient pas d'une façon absolue l'hypothèse de l'intervention des ferments de maladie, mais la conclusion s'est trouvée vraie, et de nombreux essais faits depuis ont montré que la levure pure, laissée en contact avec le liquide qu'elle a fait fermenter, y modifie constamment la proportion et peut-être la nature des acides.

Kulisch a au moins vu qu'il y avait choix, et que les *Saccharomyces ellipsoïdeus* et *apiculatus* consommaient l'acide malique, mais pas l'acide citrique ou l'acide tartrique, lorsqu'on introduisait ces acides dans des moûts artificiels. Wortmann, en confirmant ces résultats, avait constaté qu'il fallait aussi tenir compte de l'espèce de levure. Cette question a ensuite été étudiée par Schukow qui a fait porter ses recherches sur les acides malique, tartrique, citrique et succinique. Il opérait dans des moûts artificiels contenant 0,5 0/0 de phosphate d'ammoniaque ($PhO^4(AzH^4)H^2$), 0,1 0/0 de phosphate de potasse PhO^4KH^2, et 0,05 0/0 de sulfate de magnésie. A ce mélange on ajoutait soit 1 0/0 de dextrose, soit 10 0/0 de dextrose et 1 0/0 de peptone. Puis on introduisait les acides en proportion de 9 à 10 p. 1000, de façon à avoir trois liquides dans l'un desquels la levure ne trouvait pas de sucre, tandis qu'un autre lui en donnait peu, et que le dernier lui fournissait tout ce dont elle pouvait avoir besoin. Tous ces liquides étaient stérilisés, ensemencés avec des levures pures, et on y faisait de temps en temps des titrages d'acides. Dans certains cas on aérait les flacons avec de l'air stérile.

La levure se développait naturellement peu dans le liquide purement minéral, additionné d'acide, un peu mieux dans celui qui contenait aussi du sucre, assez bien dans le dernier qui contenait de la peptone, et c'était là naturellement aussi que la consommation d'acide était la plus forte. C'était l'acide citrique qui était consommé en plus grande quantité : puis venait l'acide malique ; les acides tartrique et succinique l'étaient beaucoup moins. On trouvait aussi, dans ce même moût à la peptone, qu'il y avait à l'origine une petite augmentation d'acidité, surtout sensible dans les liqueurs les moins acidulées à l'origine. Cette augmentation d'acidité semble bien attribuable à la production d'acide succinique.

Schukow a aussi opéré sur du moût de raisin étendu d'eau et additionné de 5 gr. d'acide tartrique et de 3 gr. d'acide malique par litre, dans lequel il a fait des fermentations avec 29 races de levure. C'est le *Saccharomyces apiculatus* qui a consommé le plus d'acides.

Schukow faisait, comme on vient de le voir, un dosage de l'acidité en bloc, confondant les acides fixes et les acides volatils. M. Kayser a fait la distinction en évaluant à part la variation de l'acidité fixe et celle de l'acidité volatile. Divers matras, contenant le même liquide ensemencé avec la même quantité de la même levure, étaient placés à côté les uns des autres dans une même étuve, et de temps en temps, on en prélevait un pour mesurer d'abord son acidité totale, puis la totalité de ses acides volatils ; on en concluait par différence l'acidité fixe, et on pouvait mesurer, à ces divers intervalles, de combien elle avait varié.

L'expérience montre que, lorsque la première fermentation est terminée, il y a ordinairement diminution progressive de l'acidité totale dans les moûts naturels, jus de pommes ou de raisins, ou bien diminution après une série d'oscillations : ce dernier cas se réalise de préférence avec les liquides artificiels. En revanche, toujours, la variation de l'acidité volatile est beaucoup plus grande que celle de l'acidité fixe. Il

suffira d'en donner un exemple, qui montrera en même temps que toutes les levures ne se comportent pas de même. Le tableau suivant donne les chiffres relatifs à du jus de raisin, ensemencé avec diverses levures, et analysé d'abord à la fin de la fermentation, puis 3 et 5 mois après. L'acidité fixe est évaluée en acide tartrique, l'acidité volatile en acide acétique. Au lieu d'inscrire les chiffres déterminés dans chaque essai, on a inscrit leurs différences avec le chiffre initial, et on a mis à la fin, la variation centésimale de l'acidité fixe et volatile initiale au bout de 5 mois :

	Lev. 1	Lev. 7	Lev. 16	Lev. 35
Acidité totale	6,36	5,54	5,63	6,24
Variation ap. 3 mois	— 0,13	— 0,58	— 0,84	— 1,08
» 5 mois	— 1,24	— 1,17	— 0,15	— 0,17
Acidité fixe	6,19	5,14	5,37	5,88
Variation ap. 3 mois	— 0,02	— 0,27	— 1,05	— 0,84
» 5 mois	— 1,11	— 0,83	— 0,16	— 0,57
Acidité volatile	0,14	0,32	0,22	0,29
Variation ap. 3 mois	— 0,09	— 0,23	+ 0,16	— 0,19
» 5 mois	— 0,11	— 0,27	— 0,01	— 0,25
Variation centésimale. acide fixe	17,8 0/0	16,1 0/0	2,8 0/0	9,7 0/0
Variation centésimale. acide vol.	82,0 »	85,8 »	1,0 »	83,0 »

Ce tableau prouve diverses choses :

1° Dans un même moût, diverses levures amènent, à la fin de la fermentation, des acidités totales inégales ;

2° La fermentation terminée, commence une destruction des acides fixes et volatils, des premiers, de préférence ;

3° Cette destruction n'est pas toujours régulière. La levure 16 en particulier et la levure 35 ont refait des acides fixes entre 3 et 5 mois, puisque la quantité totale détruite après 5 mois était plus petite qu'après 3 mois ;

4° Il y a parfois augmentation temporaire des acides volatils, comme dans le cas de la levure 16 ;

5° Dans l'ensemble, la proportion des acides volatils détruits par les levures est beaucoup plus grande que celle des acides fixes, mais cela tient peut-être à ce que les acides volatils sont en quantités plus faibles, car, en nombres absolus, le poids d'acides fixes détruits dépasse celui des acides volatils.

Il est probable que les acides fixes, en entrant dans le procès nutritif du globule de levure, donnent comme produit intérimaire de l'acide volatil, de sorte que l'expérience ne donne qu'une somme d'effets dont le détail est à rechercher.

Le phénomène étant impossible à préciser, nous devons nous contenter d'indiquer en gros de quoi il dépend. M. Kayser a vu que cette destruction d'acides fixes et volatils augmente avec la température au moins jusqu'à 35° (car il est évident qu'il doit y avoir un maximum), qu'elle est en général plus lente dans les milieux plus acides, où la vitalité de la levure est moins grande.

En essayant comparativement comment se comportaient divers acides volatils ajoutés directement à des moûts de même composition, M. Kayser a vu que l'acide formique est brûlé plus rapidement que l'acide acétique, à la condition que sa proportion ne dépasse pas une certaine limite ; que l'acide propionique est brûlé moins facilement et est même respecté par certaines levures. L'acide butyrique semble encore plus résistant, mais les doses sur lesquelles on peut agir sont tellement faibles que les conclusions restent un peu incertaines.

Au reste, comme il s'agit évidemment d'un choix entre aliments médiocres, les circonstances les plus insignifiantes en apparence peuvent intervenir dans le résultat, et des acides qui sont brûlés dans un milieu minéral peuvent ne pas l'être dans un autre milieu. Il y a là une complication d'influences que nous ne suivrons pas plus loin. Je n'ai pas besoin de dire que la présence de l'air favorise la combustion, surtout celle de l'acidité volatile.

229. Action sur la dextrine. — Lorsque la levure, au lieu de rester en présence du vin, reste au contact de la bière

qu'elle a produite, son action se porte naturellement sur d'autres aliments. Il y en a un, toujours très abondant, c'est la dextrine. Il est respecté par beaucoup de levures. Cependant comme il y a beaucoup de dextrines, quelques-unes sont attaquées, même dans la fermentation principale, par certaines levures, sur lesquelles l'attention s'est tout de suite portée par ce qu'elles donnent dans un moût de bière une forte atténuation, c'est-à-dire parce qu'elles diminuent plus que les autres la densité du moût, en transformant en alcool une plus forte proportion de ses éléments hydrocarbonés. Telles sont les levures Logos et Pombe, sur lesquelles nous reviendrons.

Les diverses levures s'arrêtent plus ou moins loin dans ce travail d'utilisation des dextrines. Nous verrons bientôt qu'il y a des espèces microscopiques qui vont jusqu'au bout. Elles appartiennent, il est vrai, surtout au monde des mucédinées, mais nous savons qu'il n'y a pas de diastases spéciales à certaines espèces : celles que nous jugeons absentes chez la levure y sont peut-être seulement très peu actives, et il n'y a qu'à leur laisser le temps, si elles existent, pour qu'elles puissent agir.

230. Etudes de vieilles bières. — C'est donc sur de vieilles bières, laissées au contact de leur lie, et où les levures sont restées vivantes, qu'il faut faire porter l'expérience. J'ai eu l'occasion de faire cette étude sur des bières vieilles de 15 ou 16 ans. MM. Rayman et Kruis ont ensuite examiné des bières restées sur levures, et âgées de 4 à 9 ans. Voici les résultats obtenus.

Dans toutes ces bières, il restait de la dextrine, ce qui prouve que celle-ci est un médiocre aliment. Dans toutes, cette dextrine était accompagnée d'une matière réduisant la liqueur de Fehling, et qui ne pouvait être que du maltose ou du glucose, sucres fermentescibles tous les deux. La levure épuisée par sa mauvaise alimentation ne les avait pas consommés, mais elle les avait préparés, évidemment aux dépens de la dextrine, et cela aussi bien dans la vie aérobie qu'avaient menée mes levures que dans la vie aérobie qu'elles avaient menée dans quelques-uns des flacons des expériences de Rayman et Kruis.

C'est dans les matras à col recourbé de mes expériences qu'il y avait eu la consommation de glycérine que j'ai signalée plus haut.

Dans ce liquide j'avais trouvé parfois de l'acide valérianique, MM. Rayman et Kruis en trouvent aussi. Ils ont de plus recherché et trouvé l'acide formique. Mais tandis que l'acide valérianique qui n'existe pas, ou du moins n'existe jamais en aussi fortes proportions (pouvant aller jusqu'à 0,47 gr. par litre) dans les bières jeunes, provient sûrement du travail d'épuisement de la levure, l'acide formique peut provenir d'un travail purement chimique d'oxydation des matériaux de la bière avec le temps.

231. Vieillesse de la levure. — J'ai déjà dit que la levure, dans ces conditions d'alimentation médiocre, prend un aspect flétri ; ses contours s'épaississent, son contenu devient granuleux, et on y voit de petites masses sphériques qu'il ne faut pas confondre avec des spores, et qui sont des globules gras.

Ainsi qu'on peut le deviner, un globule ainsi constitué n'a pas sa composition ordinaire. L'analyse organique faite par MM. Rayman et Kruis a donné pour deux levures I et II les nombres suivants, que je rapproche de ceux de Dumas pour montrer les différences :

	I	II	Dumas
Carbone	56,5	57,9	50,6
Hydrogène	7,7	7,8	7,3
Azote	3,2	»	15,0
Soufre et oxygène	31,0	»	27,1
Cendres	1,6	1,4	»

On voit combien la levure s'est appauvrie en azote. Mais il y a un fait plus intéressant que j'ai signalé, et sur lequel le moment est venu d'insister. C'est sur sa richesse en corps gras.

232. Corps gras de la levure vieillie. — La matière grasse est, comme nous l'avons vu (**86**), peu abondante dans le globule de levure.

Il y en a davantage dans le globule vieilli. Voici les proportions centésimales de corps gras trouvés dans des levures vivantes dont les âges sont indiqués au tableau, et qui avaient séjourné dans de la bière ou des liquides alcooliques conservés dans des matras à col de cygne effilé. Pour quelques-unes on a dosé l'azote :

Age	Mat. grasse	Azote
17 ans	10,4	»
15 ans, 6 mois	14,4	2,68
Id.	13,8	2,73
Id.	13.5	3,76
15 ans	52,0	»
Id.	32,0	»
Id.	13,2	3,60

On voit que la proportion d'azote peut parfois tomber très bas, et celle de matière grasse peut parfois s'élever très haut. Cette matière grasse présente tous les aspects d'une matière grasse oxydée. Une partie plus noire, et contenant beaucoup d'acides oxyoléiques, est soluble dans l'alcool, elle est presque tout entière formée d'acides gras. La portion insoluble dans l'alcool présente plutôt les caractères d'une cire. Il y a pourtant des corps gras véritables et même des acides gras.

233. Amides de la levure. — MM. Rayman et Kruis ont montré que, dans la levure ainsi vieillie, l'azote se partageait inégalement entre l'ammoniaque, les amides, les peptones et les matières albuminoïdes véritables. Quand on veut examiner l'action sur les matières azotées, il ne faut pas opérer dans ces conditions : il faut conserver les levures dans des milieux où elles n'aient pas d'aliment hydrocarboné en quantités sensibles. Elles portent alors leur action sur les matériaux azotés de la liqueur et sur leurs propres tissus. Elles aboutissent naturellement, dans cette voie, à l'ammoniaque, qui rend le milieu alcalin. Or, en liquide alcalin, la levure meurt vite. Leur vie est donc beaucoup moins longue que lorsqu'on les conserve dans la bière, le vin ou les liquides qu'elles ont fait fermenter et où elles ont déposé de l'acide succinique et de la glycérine, aliment de disette pour elle, mais enfin aliments.

BIBLIOGRAPHIE

KULISCH. *Wimbau, und Weinhandel*, 1889 et 1895.
MULLER-THURGAU. *Id.*, 1895.
WORTMANN. *Centralbl. f. Bakt*, II°, p. 97.
SCHUKOW. *Id.* 1896, p. 601.
KAYSER. *Ann. de l'Institut Pasteur*, 1898.
DUCLAUX. *Ann. de l'Institut Pasteur*, t. III, 1889, pp. 375 et 413.
RAYMAN et KRUIS. *Mittheil. d. Versuchsstation fur Spiritusindustrie in Prag*, t. I, 1891.

CHAPITRE XXIV

ÉTUDE GÉNÉRALE DES ANTISEPTIQUES

Le développement logique de notre exposé nous amène à étudier l'influence qu'exercent, sur une fermentation, les substances qu'on y ajoute en dehors du sucre et de la levure, ou encore les substances qu'on a fait agir sur la levure avant de s'en servir comme ferment. C'est une étude qui est commencée depuis longtemps sans avoir encore donné tout ce qu'on est en droit d'en attendre, parce qu'elle a été mal comprise à l'origine. Aujourd'hui que nous en connaissons mieux les difficultés, et au moment de l'aborder pour la première fois dans ce Traité, il est utile d'en tracer en quelque sorte les contours théoriques.

234. Qu'est-ce qu'un antiseptique ? — Nous appellerons antiseptique toute substance dont l'intervention, sous une forme, quelconque dans une fermentation, modifie la marche du phénomène. Cette définition est plus large que celle qu'on donnait autrefois, lorsqu'on demandait aux antiseptiques d'empêcher la fermentation. Elle implique tout de suite un certain nombre de notions que nous allons successivement passer en revue.

L'antiseptique peut arriver dans le liquide en fermentation par deux voies principales : il peut y être ajouté directement ; il peut y être apporté par la levure mise au préalable en contact avec lui. Dans les deux cas il y a une question qui se pose, c'est celle de la proportion d'antiseptique.

235. Influence de la proportion. — On croyait autrefois que la chose essentielle était la proportion de l'antiseptique, calculée par rapport au volume du liquide en fermentation. On a vu bientôt qu'un autre élément entrait en jeu, c'est la proportion de levure, ou plus généralement le poids vivant du microbe agent du phénomène. Une dose d'antiseptique qui peut arrêter une fermentation accomplie avec un poids très faible de levure peut n'avoir qu'une action négligeable quand la quantité de levure est notable. Nous avons vu que l'*aspergillus niger* refusait de se développer dans un liquide contenant un seize cent millième de nitrate d'argent (1/1600000). Il faudrait beaucoup plus de cet antiseptique pour arrêter une culture en plein développement. En somme, on peut dire que le rapport du poids de l'antiseptique au poids du liquide n'est pas seul à jouer un rôle, et n'a même parfois pas le rôle prépondérant, qui est alors dévolu au rapport du poids d'antiseptique au poids de matière vivante, absolument comme si le microbe fixait à sa surface ou dans ses tissus l'antiseptique ajouté, et ne souffrait de sa présence lorsque la proportion de la substance ainsi fixée, ou laissée libre après fixation, atteignait un certain degré, variable avec la nature de l'antiseptique et celle du microbe.

Cette fixation de l'antiseptique à la surface ou sur le protoplasma des microbes apparaît très nettement lorsqu'on fait les expériences d'essai comme nous verrons que le faisait Dumas, en faisant prendre à la levure un bain dans la solution antiseptique avant de la porter dans le liquide en fermentation. Elle apparaît nettement aussi quand l'antiseptique est une matière colorante qui se fixe à la surface du microbe et en gêne la vie en modifiant ses relations d'osmose avec le milieu ambiant. C'est aussi à la suite d'une fixation, soit dans le protoplasma du microbe, soit de préférence à sa surface, que semble agir, au moins dans certains cas, le bichlorure de mercure, et c'est ce qu'a bien montré Geppert lorsqu'il a prouvé que, dans les expériences de Koch, un bain dans une solution étendue de sublimé

corrosif ne tuait en apparence la spore charbonneuse que parce qu'une partie du bichlorure accompagnait la spore, lorsqu'après le bain on la transportait dans un nouveau milieu de culture, et en gênait la première évolution. Ce bichlorure de mercure fixé résistait même à des lavages à l'eau distillée ; il fallait, pour le faire disparaître, le transformer chimiquement, au moyen de sulfhydrate d'ammoniaque, en sulfure de mercure, tout à fait privé de propriétés antiseptiques, et alors les spores, privées de cet enduit nuisible, germaient dans des milieux appropriés.

Seulement ici se passe en sens inverse le même phénomène que tout à l'heure. Nous avons dit que l'antiseptique introduit dans le milieu en fermentation se fixe parfois en partie, et se condense sur la levure. Si c'est le microbe qui l'apporte, fixé sur ses tissus à la suite du bain antiseptique, cette fixation n'est pas d'ordinaire telle que cet antiseptique ne se diffuse dans le milieu ambiant, et il peut arriver que le microbe, baigné d'antiseptique, reste inerte quand on l'ensemence dans un faible volume de liquide fermentescible, et peuple au contraire la liqueur lorsqu'elle est en volume plus considérable, parce qu'elle l'a débarrassé de l'excès d'antiseptique.

236. Influence de la nature du liquide fermentescible. — Ceci nous amène à envisager la constitution du liquide fermentescible. D'après ce que nous venons de voir, dans la distribution de l'antiseptique entre le liquide et les microbes qui y sont contenus, il y a une *question de partage*, et la chimie nous apprend que ces questions de partage ont toute la complexité des questions de coagulation, auxquelles elles confinent ; en particulier de légères variations dans la constitution des deux parties peuvent amener de grandes variations dans le coefficient de partage. Parmi les faits les mieux connus sur ce point, il faut citer ceux qui sont dus à de légers changements dans l'acidité ou l'alcalinité. Laplace a montré, à propos du bichlorure de mercure dont nous parlions plus haut, qu'un peu d'acide augmente notablement ses propriétés antiseptiques. Un liquide légèrement alcalin peut donc les diminuer lorsque l'acide les a exaltés. De même on a vu que le salicylate de soude était parfois un assez bon antiseptique dans les liqueurs acides, comme les vins, où son élément actif, l'acide salicylique, était mis en liberté, et qu'il restait plus inerte dans les milieux neutres, comme la bière. Il entre certainement en jeu beaucoup d'autres influences que celles de l'acidité ou de l'alcalinité. Pour s'en faire une idée, il suffit de songer que beaucoup de matériaux nutritifs, employés dans les bouillons de culture, sont empruntés à des cellules animales ou végétales, où ils exerçaient sur les antiseptiques des actions qu'ils transportent dans le bouillon, de sorte qu'en somme, à côté des corps des microbes, que nous avons envisagés tout à l'heure comme les seules parties prenantes, il faut mettre à un niveau égal et parfois supérieur, l'ensemble des matériaux organiques de la liqueur qui fermente.

Cet ensemble de matériaux peut agir d'une autre façon. Il peut être plus ou moins approprié à la nutrition du microbe. S'il est très favorable à la culture, il pourra contrebalancer la présence d'une certaine dose d'antiseptique. S'il est au contraire défavorable, il ajoutera quelque chose à la puissance de la dose d'antiseptique employé, il sera lui-même un antiseptique. Nous pouvons de suite généraliser cette notion, et la fondre dans la première en disant que tous les éléments de la liqueur exercent soit des actions antiseptiques, soit des actions de sens contraire, et que dès lors, quand, pour faire une expérience, on introduit dans ce mélange un antiseptique nouveau, il ne fait qu'ajouter au concert une note de plus, qu'il pourra être très difficile de distinguer des autres.

237. Influence de la température. — Avec la généralisation à laquelle nous avons été conduits, nous pouvons

examiner plus brièvement les autres influences. Telle est celle de la température, qui est elle-même, suivant les cas, soit un antiseptique, soit un favorisant. Il est clair qu'une fermentation qui peut être arrêtée par l'action combinée d'un antiseptique peu actif et d'une basse température, pourra marcher à une température plus voisine de la température *optima*. Il y a des observateurs qui n'ont pas retrouvé en été ce qu'ils avaient constaté en hiver. Cela n'a rien qui doive surprendre. Il faut donc toujours, dans des expériences de cette nature, maintenir la température bien constante et bien en indiquer le degré. Un ou deux degrés de plus ou de moins peuvent, comme nous l'avons vu au sujet de l'*aspergillus niger*, soit communiquer à l'être vivant une activité telle qu'il triomphe des mauvaises conditions qui lui sont faites par la présence de l'antiseptique, soit lui faire suspendre son développement.

238. Influence de la nature du microbe. — Enfin, dans le même ordre d'idées, il faut songer qu'un microbe, ainsi que nous l'avons vu, n'est pas toujours semblable à lui-même. Il est, comme nous le savons, plus délicat et plus fragile lorsqu'il sort de l'œuf, c'est-à-dire de la spore. Il faut, en outre, pour faire éclore un œuf, des conditions plus étroites que pour faire vivre un jeune poulet. Il en est de même pour les microbes. La proportion de nitrate d'argent qui protège un liquide Raulin contre la première évolution des spores de l'*aspergillus niger*, ou la proportion de sels de cuivre qui préserve une feuille de vigne d'un de ses parasites cryptogamiques, se montreraient absolument impuissantes contre une invasion déjà faite. De plus, nous savons qu'une spore formée dans un mauvais milieu, qu'un bacille adulte dont la semence a été puisée dans un milieu de culture médiocre, sont affectés d'une faiblesse héréditaire qui peut les rendre plus sensibles à une action antiseptique qu'ils ne le seraient à l'état normal. Voilà donc un nouvel élément à faire entrer en jeu, et dont l'introduction semble ajouter une contingence nouvelle à tant de contingences déjà visées.

Ce n'est pas tout, et ce que nous avons appris dans les chapitres précédents, sur la levure, nous oblige à une dichotomie nouvelle. La levure, avons-nous vu, a une double fonction. Il y a un végétal et une diastase sécrétée par ce végétal. Le végétal et la diastase ne marchent pas du même pas, ne sont pas en proportion l'un de l'autre, sont même souvent en opposition. C'est quand le végétal levure se multiplie et se reproduit le mieux que la zymase est la moins active. C'est quand la levure se repose comme végétal qu'elle est ferment le plus actif. Nous pouvons en conclure tout de suite que végétal et zymases ne sont pas soumis aux mêmes influences, et nous avons vu en effet que l'oxygène, qui est un excitant pour le végétal, est un paralysant pour la zymase. Nous ne saurions nous refuser, au point où nous en sommes, à généraliser cette notion et à conclure que les corps que nous avons envisagés, dans le second tome de cet ouvrage, sous le nom de *paralysants des diastases*, ne sont nullement à confondre avec ceux que nous avons appelé des *antiseptiques* dans le premier.

La levure a des paralysants et des accélérateurs de sa zymase. Elle a aussi, comme végétal, ses antiseptiques et ses corps favorisants. Elle exige donc deux études parallèles, marchant de front, et impossibles à séparer, car si, théoriquement, elles sont distinctes, pratiquement, l'augmentation du poids du végétal dans une fermentation quelconque aura une répercussion sur la quantité de zymase produite, et par conséquent sur l'activité de la fermentation.

239. Etude théorique dans le cas de la levure. — La difficulté du problème qui se présente à nous est telle que nous devons l'aborder théoriquement pour trouver des directions d'expériences. On met une fermentation en train en introduisant, dans un liquide approprié, une semence de levure. Nous savons que cette levure se multiplie assez rapidement à l'origine tant qu'il y a de l'oxygène, puis croit peu à partir de ce moment, et même diminue de poids vers la fin de la fermentation, par suite de la dissolution et même de la liquéfaction des éléments de son protoplasma et de son enveloppe. Il est bien rare que deux fermentations, même faites dans des conditions en apparence identiques, se ressemblent absolument sous ce rapport. Mais dans toutes on peut séparer par la pensée et même matériellement les deux phases suivantes.

1° *Phase de début ou de multiplication.* — C'est celle pendant laquelle il reste de l'oxygène libre : la levure bourgeonne activement, et les conditions sont plus ou moins celles de la culture aérobie, que nous avons étudiée au chapitre IV. Rappelons que l'équation correspondante à cette période du développement est

$$S = mL + \frac{1}{3}\,aLt = L\left(m + \frac{1}{3}\,at\right)$$

équation dans laquelle S est la quantité de sucre consommé, L la quantité de levure finale, m la dépense de construction de l'unité de poids de levure, et at la dépense d'entretien pendant le temps t. Il est clair que pendant cette période de vie végétative, toute substance sera dite antiseptique qui diminuera le poids de végétal produit par la même quantité de sucre consommé, c'est-à- dire qui *diminuera* le rapport $\frac{L}{S}$, ou *augmentera* inversement le rapport

$$\frac{S}{L} = m + \frac{1}{3}\,at$$

Or, dans la valeur de ce rapport, m est constant. L'augmentation ne dépendra donc que de l'augmentation de at, c'est à-dire que toute substance sera antiseptique qui, pour la même durée d'expérience augmentera a, c'est-à-dire la consommation journalière de l'unité de poids de levure. Il est clair, en effet, que plus la levure consommera de sucre pour son entretien, moins il lui en restera, toutes choses égales d'ailleurs, pour la production de nouveaux tissus, c'est-à-dire pour sa multiplication. On pourra donc mesurer la valeur antiseptique d'une substance quelconque par la valeur de a qui est :

$$a = \frac{3\left(\frac{S}{L} - m\right)}{t}$$

et si, dans une autre expérience faite simultanément dans les mêmes conditions, sans addition d'antiseptique, on trouve que la même quantité impondérable de semence a donné, jusqu'au moment t' où l'oxygène a disparu, un poids L' de levure pour un poids S' de sucre disparu, on aura, en appelant a' la ration d'entretien de la levure dans ces conditions :

$$a' = \frac{3\left(\frac{S'}{L'} - m\right)}{t'}$$

d'où

$$\frac{a}{a'} = \frac{t'}{t} \cdot \frac{L'}{L} \cdot \frac{S - m\,L}{S' - m\,L'}$$

L'indication la plus nette à tirer de cette équation, c'est qu'une substance est d'autant plus antiseptique qu'elle diminue davantage le temps nécessaire pour obtenir la même quantité de levure aux dépens de la même quantité de sucre. Si on fait en effet $L = L'$ et $S = S'$, on a :

$$\frac{a}{a'} = \frac{t'}{t}$$

Mais on voit qu'on aurait tort de faire ce qu'on a fait souvent, de conclure qu'une substance est d'autant plus antiseptique qu'elle diminue davantage la quantité de levure produite dans le même temps aux dépens de la même quantité de sucre. On a, en effet, en faisant $t = t'$ et $S = S'$

$$(1) \qquad \frac{a}{a'} = \frac{L'}{L} \cdot \frac{S - mL}{S - mL'}$$

et non pas

$$(2) \qquad \frac{a}{a'} = \frac{L'}{L}$$

Pour bien voir la différence, mettons-nous dans les conditions de la culture du § 17, où pour 100 gr. de sucre, on obtient 25 gr. de levure. Supposons $m = 2$. Dans une autre expérience comparative, faite en présence d'un antiseptique, nous aurons une réduction de 5 gr. par exemple dans le poids de la levure produite dans le même temps aux dépens de 100 gr. de sucre. Le calcul exact nous donne

$$\frac{a}{a'} = \frac{25}{20} \cdot \frac{100 - 40}{100 - 50} = 1,5$$

tandis qu'en prenant le rapport inverse des quantités de levure nous aurions

$$\frac{a}{a'} = \frac{25}{20} = 1,25$$

D'une manière générale pourtant, comme, dans les conditions de la pratique, la reproduction de la levure est faible, et que la dépense de construction mL ne représente que 1 à 2 0/0 de S, on peut considérer le facteur $\frac{S - mL}{S - mL'}$ comme égal à l'unité, et la formule (2) comme suffisamment exacte.

2° *Phase de fermentation.* — La phase de début que nous venons d'envisager dure au plus quelques heures dans les fermentations industrielles. La phase de fermentation peut au contraire durer plusieurs jours. On peut admettre, sans trop s'éloigner de la vérité, que, pendant qu'elle dure, le poids de levure présente ne varie pas, et reste ce qu'il était à la fin de la période de début, de sorte que la quantité L, visée dans les équations qui précèdent, peut être considérée comme égale à celle qu'on trouve à la fin de la fermentation. On pourrait, si on le voulait, préciser théoriquement davantage en se servant des formules établies au chapitre IX. Mais il n'est pas nécessaire que la précision du calcul dépasse celle de l'expérience de mesure de la valeur antiseptique, toujours un peu contingente, comme nous venons de le faire voir. Admettons donc que d'un bout à l'autre de la période de fermentation, la quantité de levure présente soit la quantité finale L.

On aura dans ces conditions, puisqu'il n'y a plus de dépense de construction, l'expression plus simple

$$S = aLt$$

et ici, comme il s'agit de transformer le plus possible de sucre en alcool, une substance sera dite d'autant plus antiseptique qu'elle augmentera davantage le temps t de la transformation de la quantité S de sucre, c'est-à-dire qu'elle diminuera plus l'expression

$$a = \frac{S}{Lt}$$

Aussi la conclusion dans le second cas est exactement l'inverse de ce qu'elle était dans le premier, et en effet il doit en être ainsi. Toute substance qui gêne la multiplication, c'est-à-dire qui diminue la proportion de la levure produite au sucre consommé, est un antiseptique pour le végétal levure. Par contre, toute substance qui ralentit l'action de la diastase, qui diminue par conséquent de sucre détruit par l'unité de poids de levure est un antiseptique de la fermentation. Dans le premier cas on vise à l'augmentation du rapport $\frac{L}{S}$; dans l'autre à l'augmentation du rapport $\frac{S}{L}$. Il n'est pas étonnant que nos conclusions soient inverses dans les deux cas.

Remarquons que nous avons déjà un exemple de cette inversion. L'oxygène est un favorisant pour la levure végétal, un paralysant pour la zymase. De même l'acide carbonique est un accélérateur de la diastase, un antiseptique pour le végétal. La distinction que nous faisons est bien dans la nature des choses.

Malheureusement, elle n'a jamais été faite dans les expériences publiées au sujet des antiseptiques. Presque toujours on s'est placé dans les conditions de la pratique. On a mis en expérience, par exemple, deux fermentations pareilles, dont l'une était additionnée d'antiseptique, et on a introduit dans chacune d'elles la même quantité de la même levure. Puis négligeant la première partie du phénomène et l'augmentation subie par la levure, on a tout rapporté tantôt au poids de levure initial, tantôt au poids de levure terminal, ce qui, dans les deux cas était inexact. La marche correcte de l'expérience eût dû être la suivante :

Les deux dissolutions sucrées pareilles, dont l'une seulement était additionnée d'antiseptique, étant mises côte à côte dans la même étuve, il aurait fallu mesurer à plusieurs reprises pendant la durée du phénomène, et surtout à ses débuts, la quantité de levure produite, la quantité de sucre consommé et la quantité d'oxygène présente au même moment, Dressant alors, sur du papier quadrillé, la courbe représentative de la quantité de levure à divers moments, on aurait, par une quadrature, trouvé la quantité moyenne de levure pendant la première partie du phénomène, dont on connaitrait la durée et la quantité de sucre qu'elle aurait consommé. Puis, on aurait procédé de même pour la seconde. Il est clair qu'en les confondant, on commet une erreur. L'activité que revêt la seconde partie du phénomène dépend à la fois et des conditions faites à l'expérience et de la multiplication subie dans la première partie. Une substance qui, toutes choses égales d'ailleurs, doublerait la quantité de levure produite pendant la période de multiplication, sans agir aucunement pendant la période de la fermentation, pourrait réduire celle-ci de moitié, et être considérée comme un accélérant de la zymase, si on rapporte les résultats à la quantité de levure introduite au départ. Dans ce cas, on se rapproche davantage de la vérité en prenant comme terme de comparaison la quantité de levure finale. Mais, même en opérant ainsi, il reste quelque chose d'indécis dans la conclusion à tirer. La seule méthode sûre est la méthode analytique précise qui a été esquissée plus haut.

Elle n'a quasi jamais été employée ; mais cela ne nous empêche pas de tirer des notions utiles des travaux publiés sur ce sujet. Nous serons seulement obligés de noter à chaque fois la méthode employée par l'auteur, et de chercher dans quelles limites elle est probante et dans quelles elle ne l'est plus. Nous allons commencer tout de suite par les travaux qui soulèvent des questions générales.

240. Influence de la proportion de l'antiseptique à la quantité de levure. — Sur ce point, nous avons deux travaux de MM. Mann et Pottevin, qui, après avoir travaillé indépendamment l'un de l'autre, concluent de la même façon, mais par deux méthodes différentes.

M. Mann introduit dans un milieu sucré des quantités de levure très faibles, croissant par exemple, comme les nombres 1, 2, 4. Il évalue le nombre de globules correspondant à ces diverses quantités par des cultures sur gélatine et la numération des colonies. Le milieu sucré est additionné d'une quantité d'antiseptique suffisante pour retarder, sans l'arrêter, le développement des levures, qu'on ne laisse pas aller assez loin pour que les globules se gênent les unes les autres. Il s'agit donc ici de la levure végétal, et du rapport de multiplication $\frac{L}{l}$, où l est la quantité de levure initiale et L la quantité de levure finale,

Si l'antiseptique reste répandu dans la masse du liquide sans se fixer sur les globules, la quantité de globules ensemencés n'interviendra pas dans le phénomène. Ce sera le liquide qui sera devenu moins nutritif, et la multiplication se fera partout avec la même vitesse, de sorte que le rapport d'accroissement sera constant. Les nombres de globules au moment où on arrête le phénomène, seront proportionnels aux nombres originels, c'est-à-dire comme 1, 2, 4.

Voici qui démontre qu'il en est en effet ainsi dans une liqueur non additionnée d'antiseptiques. La colonne A donne les nombres proportionnels de cellules introduites au début, la colonne B les nombres trouvés après 3 h. 30 évalués cette fois, non par la numération des colonies, mais au moyen d'un compte-globules. La colonne C donne les nombres théoriques, si $\frac{L}{l}$ est constant.

A Au début	B ap. 3 h. 30'	C Calcul
1	14	12
2	24	24
4	48	48

A Au début	B Ap. 6 h.	C Calcul
1	19	19
2	44	38
3	56	57

Le rapport $\frac{L}{l}$ peut donc être considéré comme constant lorsqu'on ne dépasse pas ces chiffres dans les expériences sur les antiseptiques.

241. Action de l'acide phénique. — Voyons maintenant ce que donne l'acide phénique. Ajoutons-en à des doses diverses, au liquide de culture, et recommençons l'expérience ci-dessus. Nous trouvons de même :

Acide phénique à 130 millionnièmes, après 2 h.

A	B	C
1	32	32
2	62	64
4	128	128

Acide phénique à 530 millionnièmes, après 3 h. 30

A	B	C
1	25	17
2	36	34
4	69	68

Tout se passe donc comme si c'était le milieu qui était antiseptisé. Si la levure avait fixé l'antiseptique, les cellules du lot où il y en avait le moins s'en seraient plus chargées et auraient été plus gênées que les cellules du lot où il y en avait le plus, et qui se seraient développées plus vite.

242. Action du sulfate de cuivre sur la levure végétal. — Etudions en regard de ce corps le sulfate de cuivre. Cette fois, l'expérience montre que $\frac{L}{l}$ n'est pas constant, et est plus élevé pour les lots où il y avait moins de cellules de levure à l'origine. Voici en effet quelques chiffres, déterminés comme plus haut :

Sulfate de cuivre à 100 millionnièmes, après 18 h. 30'

A	B	C
1	8	13
2	16	26
4	41	52

Sulfate de cuivre à 130 millionnièmes, en 21 h.

1	237	330
2	565	660
4	1.265	1320

Sulfate de cuivre à 500 millionnièmes, en 18 h.

1	178	230
2	438	460
4	801	920

Il semble donc qu'ici il y ait fixation du sulfate de cuivre sur la levure, et en effet, si on mélange de la levure commerciale à une solution de sulfate de cuivre, si on filtre ensuite et si on lave jusqu'à disparition du sulfate dans les eaux de lavage, on trouve toujours du cuivre dans le résidu. La levure bouillie fixe aussi du cuivre, à peu près en même quantité que la levure fraîche, ce qui témoigne qu'il ne s'agit pas d'une réaction vitale. M. Mann a vu que de la levure fixe environ 1 0/0 de son poids sec de cuivre. Une faible partie de ce cuivre se fixe sur les matériaux insolubles, à la façon d'une matière colorante sur un tissu. Une plus forte proportion est précipitée à l'état de phosphate de cuivre dans les tissus mêmes du globule. Pottevin est arrivé à des conclusions du même ordre que nous retrouverons tout à l'heure.

243. Action des sels de fer, de plomb et de mercure. — Les phénomènes se passent comme avec le cuivre : avec le mercure les quantités fixées sont très grandes. Dans une expérience de M. Mann, la quantité de mercure fixée par 1 gr. de levure sèche a atteint environ 0,450 gr. Ici la quantité est trop grande pour qu'on puisse accuser seulement la formation d'un phosphate. Il est clair qu'il s'agit de la fixation d'un métal très lourd sur la totalité de la matière albuminoïde de la cellule.

Avec les sels de fer (sulfate), il y a aussi fixation, mais la levure bouillie, qui se rapprochait de la levure ordinaire dans les essais précédents, fixe beaucoup plus de fer que la levure normale. Quant au plomb, il est intermédiaire, au point de vue des quantités fixées, entre le mercure et le fer. Partout les quantités fixées augmentent légèrement avec le temps et avec la concentration de la solution. Bref, s'il y a partout un phénomène chimique dans lequel les phosphates peuvent jouer un rôle, il y a aussi partout des phénomènes de fixation sur le tissu protoplasmique, phénomènes qui peuvent aller jusqu'à la coagulation, et qui restent toujours sur le chemin qui y conduit.

244. Travaux de M. Pottevin. — M. Pottevin a aussi étudié l'action antiseptique du sulfate de cuivre, mais par une autre méthode. Il fait des solutions de saccharose qu'il additionne de quantités croissantes de sulfate de cuivre, puis, dans chacun de ces liquides, il ajoute des quantités variables de levure. On doit admettre que là où il y aura beaucoup de levure, l'atteinte individuelle portée à chacun des globules sera plus faible que là où il y en aura peu, de sorte qu'en choisissant la zone sensible, la fermentation commencera, parmi les ballons les plus largement additionnés d'antiseptique, là seulement où la dose de levure ajoutée sera assez grande. En revanche, il y aura du cuivre absorbé partout, et en raison composée de la quantité de levure et de celle de l'antiseptique. Une partie de ce cuivre est précipitée à l'état de phosphate. Une autre se fixe sur les globules. Ce sont des conclusions analogues à celles de M. Mann, obtenues par un autre procédé.

245. Action du formol. — Avec le formol, Pottevin a vu aussi que la dose d'antiseptique à ajouter pour empêcher une fermentation alcoolique est d'autant plus grande que l'ensemencement a été plus large. Toutefois les doses d'antiseptique ne croissent pas proportionnellement aux quantités de levure employées. Lorsque la dose de levure croît de 1 à 8.000, la dose d'antiseptique n'augmente que de 1 à 4 ; en d'autres termes, il faut beaucoup moins d'antiseptique, proportionnellement, pour annihiler l'action de fortes doses que de faibles doses de levures. C'est ce qui doit arriver théoriquement, si l'antiseptique se partage entre le liquide et la levure : la dose correspondant aux faibles ensemencements est toute entière dans le liquide et n'abandonne aux globules qu'une petite quantité de matière qui va en augmentant avec leur nombre. Mais on n'a pas le droit de conclure en sens inverse et de dire que du moment qu'une hypothèse explique un fait, elle est démontrée par ce fait, Il y a là de nouvelles études à faire.

246. Influence de la proportion d'antiseptique par rapport au liquide. — Avant de quitter ce sujet, il importe de remarquer que cette influence de la quantité de semence, à laquelle on n'a pas pris assez garde, vient troubler la plupart des expériences dans lesquelles on n'a envisagé que le rapport de l'antiseptique à la quantité de liquide : ce sont les plus nombreuses, parce qu'elles partent d'une idée simpliste mais erronée. Quoi qu'il en soit, nous pouvons trouver, dans le travail de M. Mann, quelques résultats suffisamment indépendants de cette cause d'erreur pour qu'on puisse les citer. Dans ses expériences sur le sulfate de cuivre, il a, pour chaque essai, fait un ensemencement dans un flacon tout à fait pareil au flacon additionné d'antiseptique, sauf qu'on n'y avait pas ajouté de sel de cuivre. De plus, les quantités de levure ajoutées comme semence dans divers essais sont restées très faibles, et n'ont par suite sur le résultat qu'une influence négligeable. Il en résulte donc que nous pouvons comparer les résultats de la multiplication de la levure pendant le même temps, et appliquer, faute de mieux, les formules du paragraphe 238. En prenant le rapport de L′ à L pour exprimer le rapport $\frac{a}{a'}$, c'est-à-dire la puissance de l'antiseptique, on a :

$CuSO^4$ en millionièmes	Valeur de $\frac{a}{a'}$
130	1,4
160	1,6
160	1,6
500	1,3

Il y a une singularité sur ce dernier nombre dans les chiffres donnés par Mann. Le nombre des globules après 18 heures est plus faible qu'après l'ensemencement ; si on en fait abstraction, on voit que la puissance de l'antiseptique sulfate de cuivre augmente avec la dose. Nous aurons l'occasion de revenir bientôt sur ce point.

BIBLIOGRAPHIE

DUCLAUX. Microbiologie, 1883 et *Ann. de l'Institut Pasteur*, t. III, p. 671, 1889.

MANN. *Ann. de l'Institut Pasteur*, t. VIII, p. 785, 1894.

POTTEVIN. *Id.*, t. VIII, p. 796, 1894.

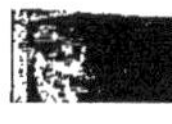

CHAPITRE XXV

PREMIERS TRAVAUX SUR LES ANTISEPTIQUES

Avant de pousser plus loin notre étude précise des notions complexes qui se cachent derrière le mot antiseptiques, nous avons à passer en revue une foule de travaux faits un peu à l'aveuglette, au début de ces études, mais qui, précisément parce qu'ils s'inspiraient surtout des nécessités de la pratique, peuvent encore avoir une valeur pratique qui empêche de les passer sous silence. Nous les résumerons brièvement.

247. Travaux de Dumas. — Ce que nous venons de dire peut nous dispenser d'entrer dans les détails et de signaler les imperfections des diverses méthodes qui ont été employées dans cette étude des antiseptiques. J'ai dit plus haut que celle de Dumas consistait à mettre pendant quelque temps la levure au contact de la substance à essayer, et à voir ensuite comment elle se comportait dans une fermentation comparativement avec une levure non traitée. Il est clair que ce bain liquide ou gazeux donné à la levure ne pouvait guère en changer les propriétés, à moins qu'il ne produisît une coagulation ou un commencement de coagulation. Si la coagulation protoplasmique persistait lorsque la levure était transportée dans son milieu sucré, la levure y restait inactive, et alors on disait que son bain l'avait tuée. Si le protoplasma se décoagulait, ce qui demandait toujours un certain temps, la levure était jugée d'autant plus affaiblie que ce temps était plus long. Comme les expériences de M. Dumas ont porté sur un grand nombre de substances, étudiées par une méthode que nous ne rencontrerons plus guère, car elle a été abandonnée depuis par la plupart des expérimentateurs, nous en donnerons ici le résumé. Nous allons y voir apparaître des notions que nos études ultérieures nous permettront de creuser davantage.

248. Action des gaz sur la fermentation. — Nous retrouverons par exemple l'étude de l'acide carbonique sur la fermentation. Dores et déjà nous savons que cet acide, produit d'élimination de la levure, ne peut avoir sur elle qu'une action nuisible, mais cette action est faible. M. Dumas a étudié l'action d'autres gaz.

Il a mis la levure de bière, en bouillie épaisse, en contact pendant trois jours avec les gaz suivants : oxygène, hydrogène, azote, oxyde de carbone, protoxyde d'azote, hydrogène protocarboné. Les levures, mises ensuite dans une solution de sucre, se sont comportées comme la même levure laissée à l'air. La levure qui avait séjourné dans l'hydrogène a paru peut-être un peu plus paresseuse ; celle qui avait séjourné dans le protoxyde d'azote, un peu plus active ; celle qui avait été en contact avec les gaz des marais exhalait un peu l'odeur des matières animales avancées. Mais toutes ont produit une fermentation régulière et, examinées au microscope, n'ont montré aucune différence.

249. Action des métalloïdes. — Ici, comme avec les acides et les alcalis, on a opéré en introduisant les corps à étudier dans le liquide en fermentation. Il n'a pas été fait de mesures plus précises. On s'est contenté de rechercher, en général, si cette addition retardait les débuts, ou ralentissait la marche de la fermentation. L'action de la levure ne produit pas d'ozone. On peut dire qu'elle est un peu hydrogénante, en se fondant sur ce fait que du soufre en fleurs, mêlé à une fermentation, donne, mélangés à l'acide carbonique, quelques centièmes d'hydrogène sulfuré répandant l'odeur d'oignon. Nous avons déjà rencontré cette notion. Les autres métalloïdes que le soufre ne s'associent pas aux réactions du ferment. Le chlore, le brome et l'iode se changent en acide chlorhydrique, bromhydrique et iodhydrique dans un liquide en fermentation, mais peut-être par une action indépendante, car on sait qu'ils peuvent prendre directement l'hydrogène aux substances organiques.

250. Action des acides. — La levure de bière a toujours une réaction acide. Si on essaie de la faire disparaître en ajoutant de l'eau de chaux, par exemple, on reconnaît que la neutralité obtenue n'est que momentanée. La réaction acide se manifeste de nouveau en moins de cinq minutes, et ce n'est qu'après trois ou quatre additions de la liqueur alcaline, amenant à chaque fois une neutralité provisoire, que celle-ci devient un peu stable.

L'équivalent du pouvoir acide de la levure fraîche, essorée sur plusieurs doubles de papier buvard, jusqu'à ce qu'elle devienne ferme et contienne environ 20 p. 100 de matière sèche, oscille entre 25/10.000 et 30/10.000 de son poids d'acide sulfurique monohydraté.

Cette acidité peut-elle être augmentée ou diminuée sans que le pouvoir de la levure en souffre, et la nature spécifique de l'acide employé a-t-elle ou non quelque influence sur le résultat ? Pour résoudre ces deux questions, M. Dumas a essayé les acides sulfurique, sulfureux, azotique, phosphorique, arsénieux et borique, parmi les acides minéraux ; les acides oxalique, acétique et tartrique, pour les acides organiques.

L'addition de l'un de ces acides, à faible dose, ne hâte ni le commencement de la fermentation ni sa fin. Quand on en ajoute beaucoup, il y a retard ou arrêt. En ajoutant 10 fois l'équivalent de l'acide contenu dans la levure, la fermentation devient traînante et s'arrête avant d'être terminée, lorsqu'il y a encore de grandes quantités de sucre candi à l'état interverti dans le liquide. Avec 100 équivalents, la fermentation ne commence pas. Cependant l'acide chlorhydrique et l'acide tartrique, même à cette dose, ne

l'ont pas complètement supprimée, et, pour ce dernier, il a fallu en mettre 200 fois l'équivalent de l'acide de la levure pour arrêter la fermentation.

Ces résultats de M. Dumas ont été confirmés depuis. En étudiant les mêmes influences sur des levures pures, ce qu'on n'avait pas fait avant lui, M. Lafar est arrivé à les préciser davantage. Au lieu d'opérer sur des moûts artificiels qu'on additionnait directement de doses diverses d'acides variés, il se servait de moûts de vin dont il remplaçait l'acidité naturelle par une acidité artificielle faite avec des acides tartrique, malique, citrique, lactique, succinique, acétique, oxalique. Il y aurait bien quelques réserves à faire sur le point de savoir si les acides ajoutés remplaçaient bien l'acide tartrique normal, et formaient bien seuls l'acidité libre dont on voulait étudier l'influence. Mais nous en sommes encore à étudier le gros du phénomène, et ces réserves vaudront surtout quand on étudiera le détail. Les moûts variés ainsi obtenus étaient ensemencés avec deux levures pures (Schwarzhofberg et Geisenheim). On mesurait l'activité de la fermentation par la méthode assez incorrecte des pesées du flacon à divers intervalles.

C'est l'acide tartrique qui a élevé le plus ce que nous avons appelé l'activité de la levure. C'est à l'acide acétique que la marche de la fermentation s'est montrée le plus sensible, qu'il y a eu le moins de glycérine produite, et que la multiplication de la levure a été la moins abondante. Le rendement en alcool n'a pourtant pas baissé, ce qui semble indiquer que c'est la levure végétal qui souffre sans que sa zymase soit sensiblement atteinte.

A mesure qu'on augmente la dose de cet acide, la levure végétal et sa diastase sont atteintes inégalement. C'est au moins ce qu'on peut conclure des nombres fournis par M. Lafar, qui, en 1894, leur avait donné une autre interprétation, ne connaissant pas la zymase de Buchner. Il avait opéré avec un moût qu'il avait additionné d'acide acétique, en le prenant tel quel ou après l'avoir saturé. Jusqu'à 0,27 0/0 d'acide acétique, ni le végétal dans sa croissance, ni la diastase dans son action n'étaient sensiblement influencés. Au delà, les rendements en levure et en glycérine étaient plus fortement réduits que le rendement en alcool. Toutefois la levure de Geisenheim faisait encore fermenter un moût naturel renfermant 0,74 0/0 d'acide acétique, et le même moût saturé et additionné ensuite de 1 0/0 de ce même acide.

Nous voilà loin des 0,1 0/0 d'acide acétique qu'on croyait défavorables à la levure. M. Lafar s'est assuré, en étudiant 15 races de levure, qu'elles faisaient toutes fermenter un moût contenant 0,78 0/0 d'acide. Trois d'entre elles faisaient même fermenter un moût contenant 1 0/0 d'acide. Mais à 0,78 0/0, ces levures présentaient de grandes différences au point de vue du commencement et de la rapidité de la fermentation. La multiplication était aussi très différente : une levure de « Bernkastel » se multipliait 106 fois, une autre levure de « Pisport » seulement 23 fois. La végétabilité était donc très variable. L'activité, mesurée par la quantité d'alcool formé dans un temps donné par un million de cellules était très variable aussi Il était de 1,6 mgr. pour la levure de Bernkastel, de 7,2 pour la levure de Pisport. Ici encore la levure qui se multipliait le plus était la moins énergique.

M. Kayser a repris cette question de l'influence des acides en se servant, non pas de moût de vin, mais d'eau de touraillons sucrée, à laquelle on ajoutait des doses variées de divers acides, et qu'on ensemençait avec diverses races de levure. On étudiait, pour chacun de ces lots, les quantités d'acides volatils, de glycérine, d'acide succinique formés et la quantité de levure produite. Malheureusement on n'a pas tenu compte des durées de fermentation, de sorte qu'il est impossible de se faire une idée de ce que nous avons appelé l'activité des diverses levures dans ces diverses circonstances.

Il faut donc se borner à des indications générales. Les acides étudiés ont été les acides tartrique, malique et citrique. L'expérience a montré que la fermentation marche plus vite dans les moûts neutres que dans les moûts acides, mais que l'action antiseptique des acides n'est pas la même sur toutes les levures. A dose équivalente égale pour tous, il y a des levures qui redoutent davantage l'acide tartrique que l'acide malique. Pour d'autres c'est l'inverse. Il en est de même quand on augmente les doses : certaines levures supportent bien cette augmentation, d'autres s'en accommodent mal. Les quantités de glycérine sont en plus grande quantité dans le moût acide que dans le moût neutre. De ce côté les résultats de M. Kayser se relient à ceux qu'a obtenus depuis M. Laborde (**213**), et sur lesquels nous ne reviendrons pas. L'acidité volatile décroît en général avec le degré d'acidité pour les trois acides étudiés, ce qui est bien conforme avec notre idée que ces acides volatils sont des produits de souffrance de la levure. Mais ce que nous avons dit sur ce point (**212**) nous dispense d'insister.

251. Action des bases. — M. Dumas a examiné la manière d'agir de la soude, de la potasse et de l'ammoniaque sur la levure, et leur effet à diverses doses sur la fermentation. Il suffira de préciser en ce qui concerne l'ammoniaque.

Cette base s'est montrée sans influence sur le commencement et la marche de la fermentation, tant que la quantité ajoutée a été au plus égale à 4 fois ce qu'il aurait fallu pour saturer l'acide de la levure. Avec 8 et 16 fois cette quantité, le commencement de la fermentation a été retardé de quelques heures. L'acidité a reparu dans les divers essais, mais les fermentations ont été d'autant plus incomplètes que l'alcalinité originelle était plus forte. Avec une quantité d'ammoniaque égale à 24 fois l'acide de la levure, il n'y a plus de fermentation. La présence de l'ammoniaque n'a pas amené dans les liqueurs qui ont le mieux fermenté la formation de l'acide nitrique ou de l'acide nitreux.

La chaux et la magnésie se comportent comme l'ammoniaque. On s'explique bien, d'après cela, l'emploi de la chaux, dans certains procédés industriels, pour la fabrication du sucre. Avec les bases saturant mal les acides, oxyde de zinc, oxyde de fer ou même litharge, la fermentation suit son cours régulier.

Ainsi les alcalis puissants tendent à arrêter la fermentation, mais ne la suppriment que lorsque la dose est assez forte. Il y a peut-être là une action de diastase ; nous avons vu en effet que la sucrase n'agit pas dans un liquide un peu alcalin. Mais il y a aussi cette circonstance curieuse, que la levure peut produire ou excréter un acide capable de neutraliser les bases dont elle est entourée, et cela, dans une certaine mesure, en proportion de l'effet à produire.

252. Action de la chaux. — Steuber a repris la même question, en l'envisageant du côté pratique que voici : peut-on compter sur un badigeonnage à la chaux pour débarrasser les murs ou les agrès d'une brasserie, des levures qui s'y déposent ? Dans une première série d'expériences, Steuber avait mélangé à du lait de chaux, à diverses concentrations, 1/20 de son poids de levure pressée, avait agité le mélange plus ou moins longtemps, et l'avait ensuite reversé dans du moût additionné au préalable de la quantité d'acide lactique nécessaire pour saturer la chaux introduite. Il avait constaté qu'un contact de deux heures ne suffit pas dans ces conditions à tuer la levure, ni même à ralentir sensiblement la fermentation dans le milieu qui la reçoit.

Pour se rapprocher ensuite davantage des conditions de la pratique, il a appliqué sur un diaphragme de plâtre ou une planche rabotée une mince couche de levure, qu'il a recouverte, lorsqu'elle a été sèche, d'une couche de badigeon faite avec parties égales de chaux et d'eau. On prélevait ensuite de temps en temps des échantillons de la double couche, qu'on portait dans du moût. Dans ces conditions, il faut que la couche de levure soit bien mince, ou en d'autres termes qu'il y ait bien peu de levure sur la paroi à assainir pour qu'on puisse compter que le badigeonnage à la chaux en aura raison. Encore, dans ces expériences, n'a-t-on pas tenu compte de la présence possible des spores, très fréquente, comme nous l'avons vu, chez des levures qui ont vieilli dans ces conditions.

253. Action des carbonates alcalins. — Il suffit, dans les expériences où on met la levure en contact avec un alcali, que la fermentation puisse commencer et dégager un peu d'acide carbonique, pour qu'elle continue sans difficulté. Une fois l'alcali carbonaté, il en faut de beaucoup plus fortes quantités pour retarder ou arrêter la fermentation. Avec 10 grammes de levure, 10 grammes de carbonate de soude et 200 centimètres cubes d'eau sucrée au dixième, la fermentation a marché à peu près comme à l'ordinaire. Mais avec 70 grammes de carbonate de soude, il n'y a eu ni interversion ni fermentation.

Avec le sous-carbonate de magnésie, on peut faire une expérience curieuse. Le sel est alcalin, mais peu soluble ; il ne gêne donc pas le commencement de la fermentation, et à mesure qu'elle marche, le sel absorbe l'acide carbonique et devient du bicarbonate soluble, qui est sans action. Il ne se dégage donc pas de gaz, mais la liqueur filtrée se trouble à l'air et à l'ébullition, en dégageant son acide carbonique et déposant du carbonate de magnésie hydraté.

La craie se comporte de la même manière, mais la faible solubilité relative du bicarbonate de chaux rend le phénomène moins frappant.

254. Action des sels. — M. Dumas a étudié l'action des sels par la méthode signalée plus haut. On prépare des solutions saturées de chacun de ces sels, et on met ces solutions en contact avec de la levure de bière bien essorée, dans le rapport de 30 à 40 grammes de solution pour 1 gramme de levure. Après trois jours, on décante la solution saline et on la remplace par une solution de sucre pur, au dixième.

L'effet qu'on observe dans ces conditions est évidemment complexe. Il y a d'abord l'action subie par la levure, qui tantôt ressort de la solution saline comme elle serait ressortie de l'eau pure, tantôt s'y contracte, s'en sépare plus ou moins vite, peut même se précipiter au fond, comme le ferait du sable fin, et crier sous le doigt, comme de la fécule; tantôt enfin elle s'y caillebotte et s'y prend en grumeaux cohérents qui se laissent difficilement écraser entre deux plaques de verre.

L'effet produit en mettant au contact d'une solution sucrée cette levure modifiée dans ses propriétés ne peut pas être assimilé à celui qu'on observerait en mettant en présence à la fois le sel, la levure et le sucre. En opérant, comme nous venons de le dire, avec le tartrate de potasse, la fermentation s'établit et marche avec activité, et le liquide fermenté se trouble par la chaleur et l'acide nitrique, comme s'il renfermait de l'albumine en solution. On a aussi une fermentation très régulière en mettant en contact, simultanément, le tartrate de potasse, le sucre, la levure de bière et l'eau, mais le liquide fermenté ne donne plus de précipité par la chaleur. Il s'est produit dans le premier cas une action complexe, par suite de l'endosmose et de l'exosmose successives de la solution saline, et la différence des réactions du liquide fermenté traduit à la fois les différences apportées par l'osmose et celles qui résultent de ce que la quantité de tartrate de potasse, présente pendant la fermentation, n'est pas la même dans les deux cas.

Quoi qu'il en soit, le procédé opératoire de M. Dumas permet de classer les sels en plusieurs catégories : 1° ceux qui favorisent la fermentation ou du moins lui laissent parcourir son cours tout entier sans contrariété; 2° ceux qui retardent la fermentation et la rendent incomplète, en laissant comme résidu du sucre interverti ; 3° ceux qui ne permettent pas à la fermentation de s'établir, tout en permettant l'interversion du sucre ; 4° ceux qui empêchent à la fois l'interversion et la fermentation.

Voici, parmi les sels étudiés, ceux qui appartiennent aux diverses catégories :

1° Fermentation totale du sucre, plus ou moins rapide :

Sulfate de potasse.
Chlorure de potassium.
Phosphate de potasse.
Sulfovinate de potasse.
Sulfométhylate de potasse.
Hyposulfate de potasse.
Hyposulfite de chaux.
Formiate de potasse.
Tartrate de potasse.
Bitartrate de potasse.
Sulfocyanure de potassium.
Cyanoferrure de potassium.
Cyanoferride de potassium.
Phosphate de soude.
Sulfate de soude.
Bisulfite de soude.
Pyrophosphate de soude.
Lactate de soude.
Phosphate d'ammoniaque.
Sulfate de magnésie.
Chlorure de calcium.
Sulfate de chaux.
Chlorure de strontium.
Alun.
Sulfate de zinc.
Sulfate de cuivre au 1/40000.

2° Fermentation partielle du sucre, plus ou moins ralentie :

Bisulfite de potasse.
Nitrate de potasse.
Butyrate de potasse.
Iodure de potassium.
Borax.
Savon blanc,
Nitrate d'ammoniaque.
Tartrate d'ammoniaque.
Arséniate de potasse.
Sulfite de soude.
Hyposulfite de soude.
Hyposulfite de potasse.
Sel de Seignette.
Chlorure de baryum.
Protosulfate de fer au 1/350.
Protosulfate de manganèse au 1/350.

3° Interversion plus ou moins avancée du sucre, sans fermention :

Azotite de potasse.
Chromate de potasse.
Bichromate de potasse.
Nitrate de soude.
Sel marin.
Acétate de soude.
Sel ammoniac.
Cyanure de mercure.

4° Ni interversion ni fermentation :

Acétate de potasse.
Cyanure de potassium.
Monosulfure de sodium.

Il est curieux de voir l'acétate de potasse arrêter l'interversion et la fermentation du sucre. L'effet n'est pourtant pas absolu pour l'interversion, ainsi qu'on pouvait s'y attendre avec ce que nous avons vu sur l'action de la sucrase. L'interversion a lieu dans des proportions très faibles, vers 28° ou 30°, et elle semble être plus marquée à 35°. Mais la fermentation ne commence à aucune température.

Parmi les sels du tableau ci-dessus, ceux qui, sans être des sulfates, renferment du soufre, présentent une particularité dans leur action sur la fermentation. Nous avons vu que le soufre, mêlé à la levure, fournit de l'hydrogène sulfuré. Les sulfite et hyposulfite de soude, le sulfocyanure de potassium donnent un liquide alcoolique qui, distillé en présence d'une dissolution de potasse, fournit un alcool donnant de l'aldéhyde et une matière odorante exhalant fortement l'odeur agréable des fruitiers. Cet alcool se trouble et devient laiteux par addition de l'eau. Le résidu de distillation dépose par refroidissement de la résine d'aldéhyde en abondance.

Avec l'hyposulfite de potasse, pendant le cours de la fermentation, il se dégage de l'hydrogène sulfuré mêlé à l'acide carbonique, et le produit qui accompagne l'alcool à la distillation exhale l'odeur de l'ail.

Le sulfate de cuivre, à la dose de 1/40000, ne trouble pas la fermentation, comme cela est écrit au tableau de plus haut; mais, à 1/2000, il détruit chez la levure le pouvoir ferment qu'elle possède.

La méthode de Dumas ne peut guère nous donner les renseignements que réclame la pratique industrielle, qui a besoin surtout de connaître les substances dont l'introduction dans une liqueur fermentescible peut en retarder ou en empêcher la transformation. C'est à cette préoccupation qu'ont obéi d'autres travaux dont je citerai seulement quelques uns, parce que nous allons y trouver la confirmation de quelques notions établies au commencement de ce chapitre.

255. Action du sulfate de cuivre sur la fermentation. — L'étude de l'action du sulfate de cuivre sur la fermentation a pris dans ces dernières années beaucoup d'importance, à cause de l'emploi, de plus en plus fréquent en viticulture, des préparations cupriques comme antiparasitaires. L'oxyde de cuivre qu'elles contiennent peut se redissoudre dans les moûts, et M. Rommier a cherché le premier quelle pouvait être son influence, et a vu qu'à partir d'une dose correspondante à 1 milligramme de cuivre pour 40 cc. de moût, c'est-à-dire à partir de 25 millionièmes, le bourgeonnement de la levure et le commencement de la fermentation étaient d'autant plus retardés qu'il ajoutait plus de cuivre. Il n'a pas dépassé la dose de cent millionnièmes de cuivre. Plus tard, Pichi a trouvé au contraire que 1.500 millionnièmes de sulfate de cuivre n'avaient aucune action sur la fermentation. Nous verrons bientôt cette question reprise, au point de vue théorique, par M. Biernacki. Pour le moment, en restant sur le terrain pratique, nous devons signaler l'étude de Krüger,

Krüger a commencé par constater qu'une partie du cuivre ajoutée au moût prenait tout de suite la forme d'une combinaison insoluble, formée sans doute en partie du phosphate de cuivre signalé par MM. Mann et Pottevin, peut-être aussi d'un entraînement par coagulation de quelques-uns des éléments du moût. Il a dû choisir un moût chez lequel cette perte était minime : il ajoutait à ce moût une solution à 5 0/0 de sulfate de cuivre, laissait le dépôt se faire, et étendait avec du nouveau moût, qui ne donnait pas de précipité nouveau, jusqu'à faire des dissolutions contenant de 4 à 185 millionnièmes de sulfate de cuivre cristallisé. Chaque lot de 500 cc. était ensemencé avec un demi-million de cellules d'une levure de Geisenheim (château de Johannisberg), et pesé journellement par comparaison avec un moût identique non sulfaté. A partir de 44 millionnièmes et au-dessous, aucune influence n'était visible. A partir de 93 millionnièmes, la fermentation était pendant 7 à 8 jours plus active dans le moût sulfaté que dans l'autre. Mais elle commençait à rester incomplète et le devenait d'autant plus qu'on augmentait davantage la dose de cuivre. Ces résultats sont mieux d'accord avec ceux

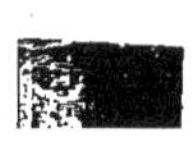

de Rommier qu'avec ceux de Pichi. Mais il faut remarquer que la quantité de levure de semence employée par Krüger était minime, peut-être aussi celle de Rommier, tandis que Pichi, en ensemençant plus largement, pouvait faire tolérer à sa levure de plus fortes doses d'antiseptique.

256. Action de l'acide cyanhydrique. — D'après Liebig, une quantité infiniment petite de cet acide suffit pour ralentir et suspendre complètement la fermentation. Ce savant opérait sur des mélanges fermentescibles contenant 5 grammes de sucre, et une égale quantité de levure de bière lavée et purifiée par lévigation, le tout dans 100 centimètres cubes d'eau. A un ou plusieurs de ces mélanges on ajoutait la substance étrangère dont on voulait étudier l'action. Un autre, resté sans addition, servait de terme de comparaison.

Dans un mélange où Liebig avait introduit l'équivalent de 0 gr. 18 d'acide cyanhydrique anhydre, il a trouvé qu'au bout de seize heures, la quantité de sucre détruite était six fois plus faible que dans le mélange témoin, et qu'une « plus forte addition d'acide cyanhydrique empêchait complètement la fermentation de se produire. »

On doit penser *a priori* que l'action ne peut pas être indépendante de la proportion de levure. C'est en effet ce que l'expérience vérifie. Les doses d'acide cyanhydrique qui empêchent une fermentation de commencer se montrent impuissantes si on augmente la proportion de levure initiale. De même, M. Mayer a vu que les doses d'acide cyanhydrique qui arrêtaient une fermentation à son début restaient inactives lorsqu'on les ajoutait à une fermentation identique déjà en train, et où 1/10 du sucre avait déjà fermenté, parce que, pendant cette fermentation préliminaire, le poids de levure présente avait augmenté.

Nous verrons bientôt que dans cette expérience de M. Mayer est intervenue une autre influence. Les globules jeunes, formés à l'origine de la fermentation, ne se comportent pas, vis-à-vis des substances introduites, comme des globules vieux, tels qu'on les obtient après lévigation et lavage. Ils sont plus résistants, et exigent des doses plus considérables de toxique.

L'acide cyanhydrique, employé en quantité suffisante, finit par tuer la levure. Au microscope, on voit qu'elle perd ses vacuoles et que son protoplasma devient granuleux.

257. Action du chloroforme. — Liebig a encore étudié, par le procédé que nous avons indiqué plus haut, l'action du chloroforme. En ajoutant, aux mélanges fermentescibles dont nous connaissons la composition, 30 centimètres cubes d'une solution filtrée de chloroforme dans l'eau chaude, exempte de gouttelettes en suspension, il a trouvé un retard très accentué dans les premières heures, de plus en plus faible ensuite, du mélange avec chloroforme sur le mélange témoin. Le rapport entre les poids de sucre décomposés dans les deux liquides était de 0,14 au bout de dix-huit heures, de 0,55 au bout de vingt-cinq heures, de 0,92 au bout de quarante heures. La fermentation avec chloroforme, en retard sur l'autre tout d'abord, la rattrape donc assez vite.

On peut donc être surpris de cet autre résultat de Liebig, que quelques gouttes de chloroforme, ajoutées à 100 centimètres cubes de liqueur fermentescible, arrêtent complètement la fermentation. Il est clair qu'il ne doit y avoir encore qu'un retard. Je me suis en effet assuré qu'une fermentation, avec 5 p. 100 de sucre et 1 p. 100 seulement de levure pressée, était ralentie de moitié tout au plus par l'addition de 1 p. 100 de chloroforme.

Employé en cette proportion, le chloroforme est en excès, et reste en gouttelettes au fond du liquide. On ne gagne rien à en ajouter davantage. Comment donc Liebig a-t-il pu observer un arrêt complet de la fermentation ? C'est sans doute que la levure dont il se servait était vieille et épuisée. La même levure que celle qui m'a servi dans l'expérience que je viens de citer, conservée huit jours, restait complètement inactive quand on la mettait dans un liquide sucré avec 1 p. 100 de chloroforme. L'âge et l'état de conservation

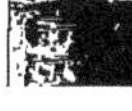

de la levure doivent donc entrer en ligne de compte dans tous ces phénomènes.

Cette remarque nous autorise à insister sur le caractère contingent des autres résultats de Liebig, observés avec la même levure, et qu'il nous reste maintenant à résumer.

258. Action de la quinine, de la nicotine, de la strychnine, de la créatine et de la créatinine. — De petites quantités de quinine ralentissent la fermentation : une plus forte proportion l'arrête complètement. Avec 0 gr. 2 de sulfate de quinine, la quantité de sucre détruit au bout de quarante-huit heures n'était que de 0 gr. 25, tandis que les 5 grammes de sucre du mélange témoin avaient disparu.

La nicotine, en solution neutre, semble accélérer un peu la fermentation, à peu près dans le rapport de 11 à 10.

La strychnine, employée en petites quantités, accélère d'abord la fermentation, puis la ralentit. Le ralentissement est plus prononcé si on augmente la dose du sel.

La créatine semble ralentir, la créatinine accélérer la fermentation. La créatine se transforme partiellement en créatinine.

259. Action de la saccharine. — Burkard et Seyfert ont étudié l'action antifermentescible de la saccharine sur de la levure dans une solution de sucre de raisin. Ils ont trouvé qu'elle est, à l'état pur, cinq fois plus faible que l'acide salicylique. L'acide p-sulfaminobenzoïque et son sel de soude, qui font quelquefois 40 0/0 de la saccharine du commerce, de même que la combinaison sodée de la saccharine n'ont aucune action antiseptique. Il est clair que ces affirmations ne s'appliquent qu'aux conditions d'expérience et aux quantités de levure employées par MM. Burkard et Seyfert.

260. Action du borate de soude. — Dans les expériences de M. Dumas, le borax est donné comme permettant une fermentation partielle du sucre, plus ou moins ralentie. Ce sel coagule, en outre, le protoplasma du globule. Malgré cette action puissante, la fermentation peut s'accomplir régulièrement en présence de doses assez considérables de ce sel, bien qu'avec une lenteur plus grande.

Avec 2 p. 100 de borax, j'ai vu la fermentation marcher environ deux fois moins vite qu'en l'absence de ce sel, mais elle finit par être complète. Elle est encore complète avec 4 p. 100 de borax. Si on augmente la proportion de levure, la dose de borax peut être aussi impunément augmentée. De sorte que ce qui est important dans tous ces phénomènes, ce n'est pas tant la proportion de la substance antifermentescible dans la liqueur que sa proportion vis-à-vis de la levure.

Nous venons de voir intervenir dans ces questions des influences diverses. Nous n'avons pourtant pas examiné encore toutes les influences qui peuvent entrer en jeu. Nous n'avons encore opéré que sur des liquides dont l'introduction de la substance fermentescible ne modifiait pas la réaction légèrement acide. Avec le borax, nous avons déjà l'intervention de l'alcalinité de la liqueur. Nous allons la voir apparaître plus nettement avec d'autres substances.

261. Action du silicate de soude. — MM. Rabuteau et F. Papillon ont observé, par exemple, que la fermentation du moût de raisin est complètement arrêtée par la présence de 1 à 2 p. 100 de silicate de soude. Mais, comme nous avons eu l'occasion de le faire observer, ce sel, pour entrer en solution dans l'eau, doit être fortement alcalin. Dès lors, il y a à se demander si son intervention certaine dans le phénomène de fermentation n'est pas dû à son alcalinité, et, par conséquent, si la silice qu'il contient y joue un rôle quelconque. Ceci a de l'importance au point de vue théorique, parce que, tant que cette question n'est pas réglée, on n'a pas le droit de placer le silicate de soude à côté du borate de soude. Au point de vue pratique, si c'est la base qui agit, le sel ne produira pas le même effet sur une liqueur neutre comme la bière, ou sur une liqueur acide comme le vin ou les sirops de fruits.

MM. Rabuteau et Papillon ont opéré sur du moût de raisin, sans doute débarrassé de cellules de levure. S'il y a déjà de la levure dans le liquide, s'il y en a plus ou moins, comme elle sécrète naturellement une substance acide, il faudra sans doute, pour arrêter la fermentation, changer les doses de silicate. Du moins, M. Petit a vu que, en présence de 1/100 de borax ou de silicate de soude, il n'y avait aucune entrave à l'achèvement de la fermentation d'une solution à 5 p. 100 de sucre, additionnée de 5 p. 100 de levure fraîche.

Le résultat obtenu avec le borax est, comme plus haut, en contradiction avec ceux de M. Dumas et d'autres expérimentateurs, mais la différence s'explique par la différence des modes opératoires. Les contradictions apparentes ne se bornent pas à celles que nous venons de signaler. M. Petit a vu la fermentation s'opérer lentement, mais régulièrement, avec une solution de sulfate de fer au centième. Avec le sulfate de cuivre, la fermentation s'est arrêtée au bout de quelque temps. L'ordre de ces deux corps employés dans ces proportions est inverse de celui que leur avait donné M. Dumas.

262. Action d'un certain nombre d'autres corps. — D'après MM. P. Bert et Regnard, l'eau oxygénée tue subitement la levure de bière, et la fermentation ne reprend pas, même après élimination de l'eau oxygénée par l'une des substances qui la détruisent le plus rapidement. Il y a là sans doute en jeu une question d'oxydation analogue à celle qu'exerce l'oxygène comprimé, et qui n'a aucun rapport direct avec la propriété, que nous avons signalée dans la levure, de pouvoir décomposer elle-même le peroxyde d'hydrogène.

Voici maintenant un court résumé de l'action d'un certain nombre d'autres corps. J'ai trouvé que l'éther, aux doses de

1 et 2 p. 100, est tout à fait sans action sur la levure. D'après M. Petit, le phosphore, l'essence de térébenthine (1 p. 100), la créosote à faible dose, la poudre de moutarde (1 p. 100), l'acide tartrique et l'acide sulfurique (1 p. 100), n'ont nullement entravé la fermentation. L'acide arsénieux à 1 p. 100 la ralentit, ainsi que l'acide malique à 1/300. A dose égale, l'acide acétique paraît plus antifermentescible que les acides minéraux. Les corps les plus actifs, sous ce rapport, sont le sublimé corrosif et surtout l'oxyde rouge de mercure, dont 0,5 p. 100 suffisent à arrêter une fermentation très active.

Tous ces résultats sont évidemment encore contingents et dépendent dans une large mesure, et surtout le dernier, de la réaction neutre ou acide du liquide dans lequel la fermentation est établie.

On a un exemple très net de cet ordre de faits dans l'étude de l'acide salicylique. Neubauer avait montré, par des expériences sur du moût de vin, l'action antifermentescible très nette de l'acide salicylique sur le jus de raisin. Fleck avait ensuite révoqué en doute cette même action à la suite d'expériences faites sur du moût de bière. Neubauer a fait voir depuis qu'il n'y avait entre les résultats qu'une contradiction apparente, et que si l'acide salicylique, aux mêmes doses, empêchait la fermentation du vin et non celle du guillage de bière, c'est qu'il conservait son acidité dans le premier de ces liquides et la perdait dans le second. Kolbe avait montré, en effet, que l'acide libre est infiniment plus actif que ses combinaisons avec les bases. Comme contre-épreuve, il suffit d'ajouter au guillage de bière un peu d'acide chlorhydrique pour que l'addition d'acide salicylique le préserve de la fermentation comme le vin.

Enfin, nous pouvons emprunter au même travail de M. Neubauer quelques autres résultats montrant l'intervention, dans ces phénomènes, des doses plus ou moins grandes de levure.

En ajoutant des quantités variables d'acide salicylique et

de levure à du moût de raisin, on a vu que 0 gr. 02 d'acide salicylique suffisaient à paralyser l'action de 0 gr. 5 environ de levure sèche dans 100 centimètres cubes de moût, mais n'avaient aucun effet pour des poids de levure supérieurs.

Dans une autre expérience sur la bière, 0,05 d'acide salicylique ont suffi à rendre 0,5 de levure sèche absolument inactive dans 100 centimètres cubes de guillage, cet acide ayant été maintenu, au moins partiellement, à l'état libre, par l'addition de 0 cc. 2 d'acide chlorhydrique.

Ces chiffres ne sont pas absolus. Ils peuvent varier avec la qualité de la levure, avec la nature du moût, avec la température. Ils peuvent varier aussi, comme nous l'avons vu, avec la nature de la substance fermentescible, n'être pas les mêmes, par exemple, sur une solution de glucose et de sucre candi. Jusqu'ici, en effet, nous n'avons pas eu à nous préoccuper des effets de diastases, dont l'intervention eût encore compliqué les phénomènes. Nous aurions vu se manifester alors une autre influence, celle du mode opératoire. Nous pouvons être assurés, par les résultats consignés au chapitre X, que l'effet d'un paralysant de la sucrase ne serait pas le même, si on l'ajoutait à la dissolution de sucre cristallisable avant l'addition de la levure de bière, ou après que celle-ci aurait eu le temps de transformer tout ou partie du sucre en glucose. Bref, on voit, par cette courte discussion, qu'il n'y a rien de variable comme les effets observés avec ce procédé expérimental sur l'action des antiseptiques, et qu'il n'y a rien à conclure de général des travaux nombreux où il a été employé. Nous retrouverons au chapitre suivant les travaux qui méritent d'être discutés à ce point de vue. Terminons d'abord l'étude de ceux auxquels on ne peut accorder qu'un caractère empirique.

263. Recherches de Will. — Les recherches de Will ont surtout été, comme celles de Steuber (**252**), des études pratiques. Il s'est proposé de chercher les moyens les plus efficaces, les plus économiques et les plus rapides de désinfecter les locaux et les agrès d'une brasserie, là où tout autre mode de purification est impossible. Nous avons vu qu'un problème posé d'une façon aussi générale ne comporte pas une solution précise, et cette incertitude apparaît de suite dans le mode opératoire de Will, qui opérait en mettant de la levure en contact avec l'antiseptique, et en cherchant au bout de quelle durée de contact la levure ainsi traitée, et essorée, perdait tout pouvoir fermentatif. Il est clair que le résultat dépend non seulement de la concentration de l'antiseptique, mais aussi de ce qu'on pourrait appeler la concentration de la levure, c'est-à-dire de la quantité de levure comparée à celle de l'antiseptique. Sans insister sur ce point, bornons-nous à dire que Will opérait sur une quantité de levure plus grande que celles contre lesquelles on a à se mettre en garde dans la pratique, de sorte que les nombres qu'il a trouvés, soit comme durée de désinfection, soit comme doses de l'antiseptique, sont toujours des nombres maximum.

Quoi qu'il en soit, ces levures, laissées un temps variable en présence de la solution antiseptique, étaient immergées rapidement dans un grand volume d'eau distillée stérile, filtrées, desséchées sur des blocs de plâtre : après quoi on mesurait leur pouvoir ferment (*Gahrkraft* ou *Triebkraft*).

Ce mot, mal défini, comme nous l'avons vu (**159**), au point de vue scientifique, est très employé dans l'industrie et correspond à cette notion qu'une levure a d'autant plus de puissance qu'elle donne plus d'acide carbonique dans un temps donné. On l'étudie à ce point de vue par deux méthodes principales, celle de Hayduck et celle de Meissl.

264. Méthode de Hayduck. — L'acide carbonique est évalué en volume ou par la perte de poids du liquide en fermentation.

Pour la méthode par perte de poids, qui revient à celle de Lavoisier, voici les recommandations qui rendent toutes les expériences à peu près comparables. On dissout 100 gr de sucre de cannes dans de l'eau distillée, de façon à avoir 400 cc. On pèse 5 gr. de la levure à étudier, on la délaie soigneusement dans une petite quantité du liquide sucré, et on la fait arriver tout entière, par des lavages successifs, dans le vase à fermentation qu'on ferme avec un bouchon portant un tube à boules contenant de l'acide sulfurique. Puis on pèse et on porte à 30° dans un bain-marie maintenu à cette température. Après 24 heures, on reprend le flacon, on l'essuie et on le pèse. Une bonne levure doit pendant ce temps avoir donné au moins 12 gr. d'acide carbonique.

Il est inutile d'insister sur les défauts de cette méthode. Celui qu'on lui reproche surtout dans l'industrie est d'être longue. Hayduck a cherché à l'abréger en mesurant des volumes, non des poids.

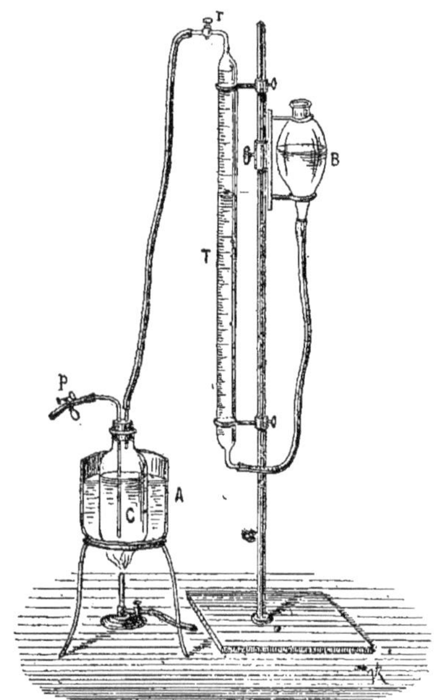

Fig. 35. — Volumètre pour la méthode de Hayduck.

Pour cela, sans rien changer aux préliminaires de l'expérience, on porte le liquide sucré et additionné de levure dans un bain-marie chauffé à 30°, et on le laisse séjourner une heure pour qu'il en prenne bien la température. On le coiffe alors avec un bouchon muni d'un tube abducteur qui conduit le gaz dans une sorte de volumètre (fig. 35), formé d'un tube de verre T gradué rempli d'eau, et dont le bas communique, au moyen d'un tube de caoutchouc flexible, avec une ampoule B qui peut être fixée sur un support à une hauteur variable. On arrête l'expérience au bout d'une demi-heure, après avoir eu soin de maintenir, autant que possible, la pression dans le tube au niveau de la pression atmosphérique, ce à quoi on arrive facilement en faisant monter ou descendre l'ampoule ovalaire. Pour éviter la dissolution du gaz dans l'eau du tube gradué, on emploie soit de l'eau recouverte d'une couche de 5 c. de pétrole, soit de l'eau saturée au préalable d'acide carbonique, soit de l'eau saturée de sel marin ou fortement acidulée par l'acide sulfurique. Puis on fait la lecture. On fait, si on veut, les corrections de température et de pression. On peut en déduire la quantité de sucre décomposé en sachant que 1 cc. de CO^2, à 0° et à 760 mm., correspond à 3 millig. 841 de saccharose.

265. Méthode de Meissl. — Meissl reproche à la méthode de Hayduck la dilution de la levure dans l'eau distillée, ce qui éloigne un peu des conditions de la pratique, où la levure est toujours introduite dans un liquide nutritif. Il prépare donc à l'avance, d'un côté, un mélange de 400 gr. de cristaux de sucre, 25 gr. de phosphate acide d'ammoniaque, 25 gr. de phosphate acide de potasse, et, d'un autre côté, de l'eau saturée de sulfate de chaux. Pour l'expérience, on pèse 4,5 gr. du mélange sucré, qu'on dissout dans 50 cc. d'un mélange de 70 parties d'eau distillée et de 30 cc. d'eau plâtrée. On ajoute 1 gr. de la levure à étudier, qu'on délaie avec soin, et on introduit le tout dans un vase de Bohême (fig. 36) à fond plat, fermé par un bouchon percé de deux trous, dont l'un laisse passer un tube recourbé, qui s'enfonce jusqu'au niveau du liquide, et l'autre un tube à chlorure de calcium. Le tout, pesé, est porté dans un bain-marie à 30°. Au bout de 6 heures, on enlève, on refroidit le matras en le plongeant dans l'eau froide, on y fait passer une minute un courant

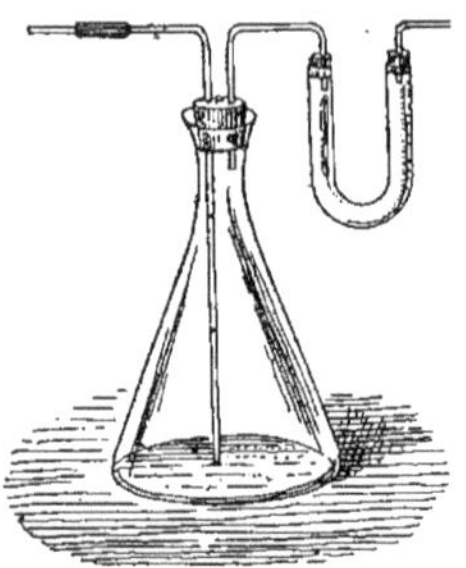

Fig. 36. — Vase à fermentation pour la méthode de Meissl.

d'air pour chasser l'acide carbonique contenu, et on repèse. La perte de poids donne l'acide carbonique dégagé ou le sucre décomposé. Meissl rapporte volontiers les chiffres trouvés à ceux que donne la levure la plus énergique qu'il ait trouvée, et qui donnait, dans ce temps de 6 heures, 1,75 gr. d'acide carbonique. Le rapport du nombre trouvé à 1,75 donne ce qu'il appelle la force de pression (Triebkraft) de la levure étudiée.

Sur la valeur relative de ces deux procédés, Hayduck et Meissl ont pris la peine d'une longue polémique. L'un et l'autre procédé sont également conventionnels; mais la convention faite, ils peuvent donner des renseignements utiles, et permettre de comparer, comme dans les expériences de Will, une levure avant et après son bain antiseptique.

266. Résultats. — La première constatation faite par ce moyen est qu'un séjour d'une heure seulement dans l'eau affaiblit la levure. Comme au moment où, dans la méthode de Will, on dilue la levure dans un grand volume d'eau pour la soustraire à l'action de l'antiseptique, la durée de séjour dans cette eau, jusqu'au moment où la levure s'est déposée, dépasse quelquefois 12 heures, il y a de ce fait une première cause d'erreur contre laquelle il faut se mettre en garde.

Les antiseptiques étudiés par Will sont des plus variés. Il y a d'abord les oxydants ou chlorurants. Le chlorure de chaux dilué de façon à ne contenir que 2 millièmes de chlore actif agit encore énergiquement sur la levure. L'eau de chlore agit un peu plus lentement. L'eau de Javel est aussi active qu'une dissolution de chlorure de chaux au même titre. Le permanganate de potasse à 0,8 0/0 tue la levure en une minute.

Le bisulfite de soude, même en solution concentrée, ne tue pas la levure parce qu'il ne contient pas d'acide libre. Le bisulfite de chaux, où il y a un peu d'acide en liberté, la tue au contraire rapidement.

Les solutions à 10 0/0 de sulfate de fer et à 15 0/0 de chlorure ferrique se sont montrées très peu actives ; le sulfate de cuivre l'est au contraire beaucoup à la dose de 1 0/0. Les sels de zinc sont des désinfectants très médiocres. Le chlorure seul agit un peu sur la levure. Le sulfate d'alumine et l'alun, en solution à 5 0/0, n'ont pas réussi à tuer la levure après 5 minutes de contact. Le chlorure de manganèse se montre parfois incapable de produire ce résultat, même lorsque la solution est à 10 0/0.

Avec l'acide borique et le borax, Will a retrouvé les phénomènes de coagulation et de dépôt déjà connus. La levure devient une sorte de masse blanche caséeuse, mais n'est pas tuée par une solution de 5 0/0 de borax ou de borate de chaux.

Une solution obtenue en dissolvant 1 gr. d'acide benzoïque dans 50 cc. d'alcool, et en ajoutant 100 cc. d'eau, laisse, après 5 minutes de contact, encore quelques globules de levure en vie. Une solution à 5 0/0 d'acide salicylique dans de l'alcool à 50 0/0 ne tue pas la levure après 1 minute. Une solution d'acide oxalique à 10 0/0 tue presque tous les globules en 5 minutes. Il en est de même des solutions à

2 ou 3 0/0 de créoline. Ce qui est curieux, c'est que de la levure, étalée en couches sèches ou humides de 1 mill. de hauteur, est tuée facilement par du gaz acide sulfureux, de sorte que les fumigations de soufre sont un excellent moyen de désinfection pour les brasseries.

Will a constaté que deux levures sauvages, étudiées par lui et que nous retrouverons, sont aussi sensibles que les levures cultivées. Les spores sont un peu plus résistantes que les globules non sporulés, et celles des levures sauvages un peu plus résistantes que les autres. En résumé, et en se plaçant au point de vue de la pratique, Will en revient aux désinfectants ordinaires des brasseries : le chlorure de chaux qu'il amène à contenir 1 0/0 de chlore en diluant 3 à 3,5 kil. de chlorure commercial à 30-35° dans un hectolitre d'eau; le bisulfite de chaux à 10 0/0 environ, obtenu en dissolvant le sulfite commercial dans six fois son poids d'eau.

BIBLIOGRAPHIE

BLANKENHORN et MORITZ. *Ann. der Œnologie*, III, 1er fasc.
DUMAS. *Comptes rendus*, t. LXXV, p. 277. et *Ann. de ch. et de phys.*, 1872.
LIEBIG. *Sitzungsber. d. Kön. Bay. Akad. d. Wiss. zu München*, 1869 et *Mon. scient.* février 1872.
SCHAER. *Zeitschr. f. Biol.* 1870, p. 504.
AD. MAYER. *Landwirth. Versuchsst.*, t. XVI, 1873.
RABUTEAU et PAPILLON. *Comptes rendus*, t. LVVX, p. 755.
BÉCHAMP. *Id.* t. 327.
A. PETIT. *Id.* p. 381.
KAYSER. *Ann. de l'Institut Pasteur*, 1896, p. 51.
STEUBER. *Zeitschr. f. d. Gesammte Brauwesen*, 1896, p. 41.
BURKARDT et SEYFERT, *Pharmaceut. Centralhalle*, t. XXVI, p. 315, 1895.
ROMMIER. *Comptes rendus*, 1890.
PICHI. *Nuovo rassunto di vitic. ed œnologia, Conegliano*, 1891.
KRUGER. *Centrabl. f. Bakt.*, II° p., t. I, p. 1.
NEUBAUER. *Moniteur scient.* 1875 et 1876.
FLECK. Acides benzoïque, phénique, salicylique, Munich, 1875.
KOLBE. *Journ. f. prakt. Chemie.*, 2e s., t. XII, et *Moniteur scient.*, 1875.
P. BERT et P. REGNARD. *Soc. de biol.* 1880, et *Comptes rendus*, t. XCIV, 1882 p. 1383.

WILL. *Zeitschr. f. d. ges. Brauwesen*, t. XVL, 1893.
HAYDUCK. *Zeitsch. f. Spiritus Industrie*, 1881, 1882, 1885, et *Zeitschr. f. anorg. Chemie*, 1888.
MEISSL. *Zeitschr. f. Spiritus-Industrie*, 1883 et 1884.
LAFAR. *Landwirth. Jahrbucher*, 1894.

CHAPITRE XXVI

VARIATIONS DE L'ACTION ANTISEPTIQUE

Les recherches résumées dans le chapitre précédent révèlent bien des incertitudes et même des contradictions. On ne saurait attendre mieux d'études de début, faites sans plan concerté, et tâtonnant au milieu d'obscurités pareilles. Mais nous ne pouvons nous en tenir à ces résultats. Il faut tâcher de serrer la question de plus près. Nous allons trouver quelques lumières en étudiant des travaux déjà anciens sur les antiseptiques, dont celui qui s'accommode le mieux à notre exposé est un mémoire intéressant de Biernacki, datant de 1891.

267. Recherches de Biernacki. — Malheureusement ce savant s'est servi d'une méthode un peu imparfaite, permettant de faire beaucoup d'expériences en peu de temps, mais non de les interpréter avec sécurité. C'est pourtant ce que nous allons essayer de faire. Dans des tubes fermés par un bout, et portant une division volumétrique, Biernacki introduit 5 cc. d'une solution à 5 0/0 de glucose, 5 cc. d'une solution antiseptique, et 0,2 gr. de levure pressée ; il agite le tout, renverse sur le mercure et note la quantité d'acide carbonique dégagé à divers intervalles. Dans un tube témoin, il remplace les 5 cc. de solution antiseptique par 5 cc. d'eau distillée. La quantité de levure fraîche égale à peu près la quantité de sucre. Dans ces conditions la multiplication de la levure est faible et sa variation de poids peut être négligée : on connaît donc le poids de levure active. Si, d'un autre côté, on connaissait la courbe de l'acide carbonique dégagé, comme il s'agit ici d'une action de diastase dont la quantité peut être supposée constante, on pourrait, suivant les règles posées dans notre tome II, mesurer les activités de la diastase, en présence et en l'absence de l'antiseptique, soit en prenant le rapport des durées totales de l'opération, c'est-à-dire de la disparition des 250 mgr. de glucose, soit en mesurant, au début de la fermentation, les temps de dégagement de quantités égales d'acide carbonique. Les activités seraient inversement proportionnelles à ces temps.

Ces temps sont très mal connus dans les expériences de Biernacki. Au début de l'expérience, les premières portions d'acide carbonique qui se dégagent saturent et même sursaturent le liquide contenu dans le tube, et ce n'est que l'excédent qui se dégage. En agitant, on peut faire cesser, dans une certaine mesure, le phénomène de sursaturation, mais l'évaluation de l'acide carbonique dissous ne peut se faire qu'approximativement, et voilà qui empêche de faire la mesure qui correspond aux premiers temps de l'opération, les seuls, comme nous l'avons vu, où la quantité d'action dans le même temps soit proportionnelle à l'activité de la diastase.

D'un autre côté Biernacki n'a pas noté les temps au bout desquels le sucre avait disparu de ses liqueurs. On ne peut donc comparer non plus les temps de quantités égales d'action. Toute analyse précise de ses résultats est donc impossible. Il reste à tirer quelques indications des vitesses d'augmentation du volume du gaz au sommet des éprouvettes, à partir du moment où les premières bulles ont apparu. Cette mesure du volume est un peu indécise. On s'aperçoit que, dans des essais identiques, installés de la même façon, les volumes dégagés peuvent varier de 0,8 cc. à 1 cc., par suite des différences dans le degré de saturation ou de sursaturation. Comme les volumes lus au moment où on mettait fin à l'expérience ne dépassaient guère 10 cc., la fermentation n'ayant sans doute jamais été poussée à sa fin, l'erreur possible est de 1/10, ce qui est médiocre. On va voir pourtant que ces expériences ont conduit à des résultats intéressants.

268. Doses mortelles. — Biernacki a d'abord mesuré, pour les divers antiseptiques qu'il a étudiés, la dose mortelle, c'est-à-dire celle dont l'addition supprime tout dégagement d'acide carbonique, et même détermine dans le liquide sucré la précipitation de la levure, qui tombe au fond en un précipité caillebotté, laissant au-dessus d'elle un liquide limpide. Les chiffres trouvés sont indiqués dans la première colonne du tableau suivant, et exprimés en millionnièmes, c'est-à-dire en milligrammes par litre du liquide en fermentation :

Antiseptiques étudiés	Doses mortelles D*m*	Doses optimes D*o*	$\frac{Do}{Dm}$
Sublimé corrosif	50	3,3	7 0/0
Hypermanganate de potasse	100	10	10 »
Sulfate de cuivre	250	1,6	6 »
Brome	250	20	8 »
Thymol	333	50	15 »
Acide benzoïque	500	100	20 »
Acide salicylique	1.000	166	16 »
Quinine	2.500	12	0,5 »
Acide phénique	5.000	1.000	20 »
Acide sulfurique	10.000	100	1 »
Résorcine	10.000	500	5 »
Acide pyrogallique	20.000	250	1,2 »
Acide borique	40.000	125	0,3 »
Chloral hydraté	40.000	1.000	2,5 »

Les antiseptiques sont rangés dans l'ordre des doses mortelles croissantes. On voit que si les plus puissants appartiennent aux sels minéraux, les rangs se mêlent ensuite entre les composés de la chimie minérale et de la chimie organique.

Il est bien entendu que cet ordre n'est relatif qu'aux expériences de Biernacki, et n'a rien d'absolu. Bokorny, qui a repris par une méthode analogue des expériences sur quelques-uns de ces corps, a reconnu que le sulfate de cuivre et le sublimé n'arrêtent pas complètement une fermentation à la dose de 50 millionnièmes. L'hypermanganate de potasse, le chlore et l'iode arrêtent toute action à la dose de 100, l'acide sulfurique à la dose de 200 millionnièmes. Si on compare pour les mêmes corps les doses mortelles relevées par Bokorny et Biernacki, on trouve :

	Biernacki	Bokorny
Sublimé	50	50
Hypermanganate de potasse.	100	100
Sulfate de cuivre	250	50 ?
Brome	250	150 ?
Acide sulfurique	10.000	200

On voit que, s'il y a accord pour le sublimé et l'hypermanganate, le désaccord existe pour le sulfate de cuivre et le brome, et devient énorme pour l'acide sulfurique. Les nombres trouvés par Dumas sont intermédiaires entre ceux de Bokorny et ceux de Biernacki. Ils sont de 1.000 environ. Il ne faut pas en conclure à une contradiction entre les expérimentateurs ; il faut en conclure à une contradiction entre les conditions d'expérience, et s'il n'y a pas eu erreur dans les nombres trouvés par Bokorny, l'acide sulfurique qu'il ajoutait contenait, ou mettait en liberté dans la liqueur, une substance plus active que lui, et qui n'existait pas dans les essais faits par les deux autres savants.

A moins pourtant que ce ne fut une question de quantité de levure. On trouve, en effet, dans le mémoire de Biernacki, des faits qui viennent à l'appui de la notion développée au chapitre XXIV, que la dose active d'un antiseptique se mesure non par rapport à la quantité totale de liquide fermentescible, mais par rapport à la quantité totale de levure présente. La dose mortelle d'un antiseptique est à peu près proportionnelle à la quantité de levure, et la quantité de sucre ne joue aucun rôle sensible. Voici les nombres :

Avec	0,2 gr. de levure, la dose mortelle d'acide benzoïque est de		500 millionn.
»	0,4 » —	—	1.000
»	0,6 » —	—	1.500
»	0,8 » —	—	2.000
»	1,0 » —	—	2.500

La loi se vérifie aussi bien qu'on peut le souhaiter.

269. Doses favorisantes. — Voyons maintenant ce qui se passe au-dessous de la dose mortelle. On pourrait croire que le temps de la fermentation décroît régulièrement depuis la dose mortelle pour lequel il est infini, jusqu'à la dose nulle, pour laquelle il devient égal à la durée de fermentation du tube témoin. L'expérience montre qu'il n'en est nullement ainsi. Le temps de la fermentation décroît, ou les doses d'acide carbonique dégagées dans un même temps croissent jusqu'à une certaine dose d'antiseptique, pour laquelle la fermentation marche plus vite que dans le tube témoin. Au-dessous de cette dose la marche est de sens inverse. En d'autres termes, il y a un minimum pour la durée de fermentation, un maximum pour les quantités de gaz dégagées dans le même temps, pour une certaine dose qui est évidemment une dose optima.

La marche générale des phénomènes est indiquée par la courbe de la fig. 37, où l'abscisse OD est la dose d'antiseptique, et l'ordonnée Ot est le temps de dégagement de

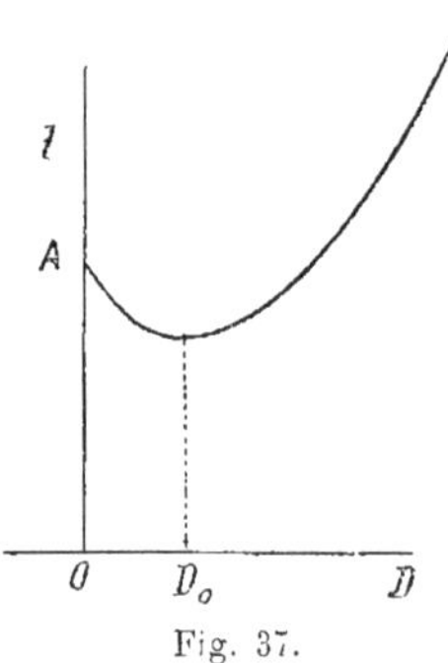

Fig. 37.

la même quantité d'acide carbonique par des poids égaux de levure au début de la fermentation. Ce temps, égal à OA pour le liquide témoin, diminue d'abord, passe par un minimum pour une abscisse Do qui représente la dose optima, et croît ensuite indéfiniment à mesure que la proportion d'antiseptique augmente. Un exemple va nous servir à préciser cette notion. Voici les chiffres lus, et les quantités d'acide carbonique dégagées pendant des temps égaux, par un tube témoin et deux autres tubes dans lesquels on avait introduit 3,3 et 6,6 millionnièmes de bichlorure de mercure. Les chiffres indiqués sont des cc. d'acide carbonique.

	Témoin	3. 3. $HgCl^2$	R.	6,6 $HgCl^2$	R'
Après 2 h. 30	1,2	4,4	3,7	3,3	2,7
» 3 30	1,8	5,3	3,6	4,3	2,4
» 4 55	3,2	7,9	2,5	5,4	2,1
» 5 30	4,5	9,6	2,1	6,7	1,5
» 29 30	8,8	12,5	1,4	10,8	1,2

On voit dans ce tableau que la fermentation à ses débuts est beaucoup plus active dans le tube contenant 3,3 millionnièmes de bichlorure que dans le tube à 1,6 millionnièmes et dans le tube témoin. Les rapports R entre les quantités d'acide carbonique dégagées dans le même temps dans le liquide antiseptique et dans le liquide témoin sont même assez élevés, et seraient même probablement supérieurs si on pouvait saisir et mesurer les premières traces de gaz dégagé. Ces rapports vont en décroissant ensuite, et pourraient même, si l'opération avait été suivie jusqu'à la fin, devenir plus petits que l'unité, attendu que la fermentation doit s'arrêter plus tôt dans le tube où elle a marché plus vite. Mais au début les rapports R sont plus grands que l'unité, et comme cela a lieu partout, et que partout se manifeste une décroissance régulière, on ne peut attribuer ce fait à une cause d'erreur qui aurait fonctionné de même partout. Il faut donc admettre qu'il y a des doses d'antiseptiques qui favorisent la fermentation au lieu de la contrarier. Comme il s'agit d'une action diastasique, et comme nous savons que toutes les diastases ont leurs doses favorisantes, le phénomène n'est pas fait pour nous surprendre. Il n'en est pas moins vrai que lorsqu'il a été découvert, il représentait une curieuse nouveauté.

L'évaluation de l'augmentation d'activité de la zymase en présence de la dose optima, ou en général des doses favorisantes, n'est pas facile à faire, pour les raisons que nous avons données. Mais la valeur numérique de la dose optima n'en est pas moins connue avec une certaine exactitude. Ainsi, dans le cas du bichlorure, elle est certainement voisine de 3,3. Ce sont les doses optima ainsi déterminées qu'on trouve inscrites sous la rubrique D*o* dans le tableau de la page 506.

270. Travaux antérieurs. — Le travail de Biernacki n'est pourtant pas le premier qui ait mis nettement en lumière l'existence de ces doses optima pour chaque antiseptique. Des faits analogues existaient épars dans la science.

Liebig avait déjà vu, par exemple, en 1870 (**258**), que la nicotine, la strychnine en petites quantités accéléraient l'activité de la levure. Popoff avait vu de même que la strychnine accélère la formation du gaz des marais dans la fermentation forménique, tandis que de plus grandes quantités arrêtent toute action. Fleck avait observé de son côté que de faibles quantités d'acide salicylique et d'acide carbolique exaltent les actions de fermentation, et Djanin avait vu que le phénol et le trichlorophénol, à petites doses, accélèrent la fermentation alcoolique et la fermentation ammoniacale. Des faits du même ordre avaient été observés par Tumas et Hoffmann. Mais les conditions dans lesquelles ils avaient été observés et le peu d'insistance des auteurs les avaient laissés dans l'ombre.

C'est Schulz qui, le premier, a fortement attiré l'attention sur eux. Il a vu que les poisons de la levure, le sublimé, l'iode, le brome, l'acide arsénieux, l'acide chromique, le salicylate de soude, l'acide formique accélèrent la fermentation lorsqu'ils interviennent à faibles doses, et que la dose accélérante a un certain optimum qui, évalué en millionièmes, est représenté par les chiffres suivants :

Sublimé............	1,3 à 2 millionièmes
Iode................	1,6
Brome...............	2,5
Acide arsénieux......	25
Acide formique.......	100
Acide salicylique......	500

et non seulement Schulz a observé un minimum pour ces doses, mais il a encore observé le passage par le zéro, c'est-à-dire les cas où la présence de l'antiseptique est sans action. On ne saurait donc douter que pour les antiseptiques étudiés, les phénomènes mortels auxquels on aboutit, quand on augmente la dose, ne soient précédés d'une période d'excitation pendant laquelle l'action est exaltée.

Schulz avait même assimilé ces phénomènes à ceux que Cl. Bernard avait observés avec les poisons de l'organisme, qui commencent par exciter avant de paralyser, et dont le type le plus vulgaire est l'alcool, excitant d'abord, enivrant ensuite. Les toxines qu'on a découvertes depuis se comportent de la même façon ; tel est par exemple le cas pour la toxine tétanique ou rabique, qui augmente la sensibilité de certains éléments nerveux avant de les détruire ou de les immobiliser. Cette comparaison a pris un tour nouveau depuis la découverte de la diastase alcoolique.

Pour Schulz, pour Bernard, l'action exercée par un poison était en effet une action cellulaire, une action exercée sur le fonctionnement de la cellule, et par suite sur son protoplasma. C'était la cellule toute entière, avec son mécanisme complexe, qui réagissait contre l'excitation. Avec la levure, nous pouvons particulariser davantage, et nous avons le droit de ne voir, dans tous les phénomènes que nous venons de rappeler, qu'une action sur sa zymase. Envisagés à ce point de vue, ils rentrent en effet dans le rang, et se placent à côté d'une foule de phénomènes bien connus.

Je citerai par exemple, l'action de la chaleur sur les diastases, qui est excitante d'abord, paralysante ou mortelle ensuite, exactement comme celle des antiseptiques. Je rappellerai aussi celle des acides qui, sur l'amylase, la sucrase, agissent de la même façon, et commencent par favoriser l'action de la diastase, puis la retardent. Nous avons vu aussi que chaque diastase avait ses corps favorables à certaines doses, fâcheux à d'autres. Ce que nous observons aujourd'hui, tant dans les expériences de Schulz que dans celles de Biernacki, c'est un exemple du même fait, et nous avons le droit de conclure que ce n'est pas la cellule toute entière qui réagit contre l'excitation, c'est sa diastase intérieure qui subit l'action de la dose de toxine ou d'antiseptique qu'elle rencontre dans le plasma intérieur, et qui n'est pas nécessairement la même que celle que l'opérateur a réalisée dans le liquide. N'oublions pas en effet que les levures, comme les autres microbes, ont un pouvoir sélectif sur les matériaux du milieu de culture, et ne les absorbent pas dans les proportions où on les leur offre.

271. Puissance d'un antiseptique. — Ce que nous venons de découvrir au sujet des antiseptiques est un peu embarrassant au point de vue du classement. Tant que nous envisagions ces corps comme des corps funestes à la levure, le classement pouvait se faire sur l'échelle des doses mortelles. Maintenant que nous voyons qu'ils peuvent être utiles, il semble naturel de les classer suivant leurs doses optima. Ce second classement n'est pas du tout le même que le premier, ainsi qu'on peut s'en convaincre sur le tableau de la p. 506. Ainsi c'est le sulfate de cuivre qui passe au premier rang et l'acide phénique au dernier. On voit sur le même tableau que le rapport centésimal entre D*o* et D*m* passe aussi par des valeurs très différentes. La dose optima est seulement 1/200 de la dose mortelle pour la quinine : elle en représente le 1/5 pour l'acide benzoïque et l'acide phénique. Ces contradictions apparentes ne doivent pas surprendre. Il n'y a aucune raison *a priori* pour que l'effet d'excitation et l'effet d'affaiblissement s'échelonnent de la même façon suivant les doses, avec les divers antiseptiques. Ces deux effets doivent donc être étudiés séparément. Un même corps sera d'autant plus utile que sa dose optima sera plus faible, d'autant plus antiseptique que sa dose mortelle sera moins élevée. A ce point de vue, les chiffres écrits plus haut se prêtent à quelques remarques.

272. Influence du nombre des hydroxyles dans la molécule. — En comparant les doses optima et mortelles de l'acide phénique, de la résorcine, et de l'acide pyrogallique, qui résultent du remplacement, dans la molécule de la benzine, de 1, 2, 3 atomes d'hydrogène, par 1, 2, 3 groupements OH, nous trouvons :

		D*m*	D*o*
Acide phénique	$C^6H^5(OH)$..	5.000	1.000
Résorcine	$C^6H^4(OH)^2$..	10.000	500
Acide pyrogallique	$C^6H^3(OH)^3$..	20.000	250

et on voit tout de suite que pour cette série de corps, les doses mortelles croissent comme les nombres 1, 2, 4, tandis que les doses optima décroissent comme les chiffres 4, 2, 1. Il en résulte que le rapport D*o*/D*m* décroît comme les chiffres 16, 4 et 1. Il ne faut pas se faire illusion sur la précision de ces chiffres. Ils n'en témoignent pas moins d'une loi, que Carnelley et Frew avaient déjà signalée à propos d'autres microbes. L'introduction d'un nouveau groupe OH dans la série des phénols augmente la dose mortelle, diminue par conséquent le pouvoir antiseptique. Il diminue par contre la dose optima, et augmente la puissance excitante de l'antiseptique.

On retrouve un exemple de la même loi en comparant l'acide benzoïque et l'acide salicylique :

		D*m*	D*o*
Acide benzoïque	$C^6H^5.CO^2H$	500	100
Acide salicylique	$C^6H^4(OH).CO^2H$....	1.000	166

L'introduction d'un hydroxyle double la dose mortelle et affaiblit encore de moitié la puissance antiseptique, mais, elle augmente la dose optima au lieu de la diminuer comme tout à l'heure.

273. Influence de l'introduction d'un groupe carbonyle. — Cette influence apparaît moins nettement dans les expériences de Biernacki que celle qui précède. Les seuls exemples qu'on en trouve sont la comparaison de l'acide benzoïque avec le phénol, de l'acide salicylique avec la résorcine. Les chiffres sont les suivants :

		Dm	Do
Acide phénique	$C^6H^5.(OH)$........	5.000	1.000
Acide benzoïque	$C^6H^4.(CO^2H)$......	500	100
Résorcine	$C^6H^4.(OH)^2$.	10.000	500
Acide salicylique	$C^6H^4.(OH).(CO^2H)$.	1.000	166

On voit que, dans les deux cas, la substitution d'un carbonyle à un hydroxyle rend la puissance antiseptique environ 10 fois plus forte. Elle augmente simultanément la puissance comme agent excitant. Cette loi se vérifie ailleurs ; ainsi on a observé que l'acide phtalique $C^6H^4(CO^2H)^2$ était plus antiseptique que l'acide benzoïque, mais ici, il s'agit du remplacement d'un atome d'hydrogène par le groupe carbonyle.

D'autres essais de Carnelley et Frew, de Rottenstein et Bourcart ont montré aussi que l'introduction d'un nouveau groupement CH^2 élève le pouvoir antiseptique ; ainsi, dans le groupe de la benzine, l'échelle est la suivante :

Benzine	C^6H^6
Toluène	$C^6H^5.(CH^3)$
Xylène	$C^6H^4(CH^3)^2$
Mésitylène	$C^6H^3(CH^3)^3$

et nous pouvons à ce sujet rappeler les anciennes conclusions sur la série des alcools, dont la toxicité augmente avec le degré de complication moléculaire.

De même l'introduction de groupes COH, AzH^2, etc., amène des changements généralement de même ordre dans les puissances antiseptiques de tous les groupements dans lesquels elle se fait. Dans les expériences de Biernacki, nous trouvons que le thymol $C^6H^3.CH^3.C^2H^5.OH$. résultant du remplacement, dans le phénol, de deux atomes d'hydrogène par deux groupements méthylé et éthylé, se montre à la fois plus antiseptique et plus excitant que le corps dont il provient.

274. Expériences de Carnelley et Frew. — C'est ici le cas de rappeler, bien qu'ils ne se rapportent pas exclusivement à la levure, les travaux de Carnelley et Frew, et le tableau dans lequel ils résument leurs expériences intéressantes, mais difficiles à classer. Ces savants ont recherché en effet quelles quantités de dérivés de la benzine il fallait ajouter à un litre de gélatine pour empêcher celle-ci de se peupler après un certain temps d'exposition à l'air. Il suffit d'énoncer ce programme pour voir combien il comporte d'incertitudes. Aussi les essais de Carnelley et Frew ont-ils peu excité l'attention. Il n'est pas douteux pourtant qu'il n'y ait une grande part de vérité dans les faits qu'ils ont découvert, et en particulier de l'influence du caractère ortho, para ou méta de la combinaison sur son pouvoir antiseptique, comme on a vu depuis qu'il y en avait une sur le pouvoir comme toxique, comme mordant, ou comme développateur en photographie. Ces rapprochements, vagues encore, donnent de l'intérêt au tableau suivant, indiquant, en grammes par litre, les doses protectrices de la gélatine dans les expériences de Carnelley et Frew.

	Ortho	Meta	Para
Hydroxybenzoate de sodium...	11,6	67,2	pl. de 162,1
Phtalate de sodium............	63,2	—	50,6
Nitrotoluène..................	pl. de 22,0	—	22,0
Nitrobenzoate de sodium.......	101,6	12,1	7,7
Amidotoluène..................	pl. de 1,4	—	1,4
Nitraniline...................	—	0,84	0,50
Nitrobenzaldéhyde.............	0,30	—	0,24
Nitrophénate de sodium........	1,72	0,28	0,12
Nitrophénate de potassium.....	0,90	—	0,12

Bokorny a trouvé pour la levure des faits analogues, en comparant l'effet antiseptique de combinaisons organiques ortho et para.

Tous ces faits témoignent que ces actions obéissent à des lois probablement beaucoup plus simples qu'on ne se le figurait. Ils établissent une liaison entre l'action des antiseptiques proprement dits, et celle de certaines matières colorantes dont les teintes, les propriétés adhésives, et, pour certaines d'entre elles, les propriétés antiseptiques sont aussi en rapport avec la constitution de la molécule, le nombre et la nature des substitutions qu'on y opère. Il y a encore à chercher dans cette voie. Il ne faut pourtant pas oublier que la chimie ne préside pas en souveraine à toutes les fonctions de la cellule, et que toute loi purement chimique est fatalement sujette à des exceptions. Nous venons de rappeler par exemple la loi de l'augmentation de toxicité des alcools, à mesure qu'y augmente le nombre des groupements CH^2. Cette loi, qui semble bien établie, est inexacte au début de la série et à la fin.

Au début, la toxicité n'augmente pas de l'alcool méthylique à l'alcool éthylique, elle n'augmente surtout pas de l'aldéhyde formique, antiseptique extrêmement puissant, à l'aldéhyde acétique, qui est supportée par beaucoup de cellules. Vis-à-vis de l'alcool ordinaire et de ses dérivés, notre organisme jouit d'une certaine franchise, qu'il ne possède au même degré, ni pour l'alcool inférieur, ni pour les alcools supérieurs.

A la fin de la série, les alcools qui, suivant la loi, pourraient être les plus dangereux par le nombre de leurs atomes de carbone deviennent inoffensifs parce qu'ils sont insolubles. Ceci montre que les lois chimiques ne sont pas tout, que parfois elles se contrarient, et que probablement, à mesure qu'on mettra en lumière des relations curieuses et séduisantes comme celles dont nous venons de donner quelques exemples, on ne devra pas être surpris de voir de place en place se dresser quelques contradictions.

275. Effet d'un mélange d'antiseptiques. — Biernacki a fait sur ce point quelques expériences que nous allons résumer. Il a fait des combinaisons variées d'antiseptiques divers, en choisissant naturellement ceux qui ne se décomposent pas mutuellement, et a cherché quelle était pour ces mélanges ce que nous avons appelé la dose optima et la dose mortelle. Il a trouvé qu'en général, le mélange augmente notablement la puissance antiseptique, et d'autant plus qu'il est plus complexe.

Par exemple la dose mortelle est de 500 pour l'acide benzoïque et de 1.000 pour l'acide salicylique. Dans les mêmes conditions, la dose mortelle d'un mélange à poids égaux est 166 + 166. Si on met dans le mélange deux fois plus d'acide salicylique que d'acide benzoïque, il ne faut que 125 millionnièmes d'acide benzoïque et 250 d'acide salicylique. Pour un mélange de 2 d'acide benzoïque et de 1 d'acide salicylique, la dose mortelle est de 111 + 222. Avec un mélange à parties égales de thymol, d'acide benzoïque, et d'acide salicylique, la dose mortelle est 111 + 111 + 111. Elle est égale en totalité à celle du thymol seul, mais il y a à remarquer que des doses individuellement excitantes peuvent devenir mortelles lorsqu'elles superposent leur action.

Mêmes remarques pour les doses optima. En ajoutant dans un liquide des doses de 50 d'acide benzoïque et 50 d'acide salicylique, on active davantage la fermentation qu'en ajoutant isolément ces doses. La dose optima 50 + 50 est inférieure à l'une quelconque des doses optima des deux corps séparés. Mais un mélange de trois antiseptiques, aux doses optima pour chacun d'eux, arrête la fermentation.

L'expérience montre aussi qu'on gagne davantage au point de vue de l'augmentation de puissance, à mélanger un antiseptique organique avec un antiseptique minéral. Mais sur ce point, les essais n'ont pas été assez multipliés pour qu'on puisse insister davantage.

276. Mesure de la puissance antiseptique. — Il nous resterait à étudier ces résultats avec les méthodes indiquées au chapitre XXIV. Nous avons vu qu'ici on peut admettre qu'il n'y a pas eu multiplication de levure. D'un autre côté, les temps de l'action sont connus. La formule applicable est donc $S = aLt$ dont on pourrait tirer a, si on connaissait S, ou bien, ce qui revient au même, les quantités d'acide carbonique dégagées. Malheureusement, Biernacki n'a noté que celles qui viennent se réunir au sommet de l'éprouvette, négligeant celles qui restent dans le liquide à l'état de saturation ou de sursaturation. On ne peut les évaluer qu'avec beaucoup d'incertitude. Pourtant, on peut croire qu'elles ne s'éloignent pas beaucoup d'un volume de gaz égal au volume du liquide qui, dans tous les essais, était de 10 cc. Il est curieux de voir que dans cette hypothèse, quelques-uns des résultats de Biernacki prennent une certaine cohésion.

Prenons l'exemple cité p. 509, et relatif aux quantités de gaz libres dégagés à divers intervalles en présence de doses de 6,6, de 3,3 et de 0 millionnièmes de bichlorure de mercure. Les rapports R, entre les quantités de gaz libre, décroissent bien, comme nous avons vu qu'ils devaient le faire, mais ne présentent aucune constance même approchée, pendant les premières heures de l'expérience, qui est pourtant loin d'être une fermentation rapide, car les 250 millig. de glucose employés pourraient donner plus de 60 cc. d'acide carbonique, et il n'y en a encore après 29 heures que 23 cc. environ, en comptant que le liquide de fermentation en contient un volume égal au sien. Mais ajoutons dans chaque cas au volume de gaz libre relevé par Biernacki, le volume de CO^2 supposé contenu dans le liquide, soit 10 cc. Nous avons les nombres suivants, rangés en tableau identique à celui de la

	Témoins	$3.3HgCl^2$	R	$1.6HgCl^2$	R
Ap. 2 h. 30′	11,2 cc.	14,4	1,3	13,3	1,2
» 3 30′	11,8 »	15,3	1,3	14,3	1,2
» 4 55′	13,2 »	17,9	1,3	15,4	1,2
» 5 30′	14,5 »	19,6	1,4	16,7	1,2
» 29 30′	18,8 »	22,5	1,2	20,8	1,1

p. 509, où les rapports R présentent la constance qu'on pouvait attendre. On voit alors, en comparant les activités a de la diastase en présence de 3,3 millionnièmes de bichlorure de mercure et dans le tube témoin, que l'on a, les quantités de levure et les temps de l'action étant les mêmes :

$$\frac{a}{a'} = \frac{S}{S'} = 1,3$$

les quantités de sucre détruit étant évidemment entre elles à peu près dans le même rapport que les quantités d'acide carbonique dégagées. La correction que nous apportons dans le calcul des expériences de Biernacki est trop incertaine, et les expériences elles-mêmes sont, comme nous l'avons montré, trop peu précises, pour que l'on puisse insister davantage. Mais il fallait signaler cette concordance, qui peut mettre sur la voie d'un travail plus précis.

277. Action des produits de la fermentation. — Nous avons vu que les produits de la fermentation sont nuisibles à la levure : c'est là un cas particulier de cette loi générale qui veut qu'un microbe se crée à lui-même, dans son milieu de culture, en le transformant, des conditions défavorables à son action ultérieure. Nous pouvons donc dire que l'alcool et l'acide carbonique sont deux antiseptiques, et peuvent être étudiés par les mêmes méthodes que les autres.

Il y a cette différence que la dose de l'antiseptique n'est pas constante pour l'alcool : il croît à mesure que la fermentation progresse. L'étude, de ce fait, devient plus complexe, et n'a pas été faite par le menu : on peut seulement dire que les diverses levures sont inégalement sensibles à son action, et cela résulte de ce qu'elles poussent à des niveaux très variés la transformation du sucre dans le même milieu. Nous avons déjà donné sur ce point des renseignements auxquels nous nous bornerons.

Pour l'acide carbonique, lorsque la fermentation se fait comme à l'ordinaire, sous pression constante, la dose présente est à peu près invariable d'un bout à l'autre du phénomène et son action antiseptique peut faire l'objet d'une étude.

278. Action de l'acide carbonique. — Cette étude a été inaugurée en 1866, par Prantl, et reprise avec plus de précision par Foth en 1887. Foth a opéré sur un mélange de moût et de levure, réparti en 3 flacons dont l'un A, était laissé à la pression ordinaire ; B était soumis à une surpression de 400 mm. de mercure ; et C à une dépression égale de 400 mm. Les trois flacons étaient mis à la même température, et dans chacun d'eux l'acide carbonique se dégageait librement dès que la pression correspondante était atteinte. On régularisait ainsi autant qu'il est possible l'agitation du liquide sous l'influence du gaz dégagé.

En interrompant la fermentation au bout de 2 jours, on a vu que la quantité d'alcool produite augmentait dans l'ordre B, A, C, c'est-à-dire diminuait à mesure que la pression augmentait. Il en était de même pour la quantité de levure.

Ces différences pouvaient tenir à ce que l'agitation du liquide par le gaz dégagé ne commençait dans les flacons qu'à une époque d'autant plus tardive que la pression y était plus forte. Pour évaluer l'effet de cette agitation, Foth est revenu à un des dispositifs de Prantl ; il a réparti son mout, additionné de levure, en 8 tubes, dont 4 restaient ouverts, 4 étaient scellés à la lampe. Dans chacune des deux séries, 2 tubes étaient agités trois fois par jour et les autres laissés en repos. Après 3 jours, on a déterminé les quantités d'alcool, de levure et d'extrait. Voici les résultats :

Tubes ouverts, non agités.	3,71 d'alcool, et	90 cellules par unité de vol.
» agités . . .	4,06 »	121 » »
Tubes scellés, non agités.	2,60 »	56 » »
» agités . . .	3,12 »	63 » »

Le retard de la fermentation dans les tubes scellés tient donc beaucoup moins au défaut d'agitation qu'à l'effet de l'acide carbonique qui agit comme paralysant. Il faut bien remarquer que c'est sur l'ensemble du phénomène que l'acide carbonique agit ainsi. Si on décompose l'effet, on arrive à d'autres résultats. En cherchant, par exemple, à évaluer l'activité des levures produites dans ces conditions, on voit que, dans ce liquide examiné en pleine fermentation, on peut, en faisant abstraction des pertes de sucre consacrées à la dépense de construction, évaluer les activités a, en écrivant que la quantité totale de l'alcool produit A est égale à

$$A = \frac{1}{3} alt$$

ou l est la quantité de levure finale, et t le temps qui est le même ici dans tous les cas. Les activités de la cellule de levure dans les quatre expériences sont donc mesurables approximativement par le rapport de A/l, et on a, en faisant le calcul :

Tubes ouverts,	non agités	$\frac{A}{l} = 1,1$
»	agités	$= 3,3$
Tubes scellés	non agités	$= 4,6$
»	agités	$= 4,9$

L'acide carbonique semble donc au contraire avoir augmenté l'activité individuelle de chaque cellule, puisque les chiffres sont plus faibles pour les tubes ouverts, et surtout dans celui d'où l'agitation a le plus chassé ce gaz. Mais, encore une fois, les chiffres sont trop incertains pour qu'on insiste, et d'ailleurs, il est probable que l'acide carbonique a, comme les autres acides, des doses favorisantes et d'autres défavorables.

C'est peut-être cette circonstance qui explique la différence des résultats obtenus par divers savants au sujet de l'influence de l'acide carbonique, c'est peut-être aussi qu'ils n'ont pas suffisamment séparé, en général, l'action sur le végétal, sur la diastase et sur la formation de glycérine et d'acide succinique, etc. C'est ce qui empêche de tenir compte de leurs résultats. Lopriore a pourtant vu que si CO^2 empêchait la levure de bourgeonner, il n'était pas toxique pour elle, car après 12 heures de séjour dans ce gaz pur, la levure se régénérait facilement. On aurait pu s'attendre à ce résultat en songeant que la levure sort encore parfois très active de longues fermentations secondaires faites en présence d'acide carbonique pur.

279. Action de l'alcool. — L'action de l'alcool, comme antiseptique, n'a pas encore été étudiée avec le soin nécessaire. On sait que l'alcool rend la vie de la levure de plus en plus difficile, et que lorsque la richesse alcoolique dépasse un certain chiffre, variable du reste avec les circonstances et aussi avec la nature des levures, la fermentation s'arrête ; mais on ne sait en vertu de quel mécanisme. C'est évidemment la zymase qui cesse d'agir, car la levure reste vivante, au moins pendant longtemps. Mais comment se produit l'arrêt ? Y a-t-il coagulation commençante du protoplasma, obstacle à la pénétration du sucre, ou, plus simplement, cessation de la secrétion de zymase quand l'alcool atteint un certain degré? On n'en sait rien. Tout ce qu'on sait, c'est que certaines levures sont plus résistantes que d'autres à cette influence, que la dose d'alcool qui arrête une fermentation n'est pas la même à toutes les températures, et varie aussi avec l'alcool employé, M. Regnard a vu qu'une solution de 2 gr. de sucre de canne, dans 250 cc. d'eau, ne fermentait pas quand on y mettait de la levure et les proportions suivantes de divers alcools.

Alcool méthylique	2	0/0
» éthylique	15	»
» propylique	10	»
» butylique	2,5	»
» amylique	1	»
» caproique	0,2	»
» caprylique	0,1	»

Les alcools, à partir de l'alcool éthylique, sont d'autant plus antiseptiques que le nombre de leurs atomes de carbone est plus élevé, et nous avons dit plus haut que ce n'est pas seulement vis-à-vis de la levure, c'est vis-à-vis d'un grand nombre de cellules vivantes que se manifeste cette loi de tonicité.

280. Action de l'antiseptique sur la levure végétal. — Nous avons vu, dans ce qui précède, l'action exercée par les antiseptiques sur la diastase alcoolique. Les expériences qui suivent vont nous montrer l'action d'un antiseptique sur la levure végétal, et aussi la répercussion sur la levure ferment de l'effet produit sur la levure végétal. Elles sont donc un peu plus complexes, et c'est pour cela que nous avons été conduits à intervertir l'ordre logique et à les étudier après les autres. C'est pour cela aussi que nous allons procéder avec beaucoup de méthode, d'autant plus que nos conclusions s'éloignent un peu de celles de l'auteur que nous allons avoir à consulter.

Les expériences visées sont celles que M. Effront a faites au sujet de l'acide fluorhydrique et des fluorures. Dans une solution de maltose commercial, additionnée de quantités variables de fluorure d'ammonium, on ajoutait de la levure, et on cherchait, au moyen d'un compte-globules, ce qu'elle contenait de cellules de levure par unité de volume. La liqueur a ensuite été laissée 15 heures au bain-marie, à une température constante de 30° ; après ce temps on la refroidissait à 5-8°, pour interrompre autant que possible la fermentation, et on faisait une nouvelle numération de globules. Voici les chiffres obtenus avec deux liquides, ensemencés à l'origine avec **1** gr. et **2** gr. de levure par litre. Les chiffres de la première colonne sont les quantités de fluorure évaluées comme toujours, en milligr. par litre ou en millionnièmes :

		1 gr. de levure	2 gr. de levure
Avant fermentation		3	6
Après fermentation avec	0 AzH^4Fl	6	6
»	5	»	8
»	10	8	12
»	20	11	»
»	40	10	»
»	50	»	11
»	60	9	»
»	80	9	»
»	100	7	»
»	120	8	7
»	160	7	5
»	300	6	4
»	500	4	»

On voit que, dans les deux cas, il y a un maximum très net, dont la position est bien marquée dans la première série, un peu moins bien dans la seconde, et se place au voisinage de 40 millig. La position de ce maximum est du reste variable suivant les essais et la nature du liquide, mais il se manifeste partout, et voilà qui démontre que, sur la levure végétal, les effets sont les mêmes que sur la diastase, et qu'une substance comme le fluorure de potassium, qui peut, à haute dose, paralyser la multiplication de la levure, peut l'activer au contraire, à dose plus faible.

Dans ces expériences il est vrai, il y avait eu fermentation en même temps que développement de la levure, mais nous n'envisageons pour le moment que ce dernier phénomène. Un autre fait est à signaler. Les cellules qui sortent des moûts à fluorure, tant de ceux qui ont activé leur multiplication que de ceux qui l'ont un peu retardée, sont plus grosses, ou plutôt plus turgescentes que les autres, et ont en outre un protoplasma plus homogène, moins granuleux, de sorte qu'elles sont plus transparentes. Il semble bien que leurs conditions de nutrition soient modifiées.

Les expériences ci-dessus ont été faites avec une levure pressée commerciale, sûrement un peu impure, et formée peut-être aussi d'un mélange d'espèces. Effront a recommencé avec des cultures pures de 4 levures, ensemencées dans un moût de malt, et laissées à 26° pendant 48 heures. Voici ce que deviennent dans les divers moûts 10 cellules ensemencées à l'origine. Les chiffres donnés sont les coefficients de multiplication. Les quantités de fluorure sont encore des milligr. par litre :

Fluorure d'ammonium	*Saccharomyces pastorianus*	Levure de Carlsberg	*Saccharomyces cerevisiæ*	Levure de Burton
0	120	66	108	100
1500	35	38	55	70
2000	30	22	22	36
3000	10	10	10	10

Ici nous n'assistons pas à l'action accélératrice du fluorure, dont la dose minimum employée est encore trop forte, et agit uniquement comme antiseptique. Mais on voit que cette action varie suivant la race de levure, et dans de fortes proportions qui sont presque de 1 à 2, entre la levure de Carlsberg et le *saccharomyces pastorianus*. De ce contact avec des doses considérables d'antiseptiques, les levures sortent un peu fripées comme aspect. Mais ce qui nous intéresse maintenant, c'est de savoir ce qu'est devenue leur fonction principale.

281. Action simultanée sur la levure végétal et la levure ferment. — Ces levures poussées en présence du fluorure sont-elles semblables à des levures poussées dans un moût normal et sans antiseptiques. Si oui, le fluorure n'a agi qu'en augmentant le nombre des unités actives, et l'augmentation d'effet produit, c'est-à-dire d'alcool formé, doit être proportionnelle à l'augmentation du nombre des unités. Si, au contraire, les globules de levure fonctionnant en présence de l'antiseptique, sont supérieurs ou inférieurs, comme agents diastasifères, aux globules de levure normaux, leur rendement en alcool, par unité de poids ou par unité de volume, sera inférieur ou supérieur à ce qu'il est dans le moût non antiseptisé. Mesurons donc simultanément l'augmentation du nombre des cellules, et l'augmentation d'alcool, dans des moûts normaux ou inégalement additionnés d'antiseptiques, et étudions nos résultats avec les méthodes proposées dans le chapitre XXIV.

Voici à ce sujet une expérience intéressante d'Effront, faite avec les 4 races de levure dont il a été question plus haut. On les a ensemencées en quantités qu'Effront ne dit pas être égales, mais qui l'étaient probablement, dans un moût de malt, ayant originairement une densité de 1,082, et contenant environ 15 0/0 de maltose. La fermentation s'est faite à 26°, et a duré cinq jours. Au bout de ce temps on a mesuré l'alcool produit. Les résultats sont résumés dans le tableau suivant, où L donne les nombres de cellules mesurées au compte-globules ; les valeurs de L sont proportionnelles au nombre de globules entrés en jeu, et très approximativement à leur poids total. La colonne A donne les quantités d'alcool par litre, évaluées en volumes. Toutes ces fermentations ayant été mises en train de la même façon, on peut admettre que la courbe de multiplication a été la même pour toutes, et que par suite le rapport de la quantité L de levure finale à la quantité de levure moyenne est constant. Dès lors $\frac{A}{L}$ peut nous donner une idée de l'*activité moyenne* de chacun des globules pendant la durée de la fermentation. Voici ce qu'on tire des nombres fournis par Effront :

Fluorure d'ammonium	*Saccharomyces pastorianus*			Levure de Carlsberg		
	L	A	$\frac{A}{L}$	L	A	$\frac{A}{L}$
0	23	73	3,0	16	68	4,3
1000	15	43	2,9	12	59	5,0
1500	8	26	3,3	10	56	5,6
2000	7	24	3,4	6	52	8,6
3000	2	17	8,0	2	23	11,5
	Saccharomyces cerevisiæ			Levure de Burton		
0	22	71	3,2	32	79	2,5
1000	20	68	3,2	22	68	3,0
1500	10	52	4,7	20	58	2,9
2000	4	49	10,2	10	41	4,1
3000	2	45	22,5	3	40	10,3

Une certaine indécision pèse sur tous les chiffres relatifs au rapport $\frac{A}{L}$. Elle résulte de ce que l'auteur ne dit pas s'il a arrêté la fermentation au moment où elle s'achevait pour celles qui avaient été les plus actives. En voyant pourtant qu'elle a pu donner 8 0/0 d'alcool environ, au minimum, pour la levure de Burton, on est autorisé à conclure qu'elle n'était pas encore terminée pour les autres levures. Dès lors, on voit que si le degré de la multiplication, à peu près mesuré par les chiffres de la colonne L, diminue à mesure que la dose d'antiseptique augmente, l'activité de la diastase, mesurée par le rapport $\frac{A}{L}$, augmente avec la dose d'antiseptique, de sorte que si en somme les levures se multiplient moins à mesure que le liquide contient plus de fluorure d'ammonium, elles deviennent individuellement plus actives.

Ainsi nous constatons une fois de plus une sorte d'antagonisme entre le pouvoir de multiplication et le pouvoir ferment, le premier montant lorsque l'autre baisse, et inversement. On comprend qu'entre les deux extrêmes il puisse y avoir un cas intermédiaire correspondant au maximum du produit du nombre des cellules provenant d'une même quantité de semence, multiplié par leur activité individuelle, c'est-à-dire au maximum des deux nombres $\frac{L}{l}$ et $\frac{A}{L}$, c'est-à-dire au maximum de $\frac{A}{l}$. Ces conditions du maximum d'alcool pour le minimum de semence sont celles que doit rechercher l'industrie, et on comprend que les expériences de M. Effront aient pour elle un intérêt de premier ordre.

Elles ne sont pas moins intéressantes, on vient de le voir, au point de vue théorique. On voit aussi que les diverses races de levure ont chacune leur manière de réagir vis-à-vis des antiseptiques. Même le *Sacch. cerevisiæ*, qui semble souffrir plus qu'aucune des levures étudiées de la présence du fluorure, est aussi celle qui réagit le mieux par l'augmentation de son pouvoir ferment.

282. Persistance des caractères acquis. — Il nous reste à savoir maintenant comment se comportent, dans un moût frais et non additionné d'antiseptiques, les levures sortant de ces moûts inégalement antiseptisés. Reprennent-elles leur puissance de multiplication en conservant leur puissance comme ferment? Pour le savoir, il n'y a qu'à faire un ensemencement dans un moût frais. Seulement, il faudra surveiller à la fois la multiplication et la puissance comme ferment.

Effront a opéré en produisant une première fermentation dans des moûts additionnés de quantités inégales d'antiseptiques. Après 48 heures il a prélevé des quantités égales de ces divers liquides, et les a ensemencés dans des quantités égales d'un même moût de malt non antiseptisé. Il est clair que l'ensemencement ne correspondait pas à des quantités de levure égales, puisque la multiplication avait été inégale dans les premiers matras. Pour tout rapporter à une même unité, nous avons supposé, comme dans le tableau de la p. 525, qu'on était parti de 10 cellules. Les chiffres de ce tableau nous donnent le nombre de cellules après la fermentation en présence d'antiseptiques. On les trouve reproduits sous la rubrique l du tableau suivant. En L on trouve le nombre de cellules dans le même volume à la fin de la seconde fermentation en moût naturel, après 6 jours passés à 25°. Le rapport $\frac{L}{l}$ représente donc le rapport de multiplication pendant cette fermentation, pour des levures sortant de milieux inégalement antiseptisés. Voilà pour la levure végétal. En second lieu, dans le même tableau, on trouve en A les quantités d'alcool produites en cent. cubes par litre, et dans la colonne $\frac{A}{L}$ l'échelle des pouvoirs ferments, c'est-à-dire des quantités d'alcool formées dans un même moût naturel par ces levures ayant subi des traitements variés.

Sacch. Pastorianus L. (10 cellules de semence).

Doses d'antiseptique	l	L	$\frac{L}{l}$	A	$\frac{A}{L}$
0	120	600	5	68	1,1
1.500	35	350	10	25	0,7
2.000	30	300	10	20	0,7
3.000	10	130	13	15	1,0
Levure de Carlsberg (Id.)					
0	66	530	8	70	1,3
1.500	38	530	14	70	1,3
2.000	22	510	23	70	1,4
3.000	10	400	40	41	1,0
Sacch. cerevisiæ (Id.)					
0	108	860	8	72	0,8
1.500	55	880	16	70	0,7
2.000	22	790	36	59	0,7
3.000	10	770	77	54	0,7
Levure de Burton (Id.)					
0	100	800	8	66	0,8
1.500	70	770	11	66	0,8
2.000	36	720	20	64	0,7
3.000	10	740	74	64	0,8

Ce tableau, ainsi dressé, est très riche en enseignements.

On voit d'abord, en consultant la colonne $\frac{L}{l}$, que la levure qui sort du moût fluoré apporte dans son moût nouveau et non fluoré une puissance de multiplication d'autant plus grande qu'elle sortait d'un moût plus antiseptisé. Il est naturel de penser que cet antiseptique qu'elle emportait avec elle lui servait d'excitant dans le moût nouveau, et activait sa multiplication, comme nous savons qu'il peut le faire lorsqu'il est à dose favorable. Cela est d'autant plus naturel à penser que l'ensemencement des liquides de la seconde série, se faisant avec une fraction du liquide fluoré de la première série, environ 1/11 de son volume, le nouveau liquide contenait l'antiseptique à des doses comprises entre 0 et le 1/11 de 3.000, c'est-à-dire à des doses excitantes. Rien n'autorise donc encore à croire que la levure ensemencée ait emporté avec elle, je veux dire dans son protoplasma et sa physiologie, quelque trace de sa culture dans un moût fluoré. L'effet qu'on observe sur elle peut tenir à ce que le mode d'ensemencement lui avait laissé d'antiseptique.

L'étude de la colonne L montre que, pour 3 des levures sur 4, le nombre des globules à la fin de la seconde fermentation était à peu près le même, quel que fût le traitement subi par la levure, c'est-à-dire qu'elle sortît d'un moût fluoré ou d'un moût non fluoré. L'excès d'activité apporté dans le second matras par les levures sortant du bain fluoré ne leur a guère permis, dans les cas les plus favorables, que de rattraper la levure normale cultivée deux fois dans des moûts non fluorés.

Cette conclusion est confirmée par l'étude de la colonne $\frac{A}{L}$; on voit que la puissance comme ferment de ces diverses levures est à peu près la même. Les quelques oscillations que présentent les chiffres de cette colonne n'ont rien de surprenant, étant donné que les chiffres relevés par l'expérience sont tous un peu approximatifs.

En somme, tout souvenir du passage par le fluorure semble effacé après le premier passage. La double opération que nous avons faite revient à la pratique industrielle connue sous le nom de *pied de cuve.* On fait une première fermentation avec peu de liquide et une quantité relativement grande de semence. On attend que cette semence se développe un peu, puis, quand la fermentation est bien en train, on remplit la cuve de liquide fermentescible. Un pied de cuve en présence des fluorures ne présenterait donc aucun avantage.

Cette conclusion, qui résulte naturellement des faits précédents, semble en contradiction avec ce que nous savons par ailleurs sur la plasticité relative des fonctions physiologiques. et avec les faits généraux d'accoutumance que nous avons relevés dans notre premier volume au sujet des bactéries. Nous voilà conduits à examiner si la barrière est fermée de ce côté à propos de la levure, et s'il n'est pas possible de leur donner des propriétés permanentes sous l'action des antiseptiques. Ce sera l'objet du prochain chapitre.

BIBLIOGRAPHIE

BIERNACKI. *Pfluger's Archiv.* 1891, p. 112.
BOKORNY. *Dingl. pol. Journal* 1897 et *Allgem. Brauerei. Hopfenzeitung*, 1896.
LIEBIG. *Ann. de ch. et de phys.*, 1870.
POPOFF. *Pfluger's Archiv*, 1875.
SCHULTZ. *Mittheil. a. d. Naturwiss. Verein fur Neu-Pommern und Rugen in Greifswald*, t. XIX, 1885 et *Pfluger's Archiv.* 1888.
CARNELLEY et FREW. *Chem. Society*, 15 mai 1890.
DJANIN. Trichlorophénol. *Diss. St-Pétersbourg*, 1892.
THUMAS. Beiträge zur Pharmakologie des chininhydrobromat. St-Pétersbourg, 1883.
FOTH. *Wochens. f. Brauerei*, t. IV, 1887, n° 5.
LOPRIORE. *Jahrbucher f. wiss. Botanik*, 1895, n° 4.
EFFRONT. *Mon. scient.*, mars et novembre 1891.

CHAPITRE XXVII

ACCOUTUMANCE

Nous avons vu que les cellules de levure, dans un liquide nutritif contenant des doses convenables de fluorure, perdent en activité végétative, mais gagnent en activité ferment. Cette propriété s'efface bientôt chez elles, mais il y a à se demander si on ne pourrait pas, par l'accoutumance aux milieux fluorés, diminuer la sensibilité du végétal et le faire pousser plus abondamment et plus vite tout en lui conservant sa puissance comme ferment. Les études poussées dans cette voie par M. Effront ont conduit à des résultats intéressants que nous avons à résumer.

283. Action de l'acide fluorhydrique. — Ces études ont été faites en remplaçant les fluorures des expériences qui précèdent par l'acide fluorhydrique. Des expériences antérieures avaient montré que cet acide se comporte comme les fluorures au point de vue de ses propriétés antiseptiques. Il est même plus actif, mais à la condition d'être introduit en milieu acide, car dans un milieu neutre ou alcalin, il perd presque tout pouvoir. C'est ainsi que le ferment lactique se développe facilement dans du lait contenant 500 milligr. par litre d'acide fluorhydrique, tandis que dans un moût de malt, 30 à 60 millig. suffisent à arrêter le développement de ce ferment, et qu'il n'en faut que 5 à 10 quand le moût a une acidité correspondant à 3 gr. d'acide sulfurique par litre.

Sur les levures, l'acide fluorhydrique, employé aux doses de 10 à 50 milligr., amène une faible augmentation dans l'activité végétative, accompagnée d'un petit accroissement dans le rendement en alcool. Lorsqu'on augmente les doses et qu'on les porte au voisinage de 3000, la multiplication cesse, mais les cellules de levure, restées inertes à cette dose, ne s'affaiblissent pas, car rapportées dans un bon milieu nutritif, elles reprennent une activité inaccoutumée, dont elles peuvent profiter ensuite pour franchir le pas devant lequel elles avaient hésité. Elles s'habituent ainsi aux antiseptiques.

La pratique employée par M. Effront pour arriver à ce résultat est la suivante. On procède à une première fermentation, dans un moût contenant par litre 200 millig. d'acide fluorhydrique. Lorsque le quart du sucre a été transformé, on ajoute encore 100 milligr. d'acide, et on laisse la fermentation arriver à moitié. A ce moment, on prend 100 cc. du moût en fermentation, qu'on mélange avec 900 cc. de moût frais additionné de 400 millionnièmes d'acide fluorhydrique. Sur cette seconde culture on opère comme précédemment, c'est-à-dire qu'on monte en 2 fois, en ajoutant HFl, à 600 millig. par litre. Puis on fait un nouvel ensemencement dans du moût à 700 milligr. et ainsi de suite. Effront a ainsi amené les 4 levures, *Sacch. Pastorianus* et *cerevisiæ*, levure de Carlsberg et de Burton, à vivre et à produire une fermentation en présence de 3 gr. d'acide fluorhydrique par litre.

L'accoutumance est progressive pendant cette série d'opérations. Ainsi tandis qu'à l'origine il faut de 4 à 6 jours pour amener la disparition de la moitié du sucre dans un moût de brasserie, ce temps diminue à mesure que les passages par les moûts fluorés à 3000 se multiplient. Reportées sur des moûts non fluorés, ces levures gardent leur accoutumance au travers d'une série de cultures, et peuvent ensuite, rapportées dans des moûts fluorés, s'y développer sans retard, comme des levures acclimatées. Bref, nous trouvons qu'elles ont acquis des propriétés nouvelles assez persistantes.

Un exemple, tiré d'un tableau assez complexe de M. Effront,

donnera une idée des modifications subies. On a pris une levure habituée à vivre en présence d'une dose de 1000 d'acide fluorhydrique, et on en a ensemencé des quantités égales dans du moût à 18 0/0 de sucre, qu'on a additionné de doses d'acide fluorhydrique égales à 100, 1000 et 3000, c'est-à-dire inférieures, égales et supérieures à celles du moût auquel la levure était habituée. On a traité de la même façon la même levure non habituée aux antiseptiques. L'expérience a duré **24** heures à 30°. Au bout de ce temps, on a mesuré la quantité de sucre disparu S et le nombre des cellules L présentes dans le liquide. Comme on savait ce qu'il y en avait au début, on a pu calculer le rapport d'accroissement $\frac{L}{l}$ et la puissance ferment $\frac{S}{L}$. Voici les nombres obtenus.

	HF*l* dans le moût	Sucre disparu	$\frac{L}{l}$	$\frac{S}{L}$
Levure accoutumée.....	3000	2 gr.	3,2	0,6
—	1000	11	3,2	3,4
—	100	10,4	1,6	6,5
Levure non accoutumée...	0	7,4	14,0	0,5

Pour nous faire une idée des modifications subies, étudions d'abord la levure non accoutumée transportée dans un moût non fluoré. Les chiffres de la dernière ligne témoignent que la fermentation est assez active, la multiplication abondante, puisque un seul globule en a donné 14. Mais ces globules sont relativement peu actifs comme ferment puisque le rapport du sucre transformé au poids de levure final est représenté par le chiffre 0,5.

La première ligne du tableau nous montre, d'un autre côté, que la levure habituée à la dose 1000 d'acide fluorhydrique, transportée dans un moût à la dose 3000, se multiplie peu, fait disparaître peu de sucre, mais conserve son pouvoir ferment, car le rapport du sucre au poids final de levure est à peu près le même que dans le cas précédent.

Si au contraire nous transportons la levure habituée à 1000

HFl dans un moût également fluoré, ou moins fluoré, la multiplication reste faible, mais la fermentation devient rapide, de sorte que l'activité comme ferment, mesurée par le rapport $\frac{S}{L}$, se trouve beaucoup exaltée.

Ainsi, en résumé, une levure habituée à vivre en présence des fluorures donne, dans un moût fluoré, une fermentation plus rapide avec une multiplication plus lente qu'une levure non accoutumée dans un moût normal. Il eut été très intéressant de chercher, par le menu, comment se comportent ces levures acclimatées à l'acide fluorhydrique quand on les reporte sur du moût non fluoré. On ne trouve sur ce point, dans le travail d'Effront, que des chiffres qui montrent que des levures accoutumées à de grandes doses d'acide fluorhydrique, mises en fermentation parallèlement avec des levures non accoutumées, peuvent agir tout aussi vite avec des ensemencements beaucoup moins copieux. Ainsi 5 gr. de levure ordinaire, ensemencés dans un litre de moût dont la densité était de 1.0700, en ont abaissé en 72 heures la densité à 1.0021, tandis qu'on en réduit la densité à 1.0016, dans le même temps, avec un ensemencement de 0,2 gr. seulement de levure accoutumée aux composés fluorés, c'est-à-dire, en somme, avec 25 fois moins de semence.

De ces faits, Effront a tiré leurs conséquences industrielles en montrant que l'éducation par l'acide fluorhydrique permettait d'économiser la semence, d'augmenter la proportion de sucre disponible pour la fabrication de l'alcool en diminuant celle que consommait le travail de multiplication de la levure. De plus avec la levure accoutumée au fluor, on a l'avantage de pouvoir introduire, dans les moûts de distillerie, de l'acide fluorhydrique que la levure qu'on emploie ne redoute pas, tandis qu'il gêne ou arrête les fermentations secondaires. C'est une très ingénieuse application de la plasticité que présentent les protoplasmas microbiens. Nous n'avons pour le moment à envisager ici que le côté théorique de ces notions, et nous en tirons la conclusion que nous pouvons fabriquer une race de levure dans laquelle nous avons réduit le pouvoir de multiplication pour augmenter le pouvoir ferment. Si l'alcool produit était un toxique, cette race de levure, produisant plus de poison sous un poids plus faible, serait à bon droit réputée plus virulente.

284. Changements dans la production de glycérine et d'acide succinique. — Les modifications protoplasmiques subies au contact des fluorures ne se bornent pas là. Nous avons vu que la glycérine et l'acide succinique sont les témoins du travail protoplasmique de nutrition de la levure, travail qui est évidemment d'autant plus grand qu'il y a plus de levure et qu'elle est plus active. Pour cette double raison, il doit y avoir moins de ces corps produits par la levure fluorée, et aussi plus d'alcool formé, puisqu'il reste plus de sucre disponible. C'est ce que confirment les analyses suivantes faites sur deux moûts fermentés avec des levures fluorées et non fluorées.

	Alcool 0/0	Glycérine 0/0	Acide succ. 0/0
	—	—	—
Moût concentré, levure fluorée..	12,7	0,065	0,011
— ordinaire.	12,5	0,754	0,132
Moût dilué, levure fluorée......	10,1	0,019	0,003
— ordinaire...	9,3	0,257	»

Il y a 10 fois plus de glycérine produite par la levure ordinaire que par la levure fluorée dans les mêmes conditions. Ce sont des faits que nous avons déjà visés (**216**), mais que nous rapportons ici à leur véritable origine. Corrélativement à ces changements, Effront en a observé d'autres un peu moins bien spécifiés. Il a vu, par exemple, que l'accoutumance des levures au fluor change leur puissance de résistance vis-à-vis d'autres agents qu'elles redoutent d'ordinaire. Ainsi elles font mal fermenter un moût contenant **2** gr. d'acide lactique par litre, tandis que les levures non fluorées sont tout à fait insensibles à cette dose. Ainsi encore les levures habituées au fluor résistent d'autant moins bien aux autres antiseptiques qu'elles sont plus habituées au premier. L'accoutumance dans une certaine direction entraîne une augmentation de sensibilité sur d'autres, et, en somme, nous découvrons, sur les levures, comme sur d'autres microbes, un certain flottement dans les fonctions du protoplasma.

La même race peut présenter, en présence et en l'absence des fluorures, deux modes d'action différents, qui sont à peu près constants si les conditions extérieures sont constantes, qui peuvent passer assez rapidement de l'un à l'autre si ces conditions varient. Supposons, pour revenir à une idée déjà visée plus haut, que la glycérine ou l'acide succinique soient toxiques, l'addition d'un fluorure dans une fermentation équivaudrait à la production d'un antitoxique, et, dans le cas où ce fluorure serait présent dans toutes les eaux de fermentation, son élimination, par un moyen quelconque, équivaudrait à une augmentation de virulence, comme le ferait son addition, ainsi que nous l'avons vu, si l'alcool était une toxine.

De plus un organisme comme celui de la levure, que l'éducation a rendu plus résistant vis-à-vis de l'action des fluorures, est devenu par là plus sensible à l'action d'autres antiseptiques. Mais il peut perdre ces propriétés pour en gagner d'autres, si on change son éducation et les conditions de nutrition. Nous aurons bientôt à tirer de ces notions des conclusions intéressantes au sujet de la notion d'espèce.

285. Accoutumance à l'acide sulfureux et aux sulfites. — Il existe probablement des phénomènes analogues vis-à-vis de l'acide sulfureux et des sulfites, mais ils sont moins bien connus. Ce qu'il y a de tout à fait assuré, c'est que la multiplication est moins rapide. Il y a, d'après Schuppan, les mêmes modifications morphologiques qu'avec l'acide fluorhydrique. Mais il n'est pas sûr qu'il y ait exaltation correspondante du pouvoir ferment. Les recherches de Wischin sur ce sujet ne sont pas concluantes. La seule chose qu'il ait prouvé, c'est qu'il y a une ou plusieurs races de *Sacch. ellipsoïdeus* qui sont très résistantes à l'action de l'acide sulfureux ou des sulfites. Une dose de 218 mg. d'acide sulfureux par litre immobilise toutes les levures, mais ne les tue pas, car rapportées dans un moût normal, elles le font fermenter rapidement.

286. Accoutumance nutritive. — L'accoutumance que nous venons de constater à l'égard des antiseptiques doit nous rappeler ici certains phénomènes que nous avons cités en passant, et sur lesquels le moment est venu de revenir. Nous avons vu que les levures, comme en général les microbes, peuvent s'habituer à certains aliments, qu'elles dédaignent ou repoussent dans les conditions ordinaires. En particulier, nous savons que, avec certains aliments placés sur la limite de ceux qu'elles aiment et de ceux qu'elles n'aiment pas, on peut arriver à les leur faire aimer.

Tel est par exemple le galactose, que la plupart des levures, nous l'avons dit (**134**) ne font fermenter qu'avec difficulté. M. Dubourg, pour y habituer la levure, fait une culture dans un liquide très riche en matière azotée (eau de levure à 25 0/0) et contenant 5 0/0 de glucose et 5 0/0 de galactose. La fermentation commence de suite, grâce à la présence du premier sucre, et le second y prend part, si bien qu'il fermente complètement, même avec les levures qui ne le détruisent pas facilement dans les conditions ordinaires. Ce n'est pas là une fermentation par entraînement, comme l'avait pensé M. Bourquelot, car la levure séparée et lavée peut, au sortir de l'opération, faire fermenter du galactose. C'est la culture dans ce milieu azoté, en présence du galactose qui lui a donné une puissance qu'elle ne possédait pas.

Le fait semble d'ailleurs général, et se vérifie pour le galactose, le raffinose, le mélézitose, qui fermentent mal ou pas avec les diverses levures, et qui fermentent plus facilement, ou même complètement, avec des levures habituées à leur présence. Si on rapproche ces faits de ceux que M. Laborde a trouvés, au sujet des levures non inversives, qui arrivent de la même façon à faire fermenter le saccharose qu'elles n'attaquaient pas auparavant, on voit que tout se résume probablement dans une augmentation de quantité de diastase. On sait en effet que la quantité et la nature des diastases varient avec le mode d'alimentation. On ne sait pas encore si le galactose fermente sous l'influence de la même zymase que le dextrose et le lévulose, mais qu'il faille une autre zymase ou simplement une augmentation d'activité dans la zymase du glucose, c'est toujours une variation diastasique qui est produite par un changement de nutrition.

287. Expériences de M. Dienert. — Ce sont précisément ces variations dans l'adaptation au galactose que M. Dienert a étudiées. Prenons une levure faisant fermenter assez activement le galactose, soit naturellement, soit à la suite d'une éducation préalable. Cultivons-la dans une solution ne contenant que du saccharose. Puis, la fermentation terminée, lavons-la à l'eau stérile, et mettons-la en contact toute entière dans un tube à essai, avec quelques cent. cubes d'une solution de galactose. Voici ce que nous verrons : Pendant un ou deux jours il n'y aura aucune fermentation sensible, alors même que la levure serait en proportions assez considérables par rapport au galactose. Ce n'est qu'au bout de 24 à 36 heures que la fermentation devient apparente, et alors elle se poursuit régulièrement.

Faisons au contraire la même opération sur la même levure que nous aurons cultivée au préalable non sur du saccharose, mais sur le galactose qu'elle fait fermenter assez facilement, nous constaterons que dès qu'après lavage nous l'aurons mise en contact avec une solution de galactose, au bout d'une heure ou d'une heure et demie, nous verrons des bulles de gaz apparaître. Le temps mort du début sera donc beaucoup raccourci. De plus, à partir de ce moment la fermentation marche plus vite. Il n'y a pas deux façons d'interpréter ces phénomènes. La levure acclimatée au galactose a perdu cette acclimatation, cette accoutumance, par une culture sur saccharose. Elle peut la recouvrer par une culture sur galactose, et après l'avoir recouvrée, elle peut la perdre à nouveau. La culture qui la lui enlève peut être faite non seulement sur saccharose, mais encore sur glucose, lévulose ou maltose.

Le fait se retrouve pour toutes les levures étudiées par M. Dienert, et c'est ce qu'on voit bien dans le tableau suivant, où est indiquée l'origine de la levure mise en contact avec la solution de galactose. T*m* est le temps mort de l'origine, jusqu'au moment du dégagement des premières bulles de gaz; T*f* est le temps depuis ce moment jusqu'à la fin de la fermentation. La culture préliminaire a été toujours faite dans de l'eau de touraillons additionnée de divers sucres.

Levures	Origine	T*m*	T*f*
—	—	— heures	— jours
Vin nº 6,	glucose............	36	6
	galactose...........	1	4
Bière de Bass,	glucose............	72	5
	galactose...........	1	3
Frohberg,	glucose............	48	5
	galactose...........	1	4
Strasbourg,	maltose............	96	3
	galactose...........	1,5	3
Spatenbrau,	saccharose..........	48	5
	maltose...........	48	4
	galactose...........	1	3
Pale ale,	saccharose.........	96	4
	maltose............	96	4
	galactose...........	1,5	3

On voit que, partout, le temps mort de l'origine est considérablement réduit par une culture préalable dans du galactose. L'accoutumance et la désaccoutumance ne sont pas douteuses.

C'est ici qu'il faut faire intervenir l'étude des conditions d'expérience qui ont donné des résultats aussi curieux. Nous avons dit que nous rassemblions dans un tube à essais toute la levure produite dans la première culture, et que nous la mettions en contact avec quelques centimètres cubes de la solution de galactose, de façon à former une sorte de bouillie claire. C'est qu'il n'y a pas de multiplication sensible de la levure dans ces conditions. Tous les globules formés dans les mêmes conditions, dans la culture originelle, se retrouvent aussi dans les mêmes conditions en présence du galactose, et ont besoin de s'acclimater tous à la fois. Si nous avions opéré autrement, si nous avions *ensemencé* comparativement, dans une solution de galactose, de la levure sortant d'une solution de glucose et de la levure sortant d'une solution de galactose, les différences que nous savons exister entre ces semences auraient été beaucoup moins nettes, et même pourraient devenir insaisissables, parce qu'elles auraient disparu pendant le peuplement. Les globules nouveaux, nés de la levure cultivée sur saccharose et développés en présence du galactose, auraient acquis une certaine accoutumance à ce sucre, que leurs descendants auraient conservée et augmentée, de sorte que l'identité se fut bientôt rétablie entre les globules des deux cultures, malgré leurs origines différentes. La variation n'est pas fixée ; elle est à l'état flottant et s'efface aussi vite qu'elle s'accuse. C'est cet inconvénient qu'évite M. Dienert en employant la pratique que nous venons de signaler.

On peut arriver à gêner le bourgeonnement par un autre moyen, en ajoutant au mélange un peu de toluène, qui précisément, d'après les constatations de Buchner et Rapp, n'exerce qu'une action très faible sur l'activité de la zymase.

Les nombres inscrits au tableau précédent montrent que toutes les levures ne s'équivalent pas, à partir de la fin du temps mort, et ne font pas fermenter le galactose avec la même activité. Ceci nous prépare à comprendre qu'il y a des levures sur lesquelles ce traitement reste sans effet, et qui, inhabiles à faire fermenter le galactose, ne prennent pas cette propriété. Il faut en effet, il semble, qu'elle s'exerce, si faiblement que ce soit, pour pouvoir s'augmenter. Tel est le cas pour le *S. Ludwigii* qui ne fait pas fermenter le galactose, même lorsqu'on le lui offre en présence de glucose, ou en tout cas ne lui fait subir qu'une fermentation fort incomplète.

288. Fermentation du lactose. — Ce *S. Ludwigii* peut donc servir, et a servi en effet à M. Dienert pour analyser des mélanges de sucre fermentescible pour lui et de galactose. C'est ici le moment de nous souvenir que beaucoup de levures sont dans les mêmes conditions vis-à-vis du lactose qu'elles respectent absolument. M. Dubourg n'a pas rendu ce sucre fermentescible pour les levures traitées par son procédé. M. Dienert n'a pas réussi non plus à acclimater ses levures au lactose. C'est qu'il y a là sécrétion nécessaire d'une nouvelle diastase, la lactase, et que seules peuvent développer cette sécrétion les levures qui étaient déjà capables de la produire.

Il y a même plus. Une culture en présence du lactose, non seulement ne donne pas l'acclimatation vis-à-vis du galactose, mais peut la faire disparaître lorsqu'elle existe déjà. Ainsi le *S. Ludwigii*, déjà très peu actif vis-à-vis du galactose, ne l'attaque plus après culture sur un milieu à lactose.

Les levures à lactose apparaissent avec des propriétés toutes différentes. On sait que ces levures font fermenter le lactose avec facilité : elles le dédoublent d'abord au moyen de leur lactase en glucose et galactose, et détruisent ces deux corps au moyen de leur ou de leurs zymases. Leur culture en présence du lactose équivaut donc à une culture en présence du galactose. Elles sont donc acclimatées à ce sucre ; et quand on les traite comme nous l'avons dit précédemment, elles ont, au contact du galactose, un temps mort très court et une durée de fermentation brève. Seulement elles manifestent entre elles quelques différences sous ce rapport. Voici les nombres, arrangés comme dans le tableau précédent, et relatifs à 2 levures de lactose que nous apprendrons à connaître plus tard sous le nom de levure *a* (de Duclaux) et *c* (de Kayser) :

Levure	Origine	Tm	Tf
a	saccharose.......	24 h.	3 j.
	galactose........	1 h.	7 »
	maltose.........	24 h.	5 »
	lactose..........	30 min.	3 »
c	saccharose.......	2 h.	4 »
	galactose........	1 h.	7 »
	lactose..........	30 min.	5 »

on voit que la culture en lactose est encore plus activante que la culture en galactose ; on voit aussi que la levure *a* ne ressemble pas à la levure *c* sortant des mêmes milieux, et se montre plus active qu'elle.

Ce qui précède montre suffisamment l'influence de l'accoutumance sur le fonctionnement vital d'une levure. Il est clair qu'il doit y avoir un effet produit sur la sécrétion des diastases, et que, si nos déductions sont justes, nous devons trouver de la sucrase dans les levures non inversives de M. Dubourg, habituées à consommer le saccharose. Pour les levures de M. Dienert, comme on ne sait pas si le galactose exige une zymase différente de celle qui détruit le dextrose, il est difficile de savoir comment se traduit l'accoutumance ou l'acclimatation au point de vue de la sécrétion de diastases. Mais M. Dienert a démontré qu'elle amenait une augmentation de lactase dans les levures capables d'en produire, c'est-à-dire chez les levures de lactose.

Pour extraire cette lactase, il a employé une méthode voisine de celle de M. Hill. Il commence par dessécher la levure de lactose à 25°, en présence de l'acide sulfurique. Une fois sèche, elle est finement pulvérisée et portée en 1 heure à 50°, puis en une autre heure à 100°, dans une étuve Gay-Lussac. On la laisse à 100° pendant 6 heures, et on épuise 100 mgr. de levure sèche avec 3 cc. d'eau distillée, puis, après filtration, par trois autres cent. cubes; on fait enfin macérer le résidu pendant 2 jours avec 4 cc. d'eau et 1 cc. de toluène, et on ajoute le liquide filtré aux 6 cc. provenant des premiers lavages. C'est ce liquide qui, mis en présence du lactose, le dédouble en glucose et galactose. Lorsqu'on veut, à un moment quelconque, savoir où en est arrivée l'action, on dose le sucre total au moyen de la liqueur de Fehling, et on partage le résidu en deux moitiés, dans lesquelles on ensemence d'un côté du *S. Ludwigii*, de l'autre de la levure de Bruxelles. La première levure n'attaque que le glucose, et un nouveau dosage de sucre permet d'en mesurer la quantité. La levure de Bruxelles attaque le glucose et le galactose et ne laisse que le lactose, dont on calcule le poids. On peut donc avoir une mesure, approximative, il est vrai, mais suffisante de l'activité de la diastase.

On s'aperçoit alors que cette activité est faible, ce qu'on traduit en disant que la diastase est peu abondante, quand la levure de lactose sort d'une culture sur glucose en eau de touraillons ; que l'activité augmente un peu par culture sur une solution de lactose en eau distillée, et plus encore sur une solution de lactose dans l'eau de touraillons. L'activité est un peu moindre quand la levure vient d'une solution de galactose dans l'eau de touraillons, mais elle est encore environ 5 fois supérieure à celle que présente la même levure cultivée de la même façon en présence du glucose.

Il n'est donc pas douteux que, dans beaucoup de cas au moins, cette question d'acclimatation ne se résume en des questions de sécrétions de diastase. C'est ce qui explique leur contingence et aussi leur fixité relative. Lorsque les conditions de culture resteront les mêmes pendant quelques années ou quelques siècles, les propriétés d'une levure, manifestées par l'ensemble de ses fonctions, pourront présenter une certaine constance, mais cette constance dépend de la constance des conditions de culture, et lorsqu'on fait varier celles-ci, quelques-unes au moins des propriétés varient rapidement : telle est la sécrétion des diastases, fonction directe du mode d'alimentation. D'autres propriétés varient plus lentement : l'espèce ou la race est en voie d'évolution. Y a-t-il une seule propriété qui reste constante, et qui serait alors la caractéristique de l'espèce ou de la race ? La science a cherché consciencieusement de ce côté. Nous allons voir qu'elle n'a encore rien pu découvrir.

BIBLIOGRAPHIE

EFFRONT. *Moniteur scientifique*, 1894.
WISCHIN. *Zeit. f. Nahrungsmitteluntersuchung*, p. 245, 1895.
MARCKER. Das Flussaure Verfahren in. d. Spiritusind. Berlin, 1891. P. Parey.
LABORDE. *Comptes Rendus*, 13 février 1899, t. CXXVIII.
DIENERT. *Id.*, p. 569 et 617.

CHAPITRE XXVIII

CONSTANCE DES PROPRIÉTÉS DES LEVURES

Maintenant que nous avons constaté la variabilité d'action des levures en présence des antiseptiques, au nombre desquels sont entrés peu à peu et les matériaux produits pendant la fermentation, et tous les matériaux nutritifs ou autres, présents dans le liquide de culture, nous pouvons nous retourner du côté des caractères physiologiques que nous avons assignés aux levures pour les définir, et nous demander quelle est leur constance. Sont-ils variables aussi, et dans quelles limites ? Leur variabilité constatée laisse-t-elle intacte la notion de race, ou même celle d'espèce, ou bien au contraire y a-t-il un tel flottement que toute diagnose est impossible ? Telle est la question que nous avons à nous poser. Nous allons reprendre pour cela ce que nous avons donné, avec réserve toutefois (**61**), comme les caractères distinctifs des levures, et tout d'abord nous rencontrons la forme qui comprend naturellement la grosseur.

289. Forme. — C'est un fait bien connu que dans la même culture d'une levure provenant d'une seule cellule, on trouve souvent associées des levures ayant des formes différentes ; les unes par exemple ovales, les autres rondes, parfois même, lorsque la culture est vieille, allongées et irrégulières. On sait aussi que lorsqu'on examine les divers individus d'une même colonie sur gélatine, on en trouve de gros et de petits : les premiers formés à l'origine, lorsque la nourriture était relativement abondante ; les seconds à la fin, au moment où la nourriture devenait rare et le nombre de bouches plus grand. Mais si ces faits prouvent la variabilité de forme et de grosseur, ils n'empêchent pourtant pas que dans son ensemble l'espèce ne soit reconnaissable. On trouvera plus loin, dans l'étude des diverses levures, des dessins faits sur nature, par Hansen et d'autres savants, où les globules n'ont pas tous la même forme, et qui pourtant sont donnés comme caractéristiques par ceux qui les ont publiés. Peut-être, ont-ils pourtant un peu exagéré, involontairement, l'inégalité des globules ? C'est que, quand on dessine l'aspect d'un champ de microscope, on est enclin à dessiner surtout ceux des globules qui ne ressemblent pas à tous les autres et qui par là attirent davantage l'attention. Une photographie est plus fidèle parce qu'elle prend tout venant, et celles qu'on a publiées sont en moyenne plus homogènes que les dessins au point de vue de la forme, et ne laissent subsister que des différences de grosseur.

Quoi qu'il en soit, les variations qu'on observe ainsi sont inconstantes et transitoires ; elles semblent avoir un caractère accidentel. Hansen en a trouvé d'un peu plus persistantes. Dans les cultures sur gélatine de la levure basse n° 1 de Carlsberg, on trouve, à côté des cellules ovales, qui sont normales si on en juge par leur prépondérance, des cellules allongées en forme de boudins, qui rappellent le *Sacch. Pastorianus* (fig. 38). Si on sème dans du moût, séparément,

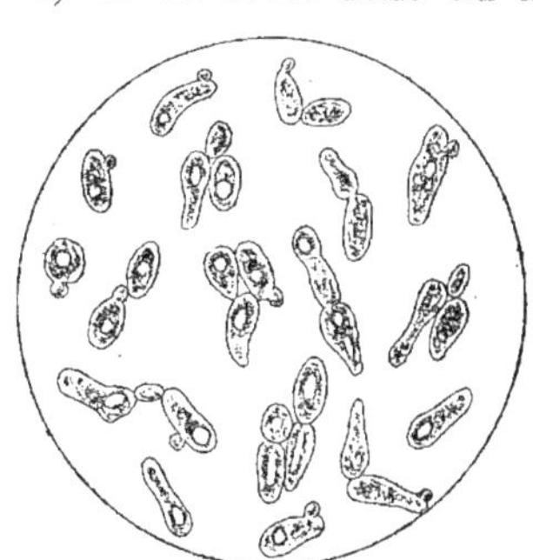

Fig. 38. — Sacch. Pastorianus.

des cellules des deux formes, on voit reparaître dans chacun des matras les deux formes ovale et allongée, on n'a donc pas affaire à deux espèces ou à deux races, mais à une seule. La forme allongée soumise à une série de cultures successives dans des matras, conserve longtemps la propriété de fournir, au milieu des cellules ovales, des formes en saucisson. Il en est de même lorsqu'on la fait passer, pour les besoins de l'industrie à laquelle elle sert, par des appareils de multiplication de la levure. Si on la porte dans la cuve à fermentation, ces formes disparaisent. La variation est donc permanente dans certaines conditions de culture, mais disparaît subitement lorsque ces conditions changent.

On peut trouver un second exemple de ce fait dans la levure basse du *S. cerevisiæ*, qui, dans du moût à 27°, se cultive lentement et péniblement, mais donne des cellules d'aspect normal, tandis que dans le même moût, à 7°,5, on y trouve des colonies faites d'éléments à formes mycéliennes. Ceci montre que l'action de la température peut aussi produire des variations de forme. Seulement ces variations ne survivent pas aux causes qui les ont produites, et on n'y voit pas d'hérédité.

Au fond, on n'a pas le droit de s'étonner qu'elles ne soient pas persistantes ; elles sont trop faciles à produire. C'est comme l'aimantation du fer doux. Ne peuvent persister que les modifications qui ont rencontré de la résistance et ont mis quelque temps à s'imprimer dans la fonction protoplasmique. Nous allons en trouver un exemple dans un autre détail de morphologie, plus profond que le premier, la formation des spores.

290. Sporulation. — Dans une étude publiée en 1889 sur le *S. Ludwigii*, Hansen a montré que si on cultive séparément les divers individus d'une culture absolument pure, on peut en tirer, en faisant un choix méthodique, trois formes de végétation qui, cultivées à part dans du moût de bière, se distinguent en ceci, que la première développe un grand nombre de spores, la seconde très peu et la troisième pas du tout. Les premières proviennent d'une colonie formée par une cellule à spores, les dernières d'une colonie formée par une cellule non sporulée.

La forme sans spores a subi une série de cultures dans du moût de bière, tant à la température du laboratoire qu'à celles que préfèrent les levures pour leur sporulation, sans reprendre la propriété de former des spores, soit sur de la gélatine humide, soit sur un bloc de plâtre humide. Ce n'est qu'après une longue suite de générations dans du moût qu'elle reprend cette propriété, mais faiblement. Par contre, rapportée dans une dissolution de 10 0/0 de dextrose dans l'eau de levure, la faculté de sporuler reparaît aussitôt.

La faculté de sporuler, dans ce cas, n'est pas définitivement éteinte, puisqu'elle reparaît en présence du dextrose, mais nous n'en avons pas moins l'exemple de deux cellules, ayant même origine, et qui, dans *le même milieu*, présentent des différences persistantes, évidemment héréditaires.

Hansen a trouvé un exemple très net de fixation des propriétés héréditaires dans une espèce du groupe *Sacch. Pastorianus*. Il la cultive à une température voisine de celle où le bourgeonnement cesse, et supérieure à celle où se forment les spores. C'est donc une sorte de température critique, à laquelle le travail protoplasmique est nécessairement différent de celui qui se fait à des températures plus basses, et peut prendre une allure qu'il conserve ensuite, comme dans les phénomènes de variation que nous avons observés. Il arrive en effet que les cellules, longuement cultivées dans ces conditions, perdent la faculté de donner des spores, et ne la retrouvent pas, même lorsqu'on les cultive dans du moût de bière aux températures les plus favorables à ce phénomène. Elles prennent un aspect vigoureux, se multiplient rapidement par bourgeonnement, et provoquent une active fermentation alcoolique, mais elles ne donnent pas de spores, alors même qu'elles descendent d'une culture qui en fournissait rapidement et facilement. La culture est devenue asporogène, comme les races de *Bacillus anthracis*, convenablement traitées par les antiseptiques (T. I, **142**). Hansen a obtenu depuis des résultats analogues avec d'autres levures. Il n'a pas abouti dans tous ses essais. Dans ceux qui lui ont donné des résultats positifs, il a vu que la nature du liquide pouvait aussi jouer un rôle. L'action de la température n'est donc pas la seule à pouvoir produire des variations persistantes. Hansen a aussi constaté des modifications qui surviennent avant que la fonction sporogène ne soit tout à fait abolie. L'action du degré de température sur la sporulation n'est pas la même qu'au début du traitement, et par exemple la température limite de la formation des spores se trouve un peu élevée. Tout cela témoigne que le travail protoplasmique peut devenir variable dans deux cellules de même origine et prendre une allure qu'il conserve ensuite indéfiniment.

291. Schizosaccharomyces octosporus. — Sous ce nom, Beijerink a décrit une levure rencontrée surtout sur les fruits sucrés des pays chauds, et dont nous retrouverons la description, mais qui nous intéresse ici surtout à cause des variations observées dans sa sporulation. On va y trouver des faits de même ordre que ceux que nous venons de rencontrer. Lorsqu'on fait pousser sur gélose des colonies de cette levure, on trouve que lorsqu'elles sont mûres, c'est-à-dire qu'elles ont épuisé le milieu de culture, il y en a de trois espèces. On en trouve de blanches, ne contenant que des cellules à spores, en général au nombre de 8, ou des spores libres. Il y en a de brun clair, qui ne contiennent que des cellules végétatives et sans spores. Il y en a de très légèrement brunes, contenant à la fois des asques et des cellules non sporulées.

Ce ne sont pas là diverses races que la gélose a séparées par places, et laissées en mélange sur d'autres, car des colonies blanches on peut faire sortir, par la même méthode, à côté d'une foule d'autres colonies blanches ressemblant à leurs génératrices, des colonies brunes formées de cellules asporogènes, et des colonies de mélange.

Ces dernières, réensemencées sur gélose, donnent des colonies blanches, ascosporées, et environ 1 0/0 de colonies brunes, tout à fait asporogènes. Les colonies blanches, par culture, donnent aussi encore quelques colonies brunes, environ 2 pour mille du nombre total. La proportion des cellules asporogènes semble augmenter graduellement pendant la vie au laboratoire, et à chaque ensemencement nouveau, si bien qu'on finit par faire prédominer la race sans spores qui semble prendre les caractères de la race type. Nous la décrirons à sa place parmi les levures.

Tout ce que nous avons à en savoir ici, c'est que les cultures de cette race asporogène restent asporogènes. Les cellules, au lieu d'être grandes et ovales comme des cellules à spores, sont petites et rondes. Elles deviennent seulement un peu elliptiques avant la segmentation, qui se fait par une cloison médiane, comme dans tous les *Schizo-saccharomyces*. La caractéristique de l'espèce n'a pas disparu. Un seul des caractères s'est évanoui.

292. Autres levures. — Beijerink a observé, pour d'autres levures, des phénomènes analogues, bien qu'un peu moins accusés. Il a trouvé, par exemple, dans le *S. asporus* de Eykmann, des colonies brunes et blanches correspondant à celles du *S. octosporus*. Seulement les colonies blanches ne contiennent pas d'asques, et ne diffèrent des colonies brunes qu'en ce que celles-ci, à côté de cellules courtes et à parois épaisses, en contiennent d'allongées et à parois minces. Il y a aussi des colonies brunes et blanches dans le *Sacch. pombe*, et on peut encore ici distinguer deux races. Partout les spores naissent des cellules contenant des spores, et les cellules asporogènes donnent des cultures asporogènes.

On peut, par divers artifices, produire des phénomènes analogues à ceux que nous venons de voir se produire naturellement. Mais ici, il y a une distinction à faire entre les moyens d'isoler des différenciations déjà faites et les moyens de les produire. Par exemple, en chauffant à 50° pendant quelques heures une culture de *S. Ludwigii*, Beijerinck a obtenu sur une gélatine au moût de bière des colonies dont le nombre correspondait à celui des globules sporulés contenus dans la culture, de sorte qu'il avait seulement un moyen d'isoler les descendants des levures à spores. Cela ne réussit pas toujours, et divers antiseptiques, iode, sublimé, acide phénique, acide picrique, bleu de méthylène, ont été essayés sans résultat.

On peut aussi profiter, pour séparer les descendantes des cellules à spores et des cellules sans spores, de ce que les cellules à spores germent en général plus tard que les cellules asporogènes, de sorte qu'on en trouve proportionnellement davantage dans les colonies retardataires, apparaissant lorsque le milieu est déjà épuisé. Est-ce parce que les cellules sporogènes sont en retard, est-ce parce qu'elles arrivent les dernières qu'elles n'aboutissent pas à la spore, c'est ce que Beijerinck ne décide pas. Ce qui semble indiquer que la seconde interprétation est peut-être la bonne, c'est que, pour la production de la spore, il faut partir de cellules bien nourries qu'on laisse s'épuiser au contact de l'air. La sporulation commence par la surface, là où la consommation d'oxygène est la plus active, et s'enfonce peu à peu dans l'intérieur. La gélose du commerce, bien lavée pour la débarrasser de ses produits solubles, est préférable à la gélatine, le plâtre encore meilleur, ou bien le papier maintenu humide, comme dans les expériences de Kayser.

C'est probablement à de mauvaises conditions de culture, et à l'épuisement qui en est la conséquence, qu'il faut attribuer le fait, observé par Lindner, que son *Saccharomyces farinosus* perd complètement, après quelques années de culture sur la gélatine, la faculté de produire des spores, tandis qu'à l'origine il en donnait facilement. Le *S. hyalosporus* et le *S. Bailii* semblent être dans le même cas. Enfin, c'est peut-être aussi dans cette direction qu'il faut chercher pour comprendre que les levures sauvages, celles qui errent dans la nature en quête d'un habitat, donnent plus facilement et plus rapidement des spores que les levures cultivées. Beijerinck pense que c'est parce qu'elles sont plus résistantes que les levures sans spores : mais, autant qu'on peut le voir par les exemples que nous avons donnés, les différences de résistance sont faibles, et n'expliquent pas facilement les faits observés.

293. Voiles superficiels. — Nous avons mis au compte des caractères d'espèce ou de race, ou au moins au rang des caractères distinctifs, la façon dont les levures diverses s'étalent en voiles à la surface des liquides qu'elles ont fait fermenter, lorsqu'elles y ont le contact de l'air. Hansen, qui a attiré l'attention sur ce caractère, a aussi plus tard montré sa variabilité.

Ses expériences ont été faites avec une levure basse de la brasserie de Carlsberg et deux de ses variétés, A et B, qu'on en avait fait dériver par le traitement que nous avons indiqué plus haut (**290**). Ce traitement avait été poussé moins loin pour A que pour B. Lorsqu'on ensemence ces trois levures, dans du moût de bière stérilisé, placé dans des ballons Pasteur à deux cols, et qu'on expose à la température du laboratoire, on voit le voile apparaître comme à l'ordinaire dans les ballons contenant la levure primitive, et non dans les autres. Il en est de même si on opère à la température optima de la formation des spores. Hansen a obtenu les mêmes résultats avec d'autres espèces de levure, ce qui montre que les deux fonctions de formation des spores et d'extension des voiles sont corrélatives, sinon dans la dépendance l'une de l'autre.

Les modifications apportées par la chaleur dans le fonctionnement protoplasmique ont d'autres traductions que les phénomènes que nous venons de passer en revue, Hansen les a observées quand il a versé dans la pratique industrielle sa levure primitive et les deux variétés A et B. La *cassure* de la bière, c'est-à-dire sa clarification, était meilleure avec A qu'avec B et qu'avec la levure primitive. Cette question de cassure est encore mal élucidée. Nous verrons qu'elle résulte probablement d'un phénomène analogue à ce que nous avons étudié, dans notre tome II, sous le nom de phénomène d'agglutination. S'il en est ainsi, elle dépend à la fois de la levure et du liquide dans lequel elle baigne, et résulte d'influences minimes que les méthodes usuelles, un peu grossières, n'ont pas encore mises en lumière.

Il existe sur ce point une observation intéressante de Seyffert qui est à rapprocher de celle de Hansen, et qui confirme en outre ce que nous venons de dire au sujet du rapprochement à faire entre la cassure de la bière et l'agglutination ou la coagulation des précipités flottants. Dans une brasserie, une levure en service depuis deux ans, avait perdu la propriété de se séparer nettement de la bière, qu'elle laissait trouble. En cherchant d'où cela pouvait provenir, on a vu que la richesse en chaux des cendres de cette levure augmentait avec la richesse du moût en chaux. On eut alors l'idée d'ajouter du gypse au moût, et la levure reprit ses anciennes propriétés. Avant de conclure que c'est l'augmentation de la chaux dans les cendres de la levure qui a provoqué une bonne cassure, il aurait fallu se demander si la chaux n'avait pas agi dans ce cas comme elle le fait souvent, en favorisant les phénomènes de coagulation.

294. Production d'alcool. — Dans les expériences de Hansen, les trois levures dont nous avons parlé plus haut, étudiées industriellement, se comportaient différemment au point de vue de la production de l'alcool. A la fin de la fermentation principale, A et B avaient produit moins d'alcool que leur levure mère. Après 2 à 3 mois de magasinage, la bière était bonne dans les trois cas, mais dans A, qui s'était bien clarifiée dès l'origine, il y a eu plus prompte apparition d'un dépôt de levure, après la mise en bouteille, qu'en B, qu'une lente fermentation secondaire avait amenée au même titre alcoolique que la bière faite avec la levure primitive. Ces particularités, évidemment peu importantes au point de vue théorique, mais très intéressantes pour le brasseur, se sont reproduites cinq fois de suite dans la fabrication courante dans cinq essais successifs. On voit ici, à la fois, combien sont délicates et complexes les qualités qu'un brasseur est obligé de demander à son levain, et aussi combien ces qualités peuvent être fugaces, puisque une seule culture à haute température en provoque l'apparition ou la disparition.

295. Effets de la transplantation. — Ici se présenterait une question de premier ordre : ce serait de savoir jusqu'à quel point les levures transplantées dans un autre milieu que celui auquel elles sont habituées conservent leurs propriétés. C'est une question que nous avons déjà effleurée (**224**). Est-on sûr que des levures de Bourgogne, de Bordeaux, employées à la fermentation des raisins d'autres régions vinicoles, y conservent les qualités qui les avaient fait choisir, et qu'elles ont peut-être manifestées dans une première culture ? Est-on sûr encore que la levure d'une brasserie peut, lorsqu'elle est employée dans une autre brasserie, continuer à donner à la bière qu'elle y fabrique les mêmes qualités qu'à l'origine ? C'est une question encore mal étudiée, et sur laquelle on n'a guère que des renseignements un peu incertains, fournis par la pratique. Il y a des exemples de persistance, il y a des exemples de changements.

L'exemple de persistance le plus net résulte d'un travail de Lindner. Ce savant a pris une levure de fermentation basse de brasserie et une levure haute de distillerie qu'il a tout à fait dépaysées. Il a cultivé la première à 25° dans un moût de malt d'orge, acidifié par des ferments lactiques, puis, après un grand nombre de cultures, il l'a portée dans un liquide artificiel contenant du sucre de canne, de l'asparagine comme source d'azote et des sels minéraux. De là, il l'a rapportée dans la brasserie d'où elle provenait, où elle a été mise en service à 8°. La levure, étudiée après quelque temps de service, formait ses spores dans le même temps, aux mêmes températures, qu'avant d'avoir subi les transplantations qu'on lui avait imposées. La bière avait la même saveur et le même bouquet. De même la levure de distillerie a subi une série de cultures dans un moût de brasserie à 8°, puis dans une solution de sucre et d'asparagine avant d'être rapportée dans la distillerie, où on a trouvé qu'elle n'avait pas changé de propriétés.

Martinand a fait des essais dans le même but avec une levure de vin dont il a bien étudié les propriétés, et qu'il a fait passer pendant une année par des cultures successives à des températures variant de 10° à 25° dans des moûts de maltose, de saccharose, de glucose, de sucre interverti, au contact de l'air, sur de la gélatine, sur de la gélose, et qui, au bout de ces voyages, avait conservé toutes ses propriétés primitives.

Tous ces résultats, et on pourrait en citer d'autres, sont à noter. Mais il est clair qu'il n'y a pas grand'chose à en conclure. Qu'est-ce que trois, quatre, dix cultures dans des milieux où elle est dépaysée, pour une levure fixée peut-être depuis des siècles par des conditions de culture à peu près constantes ? Les changements passagers de milieu ne peuvent amener dans le fonctionnement du protoplasma que des modifications passagères qui disparaissent dès qu'on reporte les levures dans leur milieu habituel. Pour apercevoir des changements durables, il faut mettre en œuvre des influences longuement continuées, et c'est l'industrie seule qui peut nous fournir de pareils exemples.

Malheureusement l'industrie n'est pas très exacte observatrice, et avec elle, il faut beaucoup interpréter. Nous en avons ici une preuve nouvelle. Il y a bien longtemps qu'on a vu, dans des brasseries bien tenues et bien conduites, une levure dégénérer. Après avoir donné pendant quelques semaines, quelques mois, quelques années, un travail irréprochable, elle manifestait un défaut qui allait en s'accentuant peu à peu : la fermentation devenait trop lente ou trop rapide ; l'atténuation diminuait ou augmentait, bien que le travail du moût restât identiquement le même ; la cassure de la bière, c'est-à-dire la séparation de la levure, se faisait plus mal ; ou bien encore apparaissaient des saveurs amères, astringentes, etc., absentes jusque-là. Voilà le fait, comment fallait-il l'interpréter ?

On a d'abord naturellement accusé, sous l'influence des idées de Pasteur, les bactéries étrangères, parmi lesquelles il peut naturellement se trouver des espèces très bien adaptées pour les conditions d'existence que leur fait le moût, et qui, après s'être installées dans la brasserie et y être tout d'abord passées inaperçues, y prennent de plus en plus le pas sur la levure.

Plus tard, lorsque les brasseries bien tenues eurent éliminé cette cause de trouble, et sous l'influence des idées de Hansen, on accusa ce qu'on appelait les levures sauvages, ces levures flottant dans l'air, sans cesse en quête d'un gîte, toujours prêtes à se développer sur les parois des vases, dans toutes les éclaboussures de moût, et rentrant par cette voie dans la fabrication, où elles prenaient de plus en plus d'importance. Le remède était alors de retrouver, dans le levain impurifié, la race ou les races pures de levure qui le constituaient à l'origine, de les isoler à nouveau et de les remettre en fabrication. Nous avons vu (**58**) comment on opérait pour cela.

Ces cas éliminés, il est resté, dans le nombre de plus en plus grand des brasseries qui utilisent les levures pures de Hansen, des cas de dégénérescence qu'on ne pouvait expliquer ni par l'intervention des bactéries, ni par celle des levures sauvages, ni par un mélange de levures dans lequel une race aurait peu à peu écrasé l'autre, car tous les levains étaient originaires d'une seule cellule, isolée par la méthode de Hansen.

Will, qui a l'un des premiers appelé l'attention sur des faits de cet ordre, les a aussi rencontrés dans les levures conservées au laboratoire et, a signalé en même temps que ces dégénérescences se manifestaient d'abord, ou, si on veut, étaient plus rapides dans les cellules formant les voiles superficiels, de sorte que si on prend ces cellules pour origine d'une nouvelle semence, la dégénérescence se poursuit plus activement, puisqu'elle bénéficie de l'hérédité. Il faut, pour éviter ces inconvénients, faire de fréquents réensemencements au laboratoire, avant le moment où la pellicule se forme, c'est-à-dire maintenir les cellules dans un état permanent de jeunesse, dans lequel l'hérédité fonctionne toujours dans le même sens.

Jorgensen cite un exemple analogue. Une levure haute, introduite dans une brasserie parce qu'elle donnait une bière douce, à faible atténuation, avait aussi été conservée au laboratoire dans du moût de bière et des solutions de saccharose, suivant la méthode recommandée par M. Hansen. Dans les ballons de moût, il s'était formé peu à peu, en outre du dépôt de fond, un voile superficiel léger. De la semence puisée dans ces ballons, et rapportée dans la brasserie, donna une bière tout à fait différente de la première : elle avait un goût âcre et désagréable, et la levure, au lieu d'être composée de cellules ovales, renfermait beaucoup de cellules allongées, tout à fait semblables à celles du voile superficiel. Il n'y avait d'ailleurs ni levures sauvages ni bactéries. Il est clair que le mal provenait de ce que les ensemencements au laboratoire avaient laissé prédominer de plus en plus les cellules du voile, et, en effet, en analysant et purifiant ce levain complexe, il fut facile d'en retirer à l'état pur une levure ovale, en tout semblable à la première ; le mémoire ne dit malheureusement pas si cette levure, réintroduite à l'état pur dans la brasserie, a redonné la bière initiale. En tout cas, on voit combien facilement, dans un même moût et uniquement à cause du contact de l'air, une levure pure peut se dichotomiser en 2 races, ou, si on veut, en deux variétés très inégales au point de vue industriel, parce qu'elles sont inégales au point de vue physiologique.

M. Jorgensen a eu l'occasion d'étudier deux autres cas

de ce genre, dans lesquels ce que le brasseur appelait de la dégénérescence se traduisait par des changements dans l'atténuation et la saveur du liquide fermenté. Il a alors soumis ces levains dégénérés à une étude méthodique : il en a isolé un grand nombre de cellules qu'il a fait se multiplier, et qu'il a cultivées dans des volumes de plus en plus grands de moût identique à celui de la brasserie, en opérant seulement à une température un peu supérieure à celle de la fermentation industrielle. On étudie alors la bière produite en la comparant à la bière normale. Jorgensen a trouvé que les diverses colonies ainsi multipliées ne donnaient pas des bières identiques. L'atténuation peut différer de l'une à l'autre, et dans d'assez larges limites, de sorte qu'on peut faire trois groupes qui restent assez tranchés, de celles qui atténuent peu, de celles qui atténuent beaucoup, de celles qui atténuent encore davantage.

Il en est de même quand on fait l'étude analytique de la levure d'une bière où la dégénérescence s'est traduite par un changement de saveur. On trouve dans les levures isolées et cultivées par la méthode que nous venons de décrire, des cultures dont la bière est douée d'une saveur amère très prononcée. M. Jorgensen signale même un cas où cette saveur amère était la seule différence qu'on put relever entre les diverses cultures, qui par ailleurs se comportaient exactement de la même façon. C'étaient des variétés d'une même levure, si on veut, mais des variétés tellement fixées que le caractère amer persistait au travers d'une longue conservation dans une solution de saccharose à 20 0/0. On pourrait relever des faits du même ordre relativement au défaut de clarification.

Cette analyse d'un levain par la méthode de Hansen donne la solution pratique du problème soulevé par l'apparition de ce qu'on a appelé la dégénérescence. Il suffit évidemment de prendre, parmi les variétés ainsi séparées, celle qui donne la levure la plus rapprochée du type originel, et de la réintroduire dans la fabrication. Mais ces études ont pour nous un intérêt plus capital, c'est de montrer que les mêmes conditions de nutrition n'agissent pas de la même façon sur toutes les cellules filles d'une même cellule mère, et que la famille la plus homogène finit par se disloquer, avec le temps, en groupements chez lesquels le souvenir de la commune origine va s'effaçant de plus en plus. Finalement les descendants d'une même cellule se résolvent en variétés.

Nous retrouvons donc sur ce terrain une notion que nous avons déjà rencontrée souvent dans le courant de cet ouvrage. Tous les êtres, si semblables pourtant, qu'on trouve dans un liquide en fermentation ne se ressemblent pas individuellement. Ils n'arrivent à se ressembler en masse que parce qu'ils se distribuent autour d'une certaine moyenne, évidemment beaucoup plus constante lorsque tous les membres de la communauté ont la même origine, mais qui peut être toute aussi constante, théoriquement, lorsqu'il y a deux ou plusieurs levures mélangées.

296. Cas du mélange de deux levures. — On comprend en effet que dans le nombre infini des espèces ou des races de levures, il puisse se faire une association ou une accomodation telle que deux levures puissent se développer, et se conserver dans les mêmes proportions, variables aussi, naturellement, autour d'une certaine moyenne, mais présentant une constance relative dont s'accommodent les nécessités industrielles. Tel était le cas général avant l'introduction dans les brasseries des pratiques de Hansen, et il y avait aussi des exemples de brasseries arrivées, au point de vue de leur levain, à une stabilité assez parfaite.

Will a cité l'exemple de deux races dont l'une fonctionne depuis sept ans dans la même brasserie, et l'autre depuis douze ans, sans qu'on ait pu noter de changement dans leurs propriétés, et à ces deux exemples, on pourrait sûrement en cherchant, en joindre un grand nombre d'autres. De son côté, Schonfeldt a cité l'exemple d'une petite brasserie de la Silésie autrichienne, dont le levain donnait depuis quatre ans, d'une façon continue, une clarification rapide avec faible atténuation. Ce levain, très homogène comme formes, et ne contenant pas de bactéries, s'est transformé peu à peu, lorsqu'il a été mis à l'étude à la brasserie expérimentale de Berlin, et a donné des atténuations beaucoup plus fortes. On l'a alors soumis à l'analyse par les méthodes signalées plus haut, et on a constaté qu'il contenait deux groupes de levures : l'un à atténuation faible, l'autre à atténuation élevée. Le premier groupe, qui à l'origine comprenait 27 0/0 de la masse totale, n'en constituait plus à la troisième fermentation que 10 0/0. Cette levure ou ces levures du type Saaz, qui avaient vécu en bonne intelligence avec des levures du type Frohberg dans la brasserie, sans les gêner ni en être gênées, en conservant leurs proportions, étaient donc peu à peu supplantées par celles-ci, lorsqu'on leur a donné, à la brasserie expérimentale de Berlin, des conditions de culture différentes des conditions d'origine. J'ai choisi cet exemple entre une foule d'autres, parce qu'il montre bien deux choses. La première c'est que des levures de deux types très différents peuvent vivre pendant de longues années en une sorte de symbiose, qui donne aux mélanges les caractères extérieurs d'une levure pure et homogène ; la seconde est que cet équilibre est bien plus facile à troubler que l'équilibre qui peut exister entre les descendants d'une cellule unique. Mais dans les deux cas, il n'y a pas constance : il y a équilibre mobile entre deux races dans un cas, deux variétés dans l'autre.

Il est bien entendu qu'en parlant ainsi, nous prenons le mot *race* et *variété* dans leur sens général. Des races sont plus distantes l'une de l'autre : des variétés sont plus voisines. C'est tout ce qu'on peut dire, car, s'il faut définir d'une façon plus précise on est embarrassé, et alors, comme toujours, en pareil cas, on écrit des volumes.

La question qui se poserait maintenant comme conclusion de ces études, qui nous montrent la diversité la plus grande dans ce qui avait extérieurement les caractères de l'unité, est de savoir s'il existe vraiment entre ce que nous appelons race et ce que nous appelons variété une limite infranchissable. Chaque race, avec ses varités ressortissantes, forme-t-elle un îlot, sans communication possible avec les îlots voisins et les races voisines, ou bien les territoires occupés par chaque race et ses variétés sont-ils des territoires voisins, empiétant les uns sur les autres, de sorte qu'il y aurait des régions communes sur lesquelles les droits des races voisines resteraient indécis. C'est à cette conclusion qu'on se ralliera si on songe que les caractères authentiques de la race peuvent se perdre. Nous savons que des races peuvent devenir asporogènes, perdre la faculté de donner des voiles, s'habituer à consommer des sucres qu'elles n'aimaient pas, perdre, même en cultures pures, dans les stations expérimentales où on s'attache à leur conserver le maximum de constance, les propriétés industrielles et organoleptiques qui les faisaient rechercher, et en prendre d'autres qui sont désagréables. Tel est par exemple le cas pour les races 2, 6, 7, 93 de la station de Munich, ainsi que cela résulte d'une conférence faite par Will à cette station, en octobre 1897. Sans doute ces levures dégénérées (et dont quelques-unes peuvent avoir dégénéré en masse, et non pas comme plus haut, par formation de variétés), conservent avec leur source une relation génétique qui pourrait être inscrite dans un Stud-Book. Mais s'il faut l'inscrire, c'est qu'elle n'existe plus dans les faits, ou n'y existe que sous une forme fruste et impossible à démêler. Elle est passée à l'état de fait historique, et sa répercussion sur la situation présente peut être toute aussi obscure que celle de telle bataille du XVe siècle sur l'état social de l'un quelconque des habitants de l'Europe. Je ne nie pas les caractères ethniques, mais même ceux qui ont en eux le plus de foi doivent reconnaître qu'ils peuvent totalement s'effacer.

BIBLIOGRAPHIE

HANSEN. *Meddelelser fra Carlsberg Laboratoriet*, 1883, 1886 et 1888, et *Ann. de micrographie*, 1888 et 1889.
HANSEN. *Centralbl. f. Bakt*, 1889, p. 632.
BEIJERINCK. *Id.*, IIe p., t. III, p. 449 et t. IV, p. 657.
SEYFFERT. *Zeitschr. f. d. ges. Brauwesen*, 1896, n° 23, p. 318.
LINDNER. *Woch. f. Brauerei*, V^{e} année, n° 3.
A. JORGENSEN. *Zeitschr. f. d. ges. Brauwesen*, t. XXI, pp. 113 et 379, 1898, et *Ann. de la brasserie et de la distillerie*, t. I, pp. 200 et 350, 1898.
A. WILL. *Id.*, t. XXI, p. 243, 1898, et *Annales*, t. I, p. 229.
SCHÖNFELDT. *Wochenschr. f. Brauerei*, 1899, pp. 177 et 193 et *Annales de la brasserie et de la distillerie*, t. II, p. 253, 1899.

DEUXIÈME PARTIE

CLASSIFICATION ET ÉTUDE INDIVIDUELLE DES DIVERSES LEVURES

Après avoir terminé l'étude générale des levures, il nous resterait à faire l'étude individuelle de toutes celles qui ont été décrites comme ayant une importance physiologique ou jouant un rôle important dans l'industrie. Cette description, nécessairement un peu systématique, devrait naturellement aboutir à une classification, d'autant plus naturelle que les caractères étudiés et cités pour chaque levure seraient plus essentiels.

L'état actuel de la science ne permet pas d'avoir cette ambition, ni même de la considérer comme prochaine. Elle nous en éloigne même, comme nous l'avons montré, de plus en plus, en nous montrant combien deviennent caducs, à mesure qu'on les étudie mieux, les caractères considérés comme les plus typiques. Nous pouvons donc affirmer, *a priori*, que toute classification rationnelle est en ce moment impossible. Nous ne pouvons donner que des définitions de noms, c'est-à-dire créer un langage qui permette de s'entendre.

Cette conviction enlève un peu de son intérêt aux descriptions d'espèces de levure. Tous les caractères que nous pourrions citer ont en effet quelque chose d'incertain et de contingent. Pour beaucoup de levures, les seuls renseignements qu'on possède à leur sujet sont tels qu'il serait impossible de les reconnaître si on les rencontrait à nouveau. Quelques-unes de ces levures anonymes ont servi à introduire des faits nouveaux dans la science, et par là leur place s'est faite tout naturellement, le cas échéant, dans la première partie de ce volume. Elles n'ont aucun droit de figurer dans la seconde partie. Nous nous bornerons donc à l'examen de celles qui, à raison du nombre des travaux dans lesquels elles ont figuré, ont acquis une certaine notoriété.

Au premier rang de ces levures ayant un nom, nous trouvons naturellement celles dont M. Hansen a fait l'objet de ses études, et qu'il a illustrées par ses découvertes. Nous reproduirons ses diagnoses, quand nous le pourrons, ses dessins, enfin tout ce que nous pourrons considérer comme faisant partie de l'*état civil* de ces levures. Quand nous aurons terminé cette étude, la mieux faite qui existe sur ce point, nous reconnaîtrons qu'elle n'est pas suffisante, et que l'on n'est vraiment sûr qu'une espèce peut être identifiée avec une de celles de Hansen, que si on l'a fait soi-même dériver, par une ou plusieurs séries de cultures pures, d'une semence provenant authentiquement du laboratoire de ce savant, de sorte que c'est par sa généalogie et non par ses caractères qu'elle acquiert le droit de porter le même nom. C'est à cela, il est vrai, que nous en sommes réduits dans la société des hommes, mais on peut penser que des études de classification qui, entre les mains du savant le plus convaincu et le mieux qualifié pour les bien faire, ont abouti à ce résultat, ne sont pas très encourageantes. Hansen n'est pas arrivé à son but, mais il en a signalé et jalonné un autre infiniment plus intéressant, en montrant lui-même que la classification qu'il avait rêvée est en ce moment impossible.

Aussi ne nous entêterons-nous pas, et nous reviendrons au terrain de la pratique, qui accepte des classifications superficielles, basées sur certains caractères qu'elle aime à connaître. Ainsi elle a depuis longtemps distingué les levures, en levures hautes et basses. Nous aurons à nous demander ce qu'elle entend par là. Elle a aussi intérêt à savoir si une levure est à forte ou faible atténuation. Enfin, elle a remarqué certaines levures pour leurs qualités particulières, sans se préoccuper si ces levures sont ou ne sont pas des mélanges de races ou de variétés ; ces levures méritent, dans cette partie du livre, une courte description.

Il restera, cela fait, à examiner les applications industrielles dont les levures sont l'objet. Ici le champ serait vaste, car nous rencontrons la brasserie, la vinification, et en général la fabrication de toutes les boissons alcooliques, vin, bière, cidre, poiré, hydromel, koji japonais, etc.

Un traité de microbiologie ne peut être un traité de brasserie, ni un traité de vinification. Il doit se borner à indiquer les principes sur lesquels repose la partie de ces grandes industries qui met en jeu la fermentation. Nous avons donné dans les pages qui précèdent la plus grande partie de ces principes. D'autres, qui ont pour objet non le fonctionnement de la levure pure, mais sa protection contre les autres espèces microscopiques, ne trouveront dans cet ouvrage leur place naturelle qu'après l'étude de ces espèces microbiennes. Nous retrouverons utilement la pratique de la fermentation, dans les chais et les brasseries, lorsque nous aurons étudié les maladies qui peuvent envahir les vins et les bières. Nous ne conserverons pour ce volume que les détails relatifs aux fabriques de levure, parce qu'ici il s'agit de la réalisation en grand de ce que ce livre apprend à faire en petit, et les renseignements sur l'utilisation des grandes quantités de levure produites par l'industrie, parce qu'ils sont la contre-partie naturelle des notions établies au sujet de la nourriture minérale hydrocarbonée et azotée de la levure.

CHAPITRE XXIX

LEVURES DE HANSEN

Les détails que nous avons donnés dans les chapitres précédents montrent combien il est difficile d'écrire la diagnose des diverses levures, combien il est même difficile d'en faire une classification séparant bien les genres. Nous rencontrons, ainsi qu'il est naturel, à propos des levures, les difficultés que j'ai déjà signalées à propos des microbes. Comme tout est contingent et peut-être caduc chez elles, sans sortir du terrain physiologique, aussi bien la formation des spores que la présence de la zymase alcoolique, on devine qu'en l'état actuel de nos connaissances nous ne pouvons faire que des classifications fort incertaines. Celle qui est la plus connue est celle de Hansen. Les espèces distinguées et séparées par ce savant l'ont été un peu au hasard de la recherche, et il en est qui jusqu'ici n'ont aucun intérêt au point de vue pratique. Il en est pourtant souvent question dans la bibliographie, non pas que ces espèces aient été souvent retrouvées par d'autres savants et identifiées avec celles de Hansen. Cette identification, au contraire, lorsqu'elle s'est présentée comme problème, a toujours été une opération très difficile et un peu incertaine. Mais Hansen a libéralement doté, de cultures filles de ses types, tous les laboratoires d'Europe, et l'identification résulte toujours du certificat d'origine plutôt que d'une comparaison de diagnoses.

Bien que ces diagnoses soient forcément un peu incertaines, je vais pourtant les donner en les empruntant à Hansen lui-même, ou plutôt en rassemblant, pour chacune d'elles, ce qu'il y a d'important et de général dans les divers travaux publiés sur chacune des levures types de Hansen. Indiquons d'abord les lignes générales de la classification.

297. Saccharomyces et non-saccharomyces. — Une grande division établie par Hansen sépare d'abord les levures en deux groupes, celui des vrais *saccharomyces*, capables de donner des spores, et les *non-saccharomyces*, ne jouissant pas de cette propriété. Cette division peut avoir de l'importance au point de vue botanique. Au point de vue physiologique, elle reviendrait, si elle était appliquée à la bactéridie charbonneuse, à ranger dans deux groupes différents la bactéridie à spores et la même bactéridie sans spores. Nous savons que, de même, il y a dans une même espèce de levures, par exemple dans le *S. Ludwigii,* une race à spores et une race sans spores.

Les *Saccharomyces* proprement dits sont à leur tour divisés en deux classes, suivant qu'ils sécrètent ou ne sécrètent pas de sucrase. Voilà encore un caractère que nous savons pouvoir être caduc. Nous savons aussi que la sucrase peut être une sécrétion intérieure et non extérieure. Prenons pourtant pour guide cette sécrétion, elle permet de faire une classe à part des *saccharomyces* incapables de produire une fermentation alcoolique, par exemple du *S. membranæfaciens*.

La classe des *saccharomyces* capables de sécréter de la sucrase et de produire la fermentation alcoolique, se divise à son tour en deux groupes, suivant qu'ils font ou non fermenter le maltose. Au premier groupe appartiennent naturellement les levures de brasserie. Au second les levures capables de faire fermenter le saccharose, le dextrose, le lévulose, mais non le maltose. A ce groupe appartiennent naturellement surtout des levures de vin, et d'autres espèces comme le *S. Ludwigii* et le *S. exiguus*.

Ce moyen de classification fondé sur la nature des sucres fermentescibles est, nous le savons, tout aussi flottant que les autres, et Hansen a relevé lui-même des exemples de levures qui, incapables de faire fermenter des dissolutions aqueuses de maltose, donnaient jusqu'à 1,5 0/0 d'alcool dans du moût de bière, où pourtant, il n'y a, comme nous l'avons dit, que du maltose et de la dextrine, où, au moins, il est manifestement impossible d'admettre qu'il y ait un autre sucre fermentescible en proportions suffisantes pour donner 1,5 0/0 d'alcool. Si ce n'est pas le maltose qui est attaqué, c'est la dextrine ; si c'est le maltose, on voit que des levures qui ne sécrètent pas de maltase quand le maltose est en solution dans l'eau en sécrétent dans du moût de bière. La sécrétion d'une diastase ne saurait donc être un moyen de classification.

Le groupe des *non-saccharomyces* est divisé par Hansen suivant les mêmes principes :

1° Ceux qui ne sécrétent pas de sucrase et ne font pas fermenter le maltose, mais font fermenter le dextrose et le sucre interverti, exemple le *S. apiculatus*.

2° Ceux qui ne sécrétent pas de sucrase et font fermenter le maltose et le dextrose ; exemple *Monilia candida*.

3° Ceux qui sécrétent de la sucrase et font fermenter aussi le saccharose. Dans cette classe, on pourrait faire peut-être une place à part aux levures qui font fermenter le lactose, en les séparant de celles qui ne font fermenter que le saccharose. Mais contentons-nous de donner la classification de Hansen à peu près telle qu'il l'a faite, et passons à la description des espèces qu'il a cherché à caractériser.

Dans cette voie nous rencontrons d'abord six espèces (*S. cerevisiæ* I, *S. Pastorianus* I, II et III, *S. ellipsoïdeus* I et II) qui toutes sécrétent de la sucrase et de la maltase. Elles font activement fermenter le saccharose et aussi le maltose dissous dans le moût de bière ou l'eau de levure. Aucune ne fait fermenter le lactose.

298. Saccharomyces cerevisiæ I (Hansen).

Ce S. est une levure de fermentation haute isolée par Hansen dans la levure d'une brasserie d'Edimbourg, et

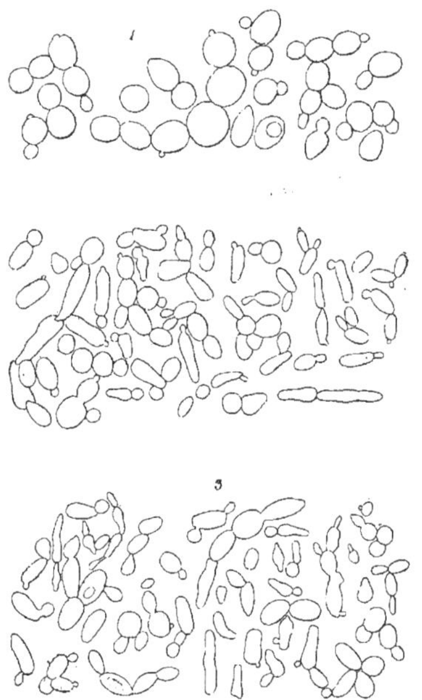

Fig. 39. — Formes de dépôt d'une culture jeune.
1. *Sacch. cerevisiæ* I. — 2. *Sacch. Pastorianus* I. — 3. *Sacch. Pastorianus* II.

plus tard d'une brasserie de Londres. La fig. 39, 1 reproduit exactement le dessin donné par Hansen, et de même les figu-

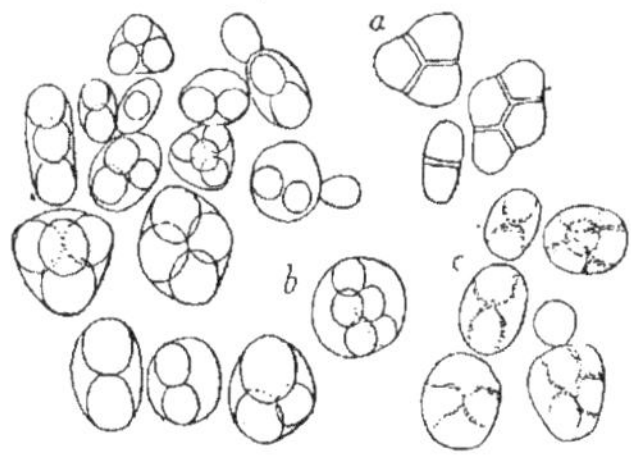

Fig. 40. — Sporulation du *S. cerevisiæ*. — *a*. Spores cloisonnées ; — *b*. Spores mures : asque à 5 spores ; — *c*. Spores en voie de formation.

res suivantes. C'est une levure vigoureuse, à cellules grosses, rondes ou ovales, très rarement allongées lorsqu'elles poussent dans du moût. Soumises à la sporulation, les cellules donnent de **1** à **4** spores assez réfringentes, moins pourtant que celles des espèces suivantes, généralement sphériques, à parois assez distinctes, et dont le diamètre peut varier de 3,5 à 6 μ, fig. 40. Les deux extrêmes sont pourtant rares. L'action de la température peut se résumer dans les chiffres suivants :

A 37°,5	aucun développement d'ascospores			
36-37°	premiers rudiments distincts	après	29	heures
35°	—	—	25	—
33°,5	—	—	23	—
30°	—	—	20	—
25°	—	—	23	—
23°	—	—	27	—
17°,5	—	—	50	—
16°,5	—	—	65	—
11-12°	—	—	10	jours
9°	aucun développement d'ascospores.			

Nous avons vu (**64**), quand nous avons parlé des spores, le mode de développement de celles du *Saccharomyces cerevisiæ*. Cette espèce donne des voiles où les formes sont un peu différentes de celles de la levure du fond. Elles sont un peu plus allongées, parfois en forme de boudin, et il

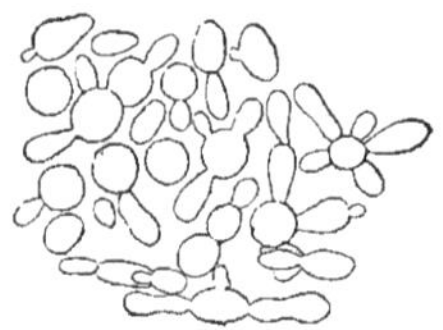

Fig. 41. — Voiles du *S. cerevisiæ*, à 34°-20°.

peut y avoir dans les vieilles cultures des associations simulant, en gros, une sorte de mycélium. Le type semble donc évoluer du côté de la forme *S. Pastorianus*. Les conditions de formation de ces voiles sont les suivantes :

A 38°	aucune formation de voile	
33-34°	premiers ilots formés après	9-18 jours
26-28°	— —	7-11 —
20-22°	— —	7-10 —
13-15°	— —	15-30 —
6-7°	— —	2 à 3 mois
5°	aucune formation de voile	

299. Saccharomyces Pastorianus I (Hansen).

C'est une levure basse, souvent rencontrée par Hansen dans les poussières de l'air d'une brasserie de Copenhague. Les cellules ressemblent beaucoup à celles que Pasteur a appelées de ce nom dans ses études sur la bière. Les formes de dépôt de fond, dans une culture en moût de bière, sont en général allongées (fig. 39, 2) ; il en existe pourtant de rondes et petites. Les ascospores sont, en général, petites et n'atteignent que rarement 5 μ (fig. 42). Le plus souvent

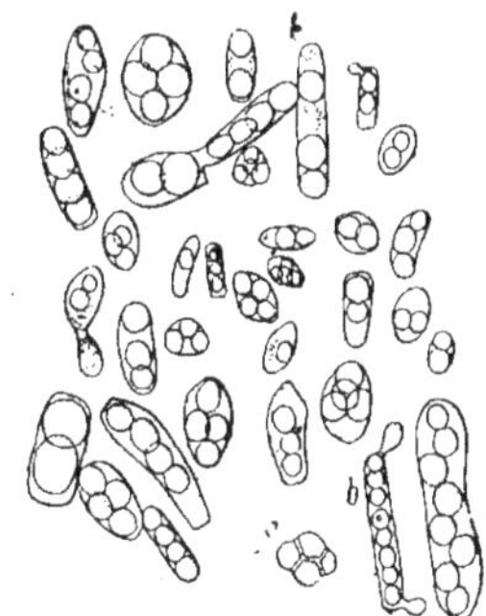

Fig. 42. — Sporulation du *S. Pastorianus* I.

leur diamètre est entre 1,5 et 3,5 μ. Leur nombre dans une même cellule dépasse parfois le chiffre habituel de 1 à 4, et monte parfois jusqu'à 5-10. L'action de la température est la suivante :

A 31°,5	aucun développement d'ascospores
29°,5-30°,5	premiers rudiments après 30 heures
29°	— — 27 —
27°,5	— — 24 —
23°,5	— — 26 —
18°	— — 35 —
15°	— — 50 —
10°	— — 89 —
8°,5	— — 5 jours
7°	— — 7 —
3-4°	— — 14 —
0°,5	aucun développement d'ascospores.

Dans les voiles, les formes sont encore plus allongées que dans les dépôts de fond (fig. 43). Cependant, il y a

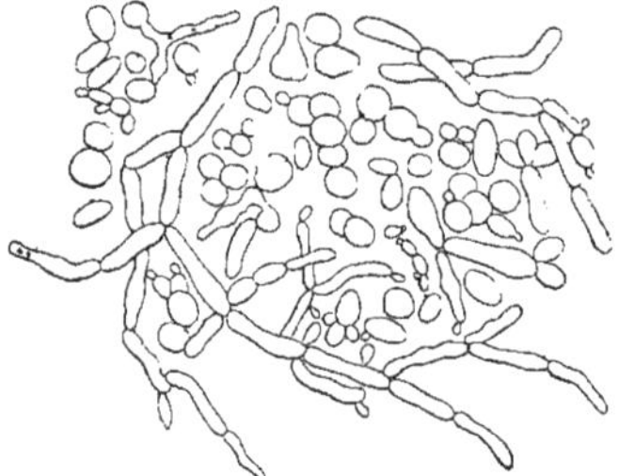

Fig. 43. — Voiles du *S. Past.* I à 15°-13°.

encore des cellules rondes. Dans les voiles qui vieillissent les formes deviennent bizarres, filiformes. Voici les résultats au sujet de l'action de la température :

A 34°	aucune formation de voile
26-28°	taches commençantes ap. 7-10 jours
20-22°	— — 8-15 —
13 15°	— — 15-30 —
6-7°	— — 1-2 mois
3-5°	— — 5-6 —
2-3°	aucune formation de voile.

Cette levure donne à la bière une saveur amère et une odeur désagréable. Elle peut aussi amener des troubles dans la bière et compromettre la clarification dans la cuve de garde. D'après Moch et Portele, elle peut rendre de bons services dans la fermentation du moût de raisin.

300. Saccharomyces Pastorianus II (Hansen).

C'est une levure haute faible. Elle a été rencontrée fréquemment, comme la précédente, dans les poussières de l'air d'une brasserie de Copenhague. Les cellules sont en moyenne un peu plus grandes que celles de la précédente (fig. 39, 3), mais la différence est peu marquée, de sorte que dans un mélange, on ne saurait distinguer au microscope ces deux espèces. Mais le caractère de la fermentation est tout à fait différent, et celle-ci ne peut non plus être identifiée avec le *S. Pastorianus* de Pasteur, qui était une levure basse. Les ascospores sont représentées dans la fig. 44. On voit qu'elles

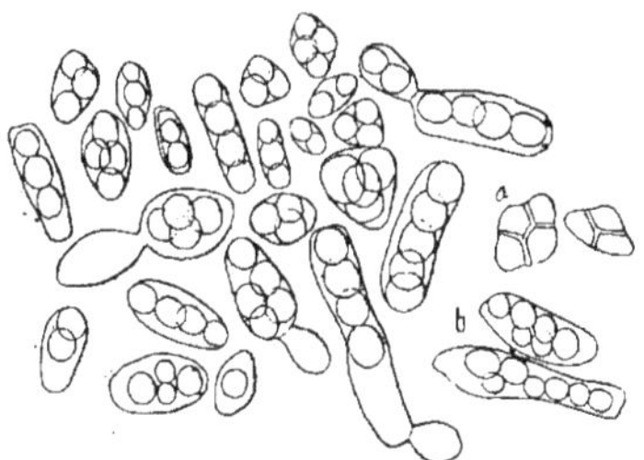

Fig. 44. — Sporulation du *S. Past.* II.

sont parfois assez nombreuses dans chaque cellule, et parfois y sont aussi de grandeurs inégales. Le diamètre varie de de 2 à 5 μ. Mais les termes extrêmes sont rares. Relativement à l'influence de la température, Hansen a relevé les chiffres suivants :

A 29°	aucun développement d'ascospores			
27-28°	premiers rudiments	après	34	heures
25°	—	—	25	—
23°	—	—	27	—
17°	—	—	36	—
15°	—	—	48	—
11°,5	—	—	77	—
7°	—	—	7	jours
3-4°	—	—	17	—
0,5	ancicn développement d'ascospores.			

La forme en voiles, lorsqu'elle se développe entre 15 et 13°, est formée en majorité de cellules rondes et ovales, et a ainsi un peu perdu de son caractère de *S. Pastorianus*. C'est

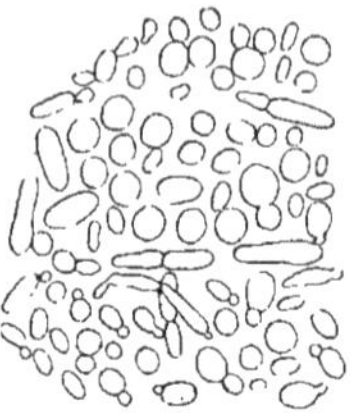

Fig. 45. — Voiles du *Sacch. Past.* II entre 15-13°.

l'inverse de ce que nous avons vu pour le *S. cerevisiæ*. C'est seulement dans des cultures âgées qu'on trouve des cellules allongées, parfois filiformes, et plus petites qu'à l'ordinaire. Les conditions de formation du voile sont les suivantes :

A 34°	aucune formation de voile.			
26-28°	taches commençantes après		7-10	jours
20-22°	—	—	8-15	—
13-15°	—	—	10-25	—
6-7°	—	—	1-2	mois
3-5°	—	—	5-6	—
2-5°	aucune formation de voile.			

Sur la gélatine à l'eau de levure, cette espèce donne à 15°, après 16 jours, des végétations à bords unis, différentes en cela de celles de l'espèce suivante.

301. Saccharomyces Pastorianus III (Hansen).

Cette levure a été retirée d'une bière basse de Copenhague, atteinte de la maladie connue sous le nom de *trouble de levure*. Elle semble avoir, dans les brasseries, un rôle important, parfois fâcheux, parfois bienfaisant. Hansen s'est en effet assuré que lorsque le moût en fermentation devient opalescent, on peut parfois en obtenir la clarification en y ensemençant cette levure. De son côté, Jörgensen a vu qu'une forte infection avec cette levure peut amener une bonne clarification et une bonne cassure dans la bière de garde.

C'est une levure haute plus active que l'espèce précédente. Les cellules qu'elle donne dans le moût ont presque le même aspect que dans les autres espèces de ce groupe (fig. 46, 1). Dans les cultures sur blocs de plâtre, elle donne

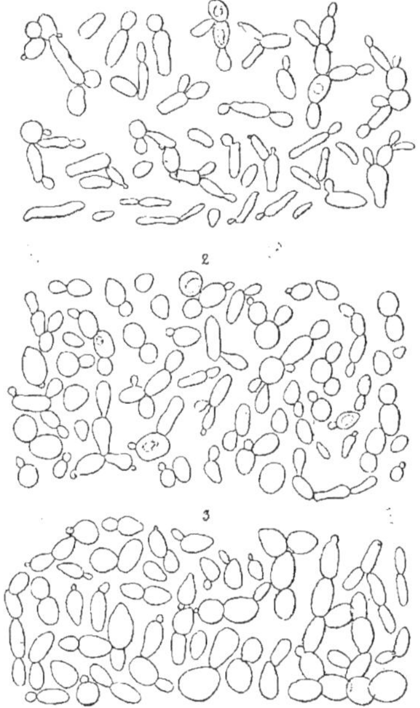

Fig. 46. — Formes de dépôt d'une culture jeune.
1. *Sacch. Pastorianus* III. — 2. *Sacch. ellipsoïdeus* I. — 3. *Sacch. ellipsoïdeus* II.

naissance, comme les précédentes, non seulement à des ascos-

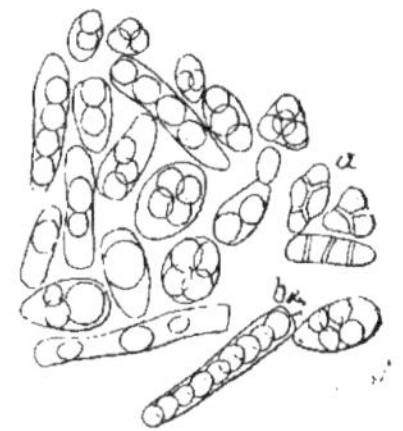

Fig. 47. — Sporulation du *S. Past.* III.

pores, mais aussi à des formes cloisonnées. Les ascospores ont de 2 à 4 μ. Les diamètres de 3,5 à 4 μ sont rares. Voici l'action de la température :

A 29°	aucun développement d'ascospores			
27-28°	premiers rudiments après		35	heures
26°,5	—	—	30	—
25°	—	—	26	—
22°	—	—	29	—
17°	—	—	44	—
16°	—	—	58	—
10°,5	—	—	7	jours
8°,5	—	—	9	—
4°	aucun développement d'ascospores.			

Dans les voiles formés entre 20 et 28°, les formes sont à peu près les mêmes que dans les cellules du dépôt. Entre 13° et 15°, au contraire, les cellules sont allongées, en forme de boudins parfois assez réguliers (fig. 48), en complet

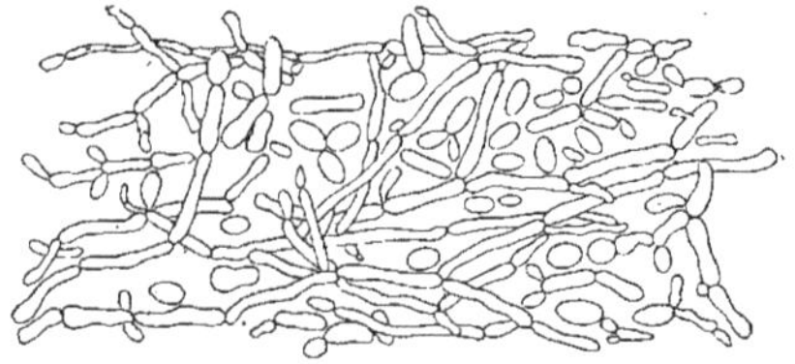

Fig. 48. — Voiles du *S. Pastorianus* III entre 13 et 15°.

contraste avec celles de l'espèce précédente. Les formes deviennent encore plus grêles et plus mycéliennes sur les vieux voiles. L'action de la température est la suivante :

A 34°	aucune formation de voile			
26-28°	taches commençantes après		7-10	jours
20-22°	—	—	9-12	—
13-15°	—	—	10-20	—
6-7°	—	—	1-2	mois
3-5°	—	—	5-6	—
2-3°	aucune formation de voile.			

Sur gélatine à l'eau de levure, les bords des colonies

développées à 15° après 16 jours de végétation sont filamenteux.

302. Saccharomyces ellipsoïdeus I (Hansen).

Le *Saccharomyces ellipsoïdeus* est une levure à fermentation basse, que Hansen a trouvée sur des raisins mûrs, au temps des vendanges, dans les Vosges ; ses formes de développement ressemblent beaucoup à celles des *S. ellipsoïdeus* de Reess, et de la levure ordinaire du vin, de Pasteur. Ces formes, d'ordinaire elliptiques, peuvent devenir rondes, ou même s'allonger en boudin (fig. 46, 2).

Ici, encore, on trouve les ascospores ordinaires et les formes cloisonnées (*a*, fig. 49). Le diamètre moyen des spores est

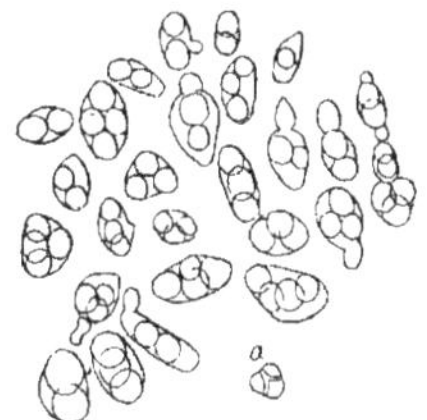

Fig. 49. — Sporulation du *Sacch. ellipsoïdeus* I.

compris entre 2 et 4 μ, mais n'atteint que très rarement ce dernier chiffre. L'action de la température est la suivante :

A 32°,5	aucun développement d'ascospores			
30°,5-31°,5	premiers rudiments	après	36	heures
29°,5	—	—	23	—
25°	—	—	21	—
18°	—	—	33	—
15°	—	—	45	—
10°,5	—	—	4 jours et demi	
7°,5	—	—	7	—
4°	aucun développement d'ascospores.			

Dans les voiles, il se fait de singulières modifications de formes. A 20-34°, et à 6-7°, les formes sont plus petites que celles de la levure de fond : à 13-15° les colonies sont richement ramifiées en cellules à forme de boudin, souvent avec des rameaux verticillés, et assez grêles. Dans les vieilles cultures, les formes, toujours allongées, sont plus pleines

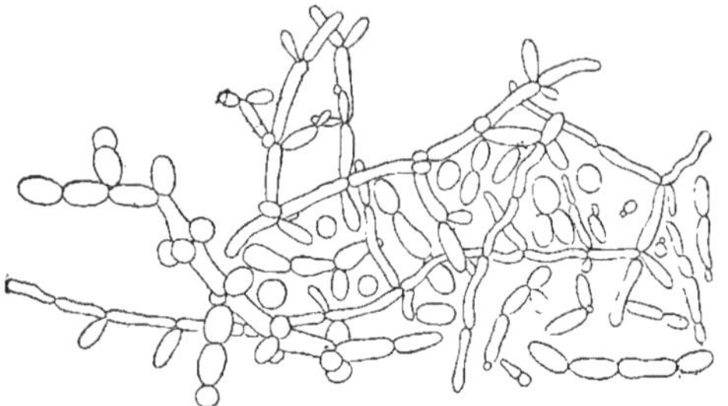

Fig. 50. — Voiles du *S. ellipsoïdeus* I à 13-15°.

que dans les jeunes voiles. S'il n'y a pas là un phénomène contingent, c'est l'inverse de ce qui se passe pour les *S. Pastorianus*.

Les conditions de température sont celles-ci :

A 38°	aucune formation de voile		
33-34°	taches commençantes après	8-12	jours
26-28°	— —	9-16	—
20-22°	— —	10-17	—
13-15°	— —	15-30	—
6-7°	— —	2-3	mois
5°	aucune formation de voile.		

Sur gélatine avec du moût de bière, cette espèce donne en 11 à 14 jours, à 25°, des colonies ayant un aspect réticulaire, ce qui permet de la distinguer à l'œil nu des cinq espèces que nous venons de décrire.

303. Saccharomyces ellipsoïdeus II (Hansen).

Cette espèce se trouvait, avec un *S. cerevisiæ*, dans la bière malade où a été trouvé aussi le *S. Pastorianus* III. Elle est encore plus redoutable que cette dernière espèce pour les troubles qu'elle produit dans la bière. Les cellules sont rondes ou ovales, rarement allongées, très semblables à celles des *S. ellipsoïdeus* I et du *S. cerevisiæ* (fig. 46, 3).

Les spores ont de 2 à 5 μ de diamètre ; celles de 4 à

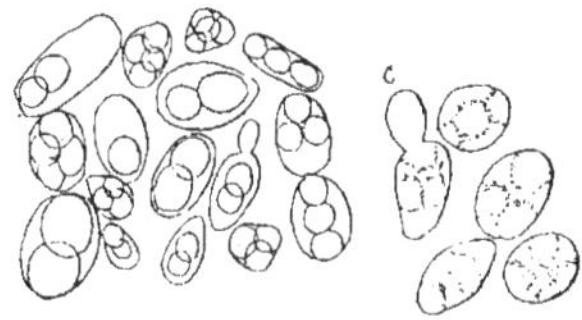

Fig. 51. — Sporulation du *S. ellipsoïdeus* II.

5 μ sont pourtant très rares (fig. 51). Voici l'action de la température :

A 35°	aucun développement d'ascospores			
33-34°	premiers rudiments	après	31	heures
33°	—	—	27	—
31°,5	—	—	23	—
29°	—	—	22	—
25°	—	—	27	—
18°	—	—	42	—
11°	—	—	5	jours et demi
8°	—	—	9	—
4°	aucun développement d'ascospores.			

Dans les voiles, les changements de forme présentés par le *S. ellipsoïdeus* II se font dans le même sens qu'avec le *S. ellipsoïdeus* I (fig. 52). Mais la transition vers les formes

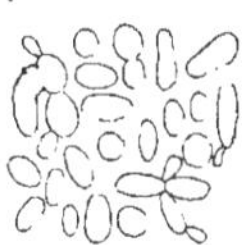

Fig. 52. — Voiles du *S. ellipsoïdeus* I, à 28°-3°.

de *S. Pastorianus* ne s'accuse guère que dans les voiles sur vieilles cultures.

Les conditions de température sont les suivantes :

A 40°	aucune formation de voile		
36-38°	taches commençantes après	8-12	jours
33-34°	— —	3-4	—
26-28°	— —	4-5	—
20-22°	— —	4-6	—
13-15°	— —	8-10	—
6-7°	— —	1-2	mois
3-5°	— —	5-6	—
2-3°	aucune formation de voile.		

Nous avons, dans ce qui précède, reproduit sans commentaires les données et les chiffres fournis par Hansen. Nous nous sommes contentés de réduire ses figures, dans la pensée que, malgré le soin avec lequel elles sont faites, elles ne constituent que des documents de troisième ordre pour l'identification des levures. Seuls, les documents physiologiques donnés ont de l'importance. Mais ce ne sont pas les seules levures décrites avec soin par Hansen. Les efforts de ce savant et des élèves de son école ont placé à côté de ces six levures classiques d'autres espèces qui tendent à le devenir, et dont nous avons fait souvent mention dans le courant de cet ouvrage. Sans revenir sur les points qui ont appelé notre attention sur elles, voici leur histoire résumée, écrite à peu près sur le même plan que pour les levures précédentes.

304. Saccharomyces Ludwigii (Hansen).

Cette espèce a été rencontrée par Ludwig dans les suintements muqueux de chênes vivants et d'autres arbres ; elle a été étudiée par Hansen. Ses cellules sont très variables de dimension et de forme, car elles peuvent être elliptiques, en forme de bouteilles, de saucisson ou même de citron (fig. 53).

Les colonies sur gélatine solide sont rondes, gris clair ou même un peu jaunâtres, comme pour les autres levures. La fermentation qu'elles donnent n'est pas très active. Une culture dans du moût de bière n'avait encore donné, après

14 jours à 25°, que 1 0/0 d'alcool et 1,2 0/0 après 1 mois. Au contraire, dans une solution à 10 0/0 de dextrose dans l'eau de levure, il y avait après 28 jours 6,2 0/0 d'alcool :

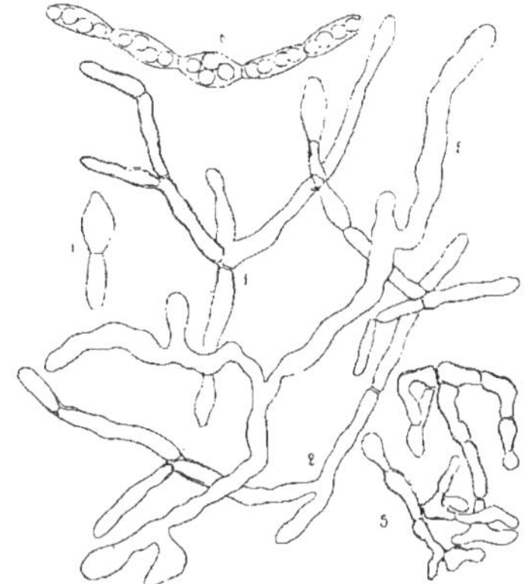

Fig. 53.— *Sacch. Ludwigii.* Spores et formations mycéliennes dans les vieux voiles.

ce *saccharomyces* est donc plutôt une levure de raisin qu'une levure de bière, et en effet, il ne fait pas fermenter les solutions de maltose. Il intervertit le saccharose, mais n'attaque ni le lactose ni la dextrine. Il ne saccharifie pas l'empois d'amidon.

Lorsqu'on ensemence des cellules jeunes dans une solution à 10 0/0 de saccharose dans l'eau distillée, on y voit apparaître au bout de quelques jours des spores. ce qui n'arrive pas avec les autres *saccharomyces.* Il faut en conclure que le saccharose est pour cette espèce un aliment médiocre. Le *S. Ludwigii* y périt rapidement, parfois en moins de 2 ans, tandis que les autres levures s'y conservent assez longtemps, comme nous l'avons vu dans le chapitre consacré à la durée de vie des levures.

Les spores se forment aussi facilement sur des blocs de plâtre. Elles sont d'ordinaire au nombre de 2 à 4 par cellule, parfois de 6 à 8. L'action de la température, étudiée par Nielsen, a donné les résultats suivants :

A 34°	pas de développement de spores			
32,5-32°	premiers rudiments	après	19-21	heures
30,5-30°	—	—	18-20	—
28°	—	—	19-20	—
25°	—	—	20-21	—
8,5-7°,5	—	—	7-8	jours
7,5-6°	—	—	13-14	—
3,5-2°	pas de développement des spores.			

Ces spores sont rondes et ont de 3 à 4 μ de diamètre. Elles se gonflent un peu quand la germination commence. La paroi de la cellule mère se dissout, et c'est alors qu'on voit commencer ces phénomènes de conjugaison des bourgeons de 2 spores voisines, que nous avons décrits (**64**) à propos de la spore. Cette fusion des tubes germinatifs est la plus fréquente quand on se sert de spores jeunes et fraîches. A mesure que la spore vieillit, elle a une tendance de plus en plus grande à germer séparément. On trouve des cas dans lesquels la conjugaison ne se fait que sur une partie des spores et pas sur d'autres. Enfin, il arrive aussi que la fusion entre 2 spores voisines se fait déjà dans la cellule mère. Ces conjugaisons, normales ou anormales, donnent une grande variété d'aspect aux premiers stades du développement de la spore. Nous en retenons pour le moment ceci, que chez le *S. Ludwigii* les cellules de levure ne se développent pas aux dépens d'une seule spore, par allongement et étranglement, comme chez les autres *saccharomyces*, mais proviennent de la soudure plus ou moins précoce de deux éléments cellulaires donnant naissance à ce que, dans d'autres champignons, on connaît depuis Tulasne sous le nom de *promycelium*.

Peut-être faut-il mettre en rapport avec ce mode de reproduction un autre caractère curieux relevé par Hansen, c'est que si, dans une série de cultures de cette espèce, on sépare méthodiquement les cellules qui fournissent facilement des spores de celles qui n'en donnent pas, et si on continue les cultures en série, on arrive à former deux variétés dont l'une conserve sa facilité à donner des spores, tandis que l'autre la perd, et ne la retrouve pas, même lorsqu'on la reporte dans les conditions et à la température les plus favorables à la formation des spores.

La variété non sporulée est très voisine morphologiquement d'un *oïdium*, mais n'a pourtant, avec ces espèces, aucune relation génétique.

305. Saccharomyces anomalus (Hansen).

Hansen a désigné sous ce nom une curieuse espèce rencontrée dans une levure impure d'une brasserie de Bavière. Elle a des cellules petites, ovales, rarement allongées (fig. 54), et

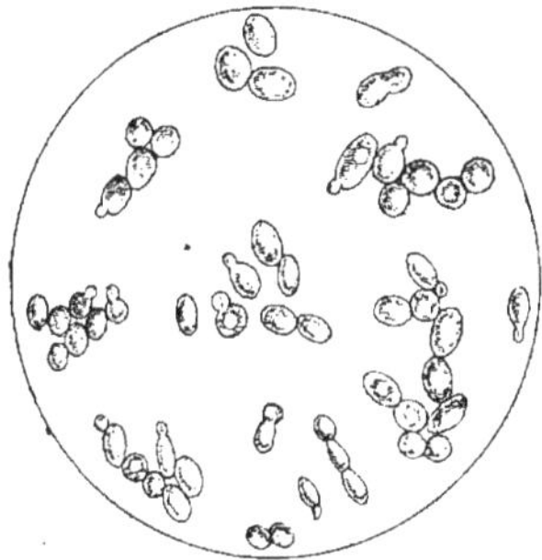

Fig. 54. — *Sacch. anomalus*.

ses formes générales la rapprochent plus des torulas que des *saccharomyces*. Elle fait fermenter assez activement le moût de bière, aussi bien à la température ordinaire qu'à 25°, et déjà, au moment où le dégagement gazeux commence, elle forme à la surface du liquide un voile gris mat, qui rappelle celui du *Monilia candida*. Au bout de quelque temps, tant dans ce voile que dans la levure de fond, se développent les spores, si caractéristiques de cette espèce, spores en chapeau formées d'une demi-sphère reposant sur une membrane épaisse, plate ou légèrement courbe, (fig. 55), qui les déborde. Ces spores se forment aussi très facilement sur les blocs de plâtre. L'étude de l'action de la température, faite par Nielsen, a donné les résultats suivants :

A 34°	pas de développement de spores.			
32°,5-32°	premiers rudiments	après	19-21	heures
31°,5-30,5	—	—	18-19	—
30°	—	—	17-18	—
25°	—	—	18-20	—
8°,5-7°5	—	—	7	jours
7°,5-6°	—	—	13-14	—
3°-2°,5	pas de développement de spores.			

Il y a dans chaque cellule mère de 2 à 4 spores diversement disposées comme le montre la figure 55. La spore est

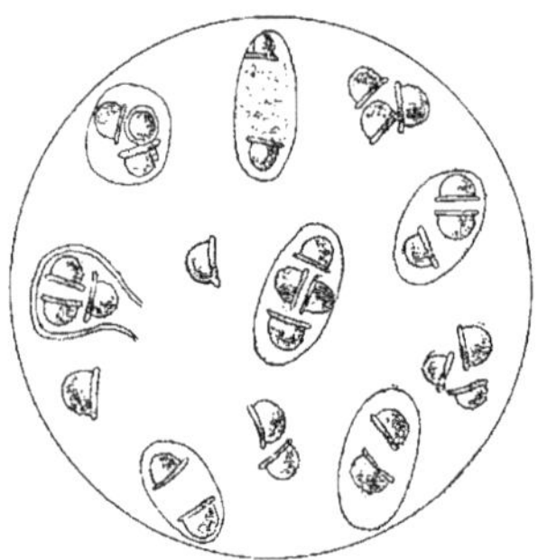

Fig. 55. — Sporulation du *Sacch. anomalus*.

plus ou moins bombée. Le diamètre de sa base, bords du chapeau non compris, est de 2 à 3 μ. Sa paroi est très fragile et on la trouve fréquemment rompue.

Sa germination se résume en ceci, que la spore gonfle et pousse ensuite, en des points variés, des bourgeons qui se multiplient à leur tour à la façon ordinaire. La fig. 25 (p. 115), donne le détail de la germination d'une spore empruntée à une culture sur bloc de plâtre, vieille de plusieurs mois et en partie desséchée.

La germination se fait plus facilement lorsque les spores sont isolées : il faut donc les disséminer beaucoup dans les gouttes pendantes où on fait l'observation.

Depuis que Hansen a signalé cette espèce, on l'a retrouvée,

ou des espèces analogues, dans des conditions très variées. Zeidler a décrit un *S. anomalus* dans le jus de guimauve, Lindner dans une bière de Belgique et dans un malt vert, Holm et Will dans des bières, Jörgensen dans une bière anglaise devenue trouble, et où ce *S. anomalus* était extrêmement abondant. Toutes ces levures ont comme propriété commune, outre leur mode de sporulation, de donner aux liquides qu'elles font fermenter une odeur éthérée très agréable, due sans doute à de l'éther acétique.

Toutes ces espèces fournissent des cellules de dimensions très variables. Plus la culture est vieille, plus les cellules qu'on obtient en goutte pendante sont petites. Les formes sont non moins variables, et on observe même quelques cellules allongées et soudées en forme de mycelium.

Le *sacch. anomalus var. belgicus* de Lindner, trouvé dans une bière belge, est formé de cellules très petites à parois épaisses. Il ne fait fermenter aucun des sucres connus et ne donne pas d'odeur éthérée. Il est donc distinct de celui de Hansen.

Le *saccharomyces anomalus* trouvé dans le malt vert, et auquel Lindner attribue l'odeur éthérée que ce malt répand après un long séjour dans des flacons où l'air peut pénétrer, végète facilement sur les radicelles, et ressemble au contraire beaucoup à celui de Hansen.

Beijerink a décrit, sous le nom de *S. acetæthylicus*, une espèce donnant de l'éther acétique, et qui semble être un membre de la tribu des *anomalus*. Enfin Fischer et Brebeck ont décrit, sous le nom d'*endoblastoderma pulverulentum* une espèce donnant des cellules en chapeau, mais différente du *S. anomalus* par un mode de multiplication endogène que Klöcker a étudié de près, et qu'il croit être une illusion. Il n'y aurait donc aucune raison de ne pas confondre l'*Endoblastoderma* de Fischer et Brebeck avec le *S. anomalus*, ou au moins de n'en pas faire une espèce de ce groupe.

306. Saccharomyces membranœfaciens (Hansen).

Ce *Saccharomyces* a été découvert par Hansen dans les exsudations gommeuses des racines d'orme, et caractérisé par lui comme une levure incapable d'intervertir le saccharose, de faire fermenter le saccharose, le maltose, le lactose et le dextrose. Dans une classification qui mettrait en première ligne la faculté de faire fermenter les solutions sucrées et le moût de bière, cette espèce ne serait pas comptée parmi les levures. Elle serait rapprochée de divers mycodermes,

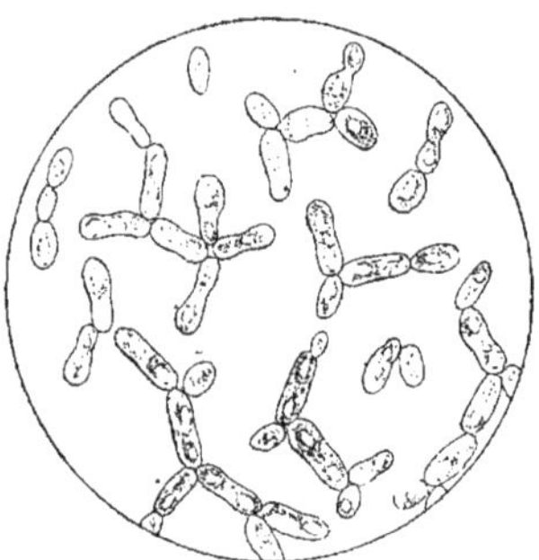

Fig. 56. — *Sacch. membranæfaciens.*

auxquels elle ressemble par sa faculté de former à la surface du moût de bière un voile gris clair, plissé et luxuriant, composé principalement de cellules en forme de boudin, et de cellules allongées, ovales, riches en vacuoles, et ayant en général l'air d'être plus ou moins vides. Mais le *S. membranæfaciens* se rapproche des autres *S.* de Hansen par sa grande richesse en endospores, qui se développent non seulement dans les cultures sur plâtre, mais aussi d'ordinaire dans les voiles.

Ce développement, étudié par Nielsen au moyen des méthodes de Hansen, a donné les résultats suivants :

A 35° pas de développement de spores.

33-33°,5	premiers rudiments	distincts	après 19-21 heures
32,5	—	—	18 —
25-31	—	—	17-18 —
7,5-8,5	—	—	4 à 5 jours
6,5-7,5	—	—	6 à 7 —

2,5-3° pas de développement de spores.

Köhler, en étudiant une forme trouvée dans l'eau sale d'un puits, avait trouvé des chiffres supérieurs aux chiffres ci-dessus pour les mêmes températures. Nielsen a vu que la différence tenait à ce que Köhler se servait de blocs d'argile cuite, au lieu de blocs de plâtre, sur lesquels l'apparition des spores est, comme nous l'avons vu, plus précoce.

Les colonies sur gélatine nourricière, faite avec du moût de bière, forment des taches mates, grises, souvent avec une légère teinte rougeâtre, d'ordinaire étalées, arrondies et ridées lorsqu'elles sont superficielles. Celles de la profondeur, alors même qu'elles ne sont couvertes que d'une légère couche de gélatine, ont un tout autre aspect. En particulier elles liquéfient moins facilement la gélatine.

Cette espèce a été retrouvée dans un vin étudié au laboratoire de M. Jörgensen, et Pichi a décrit de son côté deux autres espèces, identiques ou voisines, présentant les mêmes formes superficielles en boudins, les mêmes différences entre les colonies de la surface et celles de la profondeur, donnant aussi facilement des asques dans les colonies superficielles, ne faisant fermenter ni le moût de raisin, acide, neutre ou alcalin, ni un moût artificiel, ni le moût de cerises, ni le jus de betterave, ni des moûts artificiels contenant du dextrose, du saccharose, du maltose ou du galactose. Les deux espèces de Pichi forment seulement, à la surface des liquides sucrés, des voiles plus ou moins développés.

Ces diverses espèces se différencient surtout par leurs asques. Dans le *saccharomyces* de Hansen, les asques sont en général allongées avec deux spores sphériques ou ovales, allongées, triangulaires, mesurant 4, 5 μ dans leur plus long diamètre.

Dans le *S. membranæfaciens* II de Pichi, les asques sont rarement allongées. Elles sont d'ordinaire ovales ou elliptiques, et les spores, au nombre de 2, 3 ou 4 par asque, ne dépassent pas 3 μ. Elles sont sphériques, mais toujours un peu irrégulières, et un peu aplaties d'un côté. Dans le *S. membranæfaciens* III de Pichi, les asques sont généralement sphériques, ovales ou elliptiques, très rarement allongées. Elles contiennent 2 à 3 spores dont le diamètre varie de 2,5 μ à 3,5 μ. Pichi signale aussi d'autres petites différences de développement sur le moût de bière ou le moût de raisin.

Lindner a décrit, sous les noms de *S. hyalosporus* et *farinosus*, deux espèces voisines du *S. membranæfaciens*, qui donnent facilement des pellicules superficielles et ne peuvent déterminer de fermentation. Antérieurement Marpmann avait décrit, sous le nom de *S. niger*, une espèce qu'il avait rapprochée du *S. membranæfaciens* de Hansen, mais que Hansen a reconnue incapable de donner des ascospores, et dont il a fait, non un *Saccharomyces*, mais un *Cladosporium* ou un *Fumago*.

307. Saccharomyces marxianus (Hansen).

Hansen a appelé de ce nom une levure, trouvée sur les raisins par M. Marx, et qui, cultivée dans le moût de bière, donne d'abord de petites cellules ovales ou oviformes qui ont le même aspect que les *S. ellipsoïdeus et exiguus*. Mais, entre ces cellules, il en apparait bientôt d'autres allongées en forme de boudin, et formant des sortes de touffes mycéliennes, dont les unes flottent dans le liquide, et d'autres se précipitent. Ces touffes sont formées de colonies enchevêtrées d'articles lâchement unis à leurs point de jonction.

Cette espèce ne donne pas beaucoup d'endospores. Ces spores sont d'ordinaire réniformes, parfois rondes ou ovales. Les irrégularités de formes sont plus prononcées qu'avec les autres *saccharomyces*. Les conditions de sporulation, déterminées par M. Klöcker, sont les suivantes. La température optima, celle à laquelle les spores apparaissent le plus rapidement, est 22°-25°. Au delà de 32-34°, il n'y a plus de sporulation, ni au-dessous de 4°. Les spores ont 3,5 μ environ. Le plus souvent il n'y a que deux spores dans une cellule ; les nombres 1 et 3 sont rares, le nombre 4 encore plus rare.

Cette espèce ne se développe que très péniblement en voile. Après deux à trois mois de repos, des cultures sur moût de bière dans des flacons à deux cols ne présentaient que des traces de développements superficiels, avec un petit nombre de cellules, les unes courtes et en forme de boudin, les autres ovales. En revanche, il se forme assez facilement un anneau de levure plus ou moins considérable sur les parois au niveau du liquide.

Cette espèce intervertit et fait fermenter le saccharose. Dans une expérience de Hansen, elle a donné en 38 jours 7 0/0 d'alcool dans une solution à 15 0/0 de saccharose dans l'eau de levure.

Dans deux dissolutions pareilles faites avec 10 et 15 0/0 de dextrose, elle a donné de même, après 1 mois, 6,5, et 8 0/0 d'alcool, ce qui prouve qu'elle contient une zymase assez active. En revanche, dans du moût de bière, elle n'a donné péniblement que 1-1,3 0/0 d'alcool, et n'a pas fait fermenter une solution de maltose. M. Klöcker a vérifié qu'il en était bien ainsi, et que cette levure ne contenait pas de maltase, et E. Fischer a vu qu'un extrait aqueux de cette levure pulvérisée dédoublait le saccharose et non le maltose.

308. Saccharomyces exiguus (Hansen).

Reess avait donné ce nom à des levures mal spécifiées, qu'on trouvait fréquemment dans les bières malades, et qui, à raison de ce fait, ont été pendant longtemps l'épouvantail des brasseries. Hansen a fait voir que beaucoup de *saccharomyces* pouvaient donner des petites cellules qu'on avait le droit d'attribuer au *S. exiguus*, d'après la diagnose de Reess, et il a fait de ce nom la caractéristique d'une espèce nouvelle, trouvée dans la levure de boulangerie, et donnant des cellules très petites, un peu irrégulières de forme, présentant les propriétés suivantes.

Elle donne très difficilement des endospores, et aussi très péniblement des voiles superficiels. Les cultures dans le moût de bière n'ont pas donné de voile, même après plusieurs mois dans les ballons Pasteur. Par contre, il se produit facilement un anneau de levure à la surface du liquide. Les cellules des voiles ressemblent en général à celles du fond ; les formes allongées et les petites cellules y sont pourtant plus nombreuses.

Comme le *S. marxianus*, le *S. exiguus* ne fait pas fermenter le maltose, et ne donne dans du moût de bière, au maximum, que 1-1,3 0/0 d'alcool. Il intervertit et fait fermenter le saccharose et, dans de l'eau de levure contenant 15 0/0 de sucre de canne, on a trouvé, après 26 jours, 6 0/0 d'alcool. Il y avait à ce moment 8 0/0 d'alcool dans une solution contenant 15 0/0 de dextrose dans l'eau de levure.

Ce *saccharomyces* est donc un ferment véritable, mais peu actif. Hansen s'est assuré qu'il n'est pas dangereux pour la bière, et que, même ajouté en fortes proportions au début ou à la fin de la fermentation principale, ou à la fin de la période de garde, il ne provoque dans la bière basse aucune sorte de maladie.

309. Levures sauvages de Will. — Ici se placent naturellement deux levures décrites par Will sur le schéma adopté pour les levures précédentes. Will a isolé une de ces levures d'une bière à goût amer. C'est une levure ovale, souvent allongée, formant sur du moût gélatiné des colonies irrégulièrement frangées. Elle donne facilement des spores très réfringentes, mesurant de 1 à 5 μ, et dont le contenu, homogène après maturation, montre ensuite des vacuoles et des gouttelettes de matière grasse. Ces spores deviennent plus abondantes lorsque la levure a été cultivée à plusieurs reprises dans de l'eau sucrée à 6 0/0.

La durée de la formation des spores à diverses températures est la suivante :

à 41°	Pas de formation d'ascospores
» 39°	Spores en 23 heures
» 37°	» 15 »
» 35°	» 12 »
» 34°	» 11 »
» 25°	» 14,5 »
» 22°	» 20 »
» 17°	» 38,5 »
» 15°5	» 41 »
» 12°	» 4 jours et demi
» 8-9°	» 9 »

Cette levure meurt après une demi-heure de chauffage à 70° ; ses spores résistent dans les mêmes conditions à 75°, et même une fois à 80°. Un fait curieux est la résistance de cette levure à l'acide borique. Elle fait fermenter des moûts contenant 4 0/0 de cet acide, tandis que les levures ordinaires ne donnent plus de fermentation à 0,6 0/0, et meurent à 0,8 0/0. La formation des voiles se fait suivant les règles suivantes :

à 41°	Pas de voiles
entre 39 et 37°	voile en 10 jours
» 35 » 32°	» 7 »
» 30 » 29°	» 3 »
» 28 » 27	» 4 »
» 23 » 22°	» 4-6 »
» 20 » 19°	» 7-9 »
» 16 » 15°	» 9-12 »
» 11°	» 16 »
» 5 » 4°	» 41 »

C'est donc entre 29 et 30° que se place la température optima pour la formation des voiles.

Cette levure est voisine du *Saccharomyces ellipsoïdeus* II de Hansen. C'est une levure basse, restant en suspension après la fermentation principale, et finissant par donner un dépôt gras, brun, qui se soulève facilement. En petites quantités dans une bière, elle lui communique un goût amer et en empêche la clarification.

Une seconde levure, isolée par le même savant d'une bière ayant un fort trouble de levure, était formée de cellules irrégulières, ayant 7 à 11 μ de longueur, 5 à 6 μ de largeur. Elle donne facilement, comme la précédente, des spores et des voiles. La fermentation qu'elle produit est irrégulière : la bière a un goût aromatique désagréable, puis amer et astringent, et elle s'éclaircit très difficilement.

La formation des spores se fait plus ou moins vite suivant la température, voici les nombres observés :

à 32°	Pas d'ascospores
» 31-30°	spores en 48 heures
» 27°	» 35 »
» 25-24°	» 30 »
» 21-21°5	» 36 »
» 19-19°5	» 46 »
» 18°	» 53 »
» 15-15°5	» 74 »
» 13-13°5	» 102 »
» 12,5-11°5	» 5 jours
» 11,5-9°	» 6 »
» 8,5-8°	» 8 »
» 5,5-4°5	» 14 »
» 3°	» 21 »
» 1,1-0°5	Pas de formation d'ascospores

Pour ces deux levures, un court lavage à l'eau retarde ou même empêche la formation des spores, sans doute en enlevant aux cellules les matériaux de réserve accumulés en vue de la sporulation.

Toutes les levures qui précèdent appartiennent au groupe des *saccharomyces vrais*. Voici maintenant quelques espèces décrites par Hansen dans le groupe des *non saccharomyces*, incapables de fournir des spores.

310. Torulas (Hansen).

Ce groupe, qui semble comprendre un assez grand nombre d'espèces, a été créé par Hansen pour recueillir des végétaux monocellulaires, très répandus dans la nature, se reproduisant par bourgeonnement comme les *saccharomyces* vrais, capables aussi parfois de produire de faibles fermentations alcooliques, mais incapables de former des ascospores. Leurs formes sont d'ordinaire rondes, parfois allongées, mais il est très rare qu'ils donnent des développements analogues à des myceliums.

D'après les recherches de Jörgensen, ces formes *torula* se développent parfois dans les bières hautes faiblement atténuées, et donnent dans les bouteilles des troubles différents d'aspect de ceux qu'occasionnent les levures sauvages, mais aussi redoutables. On les rencontre aussi souvent dans les sucreries, et comme il y en a qui sécrètent de la sucrase, elles sont peut-être pour quelque chose dans l'augmentation croissante du sucre interverti qui se fait pendant le magasinage.

Hansen en a décrit en 1883 cinq espèces dont deux seulement sécrétaient de la sucrase.

La première existait par unités, ou en colonies d'un petit nombre de cellules, dans un moût de bière. Certaines cellules contiennent en leur centre une grosse vacuole (fig. 59),

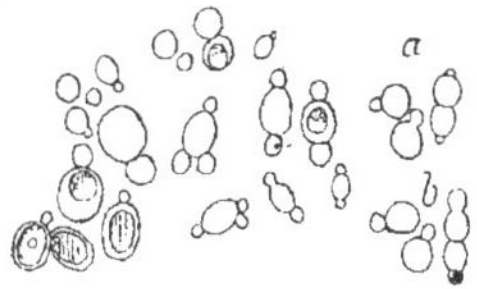

Fig. 59. — Torula 1 de Hansen. — *a*. Cellules bourgeonnant.

avec un granulin réfringent dans le liquide vacuolaire. La grosseur des cellules varie de 1,5 à 4,5 μ. Cette espèce ne sécrète pas de sucrase et ne donne qu'une fermentation imperceptible dans le moût de bière.

La seconde est un peu plus grosse que la première (3 à 8 μ) (fig. 60). Elle lui ressemble, sauf en ceci, que le contenu de la cellule est un peu plus granuleux.

La troisième ne diffère guère de la seconde, qu'en ce

qu'elle est un ferment alcoolique un peu plus actif. Elle ressemble à la fig. 60 *a*. Dans du moût de bière, elle donne

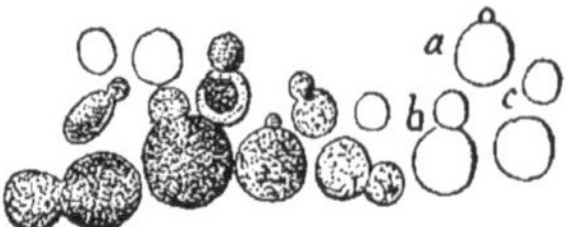

Fig. 60. — Torula 2 de Hansen. — *a*. Cellule bourgeonnant ; — *b*. La même après 1 h. 30′ ; — *c*. La même après 3 h. 30′.

de la mousse et un dégagement d'acide carbonique. Elle peut aller jusqu'à produire environ **1** 0/0 d'alcool dans du moût. Elle n'intervertit pas le saccharose.

La quatrième (2 à 6 μ) (fig. 61) intervertit le saccharose,

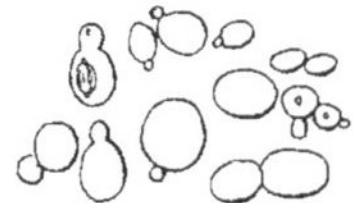

Fig. 61. — Torula 4 de Hansen.

mais ne peut faire fermenter le maltose. Elle donne un peu plus de **1** 0/0 d'alcool dans du moût de bière.

La cinquième, qui ressemble à la première pour la forme et la grosseur des cellules, en diffère en ce qu'elle forme à la surface du moût ou de l'eau de levure une pellicule mate et régulière. Elle se développe aussi à la surface de la bière de conserve, et des liquides fermentés contenant jusqu'à 10 0/0 d'alcool ; elle intervertit le saccharose, mais ne le fait pas fermenter.

En 1888 Hansen en a décrit deux espèces nouvelles. La première a été rencontrée dans l'air. Elle est représentée dans la figure 62. Elle fait fermenter et pousse à 1,3 0/0 d'alcool le moût de bière ; elle ne fait pas fermenter les solutions de maltose ; elle intervertit le saccharose, et, après

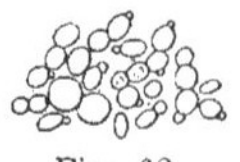

Fig. 62.

deux mois, a pu faire disparaître tout le sucre dans une solution à 15 0/0 de ce sucre dans l'eau de levure, en donnant 6 0/0 d'alcool. C'est donc une levure assez puissante, si elle n'est pas active.

Dans des conditions analogues, c'est-à-dire à 25° et dans de l'eau de levure contenant 15 0/0 de dextrose, elle a donné après quinze jours 8,3 0/0 d'alcool, et 8,5 0/0 d'alcool après deux mois.

La seconde espèce, décrite en 1888, a été rencontrée dans le sol sous des ceps de vigne, sur un coteau des bords du Rhin. Elle est, comme on le voit sur la figure 63, un peu

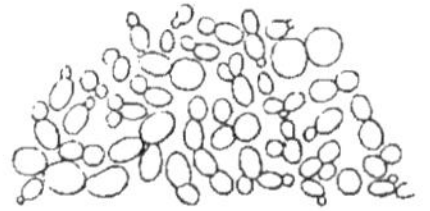

Fig. 63.

plus grosse que la précédente, en moyenne, bien qu'il y ait aussi ici des cellules de dimensions très variées ; elle est aussi un peu plus ovale. Elle ne donne que 1 0/0 d'alcool dans le moût de bière. Elle ne fait fermenter ni le maltose, ni le saccharose qu'elle n'intervertit pas.

Dans une solution contenant 15 0/0 de dextrose dans l'eau de levure, elle a donné, après un mois à 25°, 4,7 0/0 d'alcool, et ce chiffre n'a ensuite que très faiblement augmenté. Cette levure est donc plus faible que la précédente.

En voile, cette espèce donne des formes contournées (fig. 64), irrégulières, parfois allongées et même mycéliennes. Elle se rapproche donc beaucoup des *saccharomyces* véritables. Hansen croit qu'elle peut jouer un rôle dans la fermentation du vin. Mais elle est sans intérêt pour les brasseries et distilleries, puisqu'elle ne fait pas fermenter le maltose.

Grönlund a décrit depuis, en 1892, sous le nom de *Torula novæ Carlsbergiæ*, une espèce de torula, à cellules très irrégulières, qui donne au moût un goût désagréable et amer. Cette espèce intervertit et fait fermenter le saccharose, et fait aussi fermenter le dextrose et le maltose. Elle peut donner jusqu'à 4,7 0/0 d'alcool dans le moût de bière ordinaire.

Toutes ces espèces ne diffèrent pas plus les unes des autres

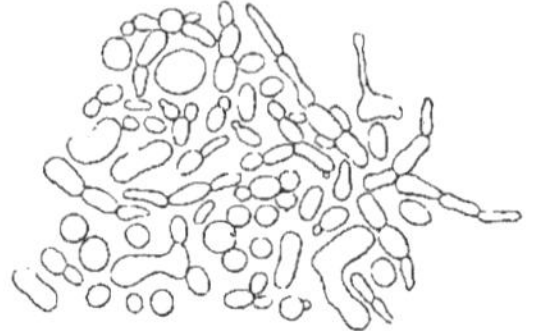

Fig. 64.

que les diverses espèces de *saccharomyces*, et on peut toujours se demander si ce ne sont pas des *saccharomyces* vrais qui ont perdu la faculté de sporuler, et auxquels on n'a pas encore trouvé le moyen de la restituer.

311. Monilia candida (Hansen).

Sous le nom générique de *Monilia* se trouvent inscrites une foule d'espèces de végétaux de construction très simple, formés d'un mycélium diversement coloré, duquel partent des filaments terminés par une file de conidies ovales ou elliptiques. Dans ce genre, Hansen a caractérisé une espèce, qu'il a appelée *monilia candida* en partant de la classification de Bonorden, et qu'il a trouvée très remarquable au point de vue physiologique. Il l'a rencontrée dans la bouse de vache et dans les fentes des fruits sucrés. Ensemencée dans du moût de bière, des solutions de dextrose ou de saccharose, dans l'eau de levure, elle donne rapidement, à la température ordinaire, une végétation vigoureuse de cellules ressemblant au *S. ellipsoïdeus* ou au *S. cerevisiæ* (fig. 65), et qui s'en distinguent pourtant par l'existence fréquente d'une ou deux vacuoles contenant un granulin très réfringent, qui est agité d'une sorte de mouvement brownien.

Ce développement s'accompagne d'une fermentation assez

active, et pendant qu'elle marche, il se forme à la surface du liquide un voile gris mat qui recouvre bientôt toute la sur-

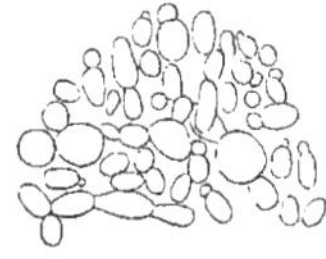

Fig. 65. — *Monilia candida*, végétation dans du moût de bière, d'après Hansen.

face, et grimpe sur les parois du vase. Le voile est formé d'abord de cellules de même forme que les cellules du fond (fig. 66), mais à mesure que la culture vieillit, elle forme

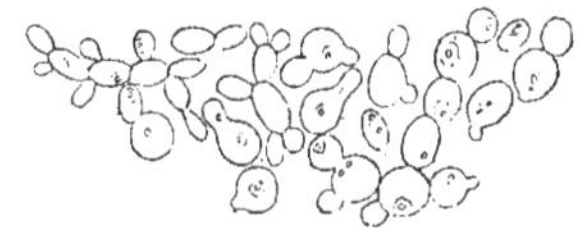

Fig. 66. — *Monilia candida*, cellules du voile jeune, d'après Hansen.

des cellules plus allongées, qui s'enchevêtrent et finissent par former une couche blanche un peu duvetée qui rappelle les *oïdium* (fig. 67). On obtient ces mêmes pellicules duveteuses sur les milieux solides, et, malgré ses efforts, Hansen n'a jamais pu observer la formation de filaments conidifères.

La fermentation produite par ce *monilia* est lente. En l'ensemençant dans un moût de bière, comparativement avec une levure haute et une levure basse de brasserie (*S. cerevisiæ*), Hansen a vu que les deux dernières avaient donné 6 0/0 d'alcool en six jours, alors que le *monilia candida* n'en avait encore donné que 1,1 0/0. Mais il n'était pas arrêté, car après deux mois il avait donné 3,4 0/0 d'alcool, et 6,7 0/0 en quatre mois : à ce moment les cellules étaient mortes.

Cette espèce est donc un ferment peu actif, mais assez puissant, et de ce qu'elle donne plus d'alcool que les levures de brasserie, on peut conclure qu'elle fait sans doute fermenter une partie des dextrines. C'est ce que Bau a constaté. Beaucoup de mucorinées sont dans le même cas.

Chose singulière, cette espèce qui fait sûrement fermenter le maltose dans la bière, et peut être aussi une partie des

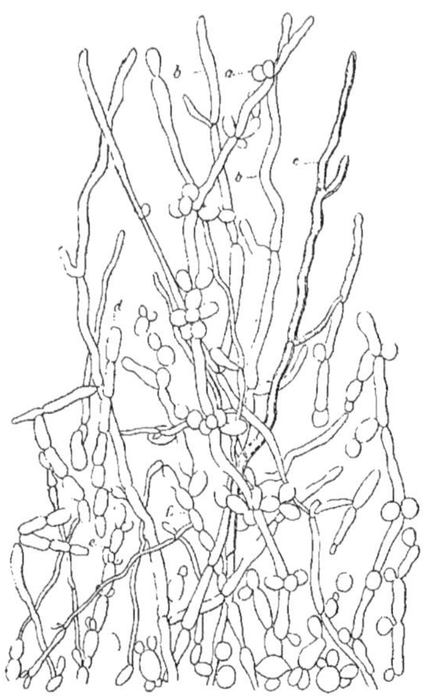

Fig. 67. — *Monilia candida*, végétation mycélienne, d'après Hansen. — Formes *a* très fréquentes : cellules longues, avec bourgeons aux extrémités ; — *b*. Forme moins fréquente, sans bourgeons terminaux, ou avec un bourgeon allongé comme la cellule mère ; — *c*. Mycélium typique ; — *d*. Formes analogues à l'*Oïdium lactis* ; — *e*. Chaîne de cellules rappelant le *S. exiguus* ; — *f*. Chaîne de cellules en forme de citron. — Dans l'ensemble, formes intermédiaires entre *a*, *b*, *c*, *d*, *e*, *f*.

dextrines, fait fermenter aussi ce sucre en dissolution dans l'eau de levure, et le laisse inaltéré lorsqu'on le dissout dans l'eau pure. Ceci montre combien la sécrétion des diastases est chose contingente, et combien il est imprudent de tabler sur elle pour la distinction des espèces. Sur une solution de maltose dans l'eau pure, le *monilia candida* est un simple agent de combustion.

Enfin, nous avons vu (T. II) que ce *monilia* fait fermenter le saccharose sans l'intervertir. Il se comporte à ce sujet comme une foule de levures, avec lesquelles l'interversion du saccharose est, comme sa fermentation alcoolique, un phénomène intracellulaire. Nous avons vu aussi qu'il suffit de broyer les cellules du *monilia candida* pour retrouver, dans le liquide qui baigne leurs débris, la sucrase qu'elles contiennent, comme on retrouve la zymase dans le liquide de broyage des cellules par la méthode de Buchner. Fischer a montré que le suc de la cellule de *monilia* contenait aussi de la maltase.

Quand elle est intacte, la cellule de *monilia* retient sa sucrase avec énergie. Dans une expérience de Hansen, faite avec une solution à 10 0/0 de saccharose largement ensemencée de cellules de *monilia* qui avaient entraîné un peu de leur liquide de culture, la marche de la fermentation s'est traduite par les chiffres suivants :

Après	20 jours	2 mois	4 mois	8 mois	12 mois	27 mois
Alcool 0/0	0,7	1,35	2,25	3,7	4,5	4,9

Le liquide, après douze mois, était acide et ne réduisait pas la liqueur de Fehling. Après vingt-sept mois, les cellules étaient encore vivantes.

Ce *monilia* est remarquable aussi par sa résistance à la chaleur. Il s'est vigoureusement développé à 40° dans du moût de bière et une solution de saccharose dans l'eau de levure, en produisant une active fermentation. Il ne se développe pas en voile sur les liquides alcooliques.

312. Saccharomyces apiculatus (Reess et Hansen).

Reess avait donné ce nom à une levure de forme particulière, caractérisée par la présence à une ou deux des extrémités de l'ovale de la cellule, d'un petit mamelon plus ou moins long en pointe de citron (fig. 68). Engel avait proposé en 1872 pour cette levure un nom nouveau, celui de *carpozyma*, en raison d'un mode de fructification nouveau qu'il croyait y avoir découvert, et qu'on n'a pu constater depuis.

Hansen a fait revivre l'ancien nom pour la levure, qu'il a beaucoup étudiée, et dont nous avons signalé, d'après lui (**49**), le mode de migration dans la nature. Il proteste pour-

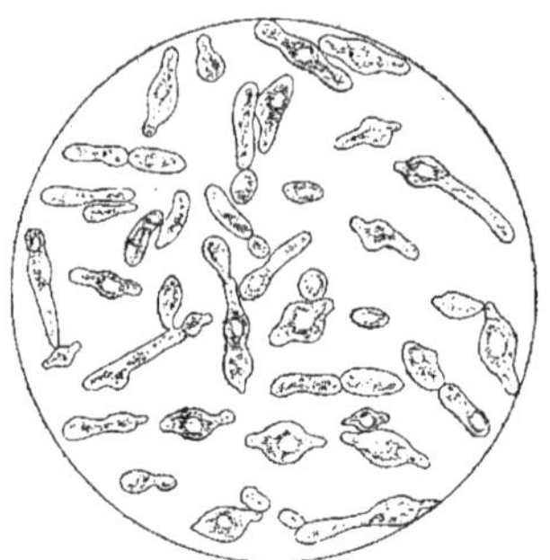

Fig. 68. — *Saccharomyces apiculatus.*

tant contre le nom générique de *saccharomyces* qu'il réserve, comme nous l'avons dit, aux cellules donnant des ascospores.

Nous avons vu que cette espèce est en abondance dans la nature sur les fruits sucrés lorsqu'ils sont murs. On la rencontre dès lors naturellement dans le vendange, où elle préside surtout aux premières phases de la fermentation ; elle existe aussi dans les bières belges qui subissent la fermentation spontanée.

Le mode de bourgeonnement d'une cellule qu'on transporte en goutte pendante sous le microscope est tout à fait particulier. Le bourgeon fourni par une cellule typique, en forme de citron, peut être lui-même apiculé à son extrémité libre (fig. 69) ; mais il peut aussi rester ovale et donner des

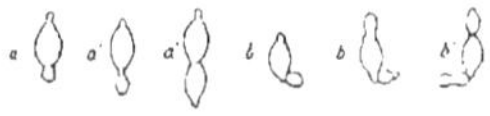

Fig. 69. — Modes de bourgeonnement du *S. apiculatus*, d'après Hansen.

bourgeons ovales avant de prendre la forme de citron. Cette forme, une fois acquise, peut être perdue en suite d'un nouveau bourgeonnement. Les cellules peuvent aussi prendre d'autres formes variées. Ces variations n'entament pas la notion de l'espèce, pas plus que les autres variations que nous avons signalées. La forme en citron est plus abondante au commencement du bourgeonnement. Plus tard les cellules sont plus volontiers ovales.

On a longuement discuté la question de savoir si ce *Sacch. apiculatus* peut donner des spores. Reess en doutait. Hansen s'est assuré que non. Beijerinck a annoncé en 1894 qu'il en avait vu, bien que rarement, sur des échantillons isolés de l'air ou de la poussière des fruits. Klocker, en reprenant le sujet, confirme les conclusions de Hansen, et estime qu'on a pu prendre pour des spores des globules gras ronds, réfringents, qui se rencontrent souvent au nombre d'un, ou rarement deux, par cellule. Ces granules sont de nature grasse et se dissolvent dans le benzol. Ils se forment facilement dans la levure inanitiée, et nous avons vu qu'ils peuvent augmenter notablement sa richesse en matière grasse. Mais ce ne sont pas des spores.

Physiologiquement, ce *saccharomyces apiculatus* est une levure basse, faisant fermenter assez activement les solutions de dextrose à 10 et 15 0/0 dans l'eau de levure. Mais il ne pousse pas la fermentation très loin. Dans les expériences de Hansen, il n'a pu dépasser, dans ces liquides, 3 0/0 d'alcool au bout de trois mois. Dans une autre expérience, faite à 25° avec 10 0/0 de dextrose dans l'eau de levure, on a trouvé après quinze jours 3,7 0/0 d'alcool, et 4,3 0/0 après vingt-cinq jours. Si l'abondance des germes de cette levure lui fait prendre une part sensible au début de la fermentation du jus de raisin, elle ne tarde pas à céder la place à des levures plus actives et plus puissantes.

Dans du moût de bière, elle ne donne que 1 0/0 d'alcool là où le *Saccharomyces cerevisiæ* en donne 6 0/0 ; elle ne fait pas fermenter le maltose, elle n'intervertit pas non plus le saccharose.

Cette levure ne prend aucune part sensible à la fermentation d'un moût de bière dans lequel on l'ensemence concurremment avec une levure mieux appropriée. Il arrive pourtant qu'elle se multiplie, dans ces conditions, presque à l'égal de la levure rivale, de sorte que lorsqu'il se fait un ensemencement spontané dans une brasserie, l'espèce peut persister pendant longtemps en présence de la levure habituelle et même en gêner le fonctionnement. Dans la cuve de garde, en présence de liquides assez alcooliques, elle périt la première.

Will s'est assuré qu'on la rencontrait fréquemment, à l'état d'impureté, dans les bières basses, où elle ne prospère pas, parce qu'elle aime les milieux faiblement acides. On en favorise la multiplication en ajoutant un peu d'acide tartrique : Will a vu aussi qu'il existait diverses races ou diverses variétés de levures apiculées, dont les unes donnent au moût un bouquet agréable, tandis que d'autres donnent une odeur et une saveur de moisi.

D'après tout ce qui précède, ce *saccharomyces* est surtout une levure de vin. On le trouve en effet dans toutes les fermentations des vins de France. Aderhold l'a rencontré aussi d'ordinaire, mais pas toujours, dans les lies allemandes, mélangé à diverses races de *S. ellipsoïdeus*. Une levure aussi ubiquitaire ne peut avoir des propriétés bien nocives. Cependant Muller-Thurgau et Wortmann la trouvent dangereuse pour le vin, soit qu'elle modifie le goût du vin ou du moût, soit qu'elle les prédispose à des maladies en entravant leur fermentation principale. On peut alors lutter contre elle, en profitant de ce qu'elle est gênée dans des liquides un peu alcooliques. Il suffit d'assurer la prise de possession de la vendange par une levure un peu énergique, qui pousse en quelques heures le degré d'alcool à un niveau auquel le *S. apiculatus* est arrêté dans son développement.

Il nous resterait, pour terminer l'étude de ce groupe de blastomycètes ne donnant pas de spores, à parler des *mycoderma vini*, qui forment une tribu assez confuse. Mais nous avons vu que ces mycodermes sont des agents de fermentation très peu actifs, inférieurs à certains mucors et à certaines oïdiées. L'étude de ces *mycoderma* serait très mal placée dans un livre consacré à l'étude de la fermentation alcoolique.

Nous les retrouverons parmi les êtres qui brûlent l'alcool, à côté du *mycoderma aceti*, avec lequel il est vrai elles n'ont aucune ressemblance botanique, mais duquel ils se rapprochent par leurs propriétés physiologiques, beaucoup plus importantes pour nous.

BIBLIOGRAPHIE

HANSEN. *Meddelelser, passim.*
NIELSEN. Id., t. III, 3e liv., 1894.
KOHLER. *Mittheil. Oesterr. Versuchsstation f. Brauerei,* Wien, 1892.
PICHI. Ann. de R. Scuola di viticoltura di Conegliano, t. I, 1892.
LINDNER. *Woch. f. Brauerei,* 1893.
FISCHER et THIERFELDER. *Berichte,* t. XXVII.
A. KLOCKER. *Meddelelser,* t. IV, 1895.
GRONLUND. *Vidensk. medd. fra den naturh. Forening in Kjobenhavn,* 1892.
WILL. *Woch. f. Brauerei,* 1891 et *Zeitschr. f. d. ges. Brauwesen,* 1891.

CHAPITRE XXX

LEVURES INDUSTRIELLES

L'industrie demande aux levures dont elle se sert, en dehors de leurs qualités générales, des propriétés particulières différentes, suivant le but à atteindre. Un fabricant d'alcool de grains choisira des levures donnant une forte atténuation, c'est-à-dire attaquant le plus complètement possible les produits de la saccharification de l'amidon. Un fabricant de bière basse tâchera au contraire de réserver une partie du maltose et la totalité de ses dextrines. Ce fabricant s'adressera aussi à de tout autres levures que son concurrent, fabricant de bière haute : la distinction des bières basses et hautes est une des plus anciennes notions de la brasserie, et le consommateur est sur ce point aussi renseigné que le producteur. La fabrication des vins avec les moûts très sucrés des pays chauds ne pourra pas se faire avec les mêmes levures que les vins du Rhin ou de la Moselle, etc. De là, un classement industriel des levures, auquel il est, on le devine, impossible de donner les allures d'un classement naturel et scientifique, mais dont nous devons donner les principales divisions, avant de passer à l'examen des levures qui en forment les divers groupes. Il est bien entendu que ce classement industriel reste tout à fait en dehors du classement scientifique. Il peut s'appliquer à des mélanges de levures comme à des levures originaires d'une seule cellule. Il est plus solide quand cette dernière condition est réalisée, mais il peut exister en dehors d'elle.

313. Levures hautes et basses. — Voici d'abord une grande dichotomisation, qui, très nette il y a quelques années, s'efface peu à peu à mesure qu'on étudie davantage le monde des levures, mais qui ne s'en impose pas moins. C'est celle des levures hautes et des levures basses.

Dans l'industrie de la bière, on distingue deux sortes de fermentation, la fermentation haute et la fermentation basse, distinctes l'une de l'autre, non seulement par les pratiques de la fabrication, mais encore par la nature des levures employées et le goût de la bière obtenue. Leurs noms paraissent tirés de ce que la première se fait à des températures basses. Elle est, par suite, très lente. La fermentation haute se fait à la température ordinaire, et deux ou trois jours suffisent à la terminer.

Les deux levures qui les produisent pourraient-elles passer de l'une à l'autre ? On a cru longtemps que oui, tout en les distinguant soigneusement, et évitant, autant que possible, de voir s'opérer ce passage, qui serait dangereux pour la fabrication. Nous allons voir que cette opinion est erronée, et que les deux levures sont distinctes l'une de l'autre.

314. Levure haute. — Quand on examine au microscope un dépôt de levure haute après fermentation, on la voit formée de globules presque sphériques ou très peu allongés, d'une grosseur un peu supérieure à celle des autres levures, et d'un aspect turgescent plus prononcé qu'ailleurs. Si on sème dans un liquide aéré et sucré quelques-unes de ces cellules, on voit chacune d'elles émettre un petit bourgeon qui grossit jusqu'à atteindre la grosseur du globule-mère. Ces deux globules, sans se détacher, émettent chacun un nouveau bourgeon, qui se comporte comme le premier et bourgeonne à son tour, en même temps que le globule qui lui a donné naissance. Tous ces globules de générations diverses restent unis, et forment des paquets rameux (fig. 70-71, à gauche), très touffus quelquefois, et dont l'observation au microscope est des plus attachantes, à raison de leur complication, de l'air jeune et rebondi des cellules, de la finesse des contours et de l'aspect gélatineux du protoplasma. Ces paquets de globules ne restent pas longtemps unis. Au fur et à mesure que la fermentation s'avance, ils se disloquent,

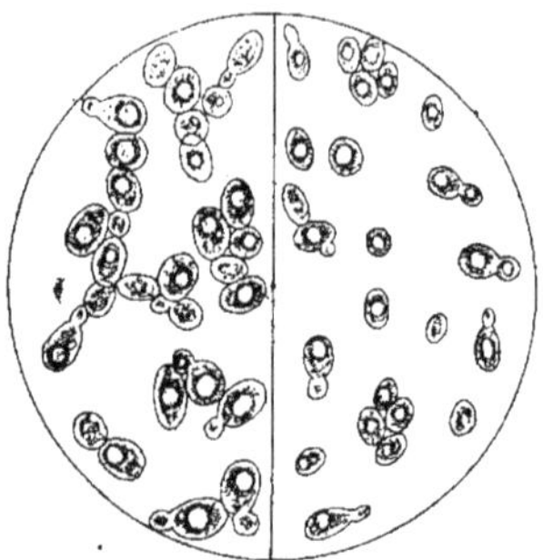

Fig. 70. — Levure haute de vin de Champagne.

et, quand elle est terminée, on retombe sur les globules isolés que nous envisagions en commençant.

A ces caractères histologiques viennent se joindre des

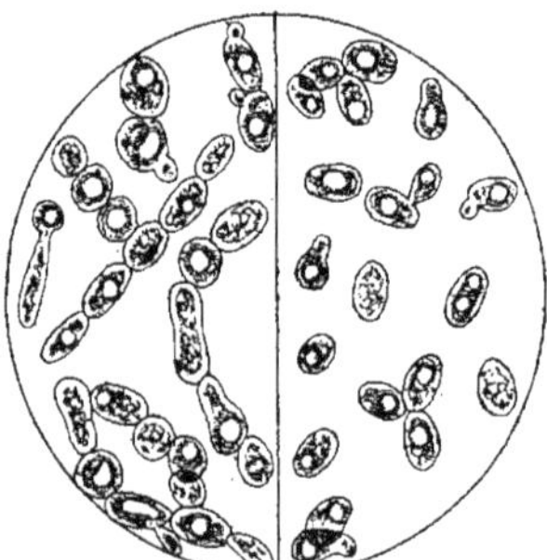

Fig. 71. — Autre levure haute de vin de Champagne.

caractères plus apparents. La fermentation se déclare rapidement : on voit d'abord apparaître sur le moût des îlots de mousse. Puis l'acide carbonique qui se dégage entraîne avec lui à la surface la levure de la profondeur. Là, les paquets de levure s'enchevêtrent et ne redescendent pas, de sorte que, si la fermentation se fait en cuve ouverte, la levure forme au-dessus du liquide un chapeau assez cohérent, analogue à celui de la vendange. Si la fermentation a lieu, comme dans les brasseries, en petits tonneaux, la levure sort par la bonde et se déverse en grande partie au dehors. Cette propriété de monter à la surface, que la levure haute n'est pas seule à posséder, mais qui suffit à la différencier de la levure basse, se manifeste avec les plus petites quantités de liquide. Dans les expériences de laboratoire, un liquide où se produit une fermentation haute se reconnaît à ce que les parois du vase de verre portent collée à leur surface, jusqu'à une hauteur de 1 à 2 centimètres au-dessus du niveau du liquide, une couche ou de petits amas de levure, que la mousse avait soulevés et qu'elle a abandonnés en tombant.

La levure est alors réunie au fond du vase. Avec un peu d'expérience de ces matières, on s'aperçoit, et une expérience plus soignée confirme cette idée, qu'il s'en est formé proportionnellement plus, toutes choses égales d'ailleurs, qu'avec une autre levure quelconque. Il ne faut pas s'en étonner, puisque cette levure a plus qu'une autre le contact de l'air, qu'elle semble rechercher. De plus, le dépôt est plus plastique qu'avec la levure basse, peut-être à cause des chapelets enchevêtrés qui se séparent assez difficilement, peut-être à cause d'une propriété inhérente aux globules même isolés. Toujours est-il qu'en agitant le dépôt de levure dans le liquide, on ne réussit qu'avec peine à le mettre à l'état de suspension homogène.

Enfin, la levure haute fournit une bière spéciale, ayant une saveur propre bien connue des consommateurs, et qui semble avoir été appréciée autrefois plus qu'elle ne l'est aujourd'hui, car les brasseries à fermentation haute disparaissent peu à peu, cédant la place à des brasseries à fermentation basse.

Presque toute la bière fabriquée provenait autrefois de la fermentation haute ; actuellement, cette bière a presque totalement disparu de l'Autriche, de la Bavière, de l'Allemagne, de la plus grande partie de la France. Elle a encore la prédominance en Angleterre et on peut citer, comme type, la fabrication des bières pâles de Burton, dont voici la pratique générale.

315. Procédés de Burton. — Le moût, contenu dans des cuves de très grande dimension, est mis en levain à une température qui est voisine de 13°5 dans la saison chaude, et de 15°5 dans la bonne saison fraîche de fabrication. A mesure que la fermentation se développe, cette température initiale s'élève, et cela a lieu avec une telle régularité, grâce au volume de la masse liquide, qu'à des variations thermométriques égales correspondent des diminutions d'un même nombre de degrés d'atténuation.

Dans la saison fraîche, la levure aura à peu près terminé son action et sera prête à se montrer à la surface quand la température sera de 21° centigrades. Dans aucun cas on ne laisse le thermomètre s'élever au-dessus de ce degré, sauf pour les bières très fortes, pour lesquelles on admet la limite de 24°, mais on ne se hasarde jamais à les fabriquer que dans la saison froide. Pour toutes les autres, lorsqu'on est voisin de 21°, et que l'atténuation est du reste convenable, ce qui ne manque pas d'arriver lorsque l'opération est bien conduite, on décante immédiatement la bière, pour l'éclaircir, dans des vaisseaux plus petits, dont la surface est plus grande par rapport au volume, et où on est plus maître de l'action de la température, quand on les maintient dans une atmosphère de 7 à 10°.

Ces petits vaisseaux sont des petits barils dont chacun est muni, à sa partie supérieure, d'un tuyau recourbé en col de cygne par où monte et s'élimine peu à peu la levure, mise en suspension par la fermentation réveillée par le soutirage. Tous ces cols de cygne débouchent dans un même auget où la levure est poussée, reçue dans un récipient, pour être séparée ensuite du liquide surnageant et être envoyée à la presse. Grâce à ce départ continu de la partie de la levure la plus active, grâce à un ouillage continu qui maintient le niveau constant, supprime l'arrivée de l'air, et permet d'éviter tous les mouvements de masse dans la bière, la clarification se fait sans qu'il reste dans le baril une portion sensible de levure de fond, capable de compromettre plus tard la bonne tenue de la bière. Cette préoccupation d'éliminer la levure de fond est constante à chacun des transvasements, et on y arrive en puisant dans chaque cas au-dessus du fond.

Pourtant, comme il en reste toujours une certaine quantité, il faut, avant d'enfermer la bière dans les tout petits barils qui iront chez le consommateur, la décanter dans un bac de repos, où elle dépose ce qu'elle pourrait encore contenir de cellules en suspension. Mais cette décantation doit se faire sans trop réveiller la fermentation, qui trouverait encore de l'aliment dans le sucre qui reste. Il faut donc aérer aussi peu que possible. L'emploi d'une pompe ne serait pas sans inconvénients. Il faut amener tout doucement la bière dans le fond des bacs reposoirs, d'où on la soutire pour la livrer à la consommation.

Ce dernier soutirage lui-même demande quelques précautions. Il ne doit pas être fait à une température trop élevée, de peur que, la bière se refroidissant ensuite, il n'y ait, dans le tonneau qui la contient, une rentrée d'air qui la rendrait plate. Il pourrait d'ailleurs se faire que ce refroidissement, survenant alors, arrêtât la fermentation lente, mais continue, dont toute bière bien fabriquée doit nécessairement être le siège. Il faut donc que, dans le bac reposoir, la bière soit à quelques degrés au-dessous de la température ambiante. La conservation n'en est du reste que plus assurée.

Il est bon aussi, avant de procéder au soutirage, de savoir si la bière doit être livrée aussitôt à la consommation, ou bien emmagasinée quelque temps. Dans le premier cas, on pourra et on devra y laisser une plus forte proportion de cellules en suspension que dans l'autre, pour que la bière se sursature plus rapidement d'acide carbonique et donne une belle mousse chez le consommateur. On devra faire la même chose si on livre la bière en demi-barils, où les pertes du gaz sont plus faciles et doivent être compensées par une plus forte activité dans la production. C'est seulement l'expérience qui peut indiquer dans chaque cas le moment convenable du soutirage. On admet pourtant que, lorsque la fermentation n'a rien laissé à désirer, il suffit de vingt-quatre heures de séjour dans le bac de repos pour la bière livrée en demi-barils, et destinée à être consommée de suite. Pour les barils et les vases plus grands, il faut laisser s'écouler au moins quarante-huit heures pour que la bière soit assez claire pour le soutirage ; et si la bière est destinée à être conservée en magasin ou mise en bouteilles, il est nécessaire de lui laisser déposer dans le bac tous ses éléments en suspension, et de ne la soutirer que lorsque, examinée dans un verre à pied conique, elle est parfaitement claire et brillante. Dans toutes ces pratiques on trouve la commune préoccupation de maintenir la levure, à partir du moment où elle a produit l'effet voulu, dans une atmosphère d'acide carbonique qui la gêne, et de ne la laisser se réveiller, par un court contact avec l'oxygène, qu'au moment où on a besoin de produire, dans les tonneaux d'expédition, cette fermentation complémentaire destinée à servir de protection à la bière jusqu'au moment où elle arrive à la bouche du consommateur.

316. Levure basse. — La levure haute est employée dans les brasseries à des températures variant entre 16 et 20°. La levure basse n'est jamais utilisée à plus de 10° C., et on préfère la faire agir au voisinage de 5 à 6°. Ce n'est pas là un caprice de fabrication. La pratique a enseigné à fournir à chaque levure ses conditions les plus favorables. On élèverait la température d'une fermentation basse qu'on ne donnerait pas à la bière qui en provient le goût de bière haute, et inversement on pourrait faire agir la levure haute vers 5 ou 6°, sans lui faire fournir de la bière basse : à une double condition pourtant, c'est que les deux levures employées soient pures toutes deux. Si elles sont mélangées, le changement dans les conditions de développement donnerait le pas à l'une ou à l'autre, et porterait à croire à une transformation qui en réalité ne se fait pas.

Mais ce n'est pas seulement par le caractère de leurs bières que les deux levures diffèrent. La levure basse est un peu plus petite, un peu plus oblongue que la levure haute. Lorsqu'on la fait bourgeonner en liquide aéré et sucré, les globules nouveaux se détachent du globule mère presque aussitôt qu'ils en ont atteint la grosseur. On ne les voit donc guère accouplés que deux par deux, fig. 72, ou

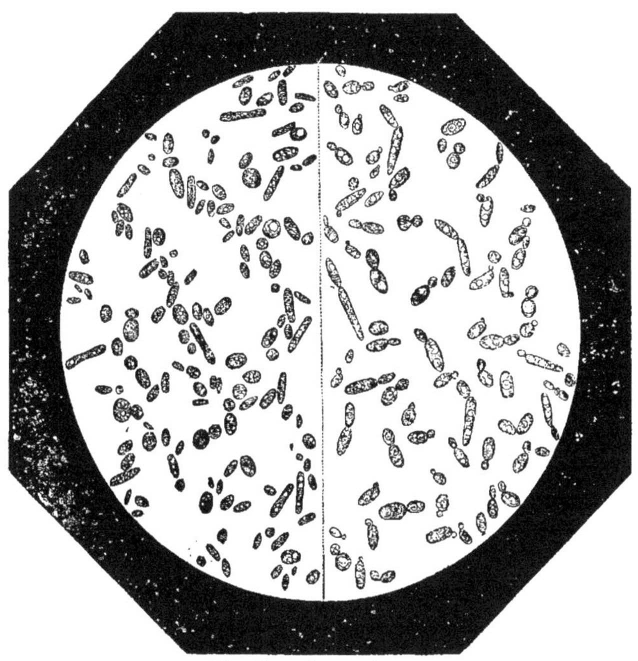

Fig. 72. — Levure basse.

Levure vieillie dans son liquide de culture. | Levure bourgeonnant dans du moût.

rarement par quatre ; et, à la fin de la fermentation, lorsque le bourgeonnement a cessé, ils sont tous ou presque tous isolés.

L'épuisement dans l'eau sucrée ne change rien à ce mode de bourgeonnement : tout au plus amène-t-il de petites différences dans le volume des cellules.

Enfin, la levure basse, à quelque température qu'on la fasse agir, reste presque en totalité au fond du vase, même pendant la fermentation tumultueuse qui se produit à l'origine. Elle ne se colle pas aux parois, et son poids est toujours moindre que celui de la levure haute pour une même quantité de liquide.

Toutes ces propriétés des levures basses conduisent naturellement à des pratiques industrielles très différentes de celles de la fermentation haute. Leur caractéristique est que, sans préférer d'une façon absolue les températures basses, elles s'en accommodent au moins volontiers. Mais naturellement, elles sont peu actives, et la fermentation du sucre du moût, si on laissait sa proportion dépasser un certain chiffre, pourrait quelquefois durer pendant des mois. Cette circonstance conduit à son tour à fabriquer des bières peu alcooliques ; et, par une répercussion tout à fait naturelle, ces bières faibles doivent toujours être maintenues à basse température, et ont besoin d'être accompagnées jusque chez le consommateur par une enveloppe de glace. Elles sont donc beaucoup moins solides, beaucoup moins résistantes aux voyages et à la vieillesse que les bières anglaises, et leur commerce international rencontre, de ce chef, de grandes difficultés. Mais elles rachètent ces défauts par une finesse de goût que les bières anglaises ne possèdent jamais. La faiblesse de leur titre alcoolique permet d'en boire beaucoup sans inconvénients. Leur amertume, faible, parce qu'elles sont peu houblonnées, mais encore sensible, en fait des boissons désaltérantes de premier ordre. Aussi leur consommation s'étend-elle sur le continent, sans gagner sensiblement de terrain en Angleterre, où l'on demande surtout à la bière d'être une boisson de table et un aliment.

317. Bières à fermentation basse. — La fermentation de ces bières se fait dans des cuves moins grandes qu'en Angleterre, rangées dans un sous-sol peu aéré, autour duquel on a accumulé d'énormes quantités de glace, de façon à maintenir sa température au voisinage de 0°. Le moût, refroidi d'abord sur les bacs, puis dans un réfrigérant parcouru par de l'eau glacée, est mis en levain à une température constante qui ne varie jamais de plus de 1° dans la même brasserie. Les bières de garde sont ensemencées entre 4 et 5°. Pour les bières destinées à une consommation plus prompte, on s'élève à 8 ou 9°.

Le mode d'ensemencement n'est pas sans importance. La levure basse ne peut pas, comme l'autre, venir périodiquement, pour ainsi dire, s'aérer à la surface. D'ailleurs, les cuves sont, en général, couvertes et même quelquefois, comme nous le verrons, exactement closes. La levure n'a donc à sa disposition que l'oxygène contenu originairement dans le moût, et lorsque celui-ci a été introduit, encore un peu chaud, dans les refroidissoirs à eau glacée, il peut n'avoir dissous qu'une faible proportion d'air. Aussi a-t-on trouvé utile, dans quelques brasseries, de modifier la pratique de l'ensemencement de la façon suivante : au lieu de mélanger la levure avec un peu de moût qu'on mêle aussitôt au reste du brassin, on ajoute la levure à une partie du moût, et on laisse la fermentation se déclarer franchement dans la masse, qui est, ou bien laissée à l'air, ou bien enfermée dans un vase spacieux, ce qui revient à peu près au même. Puis, quand la fermentation est bien en train, on mélange au reste du liquide. On y gagne une aération plus complète de la levure, puisqu'elle est en quelque sorte aérée deux fois. On y gagne aussi de pouvoir diminuer la proportion de levure employée. Nous verrons en effet bientôt que, dans le procédé que nous décrivons, il est moins facile de trouver de la levure de semence que dans le procédé anglais.

La température étant basse dans la cuve où se fait la fermentation, les premières portions d'acide carbonique produit sont absorbées en totalité. Ce n'est qu'au bout d'une douzaine d'heures qu'on en voit apparaître quelques bulles à la surface ; au bout de vingt-quatre ou trente-six heures, il y a un peu d'écume moutonnée. Ce sont les *kreissen*. On les considère comme les indices d'une bonne fabrication. Douze à quinze heures plus tard, on voit apparaître une mousse colorée en brun par les matières résineuses du moût, et renfermant le peu de levure haute que toute levure basse renferme quand elle est prise dans une opération industrielle. On sépare cette écume superficielle avec le plus grand soin. Elle ne doit pas se reformer, et la fermentation continue, régulière et silencieuse, la levure basse formant dépôt. Quand tout marche bien, on voit, en écartant la mousse à la surface au moyen du souffle, apparaître au-dessous un liquide noir ou foncé. Un liquide rougeâtre caractérise une mauvaise fermentation.

Cette première phase du phénomène dure dix, douze, quinze ou vingt jours ; elle peut même être plus longue si on fabrique des bières fortes. L'atténuation, au bout de ce temps, atteint environ la moitié de la densité originelle du moût. Elle est donc, comme il fallait s'y attendre, poussée un peu moins loin qu'en Angleterre, où elle atteint parfois les 6/10.

Malgré sa lenteur, et le volume relativement faible des cuves, la fermentation s'accompagne d'un dégagement de chaleur qui ferait monter la température du liquide. On combat cet échauffement en introduisant dans chaque cuve, après l'apparition des *kreissen*, un nageur rempli de glace. C'est généralement un cylindre en cuivre étamé, à bords évasés, et à surface cannelée, de façon à multiplier les contacts. Ce cylindre flotte, tenu constamment en mouvement par le dégagement gazeux du liquide qui le soutient, et maintient partout la température au degré voulu.

Quand cette fermentation principale est terminée, la bière est soutirée dans de grands foudres où elle doit s'éclaircir et subir sa fermentation complémentaire, qu'on cherche à produire à une température encore plus basse que la première. Dans ce but, les foudres sont contenus dans une sorte de glacière où le thermomètre doit se tenir au voisinage de 0°. La bière est alors à 2 ou 3°. A température plus basse, la fermentation ne se termine pas suffisamment, et on est exposé à la voir recommencer, et troubler la bière, pendant le voyage chez le consommateur.

Les foudres sont hermétiquement clos, et un petit manomètre en indique à tout instant la pression intérieure. Il importe en effet que, pendant le long séjour que fait quelquefois la bière dans cette cave, la fermentation ne s'arrête pas, et qu'il y ait toujours de l'acide carbonique se diffusant de l'intérieur du foudre à l'extérieur, pour éviter l'introduction de l'air en sens inverse et la production d'acide acétique par le mycoderme du vinaigre, qui s'accommode assez facilement de ce liquide peu alcoolique et peu chargé en matières extractives. Le ferment lactique, autre ennemi redoutable de ces bières, dont il change complètement le goût, se développe aussi moins facilement dans un liquide chargé d'acide carbonique. Quant aux autres faux ferments, la meilleure protection contre eux est la basse température qui règne dans la cave. Le froid ne les empêche pas de vivre, mais il retarde ou même empêche tout à fait leur développement, et, s'ils n'ont pas été présents à l'origine dans la levure et ensemencés avec elle, il y a sûrement peu de chances de les voir apparaître dans un liquide fabriqué comme nous venons de l'indiquer.

Cette nécessité de maintenir une fermentation lente et continue dans la bière est l'origine d'une pratique très usitée, celle de la nutrition des bières en fermentation en y ajoutant, par petites quantités à la fois, du glucose ou du sucre de canne. On peut ainsi, avec du soin et une attention soutenue, et sans élever beaucoup le titre alcoolique d'une bière, la conduire au delà de son terme, en y maintenant un dégagement lent d'acide carbonique et en bénéficiant de la protection que ce gaz confère.

La lenteur de la fermentation, le caractère spécial de la levure basse font que, lorsque la bière est faite, elle est claire et peut être immédiatement soutirée sous pression, dans les tonneaux de vente. Ce soutirage a lieu, en général, la nuit, pour les raisons que nous avons marquées à propos des bières anglaises, et aussi parce que cette bière perd encore plus que toutes les autres à subir, à la température ordinaire, le contact de l'air. Elle a d'ailleurs besoin d'être accompagnée de glace jusqu'au moment où elle arrive dans le verre du consommateur, moins pour la protéger contre l'invasion des faux ferments, qui n'auraient pas le temps d'agir, que contre la perte de finesse et de bouquet, qui arrive assez vite sous l'influence de l'air et de la chaleur.

318. Distinction entre les levures basses et les levures hautes. — Ici se présenterait la question de savoir si une levure haute est vraiment différente d'une levure basse, c'est-à-dire, en envisageant cette question purement industrielle à un point de vue industriel, si on ne pourrait pas, en faisant fermenter à haute température, et dans les conditions de la pratique de Burton, un moût de bière haute avec de la levure basse, on n'obtiendrait pas de la bière haute, et inversement. Hansen et Kuhle ont vu, en cherchant dans cette direction, qu'une levure basse peut, à plus haute température, donner quelques-unes des apparences extérieures de la fermentation haute. Mais ces manifestations sont passagères, et disparaissent avant la fin de la fermentation. La bière n'a du reste aucun caractère bien déterminé. Ce n'est ni de la bière haute, ni de la bière basse, c'est une bière nouvelle. La seule réponse à faire à la question industrielle posée plus haut est donc que, industriellement, les levures hautes et basses appartiennent à deux types adoptés, et qu'il n'y a rien à gagner à ne pas respecter cette classification.

Au point de vue scientifique, on peut se poser autrement le problème. Est-il possible d'acclimater, par une série de transitions ménagées, tous les globules d'une levure basse aux conditions d'existence et en particulier au mode de bourgeonnement des levures hautes? Sans avoir fait une étude approfondie de cette question. Pasteur croyait que partout où on croyait avoir réalisé cette transformation par l'expérience, on avait opéré à l'origine sur un mélange de deux levures, l'une basse prédominante, l'autre, haute, en petites quantités, mais ayant peu à peu pris le pas sur sa voisine, favorisée qu'elle était par les conditions mises en jeu. La levure basse n'était pas devenue de la levure haute ; elle avait cédé sa place à la levure haute.

Bau a cherché un autre caractère différentiel entre les levures basses et les levures hautes, en établissant que les levures basses font fermenter complètement le mélibiose et le mélitriose, tandis que les levures hautes ne font pas fermenter le mélibiose et décomposent le mélitriose en fructose qui fermente, et mélibiose qui reste. Elles ne sécréteraient donc pas de mélibiase. Nous savons combien sont contingentes, chez une même levure, ces sécrétions de diastases, et il est difficile de fonder une classification sur un caractère si peu stable.

Actuellement chaque brasserie a sa levure, basse ou haute, qui peut parfois être homogène, c'est-à-dire provenir d'une seule cellule, parfois provenir d'un mélange de deux ou plusieurs espèces : c'est ainsi que M. Van Laër, ayant eu occasion d'étudier une levure industrielle employée depuis trois ans sans accrocs dans une brasserie de Bruxelles, y a trouvé quatre levures : deux principales, un *saccharomyces cerevisiæ* et une *torula,* deux levures secondaires, des *saccharomyces pastorianus* A et B. C'est cette levure, simple ou complexe, que le brasseur s'attache à conserver constante dans ses propriétés.

Les levures, dites hautes et basses, dont l'industrie s'est si longtemps contentée, et qui sont encore seules en usage dans tant de brasseries, étaient aussi et sont sûrement des mélanges dont il est impossible de définir les éléments. On les désigne par le nom de leur origine : Levure de Bass, d'Alliopp, de Carlsberg n°s 1 et 2, de Tourtel, etc. A côté de ces levures industrielles viennent se placer d'autres levures ayant aussi acquis une certaine notoriété par les travaux scientifiques dont elles ont été l'objet. Parmi les plus connues et les plus fréquemment citées, il faut compter les suivantes.

319. Nouvelle levure haute de Pasteur. — Pasteur a décrit sous le nom de nouvelle levure haute, et à l'époque où l'on croyait qu'il n'y avait qu'un petit nombre d'espèces de levures, une levure, rencontrée fortuitement, comme quelques-unes de celles de Hansen, dans l'air d'un laboratoire où on avait installé une petite brasserie expérimentale. Cette levure, purifiée, fournit une bière qui ne ressemblait à aucune bière connue. La levure est donc une levure spéciale, et cette conclusion est fortifiée par l'étude de ses caractères histologiques. Elle se distingue, en effet, de la levure basse, parce qu'elle monte à la surface du liquide, et y forme une couche de levure qui persiste après que la mousse est tombée. Elle lui ressemblerait par son aspect ovale, fig. 73, et la forme de son bourgeonnement qui n'est jamais très ra-

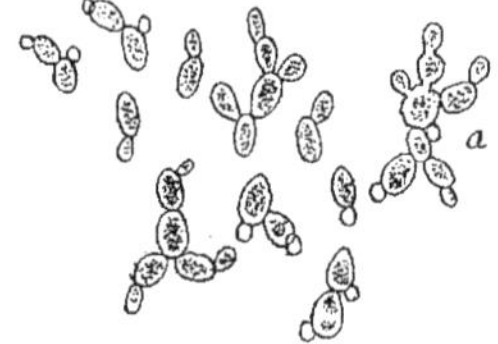

Fig. 73. — Nouvelle levure haute de Pasteur.

meux. Mais cela précisément la différencie de la levure haute. Elle se sépare enfin du *Saccharomyces Pastorianus* par ses formes plus régulières, par l'uniformité dans les dimensions de ses cellules.

Elle a donc un caractère spécial. Nul doute pourtant qu'elle ne provienne d'une cellule existant probablement dans les levures dont on se servait, à ce moment, dans la brasserie expérimentale du laboratoire. M. Pasteur croit, en effet, qu'elle est au nombre des éléments constituants de la levure pressée de Maisons-Alfort.

320. Levure caséeuse. — C'est encore un hasard d'ensemencement qui a fait rencontrer cette levure, mais accompagné de circonstances sur lesquelles il est bon de dire un mot.

En essayant divers modes de purification pour les levures, M. Pasteur avait été conduit à composer un liquide, formé de six parties de moût de bière ordinaire, mélangé à quatre parties d'eau saturée de bitartrate de potasse pour rendre le moût un peu acide, et à une partie d'alcool à 90°. On ensemençait avec une levure ce moût placé dans un ballon à deux cols, et on chauffait le tout à 50° pendant une heure, après l'ensemencement.

En opérant ainsi avec de la levure haute de Hollande, on a rencontré une levure (fig. 74) qui rappelle un peu, par sa forme allongée et rameuse, le *Saccharomyces Pastorianus*,

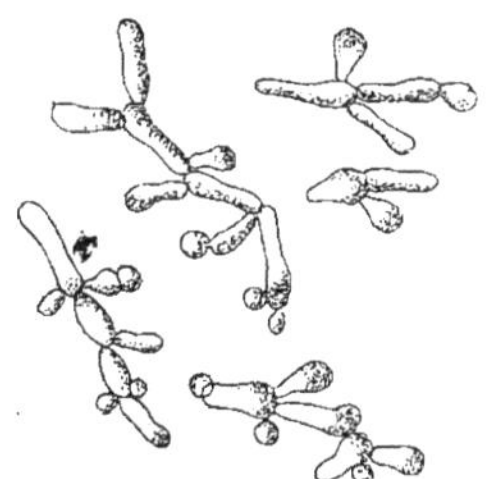

Fig. 74. — Levure caséuse de Pasteur.

mais dont les articles ont un degré de réfringence, une fermeté de contours, un modelé que ne possède aucune autre levure. Elle présente, en outre, un caractère fort curieux, c'est une sorte de plasticité qui lui a fait donner son nom. Elle se délaye très difficilement dans l'eau, et n'y reste pas en suspension. Elle retombe de suite au fond du vase, comme les précipités caillebotés de chlorure d'argent, laissant presque limpide l'eau surnageante ; sous la pression de la lamelle dont on la recouvre, quand on veut l'examiner au microscope, elle résiste, se laisse difficilement écraser, et revient sur elle-même quand on ne la comprime plus. Elle fournit une bière d'un goût spécial. Enfin, elle se perpétue avec ces caractères dans des cultures nouvelles, et ne reproduit pas la levure haute ordinaire, par exemple, celle de Hollande d'où elle est sortie.

On l'a rencontrée aussi dans une levure haute des Ardennes. Résulte-t-elle d'une modification de cette levure haute sous la triple influence de l'acidité du moût, de l'alcool qu'on y a mêlé et de la température de 50° à laquelle on l'a portée ? Cela n'est pas probable. Il est probable, au contraire, qu'elle existait dans cette levure à l'état de mélange, d'impureté passant inaperçue à cause de ses minimes proportions, et qu'elle n'est apparue que parce que la température de 50° l'a respectée en tuant sa congénère. Au moins est-il certain qu'elle résiste pendant une heure à cette température de 50°, tandis que de la levure haute périt complètement, à la condition pourtant qu'elle soit absolument pure. Une levure commerciale renfermant une trace de levure caséeuse étant ainsi chauffée, cette dernière doit rester seule. Peut-être, à raison de ses propriétés, trouverait-elle une application dans la fabrication des bières. M. Pasteur croit qu'elle joue un rôle dans la fabrication du *pale-ale* dans les célèbres brasseries Bass et Alsopp.

321. Levures de Carlsberg nos 1 et 2. — C'est sur ces levures que Hansen a fait ses premières recherches, et qu'il a purifiées de façon à bien les distinguer. L'étude microscopique suffit presque pour cela.

La levure n° 1 (fig. 75) est formé de cellules rondes ou

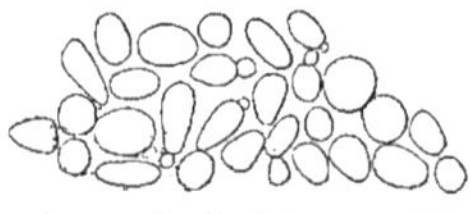

Fig. 75. — Levure basse de Carlsberg, n° 1, d'après Hansen.

ovales un peu allongées, entre lesquelles on en voit de plus petites, un peu acuminées. Lavées à l'eau et portées sous la glace, elles prennent rapidement un contenu granuleux et ne tardent pas à mourir en grand nombre. Les cellules de la levure n° 2 sont plus rondes ou d'un ovale moins allongé avec, par places, des cellules géantes (fig. 76). Traitées comme les précédentes, elles conservent beaucoup plus

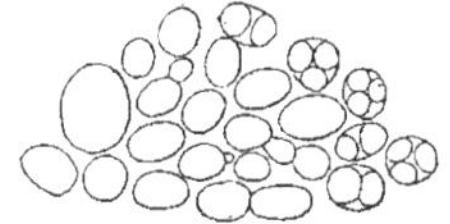

Fig. 76. — Levure basse de Carlsberg, n° 2, d'après Hansen.

longtemps leur protoplasma homogène et transparent. Il devient tout au plus finement granuleux, et la durée de la survie est beaucoup plus grande qu'avec le n° 1.

Ces deux levures sont des levures basses. Leur culture sur gélatine ne donne rien de particulier. En culture sur blocs de plâtre, le n° 2 sporule plus vite et plus abondamment que le n° 1.

La marche de la fermentation est aussi différente. Le n° 1 donne des *Kreissen* fermes et épais, formant chapeau. Le n° 2 donne des *Kreissen* moins épais, parfois épars. La clarification est rapide avec le n° 2, plus lente avec le n° 1. Le dépôt de fond, dans la cuve à fermentation, est ferme avec le n° 2, un peu plus liquide avec le n° 1. Enfin la fermentation principale et la fermentation secondaire sont plus actives avec le n° 1 qu'avec le n° 2.

Les deux bières ont des goûts différents, et se comportent différemment dans la cave de garde. La bière de 1 craint beaucoup moins les troubles de levure que l'autre, et convient par suite mieux pour les dépôts ou l'exportation.

Borgmann a comparé l'action de ces deux levures sur un même moût, fermenté par elles dans des conditions qui permettaient la comparaison. Les principales différences relevées sont relatives à l'acide et à la glycérine. L'acide libre à la fin de la fermentation s'élevait à 0,86 gr. par litre avec le n° 1, à 1,44 gr. par litre avec le n° 2, l'évaluation faite en acide lactique. Les proportions de glycérine étaient respectivement de 1,01 et de 1,37 gr. par litre, Borgmann fait remarquer que les proportions de glycérine. pour 100 d'alcool sont de 2,63 pour le n° 1, de 3,24 pour le n° 2, chiffres différents des nombres ordinairement trouvés pour les bières, et qui oscillent entre 4,14 comme minimum, et 5,50 comme maximum pour 100 d'alcool formé.

322. Levures de la collection de Berlin. — Pour décrire les nombreuses levures conservées dans le laboratoire qu'il dirige, M. P. Lindner a adopté la forme de tableaux schématiques, dans lesquels se trouvent inscrites, sous une forme aussi lisible que le permet leur condensation, les caractères de chacune de ces levures. On y distingue tout de suite par exemple, les levures basses et les levures hautes, les levures à faible et à forte atténuation etc. Ce tableau est utile comme résumé, mais nous pouvons dire de lui, comme des détails que nous avons transcrits plus haut au sujet des levures de Pasteur et de Hansen, qu'il ne contient aucune caractéristique des levures décrites, et ne saurait permettre de même les reclasser sans erreurs, au cas où un jour les étiquettes seraient brouillées ou perdues. Encore moins permettrait-il d'identifier avec une des levures du tableau une levure inconnne.

C'est pour cela qu'il est inutile d'insister. La filiation des levures est une question d'ensemencements purs et d'étiquettes. Les espèces ou races sont devenues des marques commerciales, et on peut toujours se procurer de la marchandise conforme au type, sauf les variations dont nous avons parlé au chapitre précédent, quand on s'adresse à un laboratoire bien ordonné et bien tenu. Or, ces laboratoires sont aujourd'hui très nombreux.

BIBLIOGRAPHIE

Pasteur. Etudes sur la bière.
Hansen. *Meddelelser, passim.*
Borgmann. *Zeitschr. f. anal. Chemie,* t. XXV, 1886.
P. Lindner. Mikroskop. Betriebskontrolle in der Gahrungsgewerben, Berlin, P. Parey, 1895.

CHAPITRE XXXI

LEVURES A FORTE ET A FAIBLE ATTÉNUATION

Une des préoccupations de l'industriel, tant brasseur que distillateur, est de connaître à propos de chaque levure le degré d'atténuation qu'elle produit, c'est-à-dire la diminution de densité qu'elle amène dans le liquide qu'elle fait fermenter. Nous avons vu apparaître cette préoccupation à propos des caractères distinctifs des levures que nous avons décrites. Nous avons vu qu'un distillateur, qui vise à retirer le plus d'alcool possible d'un moût sucré, demande des levures qui poussent le plus loin possible l'utilisation des matériaux fermentescibles du moût, qui, par exemple, dans un moût de pommes de terre ou de maïs, fassent fermenter une partie ou la totalité des dextrines, et cela dans un liquide contenant déjà le plus possible d'alcool, pour économiser les frais de distillation. Il lui faut donc des levures très actives. Au contraire, le brasseur de bière basse, qui vise à laisser dans sa bière la totalité des dextrines et même un peu de maltose, pour qu'elle conserve de la *bouche*, cherchera des levures s'arrêtant tôt dans leur œuvre. Les uns et les autres prennent pour guide l'atténuation.

323. Atténuation. — Rien n'est plus simple que cette expression quand on la débarrasse du voile de formules et de tableaux sous lequel on la masque d'ordinaire. On appelle de ce mot la diminution de densité que subit un moût par suite de la transformation de son maltose en alcool.

Pour l'évaluer, on prend d'abord la densité du moût à une température déterminée ; cela se fait à l'aide de divers instruments, généralement à graduation empirique, et dont les indications n'ont d'ordinaire aucune relation avec la densité du liquide. Comme nous n'avons pas pour objet d'apprendre à connaître ces instruments (dont les plus répandus sont les aréomètres de Balling et de Brix, en Allemagne, et en Angleterre, celui de Bate qui donne directement la densité, et celui de Richardson, dont la graduation est empirique), nous supposerons que la densité soit évaluée dans le système décimal ; elle sera, par exemple, de 1,063 (15°4 Balling).

L'excédant de la densité du moût sur celle de l'eau est dû aux matières en solution, parmi lesquelles il n'y a guère que le maltose qui disparaisse pendant la fermentation, pour faire place à de l'alcool. On pourra donc avoir une idée de la quantité de maltose disparue, si on cherche de combien a décru la densité réelle du liquide, c'est-à-dire celle qu'aurait le liquide si on en chassait l'alcool par l'ébullition pour le remplacer par une quantité égale d'eau. Il est évident, en effet, que, de la diminution survenue, on peut conclure empiriquement à la quantité de maltose détruite, et, par conséquent, à l'état plus ou moins avancé de la fermentation.

Au lieu de chasser l'alcool par ébullition pour le remplacer par l'eau, on peut distiller le liquide, recueillir l'alcool, le ramener au volume primitif, et prendre la densité du mélange. En admettant alors, ce qui est suffisamment vrai, que la diminution de densité que l'alcool produit dans la bière est la même que celle qu'il produit dans l'eau, on peut, connaissant la densité de la bière et celle du liquide alcoolique qu'on en a tiré, savoir ce que serait cette densité de la bière si on l'avait prise en l'absence de l'alcool.

Par exemple, dans le cas où nous nous sommes placés plus haut, et qui n'est pas fictif, étant celui de la bonne fabrication de la *pale ale*, on trouve que la densité de la bière finie est de 1,021, et que la densité de l'alcool est de 0,992. On dira que la densité de la bière sans alcool s'élèverait à 1,029 = 1,021 + 0,008. Et si on appelle degrés d'atténuation les unités décimales du dernier ordre, on dira que le moût de *pale ale* doit subir une atténuation de 1,063 — 1,029 = 34 degrés.

Il est bien entendu que ce chiffre est variable suivant le mode de graduation du densimètre employé. En degrés Balling, par exemple, une densité de 1021 correspond à 5°2 Balling, une densité de 1029 à 7°2 Balling. Le brasseur qui se contentera pratiquement de lire les indications de son instrument trouvera donc une différence de 15°4 — 5°2 = 10°2 entre les indications de l'aréomètre plongé dans le moût originel et dans la bière privée de son acide carbonique. Il constaterait de même une différence de 15°4 — 7°2 = 8°2 entre les indications du Balling dans le moût initial et dans la bière privée de son alcool et ramenée au volume initial. Il dira qu'il a obtenu 10°2 d'atténuation apparente et 8°2 d'atténuation réelle, et en prenant le rapport de ces nombres à l'indication du Balling dans le moût, il trouvera :

Pour le degré d'atténuation apparente.. $\frac{10,2}{15,4} = 65$ 0/0

Pour le degré d'atténuation réelle..... $\frac{8,2}{15,4} = 54$ 0/0

Ces rapports ont eux-mêmes une signification qu'il faut mettre en lumière. Le premier donne une idée approximative du point où a été poussée la fermentation. Le second permet de pousser très loin l'étude du phénomène ; voici comment. La densité primitive du moût de cette bière était de 1,063 qui correspondait à une teneur d'environ 16,5 0/0 de matières solides. La composition de ces matières solides est différente, suivant le mode de brassage. Il y a plus de maltose dans les moûts brassés à basse température, plus de dextrine dans les autres. Dans l'espèce, il y avait 10,4 gr. sur les 16,5 gr., c'est-à-dire 64 0/0 de sucres fermentescibles.

A la bière faite correspondait à son tour, pour sa densité de 1029, 7,6 0/0 de matériaux solubles. Il en avait donc disparu 8,9 0/0, c'est-à-dire 54 0/0, de l'extrait, c'est précisément, ainsi qu'on pouvait s'y attendre, le chiffre donné par l'atténuation réelle, et de ce chiffre, déterminé comme plus haut, on peut conclure ce qui reste, dans la bière, de maltose non fermenté, si on connaît, par les conditions du brassage, ce qu'il y en avait au départ. On trouve en effet ici qu'il reste 10,4 — 8,9 gr., c'est-à-dire 1,5 gr. (soit environ 20 0/0 de l'extrait) de maltose, destiné à entretenir la fermentation secondaire et la mousse en bouteilles, comme nous l'avons indiqué plus haut.

324. Circonstances dont dépend l'atténuation. — L'attention du brasseur est donc légitimement fixée sur l'atténuation, et l'expérience lui a appris que cette atténuation dépendait d'une foule de circonstances. Du travail du brassage d'abord, et non seulement, ce qui est naturel, de la proportion de malt mise en infusion, mais surtout de la température et du travail du brassage, de la façon de conduire les trempes, bref, de tout ce qui peut influencer ce travail délicat de la liquéfaction et de la saccharification de l'empois, sur lequel nous avons donné, dans le tome II de cet ouvrage, des renseignements suffisants. La température de fermentation joue aussi un rôle, les levures poussant d'ordinaire plus loin la fermentation d'un moût lorsque la température est favorable. La hauteur et la forme des vases, les facilités d'aération jouent aussi un rôle. Certaines circonstances imprévues interviennent aussi. C'est ainsi qu'on s'est aperçu, à la brasserie Bjerholm, de Copenhague, qu'une simple centrifugation du moût élevait de 46,1 à 64,5 0/0 le degré d'atténuation apparente produit par la même levure, simplement à cause de l'aération intensive que subissait ainsi le moût chaud. La levure elle-même avait subi l'influence de cette pratique ; pendant que dans le moût non centrifugé, elle donnait très rapidement un dépôt assez ferme, elle donnait un dépôt flottant avec le moût centrifugé, et il y avait, sous ce point de vue, entre les levures de ces deux moûts, des différences du même ordre que celles que nous avons signalées (321) entre les levures basses de Carlsberg, n°s 1 et 2.

Je cite ce fait, parce qu'il montre qu'il y a peut-être quelque illusion à parler, comme on le fait trop souvent, de levures à forte atténuation et de levures à faible atténuation. Les levures ne sont pas seules à intervenir dans le phénomène auquel pourtant elles président, et souvent elles sont commandées, au lieu de commander. Cependant il faut reconnaître qu'il y a des levures faibles, du type Saaz, qu'aucune condition de température ou de bonne préparation du moût n'entraîne à pousser la fermentation au delà d'un certain degré plus ou moins faible, pendant que d'autres levures, dans le même milieu, amènent des atténuations considérables. C'est ce qui est relatif à cette fonction des levures que nous devons examiner ici.

325. Rôle de la levure. — Pour comprendre le rôle particulier que peut avoir l'espèce ou la race de levure dans les questions d'atténuation, nous n'avons qu'à rappeler et à résumer des notions éparses dans ce volume. Nous avons vu que si nous considérons un sucre facilement fermentescible, comme le glucose ou le lévulose, toutes les levures ne le font pas fermenter avec la même vitesse, c'est-à-dire avec la même facilité. Introduites en même quantité dans des solutions pareilles de l'un de ces sucres, placées à la même température, elles ne donneraient pas des fermentations de même intensité ou de même durée. Celles de ces fermentations qui auraient par hasard même durée pourraient ne pas se ressembler dans leur marche, être les unes plus actives au début, les autres plus actives à la fin. Sans entrer dans ce détail, en n'envisageant que ce que nous avons appelé les activités moyennes pendant la période de fermentation, ces activités sont différentes d'une levure à l'autre, probablement parce que les activités de la diastase sont différentes aussi.

Il y a plus. Supposons que nous ayons opéré avec une solution un peu concentrée de l'un de ces sucres facilement fermentescibles, par exemple une solution de d-fructose, à 250 gr. par litre ou du moût de raisin à ce taux. L'expérience montre que les diverses levures ne poussent pas également loin la fermentation de cette solution sucrée. Les unes vont jusqu'au bout, et se montrent encore actives dans des vins à 13 ou 14 0/0 d'alcool; d'autres s'arrêtent à la moitié, au quart du chemin. Cette faiblesse paraît être le lot, non de la zymase, mais du protoplasma. On ne voit pas en effet pourquoi la zymase, qui existait à l'origine et qui n'est pas détruite, n'irait pas plus loin avec le temps, même au cas où il y aurait mort de la levure. Il faut, ou qu'elle ne soit pas sécrétée, ou qu'elle soit détruite, et dès lors, c'est le protoplasma qui entre en jeu.

Faisons maintenant intervenir un obstacle de plus, c'est-à-dire un sucre difficilement fermentescible, comme l'est par exemple le galactose, ou encore ces dextrines très voisines du maltose que nous savons exister dans tous les moûts de bière. Nous verrons se révéler de nouvelles différences entre les levures. Certaines n'y touchent pas, ou y touchent à peine; les autres au contraire les traitent à peu près comme des sucres facilement fermentescibles. Nous savons, par les expériences de Dienert, que très souvent, il ne s'agit pour elles que de commencer l'action, et qu'une fois amorcées, elles s'habituent peu à peu à ce sucre. Mais l'expérience n'en montre pas moins qu'elles se laissent plus ou moins facilement amorcer, et que de ce côté-là il y a des différences qui peuvent devenir sensationnelles, puisque, en examinant la chose en gros, on peut dire qu'il y a des levures qui font fermenter le galactose, et d'autres qui le laissent intact. Les expériences de Laborde et de Dienert diminuent ce qu'il y a d'absolu dans cette distinction, mais ne la font pas disparaître.

En comparant alors les levures faibles ou paresseuses, dont nous parlions au début de ce paragraphe, avec les levures qui se montrent rebelles aux sucres difficilement fermentescibles, comme le galactose, on s'aperçoit qu'il y a quelque relation entre ces deux propriétés. Il en est de même pour celle de faire fermenter les di ou trisaccharides difficiles à dédoubler, comme le lactose, le mélibiose, le mélitriose. Mais ces relations s'effacent encore davantage dans ces cas où ce n'est pas seulement la zymase qui est en jeu, et où il doit y avoir sécrétion d'autres diastases d'hydratation et de dédoublement, lactase, mélibiase, etc.

Somme toute, les diverses levures nous apparaissent différentes en ce qui concerne leur mode d'alimentation (sucres, dextrines, etc.) et en ce qui concerne leur mode de digestion, plus ou moins rapide et plus ou moins complète. Pour continuer la comparaison, les levures qui ont mauvais estomac sont aussi celles qui sont les plus difficiles sur le choix de leurs aliments, et par conséquent les plus exclusives. Mais il n'y a là qu'une indication générale, d'autant moins scientifique que nous avons vu, dans les expériences de Dienert, les levures qui avaient mauvais estomac pouvoir s'en faire un bon. Dans ces questions, la nature de l'organe sécréteur de la diastase et l'activité de la diastase ont toutes les deux un rôle, mal défini encore, et nous ne voyons que la superposition de ces deux influences. Le progrès consistera à les démêler.

326. Type Saaz et type Frohberg. — En ce moment on considère comme appartenant au type conventionnel Saaz toutes les levures industrielles donnant une atténuation faible, et au type Frohberg toutes celles qui donnent une atténuation élevée. Ces deux noms sont ceux de deux levures isolées par M. P. Lindner, l'une d'une brasserie de Saaz, en Bohême, l'autre de la brasserie Frohberg à Grimma. Ce sont les n°s 6 et 19 de la collection de Berlin. Toutes deux sont des levures basses, mais autour d'elles sont venues se grouper d'autres levures, hautes ou basses, et le groupe est encore confus. Bau avait essayé d'en faire une classification devenue un peu caduque, car elle tablait sur la possibilité ou l'impossibilité de faire fermenter deux sucres, l'isomaltose α et l'isomaltose β, qui ne sont pas restés dans la science, au moins comme éléments constitutifs du moût de bière. Mais un court résumé de la classification de Bau indiquera assez bien la composition des groupements formés autour des types Saaz et Frohberg.

Bau désigne du nom genérique de *Saccharomyces* toutes les espèces de levures faisant fermenter facilement et complètement le glucose, le fructose, le saccharose et le dextrose, ne faisant pas fermenter la dextrine de Lintner ni le lactose.

La première espèce de ce genre, le *Saccharomyces cerivisiæ* fournit quatre types :

1° Le type Frohberg, à fermentation haute, fait fermenter les deux isomaltoses, pas le mélibiose, et sécrète une diastase transformant le mélitriose en fructose qui fermente et mélibiose qui reste. Presque toutes les levures de brasserie à fermentation haute appartiennent à ce type ;

2° Le type Saaz à fermentation haute fait fermenter l'isomaltose α, non l'isomaltose β et le mélibiose. Pour le reste, c'est comme le précédent. Comme la seule distinction repose sur la différence d'action sur l'isomaltose, cette division revient à dire qu'il y a des levures hautes du type Frohberg et du type Saaz ;

3° Le type Saaz à fermentation basse fait fermenter complètement l'isomaltose α, le mélibiose et le mélitriose, mais non l'isomaltose β. Il n'y a, comme pour le précédent, qu'une espèce connue de ce type, c'est la levure type de Saaz.

4° Le type Frohberg à fermentation basse, qui fait fermenter complètement les 2 isomaltoses, le mélibiose et le mélitriose. A ce type appartiennent presque toutes les levures de bière basse. Comme sa seule différence avec le type 3 est relative à la fermentation de l'isomaltose β, il absorbe ce type 3 comme le type 1 absorbe le type 2, et dès lors la classification tout entière revient à dire que la plupart des levures sont du type Frohberg, la grande minorité appartient au type Saaz.

327. Levure Logos. — Au-dessus de la levure de Frohberg, comme puissance d'atténuation, on a fait une place pendant quelque temps à la levure de Burton qui était la levure industrielle donnant le plus d'alcool dans un moût de bière. Cette levure Burton a été détrônée à son tour par une levure qu'ont fait connaître MM. Van Laer et Denamur, et à laquelle ils ont donné le nom de levure Logos, du nom du propriétaire de la brasserie de Rio-de-Janeiro où elle a été découverte. Son origine est inconnue, mais elle provenait probablement d'une fermentation spontanée de jus de canne à sucre.

Cette levure présente la forme d'un *S. Pastorianus*, dont les cellules se tiennent agglomérées en paquets, quelquefois tellement volumineux qu'ils peuvent devenir visibles à l'œil nu. Elle est un peu visqueuse, se colle facilement au fond et sur les parois du vase et, comme elle ne monte pas à la surface du liquide en fermentation, elle a les caractères extérieurs d'une levure basse, mais elle peut rester active aux hautes températures du climat brésilien, et la bière qu'elle fournit a un caractère de bière haute.

Si elle pousse l'atténuation très loin, elle est en revanche peu active et donne des fermentations plus lentes que les autres levures industrielles. Elle retarde même, quand elle est présente, les fermentations produites par des levures plus actives, et c'est là un inconvénient assez grave au point de vue industriel. Au point de vue doctrinal, il est intéressant de trouver une levure poussant encore plus loin que la levure Frohberg la fermentation des dextrines, et témoignant à sa façon qu'il ne faut plus parler d'une dextrine, mais de dextrines plus ou moins attaquables par les levures ordinaires, de la levure Saaz à la levure Logos.

Il y a naturellement entre ces types extrêmes de nombreux intermédiaires, et on voit que nous n'avons pas grand chose à gagner à creuser ces notions, auxquelles il faut laisser leur caractère industriel, puisqu'on n'a pas encore réussi à les asseoir sur le terrain scientifique.

Toutefois, précisément sur le terrain industriel, la préoccupation de rechercher des levures à forte atténuation a conduit à découvrir des levures nouvelles, n'appartenant pas à l'espèce saccharomyces, et dont il est nécessaire de dire un mot.

328. Schizosaccharomyces. — Il y a un groupe de levures alcooliques véritables, appartenant non aux Blastomycètes, mais aux Schizomycètes, c'est à dire se multipliant par allongement et segmentation transversale. La cellule, d'ordinaire oblongue, se coupe en deux par une cloison qui apparaît en son milieu (fig. 77), et autour de laquelle les deux nouvelles cellules s'arrondissent, si bien qu'elles finissent par

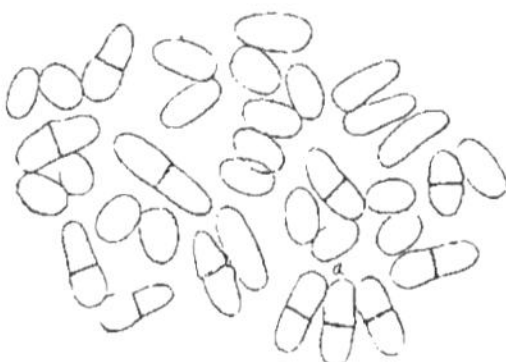

Fig. 77. — *S. octosporus.* Segmentation après 24 h. dans le moût, à 25° d'après Schionning.

se séparer. Puis la segmentation recommence. L'histoire de ce groupe n'ayant pas été poussée plus loin, en tant que groupe, nous ne pouvons que passer à l'étude des espèces qu'il contient.

329. Schizosaccharomyces octosporus. — Le mieux connu est le *Schizosaccharomyces octosporus*, que Beyerinck a rencontré sur un grand nombre de fruits des pays chauds (raisins dits de Corinthe, venant de la Grèce, de l'Asie-Mineure et de la Turquie, figues de Smyrne) ; on n'en trouve pourtant pas sur les dattes. Il n'y en a pas non plus sur les fruits sucrés de pays plus septentrionaux, ce qui tient peut-être à ce que cette levure ne pousse pas au-dessous de 15°.

On la reconnaît sûrement, dans l'eau de lavage de la

surface de ces fruits, à ses asques à 8 spores (fig. 78). Pour la séparer des végétations environnantes, on profite de que ces asques à l'état sec peuvent être portées à 115° sans périr.

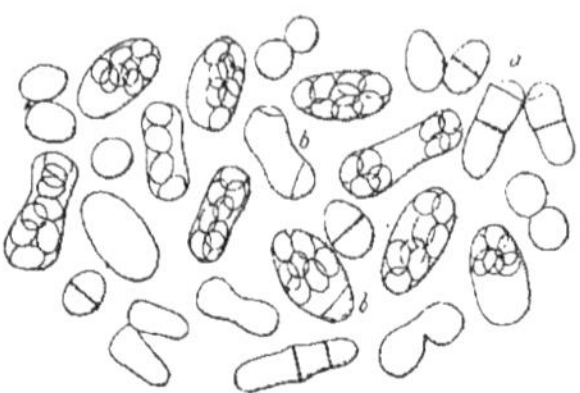

Fig. 78. — Jeune végétation sur moût gélatinisé, d'après Schionning.

Les formes végétatives, même sèches, périssent déjà à 80° environ. Leur mort commence même à 56°, et il en est de même pour les formes végétatives des autres levures.

On lave donc dans très peu d'eau des raisins de Corinthe ou des figues. On fait évaporer cette eau sur des plaques de verre qu'on porte lentement à 30°. Puis on chauffe longtemps à 56°, et de temps en temps, on prend un peu du dépôt pour l'ensemencer sur gélatine, ou dans du moût sucré et d'une acidité correspondant à 6 ou 9 0/0 d'acide normal. Vers le 4e jour de la culture on aperçoit un dépôt d'asques du *S. octosporus*. C'est à ce moment qu'il est proportionnellement le plus abondant ; on fait alors un ensemencement superficiel sur gélose, qui permet d'isoler les colonies.

330. Race non sporulée. — Nous avons vu (**291**) comment, de ces colonies, on pouvait tirer une race sporulée et une race sans spores. Cette dernière race a les propriétés suivantes : ses cellules, au lieu d'être grandes et ovales comme les cellules à spores, sont petites, rondes, et deviennent seulement un peu elliptiques avant la transformation. Quand on les examine après qu'elles ont épuisé le milieu nutritif, dans les conditions où leurs congénères seraient sporulées, on les trouve gonflées, parfois cloisonnées par deux cloisons perpendiculaires qui leur donnent un aspect de sarcine.

Cette race liquéfie moins la gélatine que l'autre. Elle ne se colore pas comme elle, en bleu, par l'iode, parce que cette coloration n'appartient pas à l'enveloppe de la cellule, mais à l'enveloppe des spores. Elle donne aussi plus d'acide que la race sporulée. Elle n'est pas un produit de laboratoire et accompagne l'autre dans la nature : les deux races sont même presque constamment mélangées sur le même milieu et en un même point.

331. Race sporulée. — Dans la race à spores, ces spores se forment d'une façon précoce. Quelques-unes des cellules se gonflent et atteignent des dimensions de 15 à 20 μ, et sporulent presque dès l'origine lorsqu'on fait fermenter du moût de bière à 25°. La sporulation marche plus vite et est plus abondante sur disques de plâtre, et encore plus sur gélatine au moût de bière, où il se forme des colonies

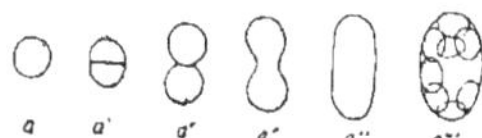

Fig. 79. — Formation de l'asque dans le *S. octosporus*, d'après Schionning.

d'aspect cireux, rondes, avec une petite dépression au milieu. Au bout de quelques jours on assiste à la formation de la spore, qui, d'après Schiönning, se fait d'une façon particulière. La cellule mère, primitivement ronde, s'allonge, se coupe en deux par une cloison transversale (fig. 79), autour de laquelle les deux cellules s'arrondissent. Puis, ces deux cellules, déjà presque séparées, se fusionnent à nouveau, et deviennent une cellule ellipsoïdale qui grossit plus ou moins régulièrement, et donne un nombre variable de spores, d'ordinaire huit. Il faut rapprocher ce phénomène de ceux que Hansen a constaté pendant la germination de la spore de *Saccharomyces Ludwigii*. A mesure que les spores mûrissent, la paroi cellulaire du *S. octosporus* se dissout, et les spores apparaissent noyées dans un mucus qui disparaît ensuite. Ces spores sont rondes ou un peu allongées. Leur mem brane extérieure se colore en bleu par l'iode, comme l'a montré Lindner.

Sur les cellules jeunes aussi bien que sur celles qui contiennent des spores, on voit, par places, de fines lignes qui semblent séparer des parties du protoplasma inégalement granuleuses ou vieilles. On peut croire que ce sont des cloisonnements avortés.

Les ascospores mûres contiennent, d'après Lindner, très nettement un noyau autour duquel le protoplasma s'arrange en rayonnements étoilés. La germination de ces spores est facile à observer. Elles se gonflent jusqu'à atteindre la grosseur de la cellule normale et la segmentation commence.

Cette espèce semble assez difficile sur son alimentation : c'est à peine si elle pousse dans des solutions où l'azote ne lui est fourni que sous forme d'ammoniaque ou d'asparagine. La peptone même lui convient peu : elle semble exiger les matières azotées complexes qu'elle trouve dans le malt ou les fruits sucrés. Parmi les hydrates de carbone, elle s'accommode très bien du glucose, du lévulose et du maltose, qu'elle fait fermenter activement, mais elle n'intervertit ni ne fait fermenter le saccharose. D'après Fischer, l'extrait aqueux d'une culture séchée et pulvérisée hydrolyse le maltose, non le saccharose. La culture est encore assez abondante avec la mannite et la glycérine, mais presque nulle avec le saccharose, l'érythrite, le lactose, le raffinose, la dulcite, la quercite, l'arabinose et l'inosite.

332. Schizosaccharomyces Pombe. — Le *Schizosaccharomyces Pombe* a été découvert par Saare, dans le laboratoire de P. Lindner, dans une bière faite avec du millet, et a été isolée par Zeidler et P. Lindner. Sa forme ressemble un peu à celle de l'*oïdium lactis* : elle est cylindrique, arrondie aux deux extrémités, et de diamètre variable. Dans les milieux qui s'épuisent, la longueur de l'article diminue jusqu'à atteindre celle des globules de bière ordinaire, avec lesquels on peut le confondre. Mais c'est une levure qui ne bourgeonne pas, qui s'allonge et se partage en deux par une cloison médiane, au niveau de laquelle se fait la séparation.

Les articles isolés sont de longueurs très inégales. En l'absence de l'air, ils s'allongent parfois beaucoup en présentant des cloisons transversales ébauchées. Lorsque deux articles se séparent, la surface de séparation est parfois irrégulière, et présente une sorte de charnière. Beaucoup d'articles ont donc leurs extrémités inégales, l'une arrondie, l'autre plus ou moins bosselée. On trouve même par places des sortes de bourgeons latéraux. La ressemblance est très accusée avec les formes d'*oïdium lactis*, qui est probablement au Schizosaccharomyces Pombe, ce que, par exemple, le mycoderme du vin est à la levure de bière.

Le contenu de la cellule est, comme chez l'*oïdium*, légèrement granuleux, avec des agglomérations de corpuscules, qui deviennent plus abondantes et plus épaisses quand le cloisonnement va se faire. C'est alors dans l'épaisseur de ces amas qu'apparaît la membrane nouvelle.

La sporulation est très facile, en gouttes pendantes, avec cette espèce. Lindner a vu des spores se former sept jours après l'ensemencement et être très nombreuses après neuf jours. Elles se forment moins facilement sur plâtre. Sur culture en gélatine âgée de 15 semaines, le dépôt de fond de la gélatine liquéfiée contenait 15 0/0 de cellules à spores. La sporulation commence même dans le dépôt d'une fermentation, dès que celle-ci est terminée. Il y a de une à quatre spores par cellule. La germination commence par un amincissement de la paroi, puis il y a allongement dans un sens. La cloison transversale apparaît dès que la jeune cellule a atteint la longueur d'une cellule ordinaire. La germination commence parfois à l'intérieur du globule mère. D'autres fois, les cellules sortent par une ouverture avant de germer.

Cette levure est à atténuation forte. Elle a poussé à 84 l'atténuation apparente d'une bière, qu'une levure de Frohberg avait porté seulement à 70. La bière avait un arrière goût peu agréable. Il ne se forme de pellicule ni sur moût, ni sur la gélatine liquéfiée. La fermentation est très active, et a tous les caractères d'une fermentation basse. C'est à 30-35° qu'elle marche le mieux. Elle prend alors un peu les caractères d'une fermentation haute. Cette levure convient bien pour des moûts concentrés, attendu qu'elle est très active et supporte sans faiblir des titres alcooliques très élevés. Elle peut faire fermenter les dextrines, et deviendra peut-être une levure recherchée pour les distilleries. Elle fait aussi fermenter le dextrose et le saccharose.

333. Autres Schizosaccharomyces. — A côté des espèces qui précèdent viennent s'en placer d'autres, voisines ou peut-être identiques, encore mal connues. Eykmann avait décrit sous le nom de *Schizosaccharomyces asporus*, une levure servant à la fabrication de l'arrak au moyen de la mélasse, à Java. Mais le caractère d'être sans spores est loin d'être distinctif, comme nous l'avons vu à propos du *S. octosporus*. Beijerinck croit que cette levure pourrait bien être identique avec le *S. Pombe*. Grey a isolé aussi une levure, employée dans la fabrication du rhum au moyen de la mélasse de sucre de cannes à la Jamaïque. Cette levure, appelée par Holm et Lindner *S. mellacei*, est, à 25°, une levure haute, formant un dépôt caséeux, donnant aux liquides fermentés un arôme agréable. Mais c'est une levure faible, n'ayant donné au maximum que 2,5 0/0 de sucre dans un moût de bière à 10,5 Balling. Les spores sont un peu allongées, très réfringentes, et se colorent en bleu comme celles du *S. octosporus*. Il semble qu'il y ait plusieurs types de la même espèce.

En somme, le groupe des Schizosaccharomyces n'est pas débrouillé. Mais il existe, et contient des levures à forte atténuation. C'est que ce groupe contient une diastase saccharifiant la dextrine, diastase que nous allons voir à l'œuvre dans le chapitre suivant.

BIBLIOGRAPHIE

BAU. *Woch. f. Brauerei,* 1894, n° 43.
BEIJERINCK. *Centralbl. f. Bakter.* 2e p., t. III, p. 449 et t. IV, p. 657.
LINDNER. *Id.* t. II, 1896.
LINDNER. Schizosaccharomyces Pombe. *Woch. f. Brauerei,* 1893, n° 49.
EYKMANN. *Centralbl. f. Bakt,* t. XVI, 1894.
GREY. *Bulletin of the Botanic Depart. in Jamaïca,* t. II, 1895, et t. III, 1896.
VAN LAER et DENAMUR. *Moniteur Scientifique,* 1895, p. 499.

CHAPITRE XXXII

MÉLANGES DE LEVURES

Maintenant que nous savons qu'il y a diverses levures, et les effets qu'elles peuvent produire lorsqu'elles sont ensemencées séparément dans un liquide de culture, nous avons à nous demander ce qui se passe lorsqu'elles sont mélangées. Quel est leur mode de réaction des unes sur les autres ? S'exaltent-elles ou se contrarient-elles ? Se développent-elles simultanément comme si chacune d'elles était seule ? Ou bien encore la lutte pour l'existence écrase-t-elle les plus faibles, de façon à amener une purification de la semence dans la série des cultures, à moins que de nouvelles causes d'impureté n'interviennent ? Autant de questions d'un intérêt très grand, tant pour la théorie que pour la pratique.

Aucune réponse théorique ne peut être faite à ces questions. Le mécanisme cellulaire est un mécanisme flexible, subit, comme nous l'avons vu, les influences extérieures les plus légères, et il est impossible de prévoir à l'avance les répercussions mutuelles de ces organismes délicats. Tout ce que nous pouvons dire *a priori*, c'est que la solution expérimentale trouvée pour un cas ne sera pas nécessairement la même dans un autre. La nature du liquide, le degré d'aération, la température, pour ne parler que des influences principales, joueront très certainement un rôle qu'il est impossible de prévoir. Cette contingence des phénomènes n'en simplifie pas l'étude, comme on le devine. Mais elle nous autorise à dire tout de suite que nous devons nous méfier de toute conclusion absolue, et qu'il ne faudra pas accuser deux savants d'être en contradiction lorsque sur le même sujet, ils ne concluent pas de même. Ils peuvent avoir raison tous deux. Nous allons trouver de nombreux exemples de cette vérité.

334. Etude de la méthode. — Cherchons en effet dans quelle mesure les conditions de l'étude influent sur le résultat. Nous mélangeons dans le même milieu deux levures l et l', de façon à ce que les nombres de cellules ensemencées soient dans le rapport de a à b. Il y a donc a cellules de l, et b de l'. La multiplication se fait. Au bout d'un certain temps, la fermentation étant terminée ou encore en marche, nous prélevons une partie du liquide, et nous trouvons qu'il y a m cellules de l, et n de l'. Si

$$\frac{m}{n}=\frac{a}{b}$$

les deux levures ont conservé leurs proportions, non pas sans se gêner, mais en se gênant également l'une et l'autre. Si

$$\frac{m}{n}>\frac{a}{b}$$

c'est la levure l' qui a été gênée plus qu'elle n'a gêné l'autre, et inversement. Il semble donc que, pour avoir une conclusion bien assise, il suffise de chercher dans quel sens a varié le rapport des nombres de cellules ensemencées. Or c'est ce qu'il est facile de faire dans certains cas avec des levures à physionomie facilement reconnaissable, telle que le *S. apiculatus*, par exemple, ou encore un des *S. Pastorianus*.

Mais rien ne nous dit que le rapport de multiplication des deux levures se maintienne constant pendant la durée du phénomène, et que le rapport $\frac{m}{n}$ soit indépendant du moment où on le constate. Imaginons par exemple que nous ayons mélangé 2 levures, l'une plus aérobie, l'autre plus anaérobie. La première se développe davantage au début, quand le liquide sera saturé d'oxygène. Dès que, sous l'influence des cellules anciennes et nouvelles des deux levures, la fermentation aura commencé, c'est la levure anaérobie qui reprendra le pas sur sa voisine, pour le céder éventuellement de nouveau à la fin de la fermentation ou dans la fermentation secondaire, lorsque l'oxygène commencera à reparaître dans le liquide. Le rapport $\frac{m}{n}$ sera donc variable, avec ce mélange de levures, suivant le moment où on le constatera. On peut prévoir même qu'il dépendra de la forme des vases, du volume du liquide, de sa mise en profondeur ou de son étalement en surface, bref de toutes les circonstances qui peuvent favoriser le départ de l'acide carbonique ou la pénétration de l'oxygène.

On pourrait recommencer les mêmes raisonnements à propos de deux levures inégalement sensibles à l'action de la température. Le rapport $\frac{m}{n}$ pourrait être différent à diverses températures, être différent aussi dans une masse de moût qui s'échauffe pendant la fermentation et dans le même moût dans un flacon à l'étuve du laboratoire. Il n'est pas besoin d'insister pour comprendre que tous les nombres trouvés par cette méthode seront contingents, et ne pourront être utilement opposés les uns aux autres comme contradictoires.

Il faut spécifier davantage si on veut éviter la plus grande partie de ces incertitudes. Mettons-nous par exemple dans les conditions suivantes. Ensemençons de très petites quantités, connues, de deux levures dans un volume assez grand d'un liquide aéré. Arrêtons l'expérience après quelques heures, lorsque le développement n'est pas encore suffisant pour que les cellules se gênent les unes les autres, soit en se disputant les matériaux azotés et hydrocarbonés du liquide nutritif, soit en y déversant des matériaux qui, en leur qualité d'antiseptiques, pourraient être inégalement nuisibles aux deux levures. Dans ces conditions, si le liquide est exposé à l'air en grande surface et en petite épaisseur, on peut admettre que toutes les conditions restent pareilles pour chacune des deux levures, qui se développent comme si elles étaient seules dans le liquide. Le nombre initial a de cellules de la première devient ma, le nombre initial b de cellules de la seconde devient nb. Le rapport m/n est le rapport de multiplication, celui dans lequel se trouveraient les nombres finaux de cellules des deux levures, si on en avait ensemencé des quantités égales.

En spécifiant ainsi, on définit assez bien ce rapport, mais il faut remarquer qu'il se rapporte à la levure végétal et non à la levure ferment, et que par là il perd de son intérêt pratique. La sécrétion de la zymase n'est en effet pas en proportion, nous le savons, du nombre des cellules. Mais enfin, même réduite à son côté théorique, la question présente un certain intérêt.

Introduisons maintenant dans cette étude la pratique si souvent mise en œuvre des ensemencements successifs. Imaginons que nous prélevions, dans la culture que nous venons de faire, et au moment que nous avons spécifié, une semence que nous portons telle quelle dans un autre milieu réalisant les mêmes conditions de culture que le premier. Il est clair que la quantité ma de la semence de la première levure deviendra m^2a ; de même, la quantité nb de la seconde deviendra n^2b. Sans qu'il soit besoin d'insister, on voit que, d'un bout du nombre c de cultures, faites toutes dans les mêmes conditions, le rapport des nombres de cellules des deux levures sera

$$\frac{a}{b}\cdot\left(\frac{m}{n}\right)^c$$

et de là, nous pouvons tirer tout de suite un certain nombre de conclusions.

Si le rapport m/n est très différent de l'unité, s'il est par exemple égal à 1/10, il suffira d'un petit nombre de cultures pour faire disparaître pratiquement la levure b. Après dix cultures par exemple, le rapport, s'il était originairement 1, deviendra

$$\left(\frac{1}{10}\right)^{10} = \frac{1}{100.000.000.000}$$

Il n'y aura plus qu'une cellule de la seconde levure pour 100 millions de la première. C'est le cas théorique dans lequel nous nous sommes placés (**55**) quand nous avons voulu montrer que la méthode des ensemencements successifs d'un mélange de deux levures dans un milieu convenable amenait une purification, et l'élimination de l'une des espèces.

Mais si on prend comme liquide de culture du jus de raisin, du moût de bière, un liquide quelconque auquel les levures qu'on veut séparer par ce moyen soient habituées, le rapport m/n, à moins de circonstances exceptionnelles, ne sera pas très éloigné de l'unité. Le nombre des ensemencements successifs à faire, pour éliminer l'une des espèces, pourra devenir tellement grand que la méthode ne sera plus pratique. Il en sera *a fortiori* de même si on ne la suit pas strictement, si on fait les ensemencements successifs sur les fermentations terminées, ou sur les fermentations en voie d'évolution, bref à des moments où rien n'assure que la constance du rapport m/n soit assurée. Après avoir été < 1, ce rapport peut égaler ou dépasser l'unité, et dès lors encore des expériences faites dans ces conditions hybrides ne seront pas contradictoires, alors même qu'elles parleraient en sens inverse.

Ces renseignements donnés, nous pouvons entrer dans l'étude des faits. On va voir qu'ainsi qu'il était facile de le prévoir, tous les cas se sont présentés. Au lieu de les ranger par ordre de dates, nous allons les rapporter à un certain nombre de levures, spécialement choisies comme sujets d'expériences.

335. Saccharomyces apiculatus. — La levure de choix, pour ces études, est évidemment le *saccharomyces apiculatus*, à cause de sa forme qui le rend si facilement reconnaissable. Elle n'est pas, il est vrai, assez constante pour permettre une numération des globules qui sont de l'*apiculatus*, et des globules qui n'en sont pas. On trouve des globules ovales dans la culture de *Saccharomyces apiculatus* la plus pure, et des globules acuminés dans les autres levures. Mais la constance de la forme citron est assez grande pour qu'on puisse voir quand il y a du *S. apiculatus* présent dans un mélange et quand il n'y en a plus. Rappelons là-dessus les premières expériences de Hansen, faites à propos des recherches sur la circulation du *Saccharomyces apiculatus* dans la nature, déjà visées dans le courant de ce livre. En examinant ce que devenaient dans des cultures successives des mélanges de cette levure avec le *S. cerevisiæ*, Hansen a vu (**49**) que le rapport d'accroissement changeait d'après les conditions de la culture, mais que finalement, dans des moûts de bière, le *S. apiculatus* était totalement écrasé par le *S. cerevisiæ*.

Nous avons vu aussi (**50**) les résultats de MM. Martinand et Rietsch sur les levures de la fermentation du vin, où les *S. apiculatus* commencent en général la fermentation et ne cèdent que peu à peu la place aux *S. ellipsoideus*. Cette même question a été reprise tout récemment par Muller-Thurgau, qui a surtout opéré avec des moûts de fruits stérilisés. Il a employé une levure très énergique de la station de Wadensweil, provenant d'un poiré, une levure de Steinberg, très propre à la fabrication du vin blanc, un *S. apiculatus* très actif, enfin une levure de vin rouge de Karthaus. Chacune de ces levures a d'abord été étudiée séparément, soit dans du moût de fruit stérilisé, soit dans du moût de raisin, et on y ensemençait autant que possible la même quantité de cellules. Puis on comparait les durées de fermentation des levures isolées ou mélangées dans le même milieu.

Dans le moût de fruits, la levure de Wadensweil se montre plus active que la levure de Steinberg ; c'est l'inverse dans le moût de raisin. Dans les deux, la levure de Karthaus reste en arrière des deux autres. En mélangeant les deux levures les plus actives, la fermentation a été plus active qu'avec la même quantité de semence de chacune des levures isolées. En ensemençant la levure peu active de Karthaus avec la levure plus active de Steinberg, la fermentation n'a pas été plus énergique qu'avec cette dernière seule, ce qui prouve que la première n'a pas agi. Tous ces résultats manquent de la netteté que leur donnerait une mesure plus précise de l'influence ou de l'activité de développement de chacune des levures, qui ne sont pas très faciles à distinguer. On est un peu mieux armé avec le *S. apiculatus*.

Cette espèce est extrêmement abondante sur les raisins étudiés par Muller-Thurgau. Il y a des grains sur lesquels elle existe seule, d'autres où il y en a 93 0/0 de la population de levures. Ensemencée en même temps que la levure de Karthaus ou de Steinberg, la levure apiculée s'est montrée, au début de la fermentation, très gênante pour ses voisines, dont le développement n'a commencé que lorsqu'il y avait 2 à 3 0/0 d'alcool dans le liquide. Mais la levure de Steinberg a fini par prendre le dessus, tandis que la levure de Karthaus est restée très déprimée. C'est la levure de Wadensweil qui a été la moins affectée par la présence du *S. apiculatus*, peut-être parce que c'était une levure de jus de fruits acides, ressemblant en cela au *S. apiculatus*. On voit bien là l'influence de la nature du liquide, de celle de la levure, et peut-être même celle de l'acclimatation, car la levure de Wadensweil vit en symbiose, dans le poiré de ces régions, avec le *S. apiculatus*.

336. Levures sauvages. — Nous rassemblerons sous cette rubrique les essais nombreux faits sur le mélange des levures de brasserie ordinaires avec les levures que l'air promène, et peut emporter dans la bière en fermentation ou conservée dans les tonneaux de garde. On sait que parmi elles, il y a quelques variétés de *S. pastorianus*. Ces mélanges ont été étudiés, en 1888, par M. Wuylsleke, dans le laboratoire d'Hansen. Quatre levures basses de Carlsberg ont été mises en expérience, les *S. pastorianus* I et III, le *S. ce-*

revisiæ I, et le *S. ellipsoideus* n° II Les résultats ont été du même ordre que ceux observés par Hansen, l'écrasement des levures faibles par les levures fortes. Mais les levures sont faibles ou fortes suivant le milieu.

Münsche a mis de son côté en évidence l'action de la température. Après avoir mélangé à 10 0/0 de levures sauvages, 90 0/0 d'une levure du type Frohberg, il a vu qu'après trois cultures successives à 11°, toute la levure sauvage avait disparu. Au contraire, en cultivant ce même mélange à la température ordinaire de la fabrication des bières basses, c'est-à-dire vers 5°, il a vu la proportion de levures sauvages augmenter et atteindre rapidement le chiffre de 30 à 40 0/0. Les résultats de M. Münsche ont été confirmés par Auerbach.

Ce savant a vu que, dans un mélange d'une levure de Frohberg avec une levure superficielle, formant pellicule à la surface du liquide, il se fait par fermentation une sélection naturelle. En ensemençant un moût avec un mélange dans lequel les deux levures entraient dans la proportion de 29 à 71, on ne trouvait plus que la première dans le dépôt de la septième fermentation faite en série à la température de 10°. A plus basse température, c'était la seconde qui l'emportait. En forçant dans l'ensemencement la proportion de la première, elle l'emportait plus vite à 10°, mais arrivait tout au plus à se maintenir quand on opérait à température plus basse.

L'addition de sels ni l'aération n'avaient d'influence sensible sur le résultat. Pourtant en ajoutant de faibles quantités d'acide lactique, on permet à la levure superficielle de l'emporter plus facilement sur l'autre.

Pour ne viser que les éléments essentiels introduits dans ce débat, je passe tout de suite à un travail récent de M. Syrée, qui ne s'est pas contenté de rechercher ce que devenaient les proportions relatives des levures mises en présence, mais a essayé de voir quelles étaient leurs répercussions mutuelles sur les produits de leur action, l'alcool et les acides en particulier. Ses essais ont porté sur une levure du type Frohberg, à forte atténuation, et sur le *Saccharomyces Pastorianus* III, levure haute qui, comme nous l'avons vu, provoque souvent des troubles dans les bières de garde. Comme milieu de culture, au lieu du moût de bière, qu'il est difficile d'avoir toujours identique à lui-même, Syrée se servait d'un liquide contenant, par litre, 100 gr. de saccharose, et 100 cc. d'une eau de levure titrant 0,045 0/0 d'azote. On ne peut méconnaître que ce liquide était vraiment pauvre en azote. Mais comme nous demandons à ce travail de Syrée non des renseignements pratiques, mais des faits bien observés, cela n'a pas beaucoup d'importance.

Les levures étaient d'abord rajeunies séparément par une culture de 24 heures à 25° dans du moût de bière. On comptait à ce moment-là le nombre de cellules par mill. cube de chacune de ces cultures, et on ensemençait le liquide d'expérience de façon que le nombre total des cellules qui y étaient réunies fût toujours le même, et composé de proportions connues de chacune des levures.

Cela allait bien pour commencer. On pouvait assurer que, au début, on connaissait exactement la somme $a+b$ des cellules ensemencées, qui était toujours la même, et le rapport a/b. Malheureusement, s'il était facile de connaître exactement le nombre total des cellules quand l'expérience était terminée, il l'était moins de trouver le rapport d'accroissement de chacune des espèces mélangées. Holm et Poulsen ont bien montré qu'on pouvait reconnaître les levures sauvages dans un mélange à la promptitude avec laquelle elles donnaient des spores. Mais toutes n'en donnent pas. Ce n'est donc pas un procédé de numération. De plus, une opération aussi contingente, et dont on est si peu maître, que celle de la sporulation, ne mérite guère de créance comme méthode d'expérience.

Il a donc fallu se rabattre à étudier, par la méthode de Holm et Poulsen, dans quelles conditions le *S. pastorianus* disparaissait, ou au moins, tombait au-dessous du niveau, supposé le même pour tous les cas, où il n'est plus décelable par la formation des spores.

Les ensemencements étant donc faits à deux températures différentes, 15 et 25°, on laissait la fermentation se produire, en retenant au moyen d'un réfrigérant à reflux, suivi de quatre flacons barboteurs, tout l'alcool que l'acide carbonique emporte des flacons, et on a dosé, au bout de 4, 8, 14, 28 et 42 jours, le dextrose, le lévulose, le saccharose restants, l'alcool, l'acidité fixe et l'acidité volatile. On rajeunissait alors la culture par un séjour de 24 heures dans du moût, et on disposait une goutte de cette culture rajeunie sur des blocs de plâtre qu'on étudiait après 40 h. de séjour à 25°. Notons que ce rajeunissement préalable de la levure destinée à la sporulation pouvait un peu changer le rapport des nombres de cellules existant à la fin de la fermentation principale. Mais comme on ne pouvait qu'observer les cas où la levure sauvage avait disparu ou à peu près, cela n'a pas d'inconvénient bien grave.

Le fait le plus saillant des résultats de Syrée, c'est que ce *S. Pastorianus* à 25° peut disparaître d'abord en apparence pour reparaître ensuite, lorsqu'il n'entrait que pour une proportion très faible dans le mélange initial. Par exemple, lorsque cette proportion était de 1/900, le reste étant la levure Frohberg, l'examen des spores, pratiqué 4, 8 et 14 jours après l'ensemencement, n'a pas permis de le découvrir, soit qu'il ne se soit pas multiplié, soit que sa multiplication ait été insuffisante. A la fin de la fermentation, la levure sauvage se multiplie fortement, et reparaît dans la culture au bout de 28 jours.

A 5 ou 6°, les résultats sont un peu différents Quand la proportion de *S. Pastorianus* est de 1/40, cette levure ne se retrouve pas au bout de 8 jours, mais elle réapparaît au bout de 14, 28 et 42 jours. Quand sa proportion tombe à 1/300, elle ne réapparaît qu'au bout de 28 et 42 jours. Quand il y en avait seulement 1/400, on ne la retrouve plus, même au bout de 42 jours. Elle disparaît donc bien plus facilement à 5° qu'à 25°. Voilà une interversion sous l'action de la température, du même ordre que celle que nous avons constatée dans les expérience de Munsche.

Voyons maintenant ce qui concerne les produits de la fermentation. Notons d'abord que ce que nous avons appelé plus haut le rapport m de multiplication ne varie pas de la même façon, avec la température, dans les deux espèces mélangées. A 25° il est plus grand pour la levure Frohberg que pour la levure sauvage, à la fois au début et à la fin de la fermentation. C'est l'inverse à 5 ou 6°. Cela explique pourquoi les levures sauvages sont plus facilement étouffées aux températures élevées qu'aux températures basses. Cependant cela n'arrive pas toujours, comme nous venons de le voir. C'est que les questions de concurrence vitale mettent en jeu autre chose que les qualités que les cellules manifestent lorsqu'elles sont isolées.

Syrée a vu en effet en étudiant les fermentations faites avec des mélanges des 2 levures, que la présence d'une petite quantité de *S. Pastorianus* réduit considérablement, à 25°, le pouvoir de multiplication et l'activité de la zymase de la levure de Frohberg, mais qu'à 5 ou 6°, c'est l'inverse. Ici la notion devient un peu confuse, les effets sur le végétal et sur sa diastase restent un peu confondus.

Si pour essayer de démêler la part des deux influences, on essaie de mesurer ce que nous avons appelé le rapport $\frac{S}{L}$, en cherchant le nombre de milligrammes de sucre utilisés ou détruits par un million de cellules de levure en 4 jours, ce qui donne, comme nous l'avons vu, une mesure de l'activité a de la zymase de la levure, on trouve que cette activité est, à 25°, plus grande pour le *S. Pastorianus* que pour la levure Frohberg, et plus petite à 5 ou 6°. L'action de la température sur le végétal serait donc du même ordre que sur sa zymase. Quant aux acides, le *S. Pastorianus* en produit plus que la levure Frohberg à la fin de la fermentation, tant à 5° qu'à 25°. De ce côté, il peut y avoir de sa part une réaction fâcheuse sur la levure Frohberg, habituée aux milieux neutres. Mais nous ne pouvons que montrer quelques-unes des pièces du mécanisme, sans pouvoir encore en expliquer le fonctionnement.

337. Maintien de l'équilibre dans un mélange de levures. — Nous venons d'assister à des cas de rupture d'équilibre dans les éléments constituants de la semence, ruptures pouvant provenir de causes diverses. Il est clair, *a priori*, qu'elles ne peuvent pas représenter à elles seules toute la réalité, et qu'à côté de ces phénomènes de changements, il doit y avoir des phénomènes d'équilibre. Nous en avons été avertis par des interversions, celles que nous avons constatées, par exemple, sous l'action de la température : si à deux températnres différentes, c'est tantôt une levure, tantôt une autre qui l'emporte, elles devront être en équilibre à une température moyenne.

Tout ce que nous pouvons dire, aussi, *a priori*, c'est que ces phénomènes d'équilibre devront être plus rares que les cas de déséquilibre, de même qu'il est plus rare de trouver deux graines du même poids que deux graines de poids différent, même lorsqu'on les prend dans le même sac et qu'elles appartiennent à la même espèce. Ces cas d'équilibre devront pourtant se rencontrer. C'est M. Van Laer qui a nettement signalé le premier.

Il a analysé, par la méthode des gouttelettes de Lindner (**59**) la levure d'une brasserie à fermentation haute de Bruxelles, où le même levain fonctionnait régulièrement depuis 8 ans. Ce levain industriel s'est montré formé d'un mélange de levures. Deux étaient prédominantes : 1° un *S. cerevisiæ* A appartenant, comme atténuation, au type Frohberg-Logos, et faisant fermenter avec activité le saccharose et le maltose ; 2° une torula A faisant bien fermenter le saccharose, mais mal le maltose et le moût de bière, dans lequel pourtant elle se reproduit abondamment, en lui communiquant une odeur et un goût très agréable : cette espèce contribue à la clarification du moût ensemencé avec le levain qui la contient. Deux autres espèces étaient plus rares. C'étaient deux *S. Pastorianus* A et B, l'un du type Frohberg-Logos comme limite d'atténuation, mais très peu énergique, l'autre paraissant surtout prendre part à la fermentation secondaire. De toutes ces espèces, c'était évidemment la Torula, à laquelle le milieu semblait mal covenir, qui avait les plus grandes chances d'être écrasée dans la lutte. Voici pourtant quelle était la proportion des deux espèces principales, sur 100 cellules de mélange, trois et six mois après le premier examen, pour lequel les chiffres ne sont malheureusement pas indiqués :

	Ap. 3 mois	Ap. 6 mois
S. cerivisiæ A	45	40
Torula A.	35	50
Sacch. Pastorianus A.	15	10
Autres espèces non dét.	5	

Ce n'est pas l'équilibre absolu, mais c'est une constance très remarquable, surtout lorsqu'on songe que ces levures étaient très différentes par leur pouvoir de multiplication et leur pouvoir ferment. En effet, du moût ayant été mis en fermentation avec des traces de chacune de ces levures, on a constaté d'abord que la Torula y avait fait disparaître très peu de sucre en s'y multipliant beaucoup, tandis que les autres levures y avaient fait disparaître beaucoup de sucre en s'y multipliant moins que la première, si bien que les quantités L de levures récoltées et les rapports $\frac{S}{L}$ étaient les suivants :

	L	$\frac{S}{L}$
S. cerevisiæ A.	0,391	15
S. Pastorianus A	0,363	16
S. Pastorianus B	0,386	15
Torula A.	0,408	4

Il faut en outre ajouter que le brasseur n'ensemence pas

chaque fois un levain de même composition que celui qu'il trouve dans sa cuve de fermentation. Consciemment ou inconsciemment, il y opère une sélection en rejetant certaines portions et en conservant certaines autres pour ensemencer la cuve suivante. Malgré toutes ces causes de variation, le levain s'était maintenu avec des propriétés moyennes, tant au point de vue microbiologique qu'au point de vue industriel, et c'est là évidemment un phénomène d'équilibre très digne d'attention.

On en trouverait sûrement d'autres sans beaucoup chercher. Ce n'était pas en effet un phénomène très rare, autrefois, dans les brasseries travaillant avec des levures industrielles qui sont toujours des mélanges de levures, et même encore aujourd'hui il est fréquent de voir des brasseries à fermentation haute, dans lesquelles les levures provenant d'une seule cellule ont de la peine à s'implanter, travailler pendant des semaines et des années consécutives avec une même levure donnant des bières conformes à un type donné, toujours le même, et dont l'examen, à la dégustation, est autrement délicat, à certains points de vue, que la meilleure de nos méthodes microbiologiques. Cette homogénéité implique une constance dans la proportion et dans le mode de développement des levures qui prennent part à la fermentation, et cette constance est d'autant plus singulière que cette fermentation est quelquefois double, comme nous l'avons vu, et que la fermentation principale est suivie d'une fermentation secondaire dont l'influence n'est pas moins grande sur la saveur que sur la clarification du produit.

338. Fermentations secondaires. — Beaucoup de bières, surtout de fermentation haute, ont besoin de subir, après la fermentation principale qui se fait en vases ouverts, une fermentation secondaire en vases clos, qui leur donne le pétillement et la mousse si appréciées par le consommateur, et à laquelle on demande aussi, dans certaines circonstances, d'éclaircir la bière et même de lui donner du brillant. Cette sorte de paradoxe, qui semble demander la clarification à un développement de levure dans la masse, n'a rien qui doive nous étonner.

Il trouve son explication dans les phénomènes d'adhésion moléculaire sur lesquels nous avons tant insisté dans le cours de cet ouvrage. Les globules de levure qui flottent à l'intérieur d'un liquide fermenté sont plus denses que le liquide ambiant. En prenant pour densité de la matière sèche du globule de levure le chiffre 1.509 déterminé par Kusserow, et en comptant 17 0/0 de matière sèche en moyenne par globule, on trouve pour la densité moyenne du globule vivant, le chiffre de 1.086, notablement supérieur à celui de l'eau, et cette différence de densité avec le liquide extérieur doit naturellement persister dans la bière et même le moût, car le liquide qui imprègne le globule a naturellement à peu près la même composition que le liquide ambiant. En d'autres termes, ce ne serait que dans un liquide à 1.509 de densité que le globule de levure gonflé serait théoriquement en équilibre.

Les globules *doivent* donc tomber, comme les globules gras du lait *doivent* remonter à la surface. S'ils ne le font pas, c'est qu'ils sont en émulsion, c'est-à-dire qu'il s'établit entre leur surface extérieure et le liquide ambiant des attractions amenant comme un effet de frottement qui retarde l'ascension ou la chute. La clarification ne peut donc se produire que par deux moyens principaux : 1° l'action du temps et du repos ; les frottements ralentissent la chute, mais ne l'empêchent pas, et surtout si la levure est de nature un peu visqueuse, et reste adhérente au fond du vase au lieu de remonter sous l'influence du moindre mouvement du liquide provoqué par un changement de température ou un lent dégagement gazeux, le liquide peut devenir tout à fait limpide ; 2° l'autre moyen est une sorte de rupture de ces attaches moléculaires, analogue à celle qui se produit dans une émulsion d'argile quand on y introduit une trace de chlorure alcalin ou alcalino-terreux. Les particules invisibles d'argile se réunissent en grumeaux qui se déposent rapidement. C'est l'équivalent de ce qu'on appelle la *cassure* dans la bière, de cette période où, en quelques heures, une masse troublée par des milliards de globules en suspension se remplit d'abord de grumeaux tantôt d'aspect visqueux, tantôt d'aspect sableux, puis les laisse couler à fond. C'est une véritable *agglutination*, comme celle que nous avons étudiée au chapitre XLI du second volume de cet ouvrage, auquel nous renvoyons pour l'étude de tout ce que ce phénomène présente de contingent.

Ce n'est pas, comme on croit, au moment où la levure a consommé tout le maltose du liquide qu'elle le quitte, parce qu'elle n'a plus rien à y faire. Cette conception simpliste n'est pas du tout en accord avec les faits. Le fabricant vise à faire coïncider le moment de la cassure de sa bière avec celui où le maltose en a à peu près complètement disparu, mais il sait bien qu'il doit conserver du sucre fermentescible dans sa bière, ou au moins des matières pouvant en fournir facilement. De sorte que la levure se dépose alors qu'elle aurait encore quelque chose à faire fermenter.

Il faut chercher ailleurs le secret de l'agglutination ou de la cassure. Elle résulte, dans notre conception, d'un changement dans les attractions moléculaires du globule et du liquide. Ces changements peuvent se produire ou dans le liquide ou dans le globule. Du côté du liquide, nous avons, comme éléments très capables de jouer un rôle, le remplacement du sucre par l'alcool, la présence de l'acide carbonique et les changements de réaction provenant des autres produits de la fermentation. Du côté du globule de levure, nous avons les changements visibles dans son protoplasma et dans le degré de réfringence de son enveloppe. Plus peut-être encore, nous avons à viser le changement de relations avec le liquide ambiant qu'amène la présence ou l'absence de l'oxygène. Une bière, bien cassée, ne contenant plus que de rares globules en suspension, peut se mettre à fermenter à nouveau, spontanément, après un soutirage. Les attractions moléculaires avec sa levure ont changé, du côté du maintien de l'émulsion, grâce à la présence de l'oxygène. Elles doivent changer, du côté de la production ou du maintien de la cassure, par suite de l'absence de l'oxygène.

Je ne veux pas donner ce qui précède comme une explication du phénomène de la cassure, mais seulement signaler, pour la recherche de cette explication, une voie qui n'a guère été suivie jusqu'ici.

339. Levures de la fermentation secondaire. — Quoi qu'il en soit, on comprend que la fermentation secondaire puisse s'accomplir ou par de nouvelles levures, se séparant plus facilement du liquide que les levures de la fermentation principale, ou par les mêmes levures amenées à un état tel que leurs attractions moléculaires avec le liquide soient affaiblies et puissent se dénouer facilement.

Envisagée dans sa marche, cette fermentation secondaire peut avoir des allures très variées, toutes également bonnes lorsqu'elles sont régulières et que l'industrie a appris à s'en accommoder, toutes également mauvaises quand elles sont irrégulières, et posent à chaque fois un problème nouveau. Généralement la fermentation secondaire doit être lente, se faire avec peu de levure, et n'amener dans la bière, au moment où elle est la plus intense, qu'un trouble médiocre auquel succède une limpidité de plus en plus parfaite.

Pour cela il faut que l'atténuation produite par la fermentation principale ait été poussée assez loin. Si elle a été trop faible, on est exposé à voir la fermentation secondaire devenir trop active, donner un grand excès d'acide carbonique, et la bière devenir très trouble. Mais il y a aussi des fermentations secondaires trop actives avec des bières bien atténuées au moment où elles commencent. Bref, cette fermentation secondaire est une des préoccupations les plus incessantes du brasseur, et on a naturellement recherché d'où pouvaient provenir les irrégularités fréquentes de ce chef.

En cherchant du côté des levures, on a vu qu'il y avait une explication possible. Fréquemment la fermentation secondaire est faite par une autre levure ou d'autres levures que la fermentation principale. Ces levures proviennent bien rarement ou pour une bien faible proportion d'ensemencements spontanés, dont l'irrégularité n'est guère compatible avec la pratique industrielle. Elles proviennent surtout du levain, et se comportent comme nous avons vu que le faisaient les levures sauvages dans les cas cités plus haut : elles dorment pendant la fermentation principale, et se réveillent quand elle est à sa fin. C'est ici le cas de se rappeler les phénomènes de spécificité que nous avons mis en lumière à propos de l'agglutination : un milieu où a vécu un microbe peut devenir spécifiquement agglutinant pour les cultures de ce microbe, et ne pas l'être pour un autre microbe, ou pour une autre race du même microbe. De même une bière qu'a faite et habitée une levure peut agglutiner cette levure, la gêner par là, et se laisser envahir par une autre race de levure.

M. Van Laer a étudié un certain nombre de ces levures de fermentations secondaires de bières anglaises et belges, a constaté qu'elles appartenaient surtout au type des *S. Pastorianus*, et il a vu que quelques-unes d'entre elles communiquaient à la bière une saveur et un parfum caractéristiques, que le consommateur recherche dans le produit. Ces levures de fermentation secondaire sont donc des facteurs essentiels de la fabrication, et ne pourraient être remplacés par d'autres. Tel est, par exemple, le cas dans les bières de Burton, qui sortent de la fermentation principale assez faiblement atténuées, et chez lesquelles la fermentation secondaire est d'une importance plus grande que dans la moyenne des autres fabrications.

La levure de la fermentation secondaire entre donc pour quelque chose dans le goût de la bière. Lorsque cela arrive, la fabrication de cette boisson exige donc une association de levures, avec cette circonstance aggravante, au point de vue de la difficulté, que cette association n'est pas une coopération, mais que les deux corporations d'ouvriers doivent se succéder sur le même travail, comme le plâtrier succède au maçon dans une construction. Il peut aussi exister des bières où le travail est commencé et fini par la même levure, et dans ce cas les changements de goût par la fermentation secondaire ne sont pas exclus, car nous savons qu'une levure ne travaille pas dans un liquide appauvri comme dans un liquide riche, et à la fin d'une fermentation comme elle le faisait au commencement.

340. Chimie de la fermentation secondaire. — On a aussi cherché l'explication des bizarreries et des irrégularités de la fermentation secondaire dans des différences de composition des matériaux fermentescibles du moût et de la bière après la fermentation préliminaire, et de ce côté, la question est devenue de suite très confuse, à cause de l'introduction de l'isomaltose, des dextrines variées, des amyloïnes, des maltodextrines, bref, de toutes ces substances mal définies dont on a encombré le terrain de la science pour le rendre plus facile à parcourir. Dans l'espèce, ce sectionnement à l'infini n'aboutissait à rien, parce que nulle part on ne trouvait un terme fixe auquel on put limiter la fermentation préliminaire et faire commencer la fermentation secondaire.

Pour Morris et Wells, par exemple, la fermentation principale, accomplie presque exclusivement par des races du *S. cerevisiæ*, s'attaque exclusivement au maltose et à la portion des amyloïnes ou des malto-dextrines la plus facilement décomposable. La fermentation secondaire, faite par des levures de races spéciales, consiste dans l'attaque des malto-dextrines et même d'une partie des dextrines. Cette même notion, exprimée au moyen du langage des théories le plus largement acceptées en Allemagne, revient à ceci : la fermentation principale consiste dans l'élimination du maltose et d'une partie de l'isomaltose ; la fermentation secondaire est une décomposition du reste de l'isomaltose et d'une partie des dextrines. Dans le premier cas ce sont les amyloïnes qui sont à cheval sur les deux fermentations ; dans le second, c'est l'isomaltose. Quel avantage y a-t-il à avoir introduit un terme spécial pour désigner une substance qui manifeste si nettement son manque d'homogénéité?

La théorie que nous avons développée dans notre second volume diminue, dans une large mesure, toutes ces obscurités. A côté du maltose il y a toute une série de dextrines différentes non pas chimiquement, mais physiquement, ou tout au plus par le mode de groupement moléculaire, et qui diffèrent surtout en ceci, c'est qu'elles sont de plus en plus résistantes à l'action des dextrinases. Si nous mettons en regard de cette conception cette autre, développée dans le courant de ce volume, que beaucoup de levures, sinon toutes les levures, sécrètent de la dextrinase, surtout développée et apparente dans les levures du type Frohberg et Logos, nous voyons qu'il va en résulter ceci. La fermentation secondaire est une continuation voulue de la fermentation préliminaire, pouvant s'effectuer par d'autres levures, et alors ce sont des levures plus fortes qu'il faut substituer ou laisser se substituer à des levures plus faibles ; pouvant s'effectuer aussi par la même levure réveillée dans son existence par un soutirage, un changement de température, une opération quelconque qui lui redonne un peu de jeunesse et de vie, malgré la présence de l'alcool et de l'acide carbonique qu'elle a produit. Mais tout cela se fait par le jeu naturel de la dextrinase des levures employées, qui avec le temps, attaque des dextrines de plus en plus résistantes, et en fait du maltose transformable en alcool. Je laisse bien entendu de côté le cas où on active la fermentation secondaire par l'addition d'un peu de maltose, ou encore de houblon sec, qui n'agit, comme on sait, qu'en apportant pour son compte un peu de dextrinase fraiche. Je laisse aussi de côté les additions de sucre candi faites dans les vins de Champagne, pour assurer le succès de la fermentation secondaire en bouteilles, destinée à donner la mousse. Je ne m'occupe que des pratiques dans lesquelles la levure est seule mise en jeu.

Envisagée à ce point de vue, une expérience de Brown et Morris montre bien comment les choses peuvent se passer lorsque la fermentation secondaire est faite par d'autres levures que la fermentation principale. Après avoir saccharifié une certaine quantité d'amidon avec une petite quantité d'extrait de malt, ces savants ont semé une des levures de la brasserie dans ce moût. Quand la fermentation principale a été terminée, ils ont fait bouillir le liquide pour le débarrasser d'alcool, et ont amené le résidu de distillation à contenir 24 0/0 de matière, dont 7 0/0 de maltose et 17 0/0 de dextrines. Ce nouveau moût placé à 30° a été de nouveau ensemencé avec la même levure de brasserie. Cette fois ce n'est pas l'espèce qui avait produit la fermentation principale qui s'est développée. Au bout de 6 à 7 jours, alors qu'aucun signe de fermentation ne s'était encore manifesté, on a vu apparaître des cellules de *S. ellipsoïdeus* et *Pastorianus*, et simultanément on a observé le changement d'aspect du dépôt, et une fermentation de plus en plus active à mesure que les formes nouvelles de *saccharomyces* devenaient plus abondantes. Après 40 jours, on a interrompu l'expérience et constaté, en évaluant l'atténuation et la quantité d'alcool, que plus de 14 0/0 de maltose avaient fermenté. Comme il n'y en avait que 7 0/0 dans le moût, il fallait donc que les 7 autres provinssent de la transformation des dextrines.

Il y a donc des dextrines attaquables pour certaines levures, inattaquables pour d'autres. Les levures s'arrêtent à des niveaux divers, dans la série de ces corps, et leurs différences comme puissance d'atténuation sont en rapport avec la qualité ou la quantité de leurs dextrinases.

Une première conclusion résulte de cette façon de comprendre les phénomènes. La limite d'atténuation dépendant pour une levure d'une sécrétion de diastase, pourra varier suivant les circonstances, Sans doute une levure du type Saaz deviendra difficilement une levure du type Frohberg, mais, pour chacune de ces levures, la limite atteinte dans la fermentation d'un moût de bière pourra être variable suivant les circonstances. Nous avons vu que cette notion, relative à des levures isolées, est confirmée par l'expérience. Windisch a vu une levure de Moravie, très précieuse pour sa puissance d'atténuation, perdre cette qualité au bout de 2 à 3 cultures dans une autre brasserie, de façon à obliger le brasseur à renoncer à son emploi. Pour des mélanges, on voit de même que tantôt les levures pourront ne pas réagir les unes sur les autres, et alors la limite d'atténuation du mélange sera celle de la levure la plus puissante sous ce rapport. C'est ce qu'a montré M. Van Laer dans quelques cas, pour des mélanges de levures du type Saaz à des levures des types Frohberg, Burton ou Logos, dont les limites d'atténuation sont plus élevées; l'atténuation était celle qui correspondait à la levure la plus puissante. Tantôt, au contraire, il y aura, du moment qu'il s'agit de sécrétions, des réactions mutuelles qui pourront, ou abaisser la limite d'atténuation au-dessous, ou l'élever au-dessus de celle qui correspond à la levure la plus active.

Schukow a donné un exemple de ce dernier cas, en montrant qu'avec un mélange des levures Logos, Pombe et *octosporus*, on avait des fermentations plus complètes qu'avec les mêmes levures isolées. Ainsi les atténuations apparentes ont été pour le même moût, et dans des expériences conduites de la même façon :

Avec le *S.* octosporus	83
» Pombe	84
» Logos	93
» Logos + Pombe	97
» Logos + octosporus	97

Dans ce moût qui marquait 11°,3 B. et qui n'était pas houblonné, les levures du type Frohberg ne donnaient guère qu'une atténuation apparente de 75. On voit que, bien qu'on approche du maximum, le mélange de levures a encore augmenté les chiffres obtenus. Rothenbach a observé des résultats de même ordre.

341. Conclusion. — On le voit, nous revenons toujours au même résultat : quand on opère avec des mélanges de levure, il n'y a plus de règles générales, et tous les cas sont possibles, même les plus contradictoires. Dès lors, pour savoir ce qui se passe dans les divers cas, il faudrait entrer dans les détails, et cela n'aurait pas de fin. Il faut nous contenter d'avoir mis en évidence quelques-unes des causes dont dépend la diversité des phénomènes. Mais nous avons une dernière question à nous poser. Quelle peut être la répercussion des faits que nous venons de découvrir sur la conduite des opérations dans les brasseries où on opère avec un mélange de levures pures ?

Quand un brasseur obtient, avec une seule levure, une bière donnant satisfaction à sa clientèle, le problème qui se pose devant lui est relativement facile à résoudre. Il faut que, par des pratiques convenables, il maintienne la pureté et l'homogénéité de cette levure dans la brasserie, et si elle s'y perd, il faut qu'il ait un laboratoire où il soit toujours sûr de la retrouver pure, pour pouvoir en ensemencer à nouveau ses brassins. Quand il a besoin de deux levures, l'une par exemple pour la fermentation principale, l'autre pour la fermentation secondaire, le problème se complique un peu, parce qu'à la fin de la fermentation les levures ne sont pas d'ordinaire dans la même proportion qu'au début. On ne peut donc pas prendre dans le brassin terminé du levain pour le brassin qui commence, et c'est une grande gêne que de refaire à chaque fois, sa semence par un mélange et un dosage convenable des deux levures pures qui y entrent ; mais on peut encore y arriver. Quand il y a 3 levures entrant dans la fabrication, le problème, tout en restant simple théoriquement, devient presque insoluble pratiquement, d'abord parce qu'il est mal étudié, ensuite parce qu'il se complique beaucoup.

Aussi ne faut-il pas s'étonner que l'introduction de la méthode des cultures pures de Hansen dans les brasseries à fermentation haute soit beaucoup plus pénible que dans les brasseries à fermentation basse. Presque toutes les bières hautes sont dues à des mélanges de levures dont aucune n'est absolument remplaçable par une autre, et dont quelques-unes semblent être là, comme nous l'avons vu plus haut au sujet des bières anglaises et belges, non pour faire fermenter le maltose, mais pour vivre paisiblement dans le moût et lui abandonner des produits sapides et odorants. En faisant un pas de plus dans cette voie, nous trouvons les bières belges comme le faro et l'uytzet, dont la bonne qualité exige l'intervention de bactéries acidifiantes. Il est clair que là il ne saurait être question de l'emploi de levures pures. Pour les *ales* de Burton, cet emploi est très délicat, et après avoir essayé pendant 8 ans la méthode de Hansen, MM. Brown et Morris ont été obligés d'y renoncer.

A cette conclusion, les partisans du système de Hansen opposent qu'il y a d'autres voies à tenter. Rien ne prouve, disent-ils, (et les faits indiqués au commencement de ce chapitre, sont en parfait accord avec leur dire), qu'il n'y ait pas de levures pures qui, convenablement manipulées, pourraient accomplir à la fois la fermentation primaire et la fermentation secondaire. Oui, pourraient dire à leur tour les brasseurs d'*ale* de Burton, il est possible qu'on puisse obtenir, avec une seule levure, des bières fortes de fermentation haute, pétillantes, limpides ; mais ce ne seront pas les *ales* de Burton auxquelles le public est habitué, parce que cette *ale*, jusqu'à plus ample informé, nous semble exiger la présence de deux ou plusieurs levures. En d'autres termes on peut substituer les unes aux autres les levures en tant que ferments, parce que leurs zymases, dès qu'elles ont la même puissance, ne se distinguent pas les unes des autres. Mais une levure donnant des produits odorants ou sapides n'est pas identique à une autre levure de même puissance diastasique, donnant une saveur plate aux liquides qu'elle a fait fermenter, et quand elle entrera dans une fabrication, on ne pourra pas l'expulser sans changer la valeur du produit.

BIBLIOGRAPHIE

AUERBACH. *Woch f. Brauerei*, t. XII, 1895.
MUNSCHE. *Woch. f. Brauerei*, t. XII, 1895 et *Zeitschr. f. Spiritusindustrie*, t. XVIII, 1895.
SYRÉE. *Centralbl. f. Bakt*, IIe p., 1899.
VAN LAER. *Bull. de l'ass. belges des Chimistes*, nº 7, t. IX, nov. 1895.
KUSSEROW. *Woch. f. Brauerei*, 1897, t. XIV, p. 117.
VAN LAER. *Trans. of the Institute of Brewing*, t. VII, 1894.
BROWN et MORRIS. *Journal chem. Soc.*, 1885, p. 527.
— — *Trans. of the Institute of Brewing*, t. VI, nº 4.
SCHUKOW. *Centralbl. f. Bakt.*, IIe p., 1896.
WINDISCH. *Woch. f. Brauerei*, 1894, t. II.
ROTHENBACH. *Zeitschr. f. Spiritusindustrie*, 1896, nºs 8 à 15.
JORGENSEN. *Trans. of the Institute of Brewing*, t. VII, 1894.

CHAPITRE XXXIII

FERMENTATION DE LA DEXTRINE

Nous avons vu, dans le tome II de cet ouvrage, que s'il n'y a qu'un maltose, il y a une foule de dextrines dont le poids moléculaire est de plus en plus différent de celui du maltose, et qui résistent inégalement à la saccharification. Les levures ordinaires ne font fermenter que le maltose, quelquefois même incomplètement, mais en tous cas ne touchent pas aux dextrines, même aux plus labiles. La levure Pombe en fait fermenter une partie. Il ne faut pas s'étonner s'il y a des espèces végétales, plus actives encore que la levure Pombe à ce point de vue, et qui poussent plus ou moins loin la saccharification des dextrines d'abord, leur fermentation ensuite.

La première dont l'action sous ce point de vue ait été nettement mise hors de doute est l'*Eurotium orizæ*, avec lequel les Japonais préparent leur *koji*. M. Atkinson a montré que cet *Eurotium* saccharifie avec énergie l'empois d'amidon, mais ce n'est pas lui qui le fait fermenter, au moins au degré nécessaire pour la fabrication du koji. Il faut pour cela une association de l'*Eurotium* et d'une levure. La première espèce végétale pouvant faire à la fois la saccharification et la fermentation a été découverte par MM. Gayon et Dubourg. C'est le *Mucor alternans*.

342. Mucor alternans. — Ce *Mucor* se développe facilement dans la plupart des liquides ordinaires de cultures : jus sucrés, eau de levure, liquide Raulin, moût de bière ou de raisin, etc.

Ensemencé dans de l'eau de levure, par exemple, il produit un mycélium unicellulaire, très ramifié, qui donne naissance en différents points à des filaments fructifères (6, 7, 8 de la fig. 80. Le développement est facile à suivre. On voit d'abord pousser hors du liquide nutritif une tige droite, qui se retourne bientôt en crosse, se renfle à son extrémité, et donne naissance à un sporange de forme sphérique (1, Gross = 200) ; puis, en moins de vingt-quatre heures, la tige précédente se ramifie en un point de sa courbure, et fournit une branche secondaire qui s'incurve à son tour, mais du côté opposé à la première, et se termine par un second sporange (2, Gross = 200) ; une nouvelle ramification engendre un troisième sporange incliné du côté du premier (3, Gross = 200), et ainsi de suite. Le nombre des sporanges ainsi formés sur un même filament fructifère peut aller jusqu'à dix ou douze, décroissant de diamètre du premier jusqu'au dernier. Leur alternance habituelle a valu à cette moisissure, de M. Van Tieghem, le nom de *Mucor alternans*.

Par ses filaments à tige courte et incurvée, ce *Mucor* rappelle le *Mucor circinelloïdes*, et, par ses tiges longues et rameuses, il rappelle le *Mucor racemosus*.

Ses spores sont elliptiques, à surface lisse, et mesurent de 5 à 6 μ de longueur sur 2 à 3 μ de largeur (5, Gross = 500) ; elles sont renfermées dans une membrane incrustée de petites aiguilles cristallines et groupées autour d'une columelle sphérique (4, Gross = 500), dont la base conserve toujours, en forme de collerette, un débris de la membrane extérieure.

Cultivé dans une dissolution de sucre de canne, le *Mucor alternans* se développe exclusivement en mycélium et fructifie comme dans l'eau de levure non sucrée. Il se comporte alors comme le *Mucor circinelloïdes* et comme les levures non inversives qui, ne sécrétant pas de sucrase, n'ont pas le pouvoir de faire fermenter le saccharose.

Au contraire, dans une dissolution de glucose, il prend immédiatement l'état de grosses cellules sphériques très bourgeonnées (10, Gross = 500), et provoque une fermentation active.

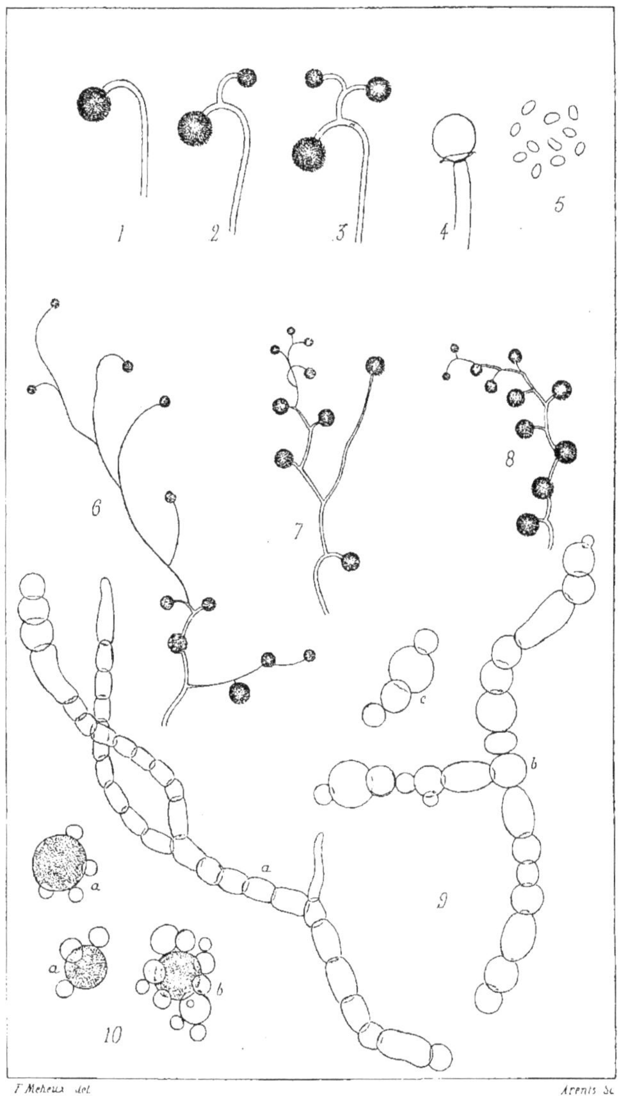

Fig. 80. — *Mucor alternans.*

Dans du moût de bière, dans des dissolutions de maltose, de dextrine, et même de glucose impur, dans de l'empois d'amidon, il produit d'abord des tubes mycéliens qui se gonflent bientôt, se cloisonnent et forment une succession d'articles à peu près cylindriques (9, *a*) ; puis, ces articles s'arrondissent en boules (*b* et *c*), se séparent les uns des autres et se reproduisent finalement à l'état de cellules sphériques, pendant toute la durée de la fermentation alcoolique.

Dans de la dextrine, soit pure, soit mélangée de maltose, par conséquent dans la bière et dans le moût de bière, la fermentation se produit aussi avec énergie, sous l'influence de ce *Mucor*, et tous les hydrates de carbone, réducteurs ou non, sucres ou dextrines, se transforment en alcool. La teneur en alcool peut atteindre même 4 à 5 0/0. La fermentation des bières faites est complète si on prend soin d'éliminer d'abord l'alcool qui pourrait gêner le *Mucor*. On peut parfois saisir au passage la formation intérimaire de maltose, mais d'ordinaire ce sucre n'apparaît pas, si bien que la dextrine semble fermenter directement. On arrive à mieux séparer les phénomènes en ensemençant avec du *Mucor* de la dextrine commerciale dissoute dans l'eau de levure. On voit le maltose apparaître dans la liqueur, et augmenter avant de commencer à disparaître. Il n'est pas nécessaire d'ajouter qu'avec du moût de bière, le *Mucor* donne des liquides plus alcooliques que les levures ordinaires. Seulement, comme on pouvait s'y attendre, ces liquides n'ont pas de *bouche*, manquent de ce velouté que donne la dextrine, et ne conservent que le parfum des matières volatiles du houblon.

La plante peut même faire fermenter l'amidon cuit, si le milieu est favorable à son développement. Cela veut dire qu'elle sécrète de l'amylase. Le produit de cette fermentation a une odeur agréable, et renferme des produits éthérés plus volatils que l'alcool ordinaire.

343. Mucor racemosus. — Le *Mucor racemosus*, dont

nous avons étudié (9) l'action sur le sucre, est presque au niveau du *Mucor alternans* comme ferment de la dextrine. Il s'y développe d'abord en tubes mycéliens, puis en cellules conidiennes. Avec la bière privée d'alcool, le résultat est le même. Seulement on saisit plus nettement ici le passage intérimaire de la dextrine à l'état de maltose. On voit la dextrine diminuer et le maltose augmenter, puis rester stationnaire avant de disparaître. Ce maltose semble ne pas se dédoubler pendant la fermentation et ne pas donner de glucose. C'est la même chose avec la levure de bière. Le *Mucor racemosus* donne pourtant moins d'alcool que son congénère.

Il est probable que tous les Mucors capables de donner des cellules-ferments se comportent comme les précédents vis-à-vis de la dextrine et de l'empois d'amidon. Tel doit être le cas du *Mucor circinelloïdes* qui, d'après M. Bainier, se transforme en boules dans les solutions de dextrine, et qui, cultivé dans du moût de bière, parallèlement à de la levure ordinaire, a paru à M. Gayon épuiser plus ce moût en dextrine que la levure.

Cette action de saccharification de la dextrine et de l'amidon est due à l'existence d'une diastase saccharifiante des dextrines, de ce que nous avons appelé, dans notre tome II une dextrinase, qu'on peut isoler par les méthodes connues, par exemple en faisant digérer des cellules mycéliennes dans l'eau, filtrant et précipitant par l'alcool. Ce précipité, ajouté à 55° à une solution de dextrine, en fait du maltose. Il ne s'est pas montré bien actif dans les expériences de Gayon, mais il l'aurait été certainement davantage si ce savant avait pensé à broyer les cellules avant de les mettre en digestion dans l'eau.

La superposition d'une dextrinase et d'une zymase, voilà donc ce qui constitue un ferment alcoolique de la dextrine, absolument comme la superposition d'une sucrase et d'une zymase constitue un ferment alcoolique du saccharose. Les diastases étant largement répandues et disséminées dans le monde vivant, nous devons nous attendre à trouver de nombreux exemples de la superposition d'une dextrinase et d'une zymase, et c'est en effet ce qui arrive.

344. Amylomyces Rouxii. — M. le Dr Calmette a découvert et étudié, dans une levure desséchée, vendue en Chine, pour servir à la fabrication de boissons alcooliques et d'eau-de-vie ayant pour base le riz ; une moisissure particulière, à laquelle il a donné le nom signalétique d'*amylomyces Rouxii*, et qui, agent de combustion puissant, comme les autres moisissures, quand elle vit au large contact de l'air, peut, quand on lui ménage l'oxygène, sécréter de la zymase et devenir un ferment alcoolique.

Semée dans du moût de bière, cette plante donne des mycéliums rameux (fig. 81), dans lesquels se forment de place en place des amas de granulations protoplasmiques.

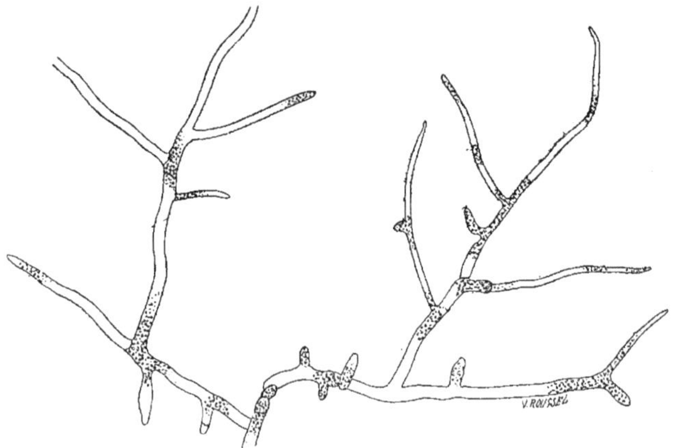

Fig. 81. — *Amylomyces Rouxii.* Mycélium.

Sans que cela soit très nettement indiqué dans le mémoire original, ces amas semblent devenir le centre de formation de cellules conidiennes qui prennent un contour net (fig. 82), deviennent plus réfringentes, en même temps qu'elles s'arrondissent. Ce sont ces conidies, qui, comme dans les *Mucors*, deviennent ferments alcooliques.

Il faut seulement leur doser convenablement l'oxygène. Si on les cultive sur du moût de bière gélatiné, en boîtes de

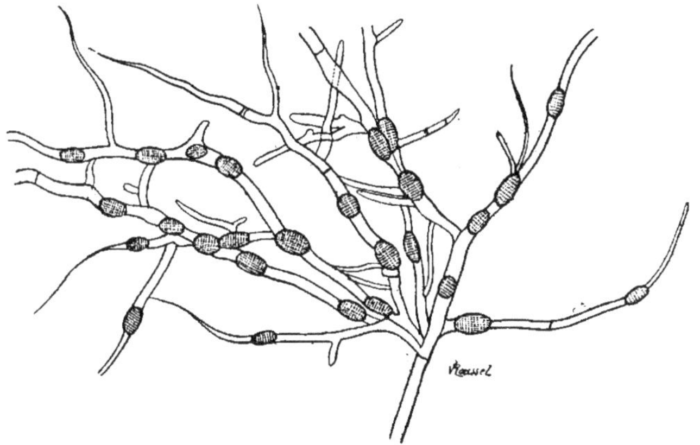

Fig. 82. — *Amylomyces Rouxii.* Spores conidiennes.

Petri, ces filaments mycéliens recouvrent bientôt la surface d'une couche veloutée blanche, dans laquelle on ne voit pas d'organes aériens de fructification. Sur pomme de terre, la plante donne un enduit farineux qui, au bout de quelques jours, devient transparent et presque invisible. Sur du riz cuit, elle étale ses filaments aériens, et transforme avec activité l'amidon sous-jacent en sucre qui est aussitôt brûlé pour servir à son alimentation et à son accroissement. Ce sont les phénomènes que nous connaissons bien. Ce qui nous intéresse, c'est que ce mycélium, à la condition qu'on ne le laisse pas venir à l'air, et qu'on aère le liquide dans lequel il s'est formé, peut, après avoir hydraté l'amidon, faire fermenter non seulement le sucre obtenu, mais une partie des dextrines.

L'action sur les hydrates de carbone a surtout été étudiée par M. Sanguineti, qui a fait une étude comparative de l'*aspergillus orizæ* du Koji japonais, du *mucor alternans* de

M. Gayon, et de l'*amylomyces Rouxii* de M. Calmette. Dans de l'eau de levure additionnée de 5 0/0 d'amidon ou de dextrine, on a ensemencé comparativement les 3 plantes. Les liquides, contenus dans des matras fermés à la ouate, et d'un volume triple du leur, étaient agités matin et soir, de façon à maintenir les plantes à l'état de mycélium, et à les empêcher de former des développements superficiels. Au bout de 10 jours d'étuve à 30°, on a obtenu les résultats suivants :

	A. orizæ	*M. alternans*	*Amylomyces*
Poids d'amidon disparu M...	13,80 gr.	12,73 gr.	14,50 gr.
Poids de plante récoltée P...	2,08	0,67	2.08
Poids d'alcool obtenu A.....	2,77	1,58	3,96
Rapport A/M.............	0,20	0,12	0,27
Rapport A/P..............	1,3	2,4	1,9

On voit qu'avec l'amidon le rendement en alcool est faible, même pour l'*amylomyces*, et ne dépasse pas la quantité qui pourrait être fournie par le maltose résultant de la saccharification de l'amidon. Rien ne démontre donc qu'il y ait de la dextrine attaquée. Mais répétons l'expérience avec une solution de dextrine :

	A. orizæ	*M. alternans*	*Amylomyces*
Poids de dextrine disparue M.	13,52 gr.	11,72 gr.	10,44 gr.
Poids de plante récoltée P...	1,66	0,80	1,07
Poids de l'alcool obtenu A....	1,43	3,72	2,75
Rapport A/M..............	0,10	0,32	0,26
Rapport A/P..............	0,9	4,6	2,6

Ici, dans des conditions où les levures de brasserie ne donneraient que de faibles quantités d'alcool, correspondant à ce qu'il y a de sucre dans les dextrines commerciales, l'*amylomyces* se tient à peu près au niveau du *M. alternans*, qui le dépasse pourtant tant par le rendement en alcool, caractérisé à peu près par le rapport A/M, que par l'activité spécifique de la diastase, mesurée à peu près, comme nous l'avons vu, par le rapport A/P.

Une expérience faite de la même façon avec 10 0/0 de

saccharose, n'a pas abouti, l'*amylomyces* se montrant aussi incapable que le *M. alternans* d'intervertir et d'utiliser ce sucre. Seul l'*aspergillus orizæ* l'a interverti et fait fermenter.

Essayées dans du moût de brasserie et de distillerie, contenant un mélange de maltose et de dextrine avec une très faible proportion d'amidon soluble, les rangs sont restés les mêmes. Les rapports A/M ont augmenté, de façon à devenir industriels, mais ils ont augmenté à peu près de la même façon pour les deux plantes, ou plutôt, si des variations sont survenues, elles ne dépassent pas celles qu'on peut observer sur une même espèce en faisant varier les conditions de culture. Il ne faut pas oublier en effet que lorsque, pour comparer trois espèces différentes, on leur offre le même milieu, on les place en général dans des conditions très inégales, ce milieu, identique pour toutes, étant naturellement très différent pour chacune. L'ordre dans lequel ce milieu les range peut donc être très différent de celui que leur donnerait un autre milieu.

L'*amylomyces Rouxii* n'ayant manifesté, dans les essais qui précèdent, aucune prééminence bien nette, il ne faut pas s'étonner que M. Boidin ait été conduit à le remplacer, dans ses essais successifs à la distillerie de Seclin, près de Lille, par d'autres espèces, qu'il ne caractérise pas autrement qu'en les appelant *mucor* β, *mucor* γ, et qui sont plus ou moins voisins du *Mucor* de M. Gayon ou du *Mucor racemosus*. La meilleure espèce pour une distillerie est celle qui, dans les pratiques de cette distillerie, pousse le plus loin la saccharification de l'amidon, et donne le plus fort rendement en alcool, en maintenant aussi bas que possible l'acidité finale du moût.

345. Utilisation industrielle. — On comprend combien peuvent être précieuses, dans le travail industriel, des espèces microscopiques qui, théoriquement, se prêtent à l'installation suivante : on les sème à l'état pur, dans de l'empois d'amidon dont elles font du sucre. Ce sucre, elles le font fermenter à mesure qu'elles le produisent. Comme la saccharification n'est pas gênée par les produits auxquels elle donne lieu, et qui disparaissent de suite en donnant de l'alcool, elle peut aller beaucoup plus loin qu'avec la diastase du malt, et aussi l'épuisement de l'amidon dans la drèche peut être à peu près complet. Quelques mots d'explication vont montrer l'intérêt de ce programme.

Théoriquement d'abord, il ne distingue pas l'amylase et la dextrinase de l'*Amylomyces* ou des *Mucors* de la diastase du malt. On pourrait être tenté de faire cette distinction en se rappelant que, dans la saccharification par le malt, il reste toujours, quoi qu'on fasse, une certaine quantité de dextrine. Mais nous savons que lorsque le malt agit dans un milieu additionné de levure, et où il y a une fermentation, la dose d'amidon liquéfié, saccharifié et fermenté dépasse notablement celle qui se trouve liquéfié et saccharifié par le même malt seul, employé en mêmes proportions.

Munsche a même démontré que de l'amidon pur, amené à l'état d'empois, additionné de 1/4 de son poids d'extrait de malt vert ou séché, et mélangé à la moitié de son poids de levure pressée de la race II de la station de Berlin, puis abandonné à 34°, fermente complètement en 72 heures, en donnant les mêmes proportions d'alcool que le dextrose, d'après les nombres fournis par Pasteur, ou que le maltose d'après les nombres fournis par Ioldbauer. Il n'y a plus de résidu d'isomaltose ni de dextrines non fermentescibles. Cette coïncidence, qui met au même niveau une substance sûrement hétérogène comme l'amidon, et une substance cristallisable, aurait peut-être besoin d'être scrutée de plus près; on peut redouter qu'elle résulte d'une compensation entre une perte, provenant d'un peu d'amidon non fermentescible, et un gain provenant des matières apportées par l'extrait de malt, et qui deviennent des sucres pendant la fermentation, après avoir été des *non-sucrés* au moment où on dosait le sucre de cet extrait par la liqueur de Fehling, pour tenir compte de ce qu'il apportait dans le mélange de sucre sûrement fermentescible. Mais l'erreur provenant de ce fait, si elle existe, est minime, et on peut admettre pratiquement que l'amidon se transforme intégralement en alcool quand on le met en présence de la diastase du malt et d'une levure un peu énergique. Les petites différences qu'on pourrait relever alors entre les diastases des *Mucors* et celles du malt sont attribuables, jusqu'à plus ample informé, aux différences dans les conditions de milieu pendant leur action, et à des différences dans les proportions du mélange de l'amylase qui liquéfie et de la dextrinase qui saccharifie.

Si le brasseur opère séparément la saccharification et la fermentation, au lieu de mélanger ensemble, et dans la même cuve, le malt broyé et la levure, c'est d'abord, ainsi que nous l'avons vu, parce qu'il faut qu'il laisse dans la bière un peu de dextrine, pour lui donner de la bouche. C'est ensuite et surtout parce que la fermentation qu'il obtiendrait dans ces conditions ne serait jamais pure, à cause des microbes multiples et variés apportés par le malt. C'est pour cela que la saccharification faite, il est obligé de stériliser son liquide, en le faisant bouillir ; cette ébullition a l'avantage de laisser le champ libre pour la levure ; mais elle a le défaut de détruire la diastase du malt, et de l'empêcher d'agir pendant la fermentation.

Le distillateur, lui, n'a pas la préoccupation d'obtenir une boisson, et dès lors peut conduire simultanément, s'il le juge convenable, la saccharification et la fermentation. Il faut seulement que ses pratiques favorisent à la fois la saccharification de l'amidon et la fermentation du sucre produit. Les plus usitées en ce moment se résignent à n'avoir pas des fermentations alcooliques pures. Elles se résignent à des fermentations latérales qu'elles tâchent de rendre le plus possible lactiques, parce que l'acidification qui en résulte gêne beaucoup les microbes dangereux pour ces moûts amylacés, tandis que la levure s'en accommode. Le distillateur louvoie donc entre deux écueils, et généralement les touche tous deux.

On comprend donc combien est grand l'avantage d'avoir, avec un des *Mucors*, une espèce apportant avec elle ce que le malt et la levure n'apportent que séparément, les diastases saccharifiantes et la zymase alcoolique. Théoriquement, ces *Mucors* sont pour l'amidon exactement l'équivalent de ce qu'est la levure pour le saccharose : elle l'intervertit et le fait fermenter.

346. Inconvénients pratiques. — Malheureusement, aucun des *Mucors* connus ne réalise pleinement tous les avantages que nous venons de signaler. Ce qu'ils font le mieux, c'est la liquéfaction et la saccharification de l'amidon. Mais ils ont deux défauts comme agents de fermentation. Ils ne peuvent pas pousser très loin la richesse alcoolique des liquides qu'ils ont fait fermenter. Il faut donc, si on veut que cette fermentation soit complète, ne leur offrir que des moûts de faible densité, relativement pauvres en sucre, ce qui conduit à augmenter, pour une production d'alcool déterminée, les dimensions de l'usine et les frais de distillation. En outre, les fermentations qu'ils produisent sont lentes, ce qui, au point de vue industriel, est un défaut à rapprocher de ceux qui précèdent. Pour cette raison, dans l'emploi industriel qui a été fait de l'*Amylomyces* ou des *Mucors*, on a été conduit à introduire, à un moment donné, dans le liquide où la saccharification est terminée ou se poursuit encore, une levure plus active, comme ferment, que la mucédinée. En réalité, la zymase de l'*Amylomyces* ou des *Mucors* est à peine utilisée, et la fermentation se fait par une levure.

Une autre difficulté pratique a conduit à réintroduire aussi le malt dans cette industrie. Au lieu d'ensemencer la mucédinée à l'état pur dans l'empois d'amidon provenant de la cuisson, sous pression, du maïs, du riz, ou autres céréales, on fait passer cet empois, qui se concrèterait en se refroidissant à la température de culture de la mucédinée et gênerait son développement, dans une cuve de liquéfaction dans laquelle il rencontre de l'eau contenant une quantité de malt correspondant à 1 ou 2 0/0 du poids des grains mis en œuvre. On ne laisse pas cette saccharification aller très loin : cela est inutile, il suffit que la masse soit fluidifiée et puisse être envoyée par des pompes dans la chaudière de stérilisation.

347. Pratique industrielle. — Avec les renseignements qui précèdent, il est facile de comprendre toutes les particularités de la pratique industrielle, que voici résumées dans leurs traits principaux.

Le moût amylacé et ayant subi un commencement de saccharification est d'abord stérilisé à 120°, et envoyé chaud dans la cuve à fermentation. On l'y refroidit par un moyen quelconque. A Seclin, près de Lille, c'est au moyen d'une nappe d'eau qu'on fait couler sur les parois du récipient métallique clos qui contient le moût. On l'amène ainsi à 38°, température le plus favorable au développement de la mucédinée saccharifiante, dont on ensemence une culture sur du riz ou un autre milieu quelconque. A Seclin, des cuves de 1.000 hectolitres sont ensemencées avec un demi-litre environ d'une émulsion obtenue en agitant avec de l'eau une culture de la mucédinée sur une centaine de grammes de matière amylacée cuite, riz ou fragments de mie de pain. Il y a quelque chose de curieux à voir réaliser industriellement, sur des masses aussi énormes de matière, ces ensemencements minuscules qu'on croyait autrefois limités à la pratique des laboratoires.

Dès que l'ensemencement est fait, il faut se préoccuper de donner à la mucédinée, qui est très aérobie, l'air qui lui est nécessaire pour son développement. Il faut ne pas lui en donner trop, pour éviter qu'elle ne mette en jeu ses actions comburantes, et ne détruise en pure perte, en les transformant en eau et en acide carbonique, une partie des éléments nutritifs du moût. On arrive à ce double résultat en insufflant, dans la masse ensemencée, de l'air débarrassé de germes, et en la mettant en mouvement au moyen d'un agitateur mécanique. On rend ainsi constamment au liquide l'oxygène que les premiers développements mycéliens lui enlève constamment. De plus, l'agitation maintient les myceliums immergés, et les empêche de former à la surface du liquide un feutrage aérien qui deviendrait rapidement comburant.

Au bout de vingt heures, chaque spore a germé, est devenue le centre d'un mycélium étoilé plus ou moins régulier, et chaque goutte de liquide en montre plusieurs dans un champ de microscope. Le travail de saccharification est déjà commencé : la réaction de l'iode qui, à l'origine, colorait toute la masse en bleu franc, devient plus faible, ne se manifeste plus que sur des grains isolés d'amidon non encore dissous, qui finalement disparaissent. La zymase entre aussi en action et la fermentation alcoolique commence. Les filaments mycéliens immergés se garnissent de plus en plus de spores mycéliennes. Mais, comme nous l'avons dit, la fermentation qu'ils produisent est trop lente pour les besoins industriels, et il y a utilité à l'activer au moyen d'une levure véritable.

Pour lui préparer son milieu de culture, on abaisse à 33° la température de la cuve, et on y ensemence, avec les précautions aseptiques d'usage, un demi-litre environ d'une culture pure de levure convenablement choisie. L'ensemencement est encore infime, mais suffit pourtant à peupler en 24 heures la cuve, dans laquelle on continue à injecter de l'air. La mucédinée, au lieu de gêner la levure dans son développement, est peu à peu écrasée par elle, surtout quand, à un certain moment, on supprime l'injection d'air, pour laisser la levure déployer tout son pouvoir ferment : c'est à ce moment que commence le travail simultané des deux organismes. La levure transforme tout le sucre que lui a préparé et que lui prépare la mucédinée, et trois jours après le moment où on a introduit la levure, la fermentation est complète. Le moût fermenté ne donne plus aucune coloration par l'iode, ni dans les parties solubles, ni sur les masses en suspension : on ne trouve pas non plus de dextrines en proportion sensible, et on obtient, comme alcool, le rendement théorique calculé sur ce que le grain contenait d'amidon. Cet alcool est sensiblement plus pur que les alcools des distilleries les mieux conduites, et très voisin de celui que fournit la fermentation alcoolique accomplie par des levures pures. Enfin les drèches, mieux débarrassées de leurs matières amylacées, sont plus compactes, plus faciles à sécher, et naturellement plus azotées, proportionnellement, que les drèches ordinaires.

Nous n'avons pas à entrer plus avant dans l'étude de l'industrie qui a pour base cette méthode nouvelle de la simultanéité de la saccharification et de la fermentation alcoolique. Il nous suffit d'avoir indiqué de quels faits scientifiques elle procède et avec quelle souplesse elle se modèle sur eux.

BIBLIOGRAPHIE

ATKINSON *Moniteur scientifique*, t. XXIV, 1882, p. 7.
GAYON et DUBOURG. *Ann. de l'Inst. Pasteur*, t. I, 1887, p. 532.
GAYON. *Ann. de ch. et de phys.*, 5e S., t. XIV, 1878, note de p. 279.
BAINIER. *Ann. des sc. nat., Botan.*, 6e S., t. XIX, 1884, pp. 201 et 206.
CALMETTE (A). *Ann. de l'Institut Pasteur*, 1892, p. 604-620.
SANGUINETI. *Id.*, mars 1897.
BOIDIN. *Bull. de l'Assoc. des chimistes de sucrerie et de distillerie*, 1899.
MUNSCHE. *Woch. f. Brauerei*, 1891, nos 25 et 265.
DELBRUCK. *Zeitschr. f. Spiritusindustrie*, 1899.

CHAPITRE XXXIV

LEVURES DE LACTOSE

Nous avons vu que le lactose n'est pas fermentescible par toutes les levures, ce qui revient à dire que toutes les levures ne sécrètent pas la diastase, la *lactase*, capable de dédoubler le lactose, car, sur les deux sucres qui proviennent de ce dédoublement, l'un au moins est facilement fermentescible, et pourrait subir l'action de la zymase que sécrètent les levures essayées. Quant au galactose, on peut croire aussi, d'après les résultats obtenus par M. Dienert, que ces levures, si elles pouvaient dédoubler en alcool et acide carbonique le glucose provenant du dédoublement du lactose, s'habitueraient sans doute à faire fermenter le galactose. La fermentation pourrait être lente, mais elle se produirait. Si elle ne se produit pas, c'est qu'il n'y a pas de production de lactase.

348. Action des levures ordinaires. — Ce lactose non fermentescible est pourtant un aliment pour la levure. C'est Pasteur qui s'en est aperçu le premier, en trouvant qu'une levure, ensemencée dans un milieu minéral qui ne contenait que du sucre de lait comme aliment hydrocarboné, y avait poussé. Mais il ne dit pas s'il s'était formé de l'alcool.

Quoi qu'il en soit, il n'est pas douteux que, dans sa vie aérobie, la levure végétal ne puisse s'accommoder du sucre de lait. Beaucoup de levures usuelles au moins sont dans ce cas. J'ai fait l'expérience sur des levures commerciales qui, à l'époque où j'opérais (1887) étaient encore, en général, un mélange d'espèces, et sur une douzaine de levures pures, parmi lesquelles deux levures de bière, (levure basse n° 2 de Carlsberg et levure de *pale-ale* de Bass) et deux levures de vin (vin d'Arbois et vin de Champagne).

Toutes ces levures, mises en présence du sucre de lait, additionné d'une petite quantité de substance organique azotée, se comportent de la même façon. Elles bourgeonnent et se multiplient, mais pas aussi activement qu'en présence d'un sucre ordinaire. Au bout de quelques jours on voit se former dans un grand nombre de globules, quelquefois dans presque tous, 2, 3, ou même 4 endospores, absolument comme lorsqu'on soumet la levure à l'inanition. Puis l'évolution protoplasmique s'arrête, et la levure continue à vivre dans le liquide, mais sans y proliférer d'une façon sensible. Pendant ce temps, le lactose est brûlé en proportions croissantes avec la durée de l'expérience, au moins jusqu'à une certaine limite, mais cela se fait avec une grande lenteur, quelle que soit la réaction du liquide. Voici, pour le prouver, quels ont été les poids de sucre de lait consommé, après trois mois et demi de séjour à l'étuve, dans une solution nutritive faite avec ce sucre, et additionnée ou non de carbonate de chaux.

Levure de Bass........	Liq. acide	0gr 045	sucre brûlé.
—	— alcalin	0 022	—
Levure de vin........	— acide	0 011	—
—	— alcalin	0 035	—
Levure de Champagne.	— acide	0 038	—
—	— alcalin	0 056	—

Chacune de ces levures semble avoir son activité comburante propre, et préfère tantôt un milieu légèrement acide, tantôt légèrement alcalin. En prolongeant l'expérience plus longtemps, on finit par faire disparaître tout le sucre. Mais il faut longtemps quelquefois. Ainsi, avec une levure de kéfir ensemencée dans une solution à 5 0/0 de sucre de lait, tout ce sucre n'avait pas disparu au bout de trois ans. Il y avait un peu d'alcool, en quantité très faible, représentant environ 2 0/0 du sucre disparu, et le poids de la levure ne représentait environ que 13 0/0 du poids du sucre.

Ces nombres prouvent que l'activité du végétal et de sa zymase étaient restées faibles dans la culture. Mais ils témoignent que la fermentation est possible, et dès lors ils autorisent à croire qu'il y a des levures qui font fermenter le lactose.

349. Levure de Duclaux. — On en connaît en effet aujourd'hui plusieurs. J'ai rencontré inopinément la première dans un lait, provenant d'une grande exploitation de Loir-et-Cher, et qui devenait bientôt le siège d'une fermentation active, pendant laquelle il ne se dégageait que de l'acide carbonique.

C'est une levure plus petite que les levures ordinaires, car, cultivée dans le lait, elle ne mesure guère que de **1** μ, 5 à **2** μ, 5. Elle est presque ronde (fig. 83). Dans un liquide neutre ou un peu alcalin, elle bourgeonne à la façon des

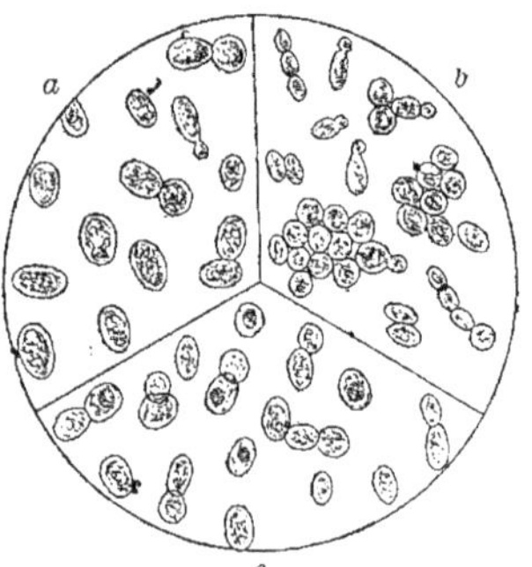

Fig. 83. — Levures de lactose. — *a*. Lev. de Adametz ; — *b*. Lev. de Duclaux ; — *c*. Lev. de Kayser.

levures hautes, et forme des paquets rameux quelquefois assez volumineux pour être visibles à l'œil nu. Dans un liquide acide, les globules se détachent mieux les uns des autres. Sa croissance dans le lait et surtout dans le sérum neutre est rapide, et comparable à celle de la levure ordinaire dans un liquide approprié. Elle se développe surtout bien dans un liquide largement exposé à l'air. Elle supporte plus péniblement la culture en vases profonds, et, quand on la fait servir à plusieurs reprises à produire des fermentations en empruntant chaque fois la semence à une fermentation en train ou voisine de sa fin, on constate que son activité comme ferment décroît de plus en plus.

Elle est donc plus aérobie que les levures ordinaires, et ce qu'il y a de singulier, c'est que sa vie aérobie ne gêne pas son activité comme ferment, car même dans des liquides largement aérés, il n'y a presque pas de sucre brûlé ; tout celui qui disparaît subit la fermentation alcoolique. Le sucre de lait est décidément un édifice moléculaire plus stable que le sucre de canne. Il résiste à la plupart des levures, il fournit difficilement à la vie anaérobie de celles qui l'attaquent, et, en alimentant leur vie aérobie, il s'arrête à l'état intermédiaire d'alcool, au lieu de s'oxyder plus ou moins complètement comme le font les autres sucres.

Sa fermentation est aussi plus lente que celle du glucose ou du sucre de canne, toutes choses égales d'ailleurs. Voici en effet les quantités de sucre détruit et d'alcool produit dans une solution à 5 0/0 de sucre de lait, maintenue à la température de 25°.

Après	3 jours	1,6 0/0 de sucre détruit	et	0,7	0/0 alcool produit.
—	5 —	2,7	—	1,3	—
—	8 —	3,1	—	1,7	—
—	11 —	5,0	—	2,5	—

Les évaluations d'alcool sont un peu élevées, car elles ont été faites par le compte-gouttes, et sont légèrement faussées par la présence d'un peu d'aldéhyde, que cette levure forme en quantités plus grandes que les autres. En dehors de cette aldéhyde, il n'y a que de l'alcool aussi pur que dans les fermentations alcooliques les plus pures comme ferment.

La température optima de la fermentation est comprise entre 25° et 32°. A 20°, l'action est sensiblement plus lente ; elle est presque nulle à 37°, et impossible à 40°. Tout ceci dans un liquide neutre, car dans un milieu acide il faut réduire un peu toutes ces températures. Voici, pour donner une idée des différences qu'elles amènent, les quantités de sucre disparues au bout de 48 heures dans 10 cc. de sérum neutre renfermant à l'origine 0 gr. 512 de sucre de lait :

A 22°,	Sucre disparu	0gr 130
25°	—	0 147
28°	—	0 176
32°	—	0 189
37°	—	0 038

Cette levure vit et se développe très bien dans le lait, qui devient le siège d'une fermentation régulière. Il ne se coagule pas et ne change pas de couleur. La levure ne sécrète donc ni présure ni caséase ; elle acidifie cependant légèrement le liquide, et on est averti de cela par l'aspect grenu que prend le caséum dans une goutte de lait observée au microscope. Ce fin dépôt de caséum solide rend le lait un peu visqueux, mais le liquide ne se prend pas en masse. Il a perdu cependant la propriété de supporter l'ébullition sans se coaguler. Sa saveur est alcoolique et légèrement acide à cause de l'acide carbonique. Son odeur rappelle un peu celle des laiteries. En somme, c'est une boisson qui, au premier abord, semble plus étrange qu'agréable, même quand on est habitué au koumys du commerce, fabriqué presque toujours par fermentation de sucre ordinaire ajouté au lait, qui reste toujours un peu sucré, et est aussi plus acide et moins alcoolique que la boisson produite par notre levure. Mais le petit-lait amené à clair, légèrement acidulé et fermenté, constitue une boisson agréable et légère, pétillante quand la fermentation a eu lieu sous pression, et il y aurait certainement avantage à faire fermenter, et à utiliser ainsi pour la nourriture de l'homme, une partie au moins du petit-lait à peu près perdu dans les fromageries.

Dans ces fermentations, le sucre de lait disparaît en entier, et on pourrait croire par suite que ce n'est pas la levure que nous venons de décrire qui préside à la fabrication des koumys de Tartarie, dans lesquels, après plusieurs mois de fabrication, on retrouve des proportions encore notables de sucre de lait non fermenté. Mais il ne faudrait pas se hâter de conclure, car ces koumys, qui sont aussi le siège d'une fermentation lactique, sont acides, et l'acidité gêne beaucoup l'action de la levure que nous étudions.

Voici, pour donner une idée de la sensibilité de cette levure à cette influence, les quantités de sucre restant après 48 heures dans du sérum à 3 0/0 de lactose, et après 3 jours dans du lait à 4,5 0/0 de sucre, ces deux liquides étant pris d'abord à l'état neutre, puis additionnés de 4, de 8 et de 16 dix-millièmes d'acide chlorhydrique. Pour le lait, on n'a pas pu atteindre cette limite sans le coaguler et le transformer virtuellement en sérum. Déjà avec 8 dix-millièmes, il était devenu grumeleux. L'ensemencement de levure n'a eu lieu qu'après l'addition d'acide.

	Sérum, ap. 48 h.	Lait, ap. 3 jours.
	—	—
Liq. neutre	0	0
0,4 0/0 d'acide	0	traces
0,8 —	1,75 0/0	0,6 0/0
1,6 —	3	»

De faibles proportions d'acide gênent donc beaucoup la levure, et au lieu d'aider à la fermentation par la transformation du lactose en galactose, comme on le croyait jusqu'ici, la formation d'acide lactique est un obstacle à la fermentation, au moins avec le Saccharomyces que nous venons d'étudier.

Cette levure fait fermenter facilement le saccharose, le lévulose et le maltose. Vis-à-vis des sucres non fermentescibles, elle se comporte comme la levure ordinaire vis-à-vis du sucre de lait, elle les brûle lentement sans donner d'alcool. Au bout de 20 jours, j'ai trouvé ainsi 0 gr. 120 de mannite brûlée dans une solution qui en contenait 0 gr. 500 à l'origine. et 0 gr. 040 dextrine brûlée dans un liquide qui en contenait aussi 0 gr. 500. Cette levure n'est donc pas un ferment alcoolique de la dextrine.

350. Levure d'Adametz. — M. Adametz a ensuite trouvé une seconde levure de lactose dans un lait du Sornthal, qui fermentait aussi spontanément, quelquefois en 24 heures. La comparaison de cette levure avec la mienne, faite sur un échantillon authentique de cette dernière, lui a donné les résultats suivants, qui complètent sur certains points ceux que javais donnés moi-même.

Cultivée dans du moût, la levure d'Adametz est formée de cellules ovales ou elliptiques ayant comme diamètres moyens 5 et 7 μ (fig. 83). Le bourgeonnement a lieu d'ordinaire, et quelquefois simultanément, aux deux pôles opposés de l'ellipse. Sur plaque de plâtre, ces cellules s'allongent en forme de boudin, mais n'ont pas donné de spores après 20 jours à 25°. De plus elle continue à bourgeonner encore après cet intervalle. Dans une culture sur moût, la levure Duclaux semble s'allonger dans une seule direction et prend alors l'aspect d'une sorte de cylindre à bouts arrondis, dont la longueur peut aller à 7 μ.

Les deux levures se développent également mal en piqûre, sur la gélatine-peptone. La culture est presque toute superficielle. Avec de la gélatine-peptone de Gruber, c'est-à-dire additionnée de 1 0/0 de glycérine, le *S. lactis* d'Adametz se développe un peu mieux, et fournit, en dehors du bouton superficiel ressemblant à un bouton de verre dépoli mat, une culture le long de la piqûre, d'où partent au bout d'une quinzaine de jours de fines ramures blanches. Le développement de ce chevelu est un peu moins abondant avec la levure de Duclaux.

Sur gélatine au moût de bière, et par piqûre, on obtient avec le *S. lactis*, un abondant développement superficiel, dont le centre présente une légère élevure. Le long de la piqûre se forme aussi un chevelu abondant qui pénètre la gélatine dans toutes les directions. L'autre levure se comporte à peu près de même.

Sur moût de bière, le *S. lactis* donne au 3e jour des phénomènes très nets de fermentation, qui disparaissent le

6e jour. Le dépôt continue à augmenter ensuite. Il ne se forme pas de voile. La levure de Duclaux se développe aussi rapidement sur le moût de bière, mais ne donne à aucun moment de phénomènes de fermentation. Aucune de ces deux levures ne semble donc faire fermenter facilement le maltose.

Dans le lait stérilisé, le *S. lactis* donne, à 40°, une fermentation très nette après 24 heures. A 38°, il faut 48 heures, et 4 jours à 25°. Le lait ne change pas d'aspect. La levure Duclaux donne une fermentation plus rapide. Cependant, l'autre finit par la rattraper avec le temps, et même par la dépasser.

351. Levure de Kayser. — M. Kayser a retiré, en 1891, d'un lait provenant d'une ferme de la Brie, une troisième levure différente des deux premières ; elle est intermédiaire entre elles comme dimensions, elle mesure de 6 à 8 μ de longueur, de 3 à 5 de largeur (fig. 83). Les températures mortelles de ces 3 levures, mesurées par M. Kayser, sont les suivantes :

	A l'état humide	A l'état sec
Levure de Duclaux	50°	entre 50 et 60°
» d'Adametz	56°	au delà de 100°
» de Kayser	55°	entre 90 et 100°

En culture sur gélatine, la levure de Kayser présente les rayons auréolés relevés par Adametz pour sa levure, et il faut peut-être rapprocher ce fait de cet autre que, dans les milieux acides, les mêmes levures deviennent rameuses pendant que la levure de Duclaux conserve sa forme.

Ces 3 levures ont été comparées en les ensemençant sur des solutions de sucres divers (lactose, saccharose, maltose, galactose, glucose, sucre interverti), additionnées de bouillon Liebig. Il est remarquable que toutes trois font fermenter plus difficilement le maltose, tandis qu'elles font fermenter le lactose aussi vite que le saccharose. Les levures de bière ne faisant pas fermenter le lactose, on voit qu'il y a les indices de véritables antagonismes entre des levures de même espèce et des sucres de même espèce. Vis-à-vis de la mannite, de la perséite, du raffinose, de l'inosite, de la dulcite, de la dextrine, du mélézitose, du tréhalose, les levures de lactose se comportent comme les levures ordinaires. Elles brûlent ces matières en vie aérobie et sans donner d'alcool. Parfois elles s'allongent ou deviennent difformes, ce qui est un indice de souffrance.

Dans le lait, elles présentent toutes trois le caractère de produire une fermentation dans des conditions d'aération où les autres levures procéderaient surtout à un travail de multiplication. C'est peut-être cette circonstance qui rend la fermentation alcoolique du lait si lente avec ces levures. Le dégagement d'acide carbonique leur est peut-être plus hostile qu'aux autres. On pourrait pourtant les employer à fabriquer des boissons alcooliques au moyen du lait ou du petit lait. Seulement, comme ce dernier est souvent acide et que l'acidité gêne le développement de toutes ces levures, il faudrait commencer par le neutraliser. C'est la levure Duclaux qui est le plus sensible à cette augmentation de l'acidité. C'est la levure Kayser qui l'est le moins.

Ces trois levures sont, je crois, les seules connues en ce moment dont on puisse dire qu'elles font fermenter le lactose. On rangeait, autrefois, dans le même groupe, une levure découverte par Beijerinck dans les grains de kéfir. Mais il résulte des recherches, concordantes sur ce point, de Schnurmans-Steekhoven et de Freudenreich, que cette levure ne fait pas fermenter le lactose, elle l'assimile et le brûle au contact de l'air comme beaucoup d'autres levures. Nous retrouverons son histoire dans un autre volume, quand, à propos du lait, nous ferons l'étude du kéfir.

Bochicchio a décrit une autre levure de lactose, découverte dans un fromage, et à laquelle il attribue la propriété de faire boursoufler les fromages dans lesquels elle s'introduit, en faisant fermenter le lactose. Mais cette levure est insuffisamment décrite, et n'a pas été différenciée des levures précédentes.

Une autre levure, découverte par Weigmann, a été employée par Bernstein pour produire au moyen du petit lait des boissons alcooliques. Il est difficile de dire, avec ce qu'on sait sur elle, si elle est différente d'une des levures que nous venons d'étudier. La science sera peut-être plus avancée quand nous aurons à nous occuper du lait et des diverses boissons gazeuses et alcooliques qu'on peut obtenir avec lui.

BIBLIOGRAPHIE

DUCLAUX. *Ann. de l'Institut Pasteur*, t. I, 1887.
ADAMETZ. *Centralb. f. Bakt.*, t. V, 1889.
KAYSER. *Ann. de l'Institut Pasteur*, t. V, 1891.
BEIJERINCK. *Centralb. f. Bakt.*, t. VI, 1889 et *Archiv. néerland. des sc. exactes et nat.*, t. XXIII, 1889.
SCHNURMANS-STEEKHOVEN. Saccharomyces Kefir. Diss. inaug. Utrecht, 1891.
FREUDENREICH. *Centralbl. f. Bakt.*, IIe p., t. III, 1897.
BOCHICCHIO. *Ann. de Micrographie*, t. VI, 1894.

CHAPITRE XXXV

EUROTIOPSIS GAYONI

Nous venons de rencontrer, dans les chapitres qui précèdent, des espèces variées, ayant des besoins très divers, et les satisfaisant par des moyens très différents. Au milieu de cette diversité, nous avons pourtant distingué les lignes générales de leur histoire, et établi une sorte de schéma de leur existence. Il se trouve que ce schéma, un peu artificiel jusqu'ici, se trouve réalisé en quelque sorte dans une espèce microscopique étudiée par M. Laborde, l'*Eurotiopsis Gayoni*. Cette mucédinée est capable de faire à elle seule presque tout ce que font les espèces diverses étudiées jusqu'ici. Elle mène la vie aérobie et anaérobie, est agent constructeur et agent destructeur de matière, peut faire fermenter beaucoup plus de substances que la levure, par conséquent sécréter beaucoup plus de diastases. De plus, elle va nous fournir la surprise d'une plante pour laquelle l'alcool est un aliment de construction, de sorte que lorsqu'elle en fabriquera, on ne pourra pas dire, comme pour la levure, que c'est pour ne savoir qu'en faire. Elle peut l'utiliser, quand elle l'a fabriqué ; son histoire physiologique est ainsi mieux ordonnée et plus complète que celle de la levure, et quand nous l'aurons écrite, nous verrons que nous comprendrons bien mieux ce que c'est que la fermentation alcoolique. Par là, elle se place naturellement à la fin de ce livre, avant le chapitre consacré à la pratique de la fabrication et de la conservation de la levure.

352. Morphologie de l'Eurotiopsis. — L'*Eurotiopsis* est une des végétations variées qu'on voit apparaître sur un empois d'amidon un peu épais, exposé à l'air. Il se reconnaît à ce qu'il donne des taches de couleur rouge sang plus ou moins pourpré, comme déposées à la surface de l'empois, et indépendantes en apparence de toute végétation extérieure. Elles sont cependant feutrées d'un mycélium ordinaire, fortement coloré par un pigment qu'il laisse suinter dans l'empois. Ce mycélium augmente d'épaisseur et de surface, et, au bout de quelques jours, se couvre d'un léger feutrage aérien constitué par des organes de reproduction.

Ces organes sont de deux sortes. Il y a des *périthèces* et des *conidies*. Les périthèces commencent par une sorte de gonflement d'un filament. Ce gonflement donne naissance à une petite boule de grosseur très variable, comprise d'ordinaire entre 50 à 60 μ, mais pouvant monter jusqu'à 80 μ ou descendre à 16 μ. Cette boule contient en nombre variable des grandes cellules, nommées asques, contenant chacune 8 ascospores. Ces ascospores, légèrement pointues aux deux bouts, sont ovoïdes, et mesurent 4 μ sur 6 μ. Quand l'asque est mûr, la membrane se rompt facilement, et les ascospores se disséminent alors dans la cavité du périthèce.

Les conidies sont des spores ordinaires, mesurant 10 μ sur 12, et disposées en chapelets de 2, 3, 4 à l'extrémité du rameau fertile. Le filament fructifère porte parfois plusieurs de ces rameaux, tantôt en sympode, tantôt tous du même côté. Ces conidies semblent plus fragiles que les ascospores. Elles sont toutes tuées à 60°, tandis que les ascospores résistent à 80° ; elles perdent facilement leur faculté germinative, tandis que des ascospores ont pu pousser, dans un liquide nutritif, après 5 ans de conservation à la température ordinaire. En revanche, les conidies germent plus rapidement que les périthèces.

Si on veut suivre la germination des périthèces, il faut les débarrasser des conidies par un chauffage à 65°, et les ensemencer en goutte pendante. On voit alors le périthèce germer comme s'il était une énorme conidie. Il se couvre de chevelures mycéliennes dont les filaments sont parfois à leur base dix fois plus larges que les filaments nés d'une conidie.

Les ascospores du périthèce sont ensuite résorbées par couches successives. C'est là surtout ce qui se passe chez les périthèces jeunes. Quand ils sont vieux, ils se rompent parfois avant de germer, et mettent en liberté les ascospores qui germent individuellement sans pourtant se disperser. On voit dans ce cas une multitude de tubes mycéliens, de grosseur normale, rayonner dans tous les sens autour de l'amas de spores.

Les conidies et les périthèces se forment, en général, dans la portion périphérique de la culture quand elle mûrit, que cette portion soit aérienne ou immergée. Mais cette mucédinée est capricieuse, comme nous allons le voir, se met parfois à prospérer sans cause apparente, dans un milieu où elle avait vécu chétive, de sorte qu'il y a parfois des couches de fructification superposées.

353. Vie aérobie. — M. Laborde n'a pas cherché le milieu qui convient le mieux à cet *Eurotiopsis*, celui dans lequel il se défend victorieusement contre ses compétiteurs ou ses parasites ; mais il a vu qu'il pousse très bien dans du liquide Raulin où on a remplacé le sucre candi par du sucre interverti, et qu'on a réparti en couche mince dans le fond d'un matras qu'on peut faire traverser par un courant d'air. Il faut seulement stériliser liquide et matras pour éviter l'ingérence d'autres mucédinées, contre lesquelles l'*Eurotiopsis* se défendrait mal. Après 5 ou 6 jours à 28°, le sucre est épuisé complètement et le poids de plante obtenu est d'environ 35 0/0 du sucre consommé, ce qui donne un rendement légèrement supérieur à celui de l'*Aspergillus niger* dans les expériences de Raulin. Il est très curieux que partout où nous connaissons bien les conditions de culture d'une espèce microscopique sur du liquide Raulin, nous nous rapprochions de ce rendement d'un tiers. Nous avons déjà trouvé ce chiffre de 35 0/0 pour la mycolevure. Cela témoigne que sous des diversités apparentes de forme et de mode de reproduction, toutes ces espèces microscopiques se ressemblent.

Ce en quoi elles diffèrent, c'est qu'elles mettent plus ou moins de temps à réaliser ce rendement. L'*aspergillus niger* met trois jours à donner sa récolte. Quand on en a fait une première, on peut, sur le même liquide, en faire en trois jours une seconde ; mais le cycle végétatif, de la germination à la récolte, ne dure que trois jours. Ici, il faut 5 ou 6 jours à l'*Eurotiopsis*, et si nous voulons calculer les consommations journalières, nous pouvons, avec la formule

$$S = mL + \frac{1}{3} aLt$$

qui est à peu près applicable dans l'espèce, trouver pour a, en faisant $m = 1{,}5$, la valeur 1,5 pour l'*Aspergillus*, et 0,9 pour l'*Eurotiopsis*. Mais cette différence n'est pas foncière. La preuve, c'est qu'on pourrait, en *allongeant* la culture de l'*Aspergillus* par un abaissement de température, l'amener, comme consommation journalière, au niveau de celle de l'*Eurotiopsis*. Ce seraient pourtant toujours les mutations cellulaires de l'*Aspergillus* qui s'accompliraient. Concluons donc que ce qu'il y a d'essentiel, au point de vue physiologique, c'est le rendement, et il est curieux qu'avec 3 parties de sucre et des sels minéraux, on arrive à construire 1 partie de plantes aussi diverses que l'*Aspergillus*, la mycolevure et l'*Eurotiopsis* cultivés en liquide Raulin, c'est-à-dire obligés de constituer tous leurs tissus.

354. Nutrition azotée. — Ce qu'il y a de plus singulier, c'est que ce rapport change peu alors même qu'on change beaucoup la nature de l'aliment azoté. M. Laborde a étudié cette question en se servant du substratum non azoté suivant :

Eau....................	200 cc.
Sucre interverti..........	10 gr.
Acide tartrique...........	0,5 gr.
Tartrate neutre de potasse.	0,15
Phosphate de magnésie. ..	0.20
Acide sulfurique.........	0,02
Sulfate de fer...........	traces
Sulfate de zinc..........	traces
Silicate de potasse.... ...	traces

auquel il ajoutait, sous des formes diverses, une quantité constante de 0,20 gr. d'azote, sous forme organique ou inorganique. Sous forme organique, il a mis en œuvre la peptone, l'eau de levure, l'asparagine, la caséine, la fibrine, l'albumine, le gluten, la gélatine et l'urée. Remarquons ce dernier corps, résidu inattaquable pour tant de cellules vivantes. L'*Eurotiopsis* le met presque au même niveau que la caséine et le gluten, car il ne fait presque pas de différences entre ces divers corps comme source d'azote. Il met du reste au même niveau le nitrate d'ammoniaque et en général les sels ammoniacaux et les nitrates. Il y a pourtant de petites différences que signale le tableau suivant, où on trouve, à côté de chaque matière azotée mise en œuvre, la durée en jours t de la culture, le rendement par 100 gr. de sucre, et la valeur de a calculée avec la formule ci-dessus, en prenant $m = 1,5$.

Matières azotées	t	Rendement	a
Nitrate d'ammoniaque.......	6	35,5	0,7
Nitrate de soude ou de potasse	11	34,0	0,4
Tartrate d'ammoniaque.....	10	34,0	0,4
Phosphate »	12	30,2	0,4
Sulfate »	12	28,0	0,5
Chlorhydrate »	16	27,0	0,5
Azote organique...........	10	37,0	0,4

Ce tableau montre nettement plusieurs choses :

1° De tous les sels ammoniacaux, c'est le nitrate d'ammoniaque qui convient le mieux, c'est-à-dire celui qui donne dans le temps le plus court la récolte la plus abondante ;

2° Les autres sels ammoniacaux donnent des rendements un peu plus faibles dans un temps au moins du double plus long, et les sels à acide minéral se montrent sensiblement inférieurs aux tartrates. Pour tous ces sels, l'expérience apprend que l'acidité augmente notablement pendant la culture. C'est que, l'ammoniaque du sel transformée par la plante, l'acide persiste : or, l'acidité gêne la culture. L'infériorité des sels ammoniacaux à acide organique ne leur est donc pas foncière : elle résulte d'une action latérale, et nous sommes autorisés à conclure que l'ammoniaque ou les nitrates sont des sources d'azote à peu près équivalentes entre elles pour l'*Eurotiopsis*, presque équivalentes aussi avec les matières organiques azotées les plus diverses, comme le montre la dernière ligne du tableau.

Remarquons en terminant que, pour pouvoir utiliser des matières azotées aussi différentes que celles que nous avons énumérées ci-dessus, l'*Eurotiopsis* doit sécréter un grand nombre de diastases. Mais cette variété dans la sécrétion va devenir encore plus apparente à propos des aliments hydrocarbonés.

355. Alimentation hydrocarbonée. — Nous pouvons en effet recommencer avec les diverses substances ternaires les essais que nous venons de faire avec les aliments quaternaires. Il suffit pour cela de prendre un milieu minéral constant, celui qu'on a reconnu le meilleur, par exemple du liquide Raulin, qui équivaut à très peu près au premier liquide du tableau qui précède. En maintenant la température à un degré plus élevé que tout à l'heure, on favorise les actions diastasiques, s'il y a lieu. On opère donc cette fois à 30 ou 32°, et, après avoir ajouté au liquide Raulin des poids égaux de divers aliments hydrocarbonés, on mesure la durée *t* de la culture jusqu'au moment où tout l'aliment est consommé, et le rendement correspondant à 100 gr. de cet aliment. On trouve alors les éléments du tableau suivant, presque calqué sur celui qui précède.

Aliments hydrocarbonés	t	Rendement	a
Amidon	20	25	0,4
Dextrine	20	20	0,5
Maltose	9	30	0,6
Sucre interverti	6	29	1,0
Glucose	6	29	1,0
Lévulose	6	29	1,0
Lactose	15	33	0,3
Lactose interverti	7	29	0,8
Galactose	8	29	0,7
Mannite	6	29	1,0
Alcool	12	44	0,2
Glycérine	20	31	0,3
Acide lactique	12	26	0,6
Acide succinique	12	25	0,6

On voit tout de suite dans ce tableau qu'il y a quatre éléments de prédilection, qui donnent dans le temps le plus court le rendement normal, ce sont le sucre interverti, le glucose et le lévulose, auxquels on peut être surpris de voir jointe la mannite, que la levure consomme si difficilement et que même certaines levures laissent inaltérée. C'est pour ces corps que la valeur de a est naturellement la plus élevée.

L'amidon, la dextrine, le maltose et surtout le galactose sont évidemment d'une digestion plus difficile, ce qui soulève une question de diastases que nous allons aborder tout à l'heure. A un niveau encore inférieur, il semble, se tiennent le lactose, la glycérine et l'alcool. Cependant le rendement en plante vivante n'est pas moins bon avec ces corps, et même, avec l'alcool, il dépasse ce qu'il est avec tous les autres aliments hydrocabonés essayés, comme si ce corps était celui qui subit le moins de déchet lorsqu'il sert à fournir les matériaux de la cellule vivante, celui qui, tout en étant à la fois aliment de construction et aliment d'entretien, est le mieux fait pour le premier rôle, et le moins fait pour le second.

En allant au fond des choses, on voit que tout dépend de ce qu'on demande à l'aliment. Si on appelle bon aliment celui qui donne naissance dans le temps le plus court au plus grand nombre d'êtres, le sucre interverti, la mannite sont de bons aliments pour l'*Eurotiopsis*. Si on appelle au contraire bon aliment celui dont il faut le moins pour entretenir en bon état des cellules vivantes et leur permettre de proliférer, l'alcool est un meilleur aliment que le sucre, et peut être que les interminables discussions sur la valeur de l'alcool comme aliment trouveraient un aboutissant dans la voie que je signale.

Il y a encore une remarque à faire sur le tableau qui précède, c'est que les sucres qui ont besoin d'être dédoublés avant d'être consommés disparaissent plus lentement, comme s'il y avait un retard dû à l'action des diastases. Examinons maintenant cette face du problème de la nutrition.

356. Diastases des aliments hydrocarbonés. Sucrase. — Le saccharose ne figure pas dans le tableau qui précède, et nous avons été obligés de remplacer par du sucre interverti celui qui figure dans la composition du liquide Raulin, parce que l'*Eurotiopsis Gayoni* ne sécrète pas de sucrase. Il ressemble en cela à tous les *Mucors* connus et à quelques races de levures. On n'en trouve pas en le broyant, et par conséquent il ne peut s'alimenter au moyen de saccharose. Semé sur de l'eau de levure neutre additionnée de saccharose, il ne pousse pas mieux que sur l'eau de levure seule, et laisse le sucre inaltéré. Mais, si le liquide est acide, le sucre est interverti peu à peu et l'attaque commence. Il en est de même en milieu minéral, lorsque le liquide est acidulé à l'origine par l'acide tartrique, ou bien lorsque l'utilisation de l'ammoniaque par la plante met peu à peu en liberté l'acide auquel cette ammoniaque était combinée. Mais il faut alors que le développement soit commencé pour qu'il se poursuive, et on s'explique le rôle d'amorce que peut jouer, au début de la culture, tel ou tel aliment hydrocarboné, immédiatement assimilable, qui provoque l'assimilation intégrale d'un autre qui ne l'est pas, parce qu'il déclanche un mécanisme intérieur qui continue à marcher.

357. Amylase. — L'empois d'amidon est lentement liquéfié par l'*Eurotiopsis*, qui sécrète une amylase peu active. Mais pour le mettre à même d'agir, il faut diminuer la dose d'acide du liquide de culture, c'est-à-dire faire précisément l'inverse de ce qu'il faut pour lui faire consommer du saccharose. La répartition de l'amylase produite entre le mycélium et le liquide de culture varie d'ailleurs à peu près de la même façon que celle de la sucrase dans l'*aspergillus niger*, comme dans les expériences de Fernbach (**234**, t. II). La quantité qui se diffuse dans le liquide de culture, à peu près nulle jusqu'au moment où la plante a atteint environ les 2/3 de son développement, augmente rapidement à partir d'une époque voisine de celle où le poids de plante atteint son maximum, atteint elle-même un maximum et décroît ensuite très vite si le milieu est devenu alcalin.

La quantité de cette amylase est mesurée par la quantité de glucose obtenue dans un temps donné, au moyen d'un poids donné d'empois d'amidon. Nous savons en effet, par ce que nous avons vu dans le tome II de cet ouvrage, que, dans son action sur l'empois, l'*Eurotiopsis* ne s'arrête pas au terme maltose, et arrive de suite au terme glucose. Aussi M. Laborde appelle-t-il cette amylase *amylomaltase*. Les détails dans lesquels nous sommes entrés sur ce point dans le tome II nous permettent de n'y pas revenir. Dans l'idée de M. Laborde, cette amylomaltase de l'empois est aussi la même que celle qui dédouble les dextrines et le maltose.

358. Dextrinase. — Le milieu de culture fourni par la dextrine facilite beaucoup l'observation des phénomènes. La germination se fait au fond du vase, d'où les filaments mycéliens sortis des spores gagnent peu à peu la surface, et la recouvrent d'un tapis épais et velouté. Pendant ce temps, la dextrine est saccharifiée et assimilée ou détruite. La transformation peut être produite en dehors de la plante par la diastase versée dans le liquide de culture et par le produit du broyage des cellules. Mais la transformation ne s'arrête pas au terme maltose. Elle aboutit au glucose. Il faut donc admettre, dans notre conception des phénomènes, qu'à côté de la dextrinase il y a aussi de la maltase.

359. Maltase. — Lorsqu'on fait vivre la plante sur un liquide nutritif contenant du maltose, il paraît, à consulter les pouvoirs rotatoires, qu'il n'y a jamais que du maltose sous la culture, et que, par conséquent, ce sucre est consommé sans dédoublement préalable, ou plutôt que, s'il se dédouble, ce dédoublement a lieu au fur et à mesure des besoins de la plante. On peut pourtant, en ralentissant l'action par un abaissement de température, et en donnant plus d'épaisseur au liquide de culture, de façon à ralentir aussi de ce fait la combustion, trouver temporairement du glucose dans le liquide. On arrive encore au même résultat en offrant à la plante un mélange de maltose et de glucose. Le premier sucre est brûlé plus rapidement que le second, et la quantité de glucose peut être pendant un temps, supérieure à la quantité introduite. Le dédoublement n'est donc pas douteux, mais il semble être pénible, provenir d'une maltase peu active, et c'est peut-être pour cela que le maltose est pour l'*Eurotiopsis* un aliment inférieur au sucre interverti, au glucose et au lévulose qui le suivent dans le tableau de la p. 698.

360. Lactase. — D'après ce même tableau, le lactose est lui-même inférieur au maltose, inférieur, bien entendu, comme aliment d'abondance, supérieur comme aliment de disette. Mais cette notion d'ensemble se corrige ou plutôt se précise un peu quand on entre dans le détail.

Le développement du thalle, sur un liquide Raulin au lactose, reste toujours très faible si le liquide a une épaisseur sensible. Il se fait mieux si on réduit cette épaisseur à quelques millimètres, et on peut, après avoir obtenu une végétation vigoureuse sur une mince couche, introduire sous le thalle un volume plus grand de liquide. Les cellules mycéliennes se développent plus vite, et donnent bientôt une culture florissante. On peut arriver au même résultat en substituant de l'eau de levure ou une solution de peptone à l'eau distillée du liquide Raulin, ou bien encore, comme dans le cas de l'amidon, en réduisant de moitié ou des trois quarts l'acidité initiale du milieu de culture.

Les deux premières pratiques reviennent probablement à la troisième. En couche mince, l'acide présent est plus rapidement brûlé. En présence des matières azotées, il se forme un peu d'ammoniaque qui en sature une partie. Dans tous les cas, la diminution d'acidité semble favorable, par ce qu'il y a intervention d'une diastase qui reste inerte dans les milieux un peu acides.

Cette diastase peut être trouvée dans le liquide ou dans le suc cellulaire. Elle dédouble le lactose en glucose et galactose. Mais elle est faible, et en somme, jusqu'ici, on voit que si l'*Eurotiopsis* sécrète un grand nombre de diastases, il n'en sécrète aucune bien active.

361. Tréhalase. — Les faits qui suivent confirment cette notion. L'*Eurotiopsis* se développe bien sur un liquide Raulin au tréhalose, surtout si on diminue l'acidité ordinaire du milieu nutritif, et M. Laborde a pu constater la production d'un sucre réducteur. Le liquide de culture et le suc cellulaire peuvent aussi provoquer, en dehors de la vie de la plante, le dédoublement du tréhalose. L'*Eurotiopsis* sécrète donc de la tréhalase, et hydrolyse le tréhalose avant de l'utiliser.

362. Emulsine. — On démontre de la même façon que la plante dédouble, avant de les utiliser, certains glucosides, l'amygdaline et la coniférine, avec lesquels elle pousse aussi bien qu'avec le glucose, et la salicine, un peu plus résistante ; elle sécrète donc la diastase à laquelle on attribue la décomposition de ces trois glucosides, l'émulsine.

363. Diastases des matières albuminoïdes. Caséase. — Nous avons vu que l'*Eurotiopsis* pouvait utiliser comme aliment azoté des matières albuminoïdes et azotées très diverses. Il doit donc sécréter de ce fait les diastases nécessaires pour liquéfier celles qui ne sont pas solubles. La seule de ces diastases qui ait été un peu étudiée est la caséase.

A la surface du lait, l'*Eurotiopsis* donne, au bout d'une semaine, des ilots rouge de sang qui finissent par devenir confluents. A ce moment il n'y a pas encore de filaments aériens. Le thalle immergé, très visqueux, est coloré en rouge et laisse suinter un liquide coloré qui vient perler à la surface. Puis la coloration gagne toute la masse, en même temps qu'apparaît le feutrage aérien. Il n'y a jamais coagulation du lait, dont l'opacité diminue seulement de plus en plus, probablement à la suite d'une très faible sécrétion de caséase.

En suivant le phénomène au point de vue chimique, on constate que le sucre de lait est attaqué au début plus vite que la caséine ; ensuite c'est l'inverse. Mais l'action ne va pas très loin, le liquide devenant alcalin, par suite de formation d'ammoniaque. Si on le maintient neutre par des doses ménagées d'acide, la destruction de la caséine est plus profonde. Le pigment formé, qu'on peut obtenir en grande quantité en ensemençant la plante sur du pain imbibé de lait, est soluble dans l'alcool, et ressemble par ses propriétés à celui que Laurent a retirée du Bacille rouge de Kiel, ou Dubois Saint-Sewrin du microbe de la sardine rouge. Nous aurons occasion d'y revenir.

Pour le moment, contentons-nous de remarquer que cette espèce polyphage est en même temps productrice d'un nombre très grand de diastases, supérieure, en ce point, à toutes les levures. Mais à ces diastases, elle en joint une qui la rapproche des levures, et en fait une levure curieuse, c'est celle d'une zymase alcoolique.

364. Zymase alcoolique. — Toutes les expériences qui ont donné les résultats que nous venons de relater ont été faites avec des cultures en surface, sur un liquide en faible épaisseur, et sur lesquelles on faisait passer un courant d'air. En changeant ces conditions de façon à rendre la vie de la plante un peu plus anaérobie, on voit apparaître les mêmes effets qu'avec les mucors, la mycolevure, et même les levures ; il y a fermentation alcoolique véritable. Mais elle prend alors des proportions qui rapprochent l'*Eurotiopsis* des levures, en même temps qu'elle se produit aux dépens de sucres plus variés qu'avec les levures. C'est ce qu'il faut montrer par quelques exemples.

365. Fermentation du sucre interverti. — Lorsqu'on ensemence avec des spores d'*Eurotiopsis* un matras Pasteur, fermé seulement par un tampon de coton et aux trois quarts plein d'une solution de sucre interverti dans de l'eau de levure, on voit se former au fond du vase un mycélium qui, à un certain moment, devient spumeux et est bientôt entraîné à la surface par de grosses bulles gazeuses. S'il était abandonné à lui-même, il y resterait et le couvrirait d'une végétation aérienne. On le maintient immergé en agitant fréquemment le matras. On s'aperçoit alors qu'il ne pousse plus guère, et qu'il fait pourtant disparaître le sucre en le transformant en alcool et en acide carbonique.

Sa puissance sous ce point de vue le rapproche des levures. Il peut donner jusqu'à 8 0/0 d'alcool et faire fermenter complètement des liqueurs à 16 et 17 0/0 de sucre. Cependant la lenteur devient grande à la fin. Avec 20 0/0 de sucre, il y a toujours du sucre qui reste non décomposé. Le mycélium reste grêle, régulier, et on n'y voit à aucun moment apparaître les formes irrégulières ou les conidies mycéliennes que nous avons signalées chez les *Mucors*.

Des deux sucres présents, le lévulose disparaît d'ordinaire plus vite que le glucose. Mais l'inverse peut avoir lieu lorsqu'au lieu d'opérer sur un mycélium péniblement développé dans les conditions que nous venons d'indiquer, on se sert d'une végétation florissante d'*Eurotiopsis* qu'on immerge dans le liquide.

Quant aux produits de la fermentation, ils sont les mêmes que pour la levure. Il se forme aussi de la glycérine et de l'acide succinique, toutefois en proportions légèrement différentes de celles qu'a relevées Pasteur dans ses fermentations. Voici les moyennes d'un très grand nombre d'essais de M. Laborde, et, à côté, les nombres de Pasteur, relatifs, comme les premiers, à 100 grammes de sucre *interverti* décomposés.

	Eurotiopsis	Levure
	—	—
Alcool	46,4	48,6
Acide carbonique	44,4	46,8
Acide succinique	2,3	0,6
Glycérine	1,8	3,2
Plante produite	4,5	1,2
	99,4	100,4

On voit qu'avec l'*Eurotiopsis*, il se produit plus d'acide succinique que de glycérine, tandis que c'est d'ordinaire l'inverse avec la levure. On voit aussi que le poids de sucre entrant dans la composition de la plante est plus grand. C'est qu'avec l'*Eurotiopsis*, la vie comme ferment ne peut jamais être aussi anaérobie qu'avec la levure. Si on bouche un flacon en pleine fermentation avec un bouchon muni d'un tube adducteur, tout dégagement s'arrête. Il faut une demi-aération constante. Nous reviendrons tout à l'heure sur ce point.

Concluons seulement pour le moment que le mycélium d'*Eurotiopsis* est, dans certaines conditions, un ferment alcoolique assez actif. Nous allons voir qu'il peut faire fermenter beaucoup de sucres.

366. Fermentation des autres sucres. — Le sucre interverti est si facilement fermentescible pour l'*Eurotiopsis* qu'on a de la peine à obtenir avec lui, même dans des conditions de large aération et de végétation superficielle, les phénomènes de combustion complète que nous avons résumés en commençant ce chapitre. Il y a toujours une petite portion du sucre interverti qui donne un peu d'alcool. Avec les autres sucres, on a au contraire un peu plus de peine à obtenir une fermentation alcoolique entièrement débarrassée de combustion complète ; on peut cependant y parvenir.

Avec le glucose et le lévulose seuls, il n'y a naturellement pas de différence avec ce qui se passe pour leur mélange. Avec le lactose interverti, qui fournit du glucose et un sucre déjà plus difficilement fermentescible, le galactose, la fermentation est plus lente, s'arrête lorsque la proportion d'alcool atteint 4 à 5 0/0. Il faut avoir grand soin de maintenir la moisissure immergée, si on veut éviter les phénomènes de la vie aérienne. Avec le galactose seul, la fermentation est encore plus lente, et la production d'alcool s'arrête à 2 ou 3 0/0.

Avec le maltose, il faut, pour avoir une fermentation un peu active, immerger une végétation florissante dans le liquide fermentescible. Le sucre disparaît alors comme avec la levure de bière, c'est-à-dire qu'on ne peut constater nettement la présence du glucose à aucun moment de l'action. La dextrine favorise la fermentation du maltose, et fermente elle-même. Le moût de bière fermente encore plus facilement qu'un mélange de maltose et de dextrine, et la quantité d'alcool obtenue est toujours plus grande qu'avec les levures. Ainsi, un moût de bière qui contenait, par litre, 65 gr. de sucre réducteur, calculé en maltose, et en outre 31 gr. de dextrines, a donné, en alcool et dextrines résiduaires, les chiffres suivants avec l'*Eurotiopsis* et la levure.

	Eurotiopsis	Levure
Alcool, par litre......	46,0	34,0
Dextrines résiduaires.	5,0	28,6

L'*Eurotiopsis* est donc un ferment alcoolique des dextrines, comme les *Mucors* étudiés au chapitre XXXIII.

Enfin, il est aussi un ferment alcoolique du lactose. Si on submerge sous une solution de lactose une couche vigoureuse de moisissure déjà développée au contact de l'air sur ce sucre, on voit se produire, assez lentement, il est vrai, de l'alcool, dont la proportion peut atteindre 2 à 3 0/0, pendant que le sucre disparaît sans qu'on puisse saisir un dédoublement en glucose et galactose.

367. Utilisation de l'alcool produit. — En somme, comme on le voit, à la condition qu'on lui fournisse un degré d'aération variable d'un sucre à l'autre, l'*Eurotiopsis* peut en faire fermenter un plus grand nombre que les levures ordinaires, parce que, tout en sécrétant de la zymase, il sécrète un plus grand nombre de diastases hydrolysantes que les levures. Voici, en outre, en quoi il en diffère. C'est que, comme nous l'avons vu, il peut utiliser l'alcool qu'il a produit.

Si on sème des spores sur du liquide Raulin contenant, au lieu de sucre, 4 à 5 0/0 d'alcool, elles germent, donnent un mycélium qui gagne la surface et la couvre d'un tapis irrégulier, mais volumineux, plus ou moins coloré en rose, et portant des périthèces et des conidies très nombreuses. Bref, l'alcool se comporte comme un très bon aliment de construction et d'entretien. Il disparaît, du reste, sous forme d'eau et d'acide carbonique, avec une rapidité comparable à celle des sucres, lorsque la végétation a franchi la période d'acclimatation et de début, toujours un peu plus difficile. C'est probablement aussi pour cette raison d'acclimatation qu'il disparaît plus vite sous une culture qu'il a servi à former et à nourrir que lorsque la moisissure l'a produit elle-même dans une action de fermentation. Il faut qu'elle se plie à l'utiliser et à le brûler à un moment où elle est déjà vieillie par l'acte de fermentation. Mais elle y arrive, de sorte que pour elle l'alcool qu'elle a formé est un produit intérimaire, analogue à ce qu'est l'acide acétique pour le mycoderme du vinaigre.

Nous pouvons, tout de suite, en dire autant de la glycérine et de l'acide succinique que nous savons être aussi, pour l'*Eurotiopsis*, des aliments de haute valeur. La glycérine est à peine inférieure à l'alcool vinique. Les débuts de la culture sont un peu plus pénibles, le thalle moins vigoureux. Le rendement est, comme nous l'avons vu, aussi un peu plus faible, mais la glycérine est aliment de construction et aliment d'entretien comme l'alcool.

En somme, les produits de la fermentation sont nutritifs pour l'*Eurotiopsis Gayoni*, tandis qu'ils ne le sont pas pour la levure, et c'est là un fait qui prête à de nombreuses réflexions. Ces produits sont même, au moins l'alcool, une sorte d'aliment perfectionné, comme nous l'avons vu plus haut, avec lequel on peut diminuer sans inconvénient la ration journalière et obtenir un plus fort rendement en plante vivante. La zymase, dont la présence a le droit de surprendre dans la levure, parce qu'on ne sait trop ce qu'elle y fait, nous apparaît donc, dans l'*Eurotiopsis*, comme une diastase digestive ordinaire, continuant l'œuvre qu'ont commencée l'amylase, la dextrinase, la maltase, la lactase, et amenant la matière alimentaire à l'état optimum pour son élaboration dans les tissus.

Nous devons, dès lors, logiquement, lui attribuer le même rôle à propos de la levure, et conclure que si, malgré son caractère de diastase digestive; elle y semble inutile, c'est par suite de quelque circonstance qui lui est extérieure. En se plaçant à ce point de vue, on remarque tout de suite la relation qui existe entre l'apparition de cette diastase et la vie anaérobie. Il y a même sous ce rapport une sorte de bizarrerie et de discontinuité apparente, en désaccord avec les phénomènes usuels de la vie cellulaire. La zymase n'apparaît pas chez la levure pendant la vie aérobie, elle apparaît quand la vie devient fortement anaérobie, et disparaît à nouveau quand la vie redevient tout à fait anaérobie. Chez l'*Eurotiopsis*, il en est de même, sauf que la zymase peut apparaître dans une vie beaucoup plus aérobie qu'avec la levure. Avec la levure de lactose, il y a aussi fermentation, comme nous l'avons vu, à un degré d'aération qui, avec la levure ordinaire, donnerait des combustions complètes. Cet ensemble compliqué se simplifie beaucoup si on admet que la zymase est, de préférence, comme toutes les autres diastases, un produit de la vie aérobie, et qu'elle fonctionne constamment. Seulement, au contact de l'air, l'alcool qu'elle fournit est un produit intérimaire, qui peut ne pas apparaître, comme c'est le cas pour le glucose dans la fermentation du lactose, parce qu'il est utilisé en même temps qu'il est produit. Les faibles quantités qu'on en trouve dans une culture de levure au large contact de l'air ne sont que la différence entre ce qui en est produit et ce qui en est brûlé. De même pour l'*Eurotiopsis*. En vie aérobie, ces deux végétaux se ressemblent, de même que les mucors, de même que la mycolevure. Ils se séparent seulement dès qu'on aiguille sur la vie anaérobie. L'équilibre entre la production et la consommation est plutôt rompu, dans cette direction, avec l'*Eurotiopsis* qu'avec la levure ; ce qui veut dire que l'*Eurotiopsis* laisse de l'alcool comme résidu, et apparaît comme ferment alcoolique à un degré d'aération auquel la levure commence à peine à l'être, et par contre ne l'est plus lorsque la levure l'est encore. La rupture d'équilibre commence évidemment par une diminution de la consommation pour une production égale, à mesure que l'oxygène devient plus rare. Elle aboutit ensuite à une diminution dans la production, si la zymase exige le contact de l'air, mais dans tous les cas le phénomène est régulier tant pour les mucors et l'*Eurotiopsis* que pour les levures. Il marche seulement d'un pas inégal suivant les espèces, et ce sont ces inégalités, qui, traduites par un phénomène aussi important, pratiquement et socialement parlant, que la production de l'alcool, font les différences industrielles des divers ferments. Mais scientifiquement, tous ces ferments se ressemblent, et voilà une notion qui, rassemblant tous les phénomènes que nous avons étudiés dans le courant de ce livre, méritait d'être mise en lumière par l'étude de l'*Eurotiopsis Gayoni*.

Nous pouvons même peut-être faire un pas de plus. L'utilisation de l'alcool pendant la vie aérobie se fait peut-être par des oxydases. En tout cas, on constate que beaucoup de levures aérobies donnent facilement de l'aldéhyde. Tel est le cas pour la mycolevure et les levures qui donnent des voiles superficiels. Ceci amène à penser que le terme alcool, auquel beaucoup d'espèces vivantes amènent les sucres les plus complexes, pour pouvoir s'en servir comme aliment, n'est pas encore assez simple, et doit se rapprocher de ce type aldéhyde avec lequel les polymérisations et les soudures sont si faciles. C'est aussi par la formation d'une aldéhyde que commence, dans nos idées actuelles, la combinaison de l'acide carbonique et de l'eau dans la plante verte, avec élimination d'oxygène :

$$CO^2 + H^2O = CH^2O + O^2$$

Et dès lors, à ce point de vue, les cellules des microbes seraient tout à fait assimilables à celles des végétaux supérieurs. Ce serait à tort qu'on voudrait les en séparer en disant qu'elles consomment des aliments tout faits, tandis que les autres seraient obligés de se faire leurs matériaux de construction et d'entretien. Nous venons de voir que la cellule de levure d'*Eurotiopsis* ne consomme en réalité pas de sucre. Ce sucre complexe qu'on lui offre, elle commence à le dédoubler, à le dégrader à l'aide de ses diastases, et elle l'amène peut-être, pour s'en servir, à un niveau tout pareil à celui qui sert de point de départ à la cellule chlorophyllienne.

Nous retrouvons là des idées que nous avons rencontrées dans le courant de ce livre : une première fois, à propos des expériences de M. Mazé ; une seconde fois, lorsque nous avons vu qu'il n'était pas sûr que la levure ne consommât pas d'alcool ; une troisième fois à propos de l'*Eurotiopsis*.

Elles conduisent à penser que la nutrition de la cellule végétale se fait avec des aliments de faible complication moléculaire. J'ai montré que les plantes enracinées dans un sol privé de microbes, n'y transforment ou utilisent ni la caséine, ni le sucre candi, ni l'amidon, ni aucun aliment complexe. Elles préfèrent des molécules plus simples et même des sels ammoniacaux. De même, les cellules microbiennes ne peuvent vivre, lorsqu'elles sont seules en présence d'un sucre complexe, que si elles sécrétent, depuis la sucrase ou la lactase, jusqu'à la zymase et aux oxydases, des moyens de simplifier sa molécule, pour l'amener au niveau organique auquel elles peuvent l'utiliser. Et si on songe alors que toutes ces actions préparatoires sont des actions de diastases, et que ces actions de diastases, qui amènent des dislocations, peuvent de même, comme l'a montré M. Hill, reproduire les soudures primitives, on conclura que la diastase est l'outil le plus merveilleux de la nature vivante.

BIBLIOGRAPHIE

J. Laborde. Recherches physiologiques sur une moisissure nouvelle. Thèse de Paris, 1896.

CHAPITRE XXXVI

FABRICATION ET UTILISATION DE LA LEVURE

La levure employée à la fermentation dans les brasseries se multiplie activement dans le liquide nutritif où on l'introduit, et le brasseur en récolte toujours plus qu'il n'en a semé. La multiplication est surtout sensible avec la levure haute, et quand le liquide fermentant se trouve amené, par suite des pratiques de fabrication, à subir le contact de l'air. Dans certaines fabrications françaises de bière haute, par exemple, le moût en pleine fermentation est envoyé dans de petites futailles ou même dans les fûts d'expédition, où la fermentation se termine. Le dégagement gazeux, activé encore par le transvasement, détermine le dégorgement par la bonde d'une grande quantité de levure qui coule le long des parois du tonneau, et est reçue dans un chantier à gouttière dans lequel elle séjourne quelques heures au contact de l'air, immergée dans un liquide nutritif et sensiblement aéré. Si l'on se rapporte aux notions que nous avons données au chapitre IV sur la culture de la levure végétal, on ne saurait trouver de conditions meilleures pour la multiplication des cellules. Aussi ne faut-il pas s'étonner que le brasseur récolte d'ordinaire huit à dix fois, et dans certains cas douze à quinze fois ce qu'il a semé de levure. Théoriquement, comme nous le savons, il pourrait en récolter cent et mille fois, et même plus, car il pourrait produire la fermentation avec une seule cellule de levure.

De cette levure, une partie, celle que le brasseur juge la meilleure et la plus active, rentre dans le courant de la fabrication et sert à provoquer une fermentation nouvelle. Le surplus est vendu, soit à des distilleries de mélasse qui en usent de grandes quantités pour la fermentation de leurs moûts sucrés et peu nutritifs, où la levure se détruit et se perd en agissant, soit aux boulangers et aux pâtissiers qu'une vieille tradition, dont la raison d'être échappe encore à la science, conduit à faire fermenter leur levain par l'addition de levure de bière.

Pour ce dernier usage, la levure ordinaire de brasserie n'est pas sans quelques inconvénients. Elle est d'ordinaire assez sale, et mélangée, soit d'une sorte de matière résineuse provenant des cônes de houblon, soit de débris divers, ayant résisté au passage au tamis et qui se retrouvent dans la pâte. Chose plus grave, la levure apporte souvent avec elle un goût d'amertume qui tient sans doute à son mélange intime avec les grains de lupuline, et qui apparaît dans le pain et surtout dans les pâtisseries fabriquées avec elle. De plus, les levures de brasserie sont, comme on le comprendra facilement si l'on songe à l'incertitude qui pèse sur la plupart des opérations, de force extrêmement variable. Enfin le remplacement, que nous avons signalé, des brasseries à fermentation haute par des brasseries à fermentation basse, a diminué dans certaines contrées la production de levure, de sorte que les demandes de ce produit allant en augmentant, il s'est formé une industrie nouvelle, celle de la fabrication de la levure, dans laquelle on se propose d'obtenir une levure aussi active et aussi homogène que possible, régulière dans son action, et remplaçant avec avantage dans certaines industries la levure de brasserie.

Cette industrie, restée longtemps empirique, s'est perfectionnée de plus en plus à la lumière de la science, et est venue aboutir tout naturellement à la fabrication, sur une grande échelle, d'abord des levures pures, je veux dire débarrassées de tout autre microbe, puis à celle des levures pures et homogènes, c'est-à-dire issues d'une même cellule.

Il y a donc quelque intérêt à examiner de près les pratiques de cette industrie nouvelle, et à se demander dans quelle mesure elles réalisent les conditions théoriques de multiplication de la levure que nous avons établies dans les chapitres de ce livre. Ces conditions sont de donner à la levure le contact de l'air dans un liquide très nutritif. Comme, pour obtenir ce dernier, on emploie du maïs et des céréales, nous avons, pour étudier la fabrication des moûts, les notions théoriques et pratiques qui nous ont déjà servi dans les chapitres précédents. Examinons à cette lumière l'un quelconque des procédés adoptés dans les fabriques de levure, et commençons par la fabrication usuelle de la levure de distillerie ou de boulangerie, à laquelle on ne demande pas une pureté parfaite. Elle comprend plusieurs opérations.

368. Maltage. — Le malt renfermant plus de diastase qu'il n'en faut pour saccharifier sa fécule, on emploie, par économie, pour la préparation des moûts, un mélange de malt concassé et d'une céréale, dans la proportion de 3 du premier pour 7 de seigle égrugé très fin et simplement bluté, ou pour 3 de seigle et 4 de maïs. 600 kilogrammes de ce mélange sont additionnés, dans une cuve-matière, de 1.070 litres d'eau à 70°, et rapidement brassés à la pelle, jusqu'à ce qu'il ne reste pas de grumeaux, et que le tout forme une pâte homogène et assez épaisse, qu'on abandonne à elle-même pendant vingt à trente minutes, pour laisser la fluidification se faire, avant le chauffage auquel on va soumettre la masse pour y déterminer la saccharification de l'amidon.

On fait pour cela arriver 9 hectolitres d'eau à 80-90°, et on brasse longtemps et rapidement pour bien mélanger. On obtient ainsi dans la masse une température de 62-66°, correspondant à peu près à celle où la saccharification donne des quantités égales de maltose et de dextrine, quand on opère avec du malt d'orge ou avec un mélange d'orge et de malt touraillé. Cette proportion de 1 de maltose pour 1 de dextrine est la proportion moyenne autour de laquelle il faut se tenir. Naturellement les conditions de température qui permettent de la réaliser sont variables avec la proportion de malt employée, avec la céréale qu'on saccharifie. Avec le maïs, il faut, par exemple, chauffer davantage.

Dans une analyse de Märcker, je trouve que deux moûts de seigle et de malt touraillé, contenaient par litre :

	I	II
Sucre	42,8	41,2
Dextrine	39,6	38,7
Résidu non sacch.	31,9	33,7
	114,3	113,6

Les proportions de sucre et de dextrine sont normales, mais on voit qu'il reste beaucoup de matière amylacée non atteinte, et que la saccharification est défectueuse. On ne s'explique pas encore bien pourquoi, dans les fabriques de levure, on s'en tenait et on s'en tient encore à ces mauvais rendements. Peut-être est-ce pour assurer mieux l'opération la plus aléatoire, l'acidification, que nous allons rencontrer.

369. Acidification. — Le mélange chauffé à 63-66° est abandonné pendant 3 heures dans la cuve-matière, qu'on recouvre de son couvercle, et il est agité environ toutes les demi-heures. On peut alors recueillir par le double fond une trempe plus ou moins trouble qu'on refroidit artificiellement, de façon à l'amener à la température d'ensemencement. C'est ici que se place la pratique de l'acidification.

Pour bien la mettre dans tout son jour, nous allons examiner le mode de préparation du moût avec lequel on fait un pied de cuve pour ensemencer le brassin que nous venons de préparer.

Ce moût est préparé dans les mêmes conditions que le précédent. On emploie d'ordinaire en Allemagne 200 à 240 litres d'eau pour 100 k. de farine. Il ne faut pas dépasser 64° pendant le brassage, ce qui donne à ce moût de levure à peu près la même composition que le moût principal. On le laisse alors refroidir, et pendant le refroidissement, au moment où la température atteint le niveau moyen de 50-53°, qui est, d'après Delbruck, la température la plus favorable, il se fait une fermentation lactique qui se poursuit plus ou moins longtemps, et doit aboutir comme minimum à environ 10 grammes, et comme maximum à 15 grammes d'acide lactique par litre.

A quoi sert cette fermentation? Une pratique séculaire en a démontré les avantages. D'un autre côté elle n'est pas nécessaire, et nous verrons qu'on peut s'en passer quand on opère purement. Elle n'est utile que dans la grande industrie, où on est exposé à l'invasion des microbes et aux fermentations secondaires. Ceci nous permet de deviner sa raison d'être.

Le moût sur lequel on opère est très faiblement acide, il l'est même d'autant moins qu'on y diminue davantage la proportion de grains germés, qui s'acidifient toujours pendant la germination. Nous savons que les liquides voisins de la neutralité sont facilement envahis par les bactéries, dont les germes sont innombrables sur toutes les matières premières employées dans cette fabrication, et que les températures atteintes ont respectés. Il s'agit, dans cette masse de germes variés, de donner la prédominance aux germes des divers ferments lactiques, qui, en rendant le liquide acide, le protègent contre d'autres ferments qui pourraient y amener des transformations plus fâcheuses. La fermentation lactique y devient donc une fermentation antiseptique.

Voilà évidemment son objet principal. Il y en a d'autres, qui sont secondaires. En premier lieu, l'acidité produite est non seulement défavorable aux bactéries, elle est favorable aux levures, à la condition de n'être pas excessive. Elle est aussi favorable aux mucédinées ; mais, celles-ci, l'ensemencement du moût par la levure permet d'en avoir raison. En second lieu, on a dit, et même montré par l'expérience, que la présence de l'acide dissout une partie des éléments albuminoïdes de la matière première, les rend assimilables par la levure, et amène même une peptonisation qui serait impossible sans elle. Il est certain que quand on emploie du seigle ou du maïs, on est exposé à voir le moût être pauvre en azote, et que tout ce qui rend soluble et assimilable la matière albuminoïde du grain ne peut qu'aider à la fabrication. Mais, comme nous verrons bientôt que le rendement est au moins égal, sinon supérieur dans les fabriques de levure pure, où on ne se sert pas d'acide, il demeure douteux que cette action dissolvante de l'acide joue un rôle dans le résultat, alors même qu'elle entrerait en jeu. Son rôle principal semble bien être celui d'un antiseptique.

Dans tous les cas, on voit que cette opération importante de l'acidification est un peu abandonnée au hasard, et constitue le défilé redouté du fabricant de levure. Chacun a ses pratiques favorites pour l'obtenir dans un temps voulu, qu'on tâche de maintenir entre des limites de 36 et de 48 heures, la limite de 36 heures pour les brassins de faible volume, celle de 48 heures pour les autres, qui refroidissent plus lentement. La levure viennoise, qui est une des plus estimées, est une levure de 48 heures, qui s'acidifie pendant 30 à 36 heures, et arrivée à 40-45° à la fin de la période d'acidification.

Il est clair qu'il y a de ce côté une réforme utile à opérer. On peut, soit ensemencer du ferment lactique préparé d'avance pour hâter ou assurer l'acidification, soit remplacer la fermentation par une addition d'acide lactique en nature, ou d'un autre acide, car, avec le mode d'action que nous lui avons attribué, c'est son acidité seule qui intervient. Schulte a même montré qu'au point de vue de la solubilisation de l'azote du seigle, l'acide lactique pouvait être remplacé par une proportion moitié moindre d'acide sulfurique. L'acide chlorhydrique est plus dangereux à cause de son action sur la levure, ou plutôt sur la fermentation.

Ceci nous ramène à notre moût d'origine, qu'il est aussi utile d'acidifier, pour que la levure qu'on y mélange, et qui est en fonction dans un liquide acide, ne soit pas dépaysée en y arrivant. On peut se servir pour cela d'acide lactique ou d'acide sulfurique, de ce dernier surtout, qui est un peu entré dans la pratique des fabriques de levure.

On préfère souvent faire un moût plus concentré, et l'étendre, au moment d'y ensemencer la levure, avec le moût acidulé d'une opération précédente arrivée à sa fin, c'est-à-dire ayant donné sa récolte de levure, et distillé pour en retirer l'alcool. Ce liquide plus ou moins limpide contient de l'acide lactique, encore des matériaux nutritifs, et ne coûte rien. Il devient seulement dangereux quand de fausses fermentations y ont introduit des acides ou des matériaux non volatils nuisibles au développement de la levure.

Le degré d'acidité à obtenir doit être, pour le moût de seigle, de 10 gr. environ d'acide lactique par litre, et de 15 gr. environ pour le moût de maïs. La quantité d'acide à ajouter pour obtenir ce résultat doit être calculée en tenant compte du degré d'alcalinité variable de la matière première. On a conseillé de faire cette addition d'acide au moment de la saccharification. Mais il faut prendre garde à l'influence qu'exerce l'acidité sur la diastase du malt, qui s'en trouve affaiblie. On ne saurait procéder à la fois à une saccharification par le malt et par l'acide ; il faut savoir choisir, ou au moins être très prudent quand on fait le mélange. La dose d'acide ne doit pas dépasser celle qui exalte le plus l'activité du malt, et qui est très faible.

370. Fermentation. — Le moût destiné à la préparation de la levure est refroidi, naturellement ou artificiellement, à la température de fermentation : on l'ensemence à raison de 4 à 5 0/0 du poids de la farine employée, lorsqu'on se sert de levure pressée, ou de 100 litres du liquide provenant d'une opération antérieure pour 100 k. de farine, lorsque la fabrique s'alimente elle-même de semence. Il n'y a que des avantages à ce dernier parti, lorsque la fabrication marche bien. Mais on y est encore plus exposé que dans celle de la bière à des fermentations vicieuses ou à des dégénérescences qui obligent de changer le levain.

Il faut remarquer en effet qu'ici le liquide n'a pas bouilli, et que, par conséquent, les fermentations dont il peut être le siège y continuent, lorsqu'elles ne sont pas de suite dominées par l'activité de la levure. Il faut donc assurer de son mieux le succès de l'ensemencement par un bon choix de la semence, par l'action de la température qui doit varier seulement entre 22 et 26°. Il faut chauffer un peu plus les moûts plus concentrés et les moûts plus acides ; un peu moins les moûts plus clairs et les moûts moins acides. La fermentation doit se déclarer vite. La levure produite est à son point, *mûre*, comme disent les fabricants, lorsque les globules cessent de bourgeonner. Cela arrive à peu près au moment où les 2/3 des hydrates de carbone présents ont fermenté. Ce doit être l'affaire de 9 à 10 heures, et la fermentation amène une élévation de température de 6 à 8 degrés.

Si la fermentation peut aller aussi loin dans un liquide que nous avons vu être à l'origine si pauvre en maltose, c'est que les diastases du malt y persistent pendant toute la durée de la fabrication, qui ne comporte aucune ébullition. Ces diastases continuent à saccharifier les dextrines et à liquéfier l'amidon, comme dans la distillerie, avec laquelle du reste, la fabrication de la levure a beaucoup d'opérations communes.

371. Récolte de la levure. — Elle ne s'en distingue bien essentiellement qu'au moment où le fabricant de levure cherche à récolter la levure que le distillateur laisse perdre. Le brassin principal étant convenablement ensemencé, avec la levure jeune, préparée pour être une semence active, on voit apparaître les premiers signes de la fermentation après 3 ou 4 heures. L'acide carbonique entraîne d'abord à sa surface les particules solides et les débris d'enveloppes des grains, puis rompt cette sorte de chapeau, et forme une mousse de plus en plus volumineuse.

La cuve à fermentation n'est pas remplie, de façon à laisser de la place pour la mousse qui se produit, et à en éviter le déversement par-dessus les bords. La récolte commence dix à douze heures après la mise en levain, lorsque les bulles gazeuses, soulevées à la surface du liquide, ont perdu l'aspect transparent qu'elles avaient à l'origine, et deviennent troubles, opalescentes, comme de la mousse de lait, à cause des nombreux globules que le liquide tient en suspension. On écume alors la mousse avec une écumoire plate jusqu'à ce qu'il ne remonte plus de levure à la surface.

Cette dernière opération semble de toutes la plus défectueuse. Au point de vue de l'aération, elle ne s'éloigne pas notablement des conditions de fabrication des bières françaises par fermentation haute, que nous indiquions en commençant, si même elle ne leur est pas inférieure. La levure n'a pas à sa disposition assez d'oxygène pour pousser activement. Il est vrai qu'elle transforme en alcool le sucre qu'elle ne consomme pas directement, et que cet alcool a une valeur. Mais en admettant que cette valeur soit supérieure à celle de la levure, le fabricant a évidemment intérêt à choisir, et à devenir fabricant de levure ou fabricant d'alcool, suivant ce qu'il y trouve de bénéfices. S'il choisit d'être fabricant de levure, il faut qu'il se mette dans des conditions telles qu'il obtienne le maximum de rendement en levure, en se contentant du minimum du rendement d'alcool, puisque les résultats de la grande pratique, d'accord avec ceux de la théorie, montrent que ces deux fabrications sont exclusives l'une de l'autre.

Pour cela, il a évidemment intérêt à faire des cultures, non en profondeur, dans un vase à fermentation, comme dans le procédé que nous venons de détailler, mais dans des cuvettes plates à très grande surface, ou même dans des tonneaux tournant autour de leur axe, de façon à multiplier autant que possible le contact fécond de la levure, du sucre et de l'air. Tout changement dans cette direction serait nécessairement accompagné d'une augmentation notable dans le rendement en levure.

372. Dessiccation de la levure. — Quoi qu'il en soit, il s'agit maintenant de séparer du liquide qui la baigne, et d'offrir au commerce, sous une forme d'un emploi facile, la levure obtenue. On la transvase du cuvier où l'on a recueilli les écumes après les avoir tamisées, dans une grande cuve à moitié remplie d'eau froide. On agite bien et on laisse ensuite reposer de six à huit heures, au bout desquelles on trouve d'ordinaire la levure déposée au fond. Elle se dépose d'autant plus vite qu'elle est meilleure, plus jeune et plus active. Il n'est pas probable qu'il y ait là des questions de variation de densité; il n'y a sans doute en jeu que des variations dans les attractions capillaires entre l'eau et les globules (**338**). Du moins il suffit d'un peu d'alun pour activer le dépôt, comme dans la clarification des eaux argileuses. L'action de la glace produit le même effet.

Quand la levure est déposée, on fait écouler, au moyen d'un robinet convenablement placé, ou d'un siphon flotteur, l'eau surnageante, et l'on verse le résidu dans une poche en toile, d'où sort un liquide d'abord très trouble, mais qui va en s'éclaircissant de plus en plus. On termine l'égouttage soit à la presse, soit par un turbinage. On obtient une masse pâteuse, qui, bien préparée, présente les caractères suivants.

Elle forme une matière homogène d'une couleur tirant plus ou moins vers le jaune clair, ayant la consistance d'une pâte flexible, ne collant guère aux doigts, et se laissant facilement diviser en petits morceaux ou arrondir en boulettes. Elle présente une odeur aromatique de fruits. Elle se délaye facilement dans l'eau. Quand elle s'altère, elle devient gluante, sa couleur tire vers le brun. Elle a une odeur acide qui rappelle un peu celle du fromage mûr, et elle se laisse difficilement mettre en suspension dans l'eau.

L'habitude s'est malheureusement répandue dans l'industrie de mélanger cette levure avec de la fécule de pomme de terre, dans une proportion qui peut aller jusqu'à 70 p. 100 du poids de la levure. On donne comme raison que la levure ainsi traitée se dessèche mieux et se conserve plus facilement. Nous retrouverons cette question tout à l'heure, quand nous parlerons de la conservation de la levure.

373. Rendements. — Les rendements par cette méthode sont naturellement très variables, non seulement d'une fabrique à l'autre, mais dans la même fabrique, quelque soin qu'on prenne à ne changer ni la composition des moûts, ni les procédés. C'est qu'il y a une part d'aléa due à la fermentation lactique ; cependant on peut compter en ce moment, dans les fabriques bien tenues, sur un rendement moyen de 12 à 13 0/0 de levure, et de 12 à 15 0/0 d'alcool. Il est clair que lorsqu'on obtient plus de levure, on obtient en général moins d'alcool aux dépens de la même quantité de matière première : c'est en effet ce qu'on constate souvent en dressant la courbe des rendements de chaque opération. Mais cette conséquence n'est pas obligatoire, ainsi qu'il est facile de s'en convaincre en examinant les rendements.

Ces rendements sont faibles : 12 à 13 0/0 de levure pressée, contenant 70 0/0 d'eau, ne font guère que 4 gr. de levure sèche dont la construction a exigé au plus, comme nous l'avons vu, 8 gr. de sucre. 12 à 15 0/0 d'alcool ne font encore, au maximum, que l'équivalent de 30 ou 32 gr. de sucre, en tout 40 gr. Or il y a, dans 100 k. de céréales, plus de 40 kilogr. d'hydrates de carbone utilisables. La différence reste dans les résidus de distillation sous forme de dextrine, de maltose, de cellulose, d'amidon non liquéfié, et ces résidus servent à engraisser des bêtes à cornes. Mais ils sont perdus pour la fabrication, et on conçoit qu'on puisse gagner sur eux, soit du côté de l'alcool, soit du côté de la levure, de façon à augmenter le rendement de l'un, de l'autre, ou même de tous deux.

374. Procédé de la levure aérée. — C'est à quoi vise une méthode nouvelle qui tend de plus en plus à remplacer la première, bien qu'elle soit un peu plus difficile à conduire, et que son outillage soit un peu plus coûteux. Elle utilise l'action, découverte par Pasteur, de l'oxygène sur la végétation de la levure. Au lieu d'opérer en vases plats, comme le faisait ce savant, on envoie un courant d'air dans le liquide en fermentation, suivant la recommandation de Hayduck.

Ce changement en entraîne d'autres. Il n'est plus commode de se servir des moûts pâteux et chargés de matériaux solides qu'utilisait la méthode précédente. Il faut des liquides plus homogènes, qu'on obtient soit par une trempe claire, filtrée au travers d'un faux fond, soit avec un moût encore trouble, obtenu par le moyen d'un filtre-presse, soit avec un mélange de ces deux liquides. Dans un intérêt d'économie, il faut que les résidus de ces moûts soient bien épuisés, et cela oblige à rejéter quelques céréales, comme le maïs, pour lesquelles ce travail d'épuisement serait trop long. On se borne à l'orge, au froment et au seigle. Le brassage commence vers 50-53°, et se termine vers 63°, ce qui donne environ, comme nous l'avons vu, parties égales de maltose et de dextrine. On laisse le liquide en repos à cette température pendant un temps variable, et en soutirant par le faux-fond, on a une trempe claire ; ou bien on envoie le tout aux filtre-presses. On épuise avec de l'eau chaude, et on réunit tous les liquides sucrés dans la cuve à fermentation, qui doit avoir environ 2 fois à 2 fois et demie le volume du liquide qu'on y introduit, et qui est pourvue d'abord d'un serpentin refrigérant, puis d'un dispositif pour y insuffler de l'air en petites bulles. On commence par refroidir à 27 ou 30° avant d'ensemencer, et on commence ensuite l'aération, qu'on accélère jusqu'à la 6e ou 8e heure. Il importe en effet de donner de l'oxygène pendant la période de multiplication active, et de s'arrêter au moment où la perte d'alcool par évaporation compenserait le bénéfice obtenu d'un autre côté.

D'après ce que nous savons sur ce que la levure peut consommer d'oxygène quand on lui donne tout celui qui lui est nécessaire, il est difficile d'aérer le liquide autant qu'il le faudrait pour avoir le maximum de rendement. Je trouve par exemple, dans le livre d'O. Durst, que pour 1.000 k. de matériaux, ayant servi à faire 8.000 litres de moût à 6° Balling, le taux maximum de l'aération, de la 6e heure à la 8e heure, n'a pas atteint 300 mc. à l'heure, et a été en moyenne de 225. Le rendement dans ce procédé peut dépasser 20 0/0. C'est donc 200 k. de levure pressée qu'on a obtenus, correspondant à environ 60 kilos de levure sèche comme poids final, ou 20 kilos comme poids moyen, pouvant absorber, si l'aération était complète, environ 100 k. d'oxygène. Or, il n'y en avait que 130 kilos environ dans le volume d'air insufflé pendant 10 heures, et l'air qui sortait n'avait sûrement pas perdu les 2/3 de son volume d'oxygène. C'est qu'on a beau activer la circulation d'air autour du globule de levure ; quand la fermentation a une marche aussi rapide, son protoplasma est toujours pauvre en oxygène. Une autre preuve de ce fait est qu'on obtient encore de l'alcool dans cette méthode, ce qui prouve qu'on n'a pas encore atteint les conditions de la production optima de la levure végétal : il y a place encore pour la levure ferment.

375. Rendements. — Il doit y avoir cependant progrès dans le rendement, quand on compare à la méthode précédente. On peut en effet considérer comme une moyenne les chiffres de 18 à 19 0/0 pour la levure, et de 9 0/0 pour l'alcool. Cette fois, le rendement en levure dépasse de beaucoup le rendement en alcool, et a beaucoup augmenté, sans que l'autre ait diminué d'autant, ce qui confirme ce que nous disions plus haut. Malgré cela un nouveau progrès est certainement possible. En effet 20 0/0 de levure pressée ne représentent que 6 0/0 de levure sèche ayant exigé au maximum, pour leur construction 12 0/0 de sucre. D'un autre côté, 9 0/0 d'alcool ne représentent guère que 18 0/0 de sucre ; en tout nous trouvons l'équivalent de 30 0/0 de la matière première. Il est clair qu'elle contient plus de 30 0/0 de sucre, et qu'elle peut encore fournir davantage de levure et d'alcool.

Ce qui le prouve du reste, c'est que les rendements indiqués ci-dessus sont des rendements moyens, résultant de compensations entre des rendements toujours assez variables. Lorsqu'on dresse, pour les diverses cuves, la courbe des rendements en levure et en alcool, on trouve que les deux courbes ont souvent une marche inverse. Quand la courbe de la levure s'élève, celle de l'alcool s'abaisse, et inversement. Mais tel n'est pas toujours le cas, et l'alcool restant par exemple dans la moyenne, le rendement en levure s'élève parfois à 23 ou 24 0/0. Le fabricant n'est pas maître des conditions qui peuvent élever les chiffres à leur valeur maximum, et se contente de leurs valeurs moyennes. Les oscillations qu'ils subissent témoignent qu'il y a encore des progrès à réaliser.

On peut prévoir, avec ce que nous savons, que ce progrès peut provenir d'un bon choix des levures. Nous savons que, pour un même degré d'aération, les diverses races se multiplient plus ou moins abondamment. Les levures des fabriques de levure sont le plus souvent des mélanges dans lesquels ce n'est pas toujours la même espèce qui prédomine. Suivant les conditions de la culture, dans une même fabrique, c'est tantôt l'une, tantôt l'autre qui prend le dessus. De là des variations de rendement qu'on éviterait en opérant sur des espèces pures.

Il y aurait encore avantage d'un autre côté. Le moût, non bouilli, sur lequel on opère, contient, comme nous l'avons dit, une infinité de germes, contre lesquels il faut le protéger en donnant tout de suite une grande activité au développement de la levure. On y arrive en exagérant la quantité de levure de semence, ce qui réduit encore le rendement. Eu égard à la quantité de germes présents dans le liquide, ceux qui proviennent de l'air insufflé comptent peu. On s'efforce pourtant de les arrêter avec des filtres de coton ou de flanelle, qu'on fait aussi en général de dimensions exagérées. Il est évident que cette méthode comporte à son tour des perfectionnements. Il serait bon de faire bouillir le liquide, de faire toute l'opération à l'abri des germes, et d'avoir une semence pure, qu'on pourrait alors réduire au poids minimum compatible avec la marche économique de l'industrie. Mais alors on tombe sur les procédés de culture pure inaugurés par Hansen, et qui se répandent de plus en plus.

376. Culture des levures pures. — Le principe est partout le même : dans un moût stérilisé de composition convenable, introduire une quantité déterminée de semence pure, dont on accélère la multiplication au moyen d'un courant d'air, et qu'on laisse déposer, la fermentation terminée, pour l'enfermer ensuite en vases clos et stérilisés qui l'accompagnent jusqu'à destination.

Ce qui diffère, c'est la forme des appareils, qui sont déjà extrêmement nombreux. Il serait fastidieux de les décrire, car ils ne diffèrent que par des détails de construction et de robinetterie. La condition générale à laquelle ils doivent obéir est d'être simples, faciles à nettoyer et par conséquent à maintenir propres. Parmi ceux qui obéissent le mieux à ce programme je citerai celui qui est en service régulier à l'Institut Pasteur, et qui a été imaginé par M. A. Fernbach.

Cet appareil est représenté en coupe par la fig. 84. Il se compose d'une cuve cylindrique à fond conique fermée par un couvercle fixé au moyen de boulons, facilement mobile, et dont la fermeture hermétique est assurée par un joint en caoutchouc. C'est ce couvercle qui porte la plupart des organes de l'appareil, qui, par suite de cette disposition, est très facile à nettoyer.

La cuve proprement dite présente un orifice B pour l'introduction du liquide de culture, et des orifices d'évacuation G et E, fermés par des robinets. Elle est munie d'un regard I permettant de suivre la marche de la fermentation, et d'un tube V par lequel on peut introduire de la vapeur. Un thermomètre T indique la température du liquide.

Le couvercle porte un réfrigérant cylindrique annulaire R, dans lequel on peut faire circuler de l'eau tiède, froide ou glacée, qu'on introduit par l'entonnoir *r* et qui sort par l'orifice *r'*. Sur le dôme se trouve une tubulure d'ensemencement A, portant, par l'intermédiaire d'un tube de caoutchouc, un tube à coton C. Ce dôme supporte encore dans l'axe de l'appareil un tube terminé à sa partie inférieure

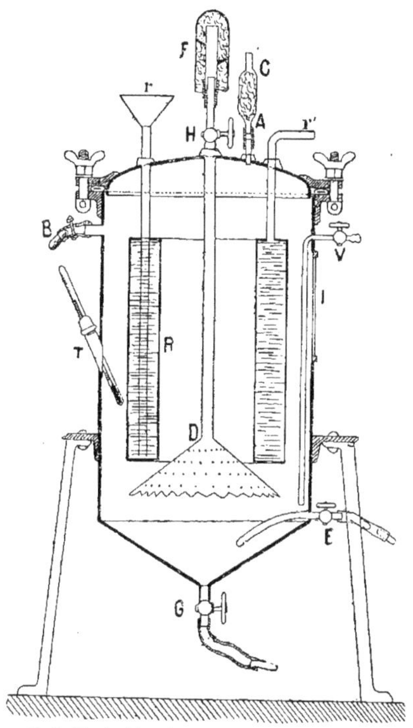

Fig. 84. — Appareil de M. A. Fernbach pour la production de la levure pure.

par un entonnoir renversé D, dont les bords sont échancrés et qui est percé de petits trous. A sa partie supérieure le tube est muni d'un robinet H, au-dessus duquel est placé un filtre à coton F dont la douille enveloppe à frottement doux l'extrémité du tube et est maintenue à l'aide d'un tube de caoutchouc.

Voici maintenant le mode d'emploi de l'appareil ainsi constitué.

Tous les orifices de l'appareil étant ouverts, on y introduit de la vapeur sous pression, provenant d'un générateur, qui entre par le tube V. On ferme successivement les orifices B, E, G qui portent des tubes de caoutchouc, à l'aide de bouchons de verre flambés, en fermant en même temps les robinets pour les tubulures E et G. La vapeur passe alors par le tube DH et la tubulure d'ensemencement A. On coiffe le tube H du filtre à coton F, préalablement flambé, en fermant le robinet H.

Après cette stérilisation de toutes les portions de l'appareil, on y fait pénétrer par l'orifice B le moût *en ébullition* provenant d'une chaudière placée à un niveau supérieur à celui de l'appareil. A mesure que le liquide y pénètre on le maintient en ébullition par l'injection d'une petite quantité de vapeur, que l'on continue encore pendant un quart d'heure environ lorsque le chargement de l'appareil est terminé, la vapeur sortant par la tubulure A. Dès qu'on arrête l'ébullition, on coiffe cette tubulure avec le tube à coton C, préalablement flambé. Il ne reste plus qu'à procéder au refroidissement du liquide en faisant circuler de l'eau froide ou même glacée dans le réfrigérant R. On peut, si on le désire, hâter le refroidissement en faisant en même temps ruisseler de l'eau sur la surface extérieure de la cuve.

Quand la température de culture est atteinte, on pratique l'ensemencement par la tubulure A avec les précautions usuelles. S'il s'est formé un précipité pendant l'ébullition du liquide, il se rassemble au-dessus du robinet G, et il est facile de l'évacuer.

L'aération du liquide qui est favorable à la multiplication de la levure s'obtient très simplement en mettant le tube C en relation avec une trompe à eau, et ouvrant le robinet H. L'air se filtre au travers du filtre à coton F, et ne peut jamais pénétrer dans l'appareil avec une pression supérieure à celle qui correspond à la hauteur du liquide au-dessus des orifices de l'entonnoir D, circonstance qui assure la bonne filtration.

Pendant toute la durée de la culture, on maintient le liquide à la température voulue en faisant circuler dans le réfrigérant R de l'eau à une température convenablement réglée.

Aussitôt que tout dégagement d'acide carbonique a cessé, ce que le regard I permet facilement de constater, on refroidit rapidement le liquide. La levure qui restait en suspension tombe au fond de la cuve, dans sa partie conique. Par la tubulure E, on évacue le liquide clair qui la surmonte et, par la tubulure G, la levure produite.

Le tube plongeant E est mobile, de telle sorte qu'on peut faire varier la hauteur à laquelle il plonge et modifier ainsi à volonté, suivant la nature de la levure cultivée, sa puissance de prolifération, le volume du liquide chargé de levure qu'on soutirera de la cuve.

Lorsqu'on veut faire une série continue de cultures de la même race de levure, il est très facile de transformer cet appareil intermittent en producteur continu de levure. Il suffit de lui adjoindre une autre cuve communiquant avec lui et renfermant du moût stérile. Après chaque soutirage de levure, on fait arriver ce moût stérile dans l'appareil, la petite quantité de levure qui y reste étant largement suffisante pour l'ensemencement. Le passage du moût stérile dans l'appareil à levure s'opère très facilement quand le récipient qui le renferme est placé à un niveau supérieur à la cuve à levure ; il peut se faire également si les deux récipients sont sur un même plan, en faisant, au moyen de la trompe à eau, un vide partiel dans l'appareil à levure.

377. Rendement. — La question du rendement est ici moins importante que dans les cas qui précèdent, et a été moins étudiée. La levure n'est plus en effet, ici, un produit industriel, c'est un produit scientifique, dans lequel la question de qualité l'emporte sur la question de quantité. Tout ce qu'on peut dire, en se basant sur les résultats obtenus dans des fabriques où, tout en conservant le procédé de l'aération, on a assuré la pureté de la semence, c'est que le rendement est supérieur à celui de toutes les autres méthodes. On peut obtenir facilement 22 0/0 de levure et 10 0/0 d'alcool, avec les pratiques et les nécessités de la grande industrie. Les fabriques de levure pure et homogène, qui fournissent de semence les brasseurs et les vignerons, doivent s'élever au-dessus de ces chiffres. Rappelons, en effet, que théoriquement, et même pratiquement dans les expériences de Pasteur, du sucre peut fournir, lorqu'il est en solution dans un liquide convenable, environ le quart de son poids de levure sèche, c'est-à-dire plus que son poids de levure pressée. Du moût à 60 0/0 de maltose pourrait donc donner 60 0/0 de levure pressée. Il est vrai qu'il n'y aurait pas d'alcool, et que le complément de bénéfices provenant de ce chef s'évanouirait. Mais si, comme nous l'avons dit, l'alcool est plus rémunérateur que la levure, on ne voit pas pourquoi le fabricant de levure ne préfèrerait pas le métier beaucoup plus facile de fabricant d'alcool. S'il fabrique de la levure, c'est qu'il y a avantage, et dès lors, il a avantage aussi à en fabriquer le plus possible aux dépens de la même quantité de matière première.

378. Conservation des levures. — Le problème de la production de la levure est doublé d'un autre, celui de la conservation du produit jusqu'au moment où il arrive entre les mains du consommateur. La demande est irrégulière; elle augmente beaucoup à la veille de certaines fêtes pour les levures de boulangerie et de patisserie, à la veille des vendanges pour les levures de vin, à une certaine saison pour les levures de distillerie. La fabrication a intérêt a être régulière. De là le problème de la conservation de la levure.

Il est résolu d'avance, pour les levures pures, qu'il n'y a qu'à laisser déposer, et à décanter, quand elles sont assez *épaisses*, dans un vase stérilisé auquel on peut donner la forme qu'on veut. L'Institut Pasteur a renoncé aux vases compliqués, munis de cols ou de tubulures, et se sert de canettes fermées par un bouton de porcelaine portant une rondelle de caoutchouc, et qu'un ressort maintient appliqué sur le goulot. Les levures de boulangerie, de distillerie, de brasserie même ne présentent pas le degré de pureté qui leur permettrait de supporter ce mode de conservation en milieu liquide. Lorsqu'on ne veut pas les dessécher, il faut les protéger contre l'invasion des microbes, et on peut employer pour cela plusieurs moyens.

D'abord l'action du froid, qu'il ne faut pourtant pas pousser trop loin si on ne veut pas nuire à la levure. Héron conseille de laisser déposer la levure, en suspension dans son liquide nutritif, dans des vases plats, entourés de glace. On décante le liquide surnageant, et on mélange le dépôt avec 10 fois son poids d'eau froide. Après 2 à 3 heures, on décante pour éliminer un dépôt formé de débris amorphes et de cellules mortes, et on laisse la levure se déposer pendant 6 à 8 heures. Ce dépôt est introduit dans des sacs en toile épaisse, qu'on laisse d'abord égoutter, puis qu'on soumet à l'action de la presse.

Quand on craint l'intervention des bactéries, on peut remplacer l'eau de lavage par une solution d'acide salicylique à 20 gr. par hectolitre, ou d'acide fluorhydrique, comme l'a recommandé Effront. Mais un long contact avec un antiseptique quelconque affaiblit toujours la levure. Kieselwalter a conseillé l'emploi de la glycérine comme moyen de conservation.

La levure pressée se conserve mieux que si elle restait dans un liquide quelconque, mais ne dure pas plus de 3 ou 4 jours en été, plus de 6 ou 8 en hiver. Quand on veut lui assurer des durées plus longues, il faut la dessécher davantage. Kieselwalter délaie pour cela la levure pressée dans de l'alcool, laisse quelques heures en contact, puis décante, et la presse de nouveau. Il l'expose ensuite, en l'étalant sur des linges, à un courant d'air sec, et enferme la poudre ainsi obtenue dans des vases hermétiquement clos. Reinke étale la levure, bien lavée et pressée, sur des doubles de papier à filtrer stérilisés, égalise la surface au moyen d'un rouleau, puis comprime entre des plaques d'amiante stérilisées. On enlève les dernières traces d'humidité en saupoudrant le papier à filtrer avec de la poudre de plâtre, et on conserve dans des boites de métal. Cette pratique rappelle celle que Hansen avait conseillée à l'origine de ses études pour de petites quantités de levure, qu'il desséchait entre des doubles de papier poreux stérilisé, et faisait voyager ainsi.

Quand on opère sur de grandes quantités, ces méthodes ne sont pas pratiques. Il vaut mieux se servir alors de substances absorbantes, charbon animal ou végétal, farines, fécules, gypse.

Balling mêle la levure avec de la farine et du charbon pulvérisé, ou encore du noir d'os, et dessèche doucement ce mélange à l'ombre. Une autre pratique, répandue dans un certain nombre de brasseries, consiste à mélanger la levure avec du houblon, à laisser égoutter le mélange, puis à le presser, et à le diviser enfin en boulettes de la grosseur du poing, qu'on dessèche à l'ombre. La levure peut ainsi vivre plus d'un an sans perdre de ses propriétés. J'ai eu entre les mains une levure chinoise, faite d'un mélange desséché de levure et de plâtre, auquel on avait mélangé des graines de cumin. Je n'ai rien su sur l'époque de sa préparation, mais elle était sûrement très ancienne quand elle m'est arrivée, et je l'ai conservée plus de deux ans sans la voir périr.

Döbereiner emploie une autre méthode ; il recommande de faire un sirop épais avec de la levure bien lavée et une quantité suffisante de sucre. Héron donne le même conseil. Cela revient à mettre la levure en contact avec une substance nutritive dans des conditions où la vie est impossible, et revient à la pratique recommandée par Hansen, qui conserve ses levures dans une solution à 10 0/0 de sucre de cannes dans l'eau distlllée. La levure, un peu épuisée lorsqu'on la met dans cette solution concentrée et peu favorable, y vit sans y amener de fermentation ; et peut y rester comme nous l'avons vu, très longtempts vivante.

379. Utilisation de la levure industrielle. — La levure, préparée par une des méthodes que nous venons de passer en revue, remplace peu à peu dans les boulangeries, les distilleries, etc., les levures industrielles provenant de la fabrication de la bière, et qui, produites en quantités considérables (172.000 tonnes par an dans le monde, d'après M. Féron) ont naturellement cherché d'autres débouchés. On a tout de suite songé à leur richesse en azote et en phosphates, qui les met presque au niveau de la viande, et on a cherché à en tirer une matière alimentaire.

Si nous voulions entrer dans le détail des pratiques proposées ou mises en œuvre dans ce but, il faudrait reproduire au moins les dispositions principales des brevets pris, surtout en Belgique, et nous exposer soit à des redites, soit à des inexactitudes, car les brevets sont en général plus audacieux que de raison dans leurs affirmations. Nous nous bornerons à indiquer les lignes générales des méthodes recommandées ou suivies, et à les rapprocher de ce que nous savons sur la constitution du globule de levure.

C'est son protoplasma qui est sa partie riche en azote et en phosphore, et ce protoplasma est défendu par une enveloppe de nature cellulosique qu'il faut, ou détruire pour arriver jusqu'à son contenu, ou au moins rendre perméable. Avec ce que nous savons sur elle, nous pouvons dire que sa destruction est une opération très difficile. Nous avons vu quels efforts Buchner a dû faire pour la rompre. Quant à la dissoudre, on ne pourrait y arriver qu'avec des acides puissants qui ne respecteraient pas le protoplasma mis à nu, et dont l'intervention paraîtrait en outre à bon droit suspecte dans la préparation d'une matière alimentaire.

Aussi peut-on affirmer qu'aucun des traitements qu'on trouve mentionnés dans les brevets (action des alcalis ou des carbonates alcalins, des acides étendus, de la chaux, etc.) ne détruit l'enveloppe du globule. Il peut en résulter de bons effets comme nettoyage de la levure, qui peut se trouver ainsi débarrassée des impuretés ou des matières amères provenant du houblon, ou plus généralement de la fabrication à laquelle elle a servi. Mais sa paroi cellulaire ne se dissout par aucun de ces moyens : tout au plus devient-elle un peu plus perméable.

Les faits semblent en contradiction avec cette assertion. Prenons par exemple de la levure en suspension dans l'eau. Nous savons que l'émulsion en est assez stable et que le dépôt est lent. Il faut même des conditions particulières que nous avons visées (**338**) quand nous avons étudié la *cassure* de la bière, pour que tous les globules se déposent, et pour que le liquide devienne limpide. Nous avons vu qu'on peut hâter ce dépôt et l'éclaircissement du liquide en y ajoutant un peu d'acide borique ou de borax. Il se fait alors une véritable coagulation, analogue à celle de l'argile en suspension dans l'eau. Les globules se réunissent en flocons qui se soudent peu à peu, et il se forme rapidement, au fond du vase, un dépôt non cohérent, à toucher sableux, qu'on peut facilement turbiner, ou laver à plusieurs reprises par décantation. Prenons ce dépôt et mettons-le, surtout à chaud, en contact avec un liquide acide ; quelques heures de digestion le transforment en une sorte de pâte demi fluide, d'apparence très homogène, où il semble que toute différenciation ait disparu. C'est tout simplement que la membrane enveloppante s'est gélifiée, comme nous savons qu'elle peut le faire. Ainsi gélifiée, elle est peut-être plus perméable, mais elle n'a pas disparu, et, par conséquent, parmi les pratiques recommandées pour arriver jusqu'au protoplasma du globule de levure, il n'en est aucune qui procède par destruction de l'enveloppe ; toutes se bornent à favoriser la diffusion du suc cellulaire.

A ce point de vue, les divers brevets n'ont fait qu'étendre le champ des premières observations de Gayon sur l'action exosmotique de certains sels sur la levure. M. Van Laer a bien vu que cette action était indépendante de la fonction chimique de ces corps et de leur plus ou moins grande affinité pour l'eau. Il y a parmi eux des composés acides, tels que l'acide citrique et oxalique, des corps neutres, tels que le sel marin, les chlorures et phosphates alcalins, le sulfate d'ammoniaque, le sulfate ferreux, l'alun ; des corps organiques tels que les sucres divers, l'aldéhyde, l'urée. Par contre il y a d'autres corps qui agissent en sens inverse de ceux-ci : tels le borax, l'acétate de plomb, le sublimé, le bisulfite de calcium, et autres composés qui sont toxiques pour la cellule, peut-être parce qu'ils contractent son protoplasma au lieu de le fluidifier. Dans l'ensemble, on voit qu'il s'agit de provoquer une exosmose active, et la substance qui y arrive le mieux est la plus avantageuse à employer en vue du travail industriel d'utilisation des matériaux de la levure.

Van Laer a aussi remarqué que cette mise en dissolution commune de matériaux qu'on est obligé de considérer comme séparés dans le globule de levure, peut aboutir à des réactions mutuelles qui ne se produisent pas, ou n'ont qu'une intensité plus faible dans le globule intact. De la levure, mise en digestion avec 2 0/0 de sel marin par exemple, donne une masse d'apparence liquide, dans laquelle se produit un boursouflement qui en double le volume, et qui est dû à une accélération des phénomènes que nous avons appris à connaître sous le nom d'autodigestion. La zymase agit plus activement soit à l'intérieur, soit à l'extérieur de la cellule, sur les hydrates de carbone que le sel marin a peut-être rendus plus attaquables, en les dissolvant ou en les gélatinisant, et il se forme de l'alcool. En ajoutant de l'eau à ce mélange, et en turbinant, on peut en séparer une masse solide, formée de cellules encore vivantes, si l'extravasement de leur contenu n'a pas été poussé trop loin, et un liquide contenant, avec un peu d'alcool provenant de l'autodigestion, les matières protoplasmiques extravasées. On soumet ce liquide à la distillation pour en retirer l'alcool, on filtre le liquide restant pour le débarrasser de ce qu'il peut contenir d'albumine coagulée, et en le concentrant à l'air ou dans le vide, on peut en retirer une matière contenant de l'azote et des phosphates, ayant une saveur voisine de celle de l'extrait de viande, et qu'on peut essayer de vendre comme produit alimentaire.

380. Composition de l'extrait de levure. — On a publié de nombreuses analyses de ces produits, obtenus par diverses méthodes. On a même fait l'analyse immédiate de plusieurs d'entre eux, et montré qu'ils contenaient des peptones, des peptonoïdes, des albumoses primaires et secondaires, etc., toute la tribu encore confuse des produits de la digestion des substances albuminoïdes. Bref, la chimie croit avoir plaidé, et gagné, le procès de première instance, et avoir le droit de recommander son produit au consommateur. Sur ce point, il y a peut-être quelques réserves à faire.

L'analyse ne dit pas tout, et quand il s'agit de faire entrer dans l'alimentation des *extraits de microbes*, il faut être prudent, tout aussi prudent que s'il s'agissait d'y faire entrer des extraits de plantes vénéneuses. On peut, sans trop de risque, admettre le caractère alimentaire de la chair des animaux qui nous ressemblent dans leur constitution générale, des mammifères par exemple. Avec les poissons, il faut déjà être plus prudent ; encore plus avec les mollusques. Dans le monde végétal, dont les affinités sont si différentes des nôtres, nous ne consommons guère que des tubercules ou des graines, c'est-à-dire des réserves alimentaires du végétal lui-même, dont les parties actives, vivantes, sont ou inertes ou désagréables, ou même dangereuses. En arrivant au monde des microbes, la prudence est encore plus commandée. Un bouillon de bacilles tuberculeux, de bacilles tétaniques, contiendrait sûrement les phosphates, les peptones et les parapeptones du bouillon de bœuf : personne n'en ferait avec plaisir un potage.

C'est qu'il y a souvent, à côté des substances connues, d'autres matières inconnues que, dans notre ignorance, nous confondons sous la rubrique de toxines, et qui peuvent devenir, soit brusquement, soit lentement, hostiles à l'organisme. L'expérience seule peut dire si l'extrait de levure est exempt de ces inconvénients ou de ces dangers. C'est affaire au consommateur de se prononcer, et en attendant la chimie lui doit le conseil de n'accepter le nouvel aliment qu'elle lui offre qu'avec prudence et sous bénéfice d'inventaire.

381. Action physiologique des levures. — Elle a essayé de rejeter ce devoir en arguant que la levure peut être introduite en grande quantité dans le canal digestif sans amener aucun trouble. Il n'est pas douteux qu'en buvant de la bière non éclaircie, du vin encore en fermentation, on peut avaler beaucoup de levure. Il est non moins assuré que, dans ces derniers temps, on a pu faire entrer la levure dans l'alimentation des malades atteints de furonculose sans amener de troubles digestifs. Mais cela ne prouve pas que la levure ne puisse pas contenir dans son protoplasma des matières dangereuses ou toxiques. Cela prouve seulement qu'elle ne les abandonne pas dans son trajet au travers du canal digestif.

Neumayer a en effet montré, en 1890, qu'elle passe impunément au contact de tous les sucs de l'organisme. Il a étudié sous ce point de vue le *S. apiculatus*, deux levures de bière blanche, une levure de distillerie, deux levures de fermentation basse, deux torulas et trois levures sauvages. Le suc gastrique les affecte différemment dans leur pouvoir ferment, suivant sa richesse en acide chlorhydrique, mais ne les tue pas. Toutes pouvaient être consommées en grande quantité sans inconvénient, à la condition de n'être pas accompagnées dans le canal digestif par un sucre fermentescible. Bref, elles passent en bloc, et au cas où leur protoplasma contiendrait des matières nuisibles, elles les emportent avec elles, hors de l'organisme. Ce n'est pas la même chose que lorsqu'on consomme leur matière extractive.

Si, pour mieux étudier les substances toxiques que peuvent contenir les levures, on les fait arriver dans l'organisme par voie d'inoculation sous-cutanée ou intraveineuse, on voit que quelques-unes de ces levures au moins contiennent des substances actives.

382. Levures pathogènes. — Je ne veux pas aborder, en terminant, la question des levures pathogènes, qui sort tout à fait de notre cadre, d'abord parce que ce livre n'est pas un traité de pathologie, puis parce que ces levures pathogènes sont en général incapables de produire la fermentation alcoolique. L'une des mieux caractérisées comme levure pathogène, la levure de Curtis, est certainement un Blastomycète, mais n'a donné après 40 jours à 37° que 1/10 de cc. d'alcool dans un demi-litre de moût de bière. Toutefois, dans les documents publiés sur ces levures pathogènes, nous pouvons trouver des renseignements jetant quelque lumière sur la question que nous nous sommes posée.

Ces documents sont relatifs à deux ordres de recherches : dans l'un, on a étudié quelques affections dans la genèse desquelles des levures semblent jouer un rôle ; dans l'autre on a inoculé à des animaux des levures, et on a cherché comment l'organisme réagissait contre elles.

MM. Achalme et Troisier ont les premiers rencontré une levure dans une angine cliniquement semblable au muguet. Cette levure a été bien caractérisée par eux comme un Blastomycète producteur de spores, par conséquent comme un vrai *Saccharomyces* suivant la conception de Hansen. Malheureusement, ils n'ont donné quasi aucun détail sur sa puissance comme ferment alcoolique.

Busse a trouvé aussi une levure, qui semble assez active comme parasite très répandu dans le rein, le foie, la rate, le poumon, d'un malade atteint d'une espèce de pyémie chronique. Cette levure, inoculée à un animal, produisait des symptomes variés, rappelant dans leur allure générale ceux de la maladie dont elle provenait. San Felice a ensuite décrit deux espèces nouvelles de Blastomycètes parasites dont l'inoculation amène des processus analogues à ceux du développement des tumeurs malignes chez l'homme, et sur cette idée, on a cherché si les parasites du cancer, qu'on croyait appartenir au genre Coccidie, n'appartenaient pas de préférence au genre levure.

La même année, Curtis décrivait une levure rencontrée dans une tumeur d'apparence myxomateuse, limitée. Nous avons vu plus haut que cette levure était presque inactive comme ferment alcoolique. On pourrait citer d'autres exemples. De l'ensemble des documents publiés on peut conclure que des désordres locaux, plus ou moins graves, peuvent accompagner le développement, sur un point, de Blastomycètes authentiques, témoignant que l'organisme réagit contre leur présence, et que ces levures sécrètent des substances plus ou moins actives provoquant cette réaction.

On peut s'attendre, avec ce que nous savons sur la variété des genres et des espèces chez ces champignons, à trouver que toutes les levures ne se ressemblent pas sous ce rapport. C'est en effet ce qu'a prouvé Lydia Rabinowitch, qui, ayant étudié sur divers animaux l'inoculation d'une cinquantaine d'espèces de levures vulgaires, en a trouvé sept de pathogènes pour les souris ou le lapin. Aucune de ces levures n'a d'action sur le cochon d'Inde, et les animaux qu'elles tuent meurent par infection et non par intoxication.

Ceci témoigne déjà que les levures en général ne sécrètent pas de toxines et ne sont même pas, quand elles peuvent se développer dans les tissus, des parasites bien dangereux. On est confirmé dans cette idée en examinant, avec M. Skchiwan, la façon dont elles disparaissent de l'organisme quand on les y a introduites par effraction.

383. Réaction de l'organisme contre les levures. — En examinant d'abord l'action chimiotaxique qu'elles exercent sur les leucocytes, en enfermant un *Sacch. Pastorianus* dans des tubes capillaires scellés d'un côté, et qu'on fait pénétrer par l'autre sous la peau de cobayes et de lapins, on voit que la plupart des tubes restent libres de leucocytes. Ceux-ci ne sont attirés ni repoussés. Ils traitent les globules en corps quasi indifférents, sur lesquels ils se jettent quand ils les rencontrent.

Si on injecte en effet dans la cavité péritonéale du cobaye ce saccharomyces, et si on étudie ce qui s'y passe, en prélevant à divers intervalles un peu de liquide péritonéal au moyen de tubes effilés, on voit qu'aussitôt après l'injection, il y a une courte période pendant laquelle les leucocytes, très abondants dans ce liquide, semblent disparaître. Mais au bout d'un temps très court, ils reparaissent, et commencent aussitôt leur œuvre de phagocytose. Déjà après 2 heures, tous les globules de levure présents se trouvent englobés. Ils sont encore à l'état vivant, car à ce moment la goutte de liquide extraite du péritoine, ensemencée dans du moût, le peuple. Mais après 3 ou 4 heures, les ensemencements ainsi faits restent stériles, et les globules enfermés à l'intérieur des phagocytes s'y montrent désagrégés et en voie de destruction, Injectés dans les veines du lapin, les globules de *S. Pastorianus* y sont aussi englobés dans un temps très court, et dans les deux cas, la phagocytose se fait presque exclusivement par les leucocytes polynucléaires.

Si, au lieu d'une levure ordinaire, on injecte de la même façon une levure pathogène, la mieux caractérisée sous ce rapport, celle que Curtis a appelée *Saccharomyces subcutaneus tumefaciens*, tout ce qu'on voit de nouveau, c'est la trace d'un effort plus grand de la part des leucocytes. En injectant de petites doses dans la cavité péritonéale des cobayes, on voit que les leucocytes, lorsqu'ils reviennent après avoir en apparence disparu au début, ne se mettent pas de suite à englober les cellules de levure. Il y a une période d'hésitation, après quoi la phagocytose commence, faite d'abord par les polynucléaires. Ceux-ci se mettent parfois à plusieurs pour envelopper un globule. De son côté, le globule se défend. Busse avait reconnu qu'il s'entoure d'une sorte de capsule épaisse. La lutte est visible. Les leucocytes mononucléaires interviennent au bout de 24 heures. Il faut 2 à 3 jours pour que tous les globules soient englobés par les leucocytes. A ce moment encore, les cultures du liquide péritonéal sont abondantes, ce qui prouve que les globules ont été saisis à l'état vivant, et ce n'est guère qu'au bout de 10 à 11 jours que l'ensemencement de la sérosité reste infécond. Par injection dans les veines, on constate des différences de même ordre dans la résistance de la levure de Curtis et des levures ordinaires.

En résumé, s'il y a des levures pathogènes qui peuvent se défendre contre les phagocytes par leurs sécrétions protectrices ou toxiques, les levures ordinaires semblent bien inoffensives vis-à-vis des animaux de laboratoire, et on a le droit de croire que l'extrait qu'on en retire par les procédés que nous avons sommairement indiqués ne contient aucune substance dangereuse. Mais si cette constatation est rassurante, il n'en convient pas moins d'être prudent et de ne pas tabler absolument sur l'identité de l'extrait de levure et de l'extrait de viande. On ne peut que souhaiter, dans l'intérêt de l'alimentation publique, que l'expérience confirme cette parité qui, *a priori*, est plus improbable qu'évidente.

BIBLIOGRAPHIE

A. Belohoubek. *Studien uber Presshefe.* Prague, 1876, J. Otto.

L. von Wagner. *Hefe und Gährung.* Weimar, 1877.

Otto. *Landwirthschaftliche Gewerbe.* I, p. 505.

Krupski. Wochenblatt fur Land-und Forstwirthschaft. *Beilage zum Pester Lloyd*, 1875, p. 277.

Payen. Sur la levure viennoise. *Bulletin des séances de la société centrale d'agriculture*, 1867, p. 37.

Trommer. *Landwirthschaftliches Centralblatt* de A. Milda.

Ostersetzer. Uber Verunreinigungen der Bierhefe. *Dinglers polyt. journal*, liv. 190.

Divis. *Zeitschrift fur Industrie*, 1874, p. 217.

O. Brefeld. Uber die Alkoolgahrung. *Landwirtschaftliche Jahrbucher*, 1874, III, p. 1.

MAYER. Uber das Verhaltniss zwischen Zuckerumsatz und Hefeneubildung. *Landwirths. Versuchs.*, t. XVI, 1878.
OTTO DURST. Handbuch der Presshefefabrikation, 2e éd., 1896, Berlin, P. Parey.
HERON. *Diary for the Brewing Room*, 1896.
VAN LAER. Brevet belge, n° 109379.
MEUMAYER. Untersuchungen uber die Wirkung der verschiedenen Hefearten auf den thierischen und menschlichen Organismus; Dissertation. Munich, 1890.
CURTIS. *Ann. de l'Inst. Pasteur*, t. X, p. 449, 1890.
TROISIER et ACHALME. *Arch. de méd. expér.*, t. V, p. 29, 1893.
BUSSE. *Virchow's Archiv.*, t. CXL et CXLIV.
SAN FELICE. *Zeitschr. f. Hyg.*, t. XXI, pp. 32 et 394, 1896.
MAFFUCO et SIRLEO. *Policlinico*, t. II, 1895.
L. RABINOWITCH. *Zeitsch. f. Hyg.*, t. XXI, p. 11, 1895.
JOHANNEZ RAUM. *Zeitschrift für Hygiene*, t. X, 1891, p. 35-50.
G. GILKINET. *Archives de Méd. expér.*, 1897. p. 881-901.
JONA. *Centr. für Bacter.*, 1897, t. XXI, p. 147-150.
SCHAITENFROH. *Archiv. für Hygiene*, t. XXVII, p. 234-236.
SKCHIWAN. *Ann. de l'Institut Pasteur*, t. XIII, 1899, p. 770.

FIN

TABLE DES MATIÈRES

Préface.

PREMIÈRE PARTIE

ÉTUDE GÉNÉRALE DE LA CELLULE DE LEVURE

Chapitre Ier. — Transition entre la vie aérobie et la vie anaérobie.

Chapitre II. — Levures, moisissures.

Chapitre III. — Vie aérobie et anaérobie des cellules.

Chapitre IV. — Vie aérobie et anaérobie d'une même cellule de levure.

Chapitre V. — Origine des levures.

Chapitre VI. — Purification des levures.

Chapitre VII. — Anatomie de la cellule de levure.

Chapitre VIII. — Composition chimique de la levure.

Chapitre IX. — Nutrition minérale de la levure.

Chapitre X. — Diastases de la levure.

Chapitre XI. — Nutrition azotée de la levure.

Chapitre XII. — Nutrition hydrocarbonée de la levure végétal.

Chapitre XIII. — Alimentation hydrocarbonée de la levure ferment.

Chapitre XIV. — Formule de la fermentation alcoolique.

Chapitre XV. — Influence des agents physiques sur la fermentation.

Chapitre XVI. — Influence de l'oxygène sur la fermentation.

Chapitre XVII. — Autophagie de la levure.

Chapitre XVIII. — Comparaison de la levure et des autres végétaux.

Chapitre XIX. — Théories de la fermentation alcoolique.

Chapitre XX. — Dosage des principaux produits de la fermentation alcoolique.

Chapitre XXI. — Bilan de la fermentation alcoolique.

Chapitre XXII — Variation des principaux produits de la fermentation.

Chapitre XXIII. — Vie de la levure après la fermentation.

Chapitre XXIV. — Etude générale des antiseptiques.

Chapitre XXV. — Premiers travaux sur les antiseptiques.

Chapitre XXVI. — Variations de l'action antiseptique.

Chapitre XXVII. — Accoutumance.

Chapitre XXVIII. — Constance des propriétés des levures

Chapitre XXIX. — Levures de Hansen.

Chapitre XXX. — Levures industrielles.

Chapitre XXXI. — Levure à forte et à faible atténuation.

Chapitre XXXII. — Mélanges de levures.

Chapitre XXXIII. — Fermentation de la dextrine.

Chapitre XXXIV. — Levure de lactose.

Chapitre XXXV. — Eurotiopsis Gayoni.

Chapitre XXXVI. — Fabrication et utilisation de la levure.

TABLE ANALYTIQUE

M

N

O

P

Q

R

S

T

V

Z

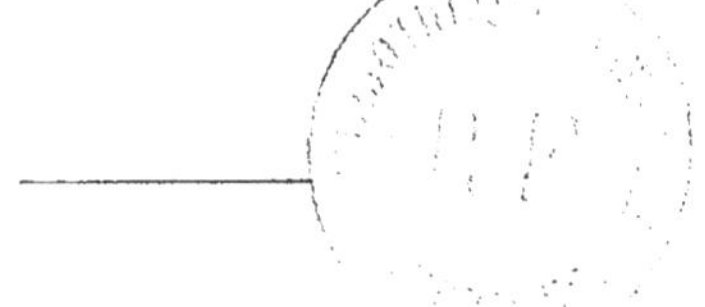

Laval. — Imprimerie parisienne L. BARNÉOUD & Cie

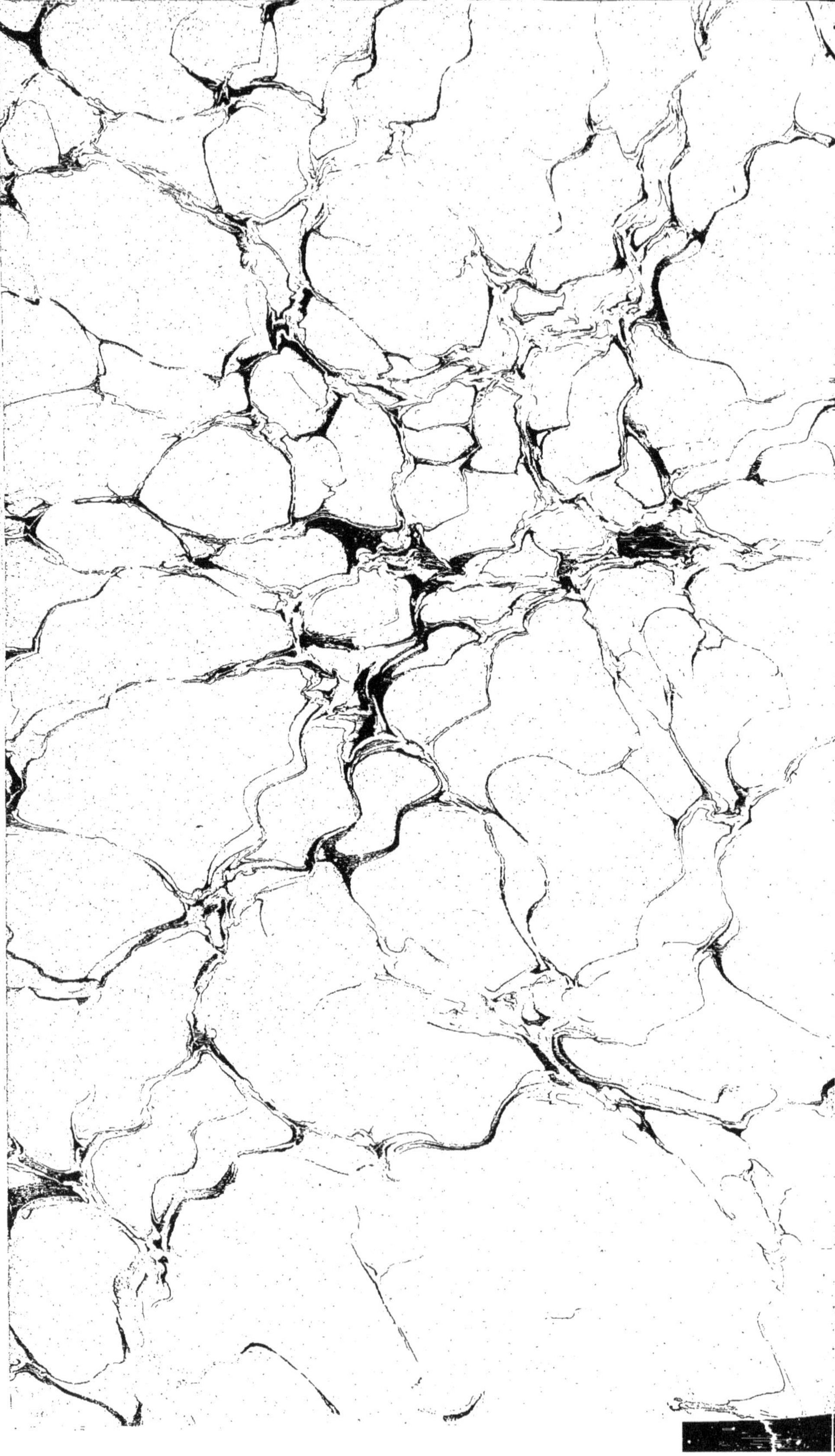

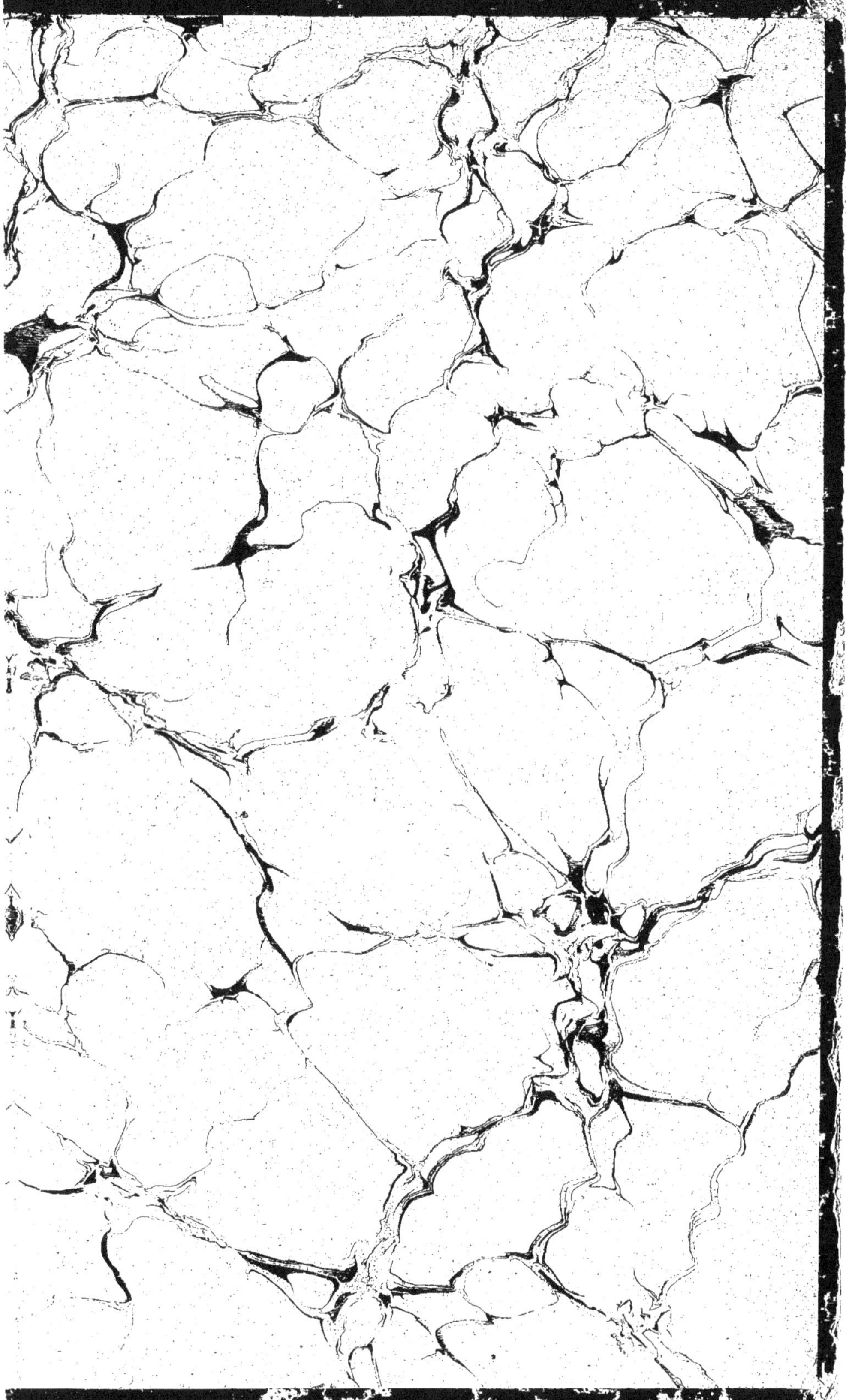

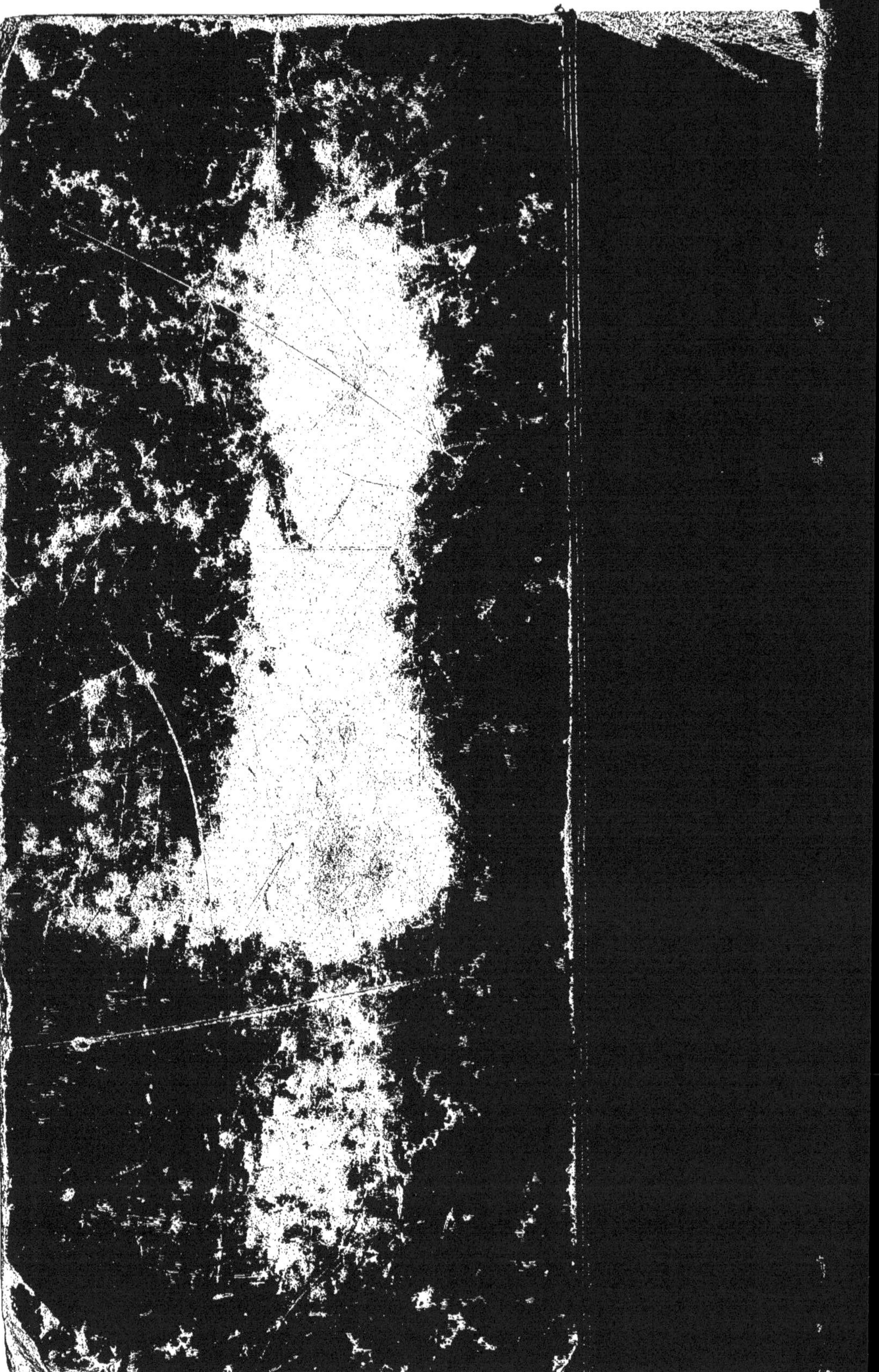

www.ingramcontent.com/pod-product-compliance
Ingram Content Group UK Ltd.
Pitfield, Milton Keynes, MK11 3LW, UK
UKHW012137240726
13966UKWH00001B/36

9 782011 940568